岭南中医药文库·本草系列

岭南本草（二）

主编 陈蔚文

广东省出版集团
广东科技出版社
·广州·

图书在版编目（CIP）数据

岭南本草. 1 / 陈蔚文主编. —广州：广东科技出版社，2010，6

（岭南中医药文库. 本草系列）

ISBN 978-7-5359-4836-6

Ⅰ. 岭…　Ⅱ. 陈…　Ⅲ. 本草—广东省　Ⅳ. R281.4

中国版本图书馆 CIP 数据核字（2009）第 170200 号

责任编辑：苏北建

封面设计：丁青云　李　宏

责任校对：陈杰锋　陈　静

责任印制：罗华之

出版发行：广东科技出版社

（广州市环市东路水荫路 11 号　邮码：510075）

E - mail：gdkjzbb@21cn.com

http://www.gdstp.com.cn

经　　销：广东新华发行集团股份有限公司

印　　刷：广州市岭美彩印有限公司

（广州市花地大道南海南工商贸易区 A 幢　邮码：510385）

规　　格：889mm×1 194mm　1/32　印张 14.625　字数 360 千

版　　次：2010 年 6 月第 1 版

2010 年 6 月第 1 次印刷

定　　价：76.00 元

内容提要

本书收载有岭南中药18种，每个品种均以中药的正名为辞目，下设条目有：

【异名】列出岭南地区常用异名，按出处年代排列。

【释名】解释命名含义，探求语源，为正名辨物提供依据。

【本草记载】通过历代本草文献，结合当今药物调查，论证古今用药的延续或变迁，考订药物品种，澄清混淆。

【来源】描述原植（动）物所属科、属、种名及其药用部位；或为何种类族的矿石。对有2个以上来源品种，且属于同一科者，按品种的主次分别描述。

【原植（动、矿）物形态】描述原植（动、矿）物的中文名称、拉丁学名、形态特征，并附有彩色图片。

【生境分布】描述资源的分布情况，包括野生、家种、规范化种植基地等。

【栽培（饲养）技术】简要描述植物的生物学特性、繁殖育苗方法、栽培技术、田间管理、病虫害防治；动物的生活习性、养殖技术、饲养管理、疾病防治等。

【采收加工】描述采收时间、方法，产地加工技术等。

【药材鉴定】描述药材性状、显微和理化鉴别。

【炮制】描述主要炮制品、炮制方法等。

【商品规格及质量】描述市场主要商品的主产地、商品规格。描述市场常见的各种伪劣品，包括来源、性状、与正品的主要区别等。

【化学成分】药用部位的活性成分、结构明确的主要成分（化学结构明确的附结构图）。

【含量测定】活性成分的含量测定方法。

【现代药理】描述药物及其制剂或主要成分与中医临床有关的

药理作用和机制；有毒的药物介绍其毒性和毒理、中毒症状、抢救的措施等。

【药性】描述性味、归经、毒性、四气五味、升降浮沉。

【功能与主治】描述功效、主治中医病证。

【用法用量】内服用量，即单味药煎剂的成人一日常用量；鲜用效果好的另标出用量；外用无具体用量者均表示适量取用。

【使用注意】描述其配伍宜忌，某些病证、妊娠、饮食的注意事项及毒副作用。

【临床报道】描述传统临床应用；单味药（含提取物或有效成分）或辅以2~3味药的现代临床研究报道。

【现代制剂】以本药物为主药的相关制剂，突出其制剂工艺和质量要求。

最后附有本册的中药材中文名索引、药用动（植、矿）物中文名索引及拉丁学名索引。

本书内容丰富，具有较高的学术价值和实践指导意义，可作为岭南中医药及相关领域工作的重要参考书目。

《岭南中医药文库》编委会

《岭南中医药文库》出版工作委员会

《岭南中医药文库·本草系列》编委会

序

岭南，在传统上是指越城、大庾、骑田、都庞、萌渚五岭以南的地区。这个地区的地理和人文环境富有特色，是我国地域文化中的重要分支。广东是岭南地区的核心地域，近代以来社会经济和科技文化发展均走在地区的前列。在这里，传统中医药以独特的作用深得人们信赖，一直呈现生机勃勃的局面。

2006年以来，广东省委、省政府先后出台了多个促进广东中医药发展的重要文件，提出要将广东从“中医药大省”建设成为“中医药强省”，这无疑为广东中医药的腾飞增添了巨大的推动力。其中，《岭南中医药文库》（以下简称《文库》）的出版就是一项具体的措施。遵《文库》编委会之嘱作序，略述感言如下。

一

从中国文化发源来看，中国文化的主流发源于中原一带。中医药学是从中原传入岭南的。晋代有葛洪、支法存、仰道人等活跃于广东，唐代开始有李暄《岭南脚气论》等以岭南为名的方书，可见医学与岭南挂钩，岭南医学成为中医药学科的一个分支，为时至少已有千多年了。

晋唐时期，岭南的中医学就已经体现出自身的特色，例如在研究当时流行的脚弱病（脚气病、维生素 B_1 缺乏症）方面成果突出。唐代《千金要方》卷七论风毒状第一：“论曰，考诸经方往往有脚弱之论，而古人少有此疾，自永嘉南渡，衣缨仕人多有遭者，岭表江东有支法存、仰道人等，并留意经方，偏善斯术，晋朝仕望多获全济，莫不由此二公。”可见岭南医学善于创新。另外，从《千金要方》、《外台秘要》、《肘后备急方》等书中还可见葛洪、支法存等对蛊毒、沙虱热（恙虫病）、疟疾、丝虫、姜片虫等传染病有不少治疗方药，对岭南热带地区传染病的研究成就亦较为突出。这些成就不是由中原带来，而是吸取多地民间医药精华，加以总结得之。

宋代开始，岭南医学界人才辈出。先有陈昭遇，开宝初年至京师为医官。陈昭遇与王怀隐等3人历时11年编成《太平圣惠方》；又与刘翰、马志等9人编成《开宝新详定本草》20卷。绍兴年间（公元1137年），潮阳人刘昉著的《幼幼新书》为岭南儿科学的发展奠定了良好的基础。可见宋代岭南已有国家级的医家出现。元代释继洪撰《岭南卫生方》，其中就收录了不少宋代医家的经验方，标志着具有岭南特色的方药学已初步形成。

明清时期是岭南中医学大发展的年代。明代，有丘浚、盛端明等有名望的医家出现；还有浙江人王纶所著的《明医杂著》，是其在广东布政司任内完成的；一代名医张景岳的《景岳全书》，在粤地一再印行传世。上述著作对岭南医学的影响很大。清代，对全国有较大影响的医家何梦瑶，被誉为“南海明珠”；儋州罗汝兰著《鼠疫汇编》，丰富了对急性传染病的诊治经验；清末，西洋医学传入我国，岭南首当其冲，出现朱沛文等主张中西汇通之医家。岭南医学的中医小儿科继续取得突出成就，在清代中期刊行了罗浮山人陈复正的《幼幼集成》后，清末又有程康圃著《儿科秘要》，由博返约，把儿科证候概括为八门（风热、急惊风、慢惊风、慢脾风、脾虚、疳积、燥火、咳嗽）；治法约以六字（平肝、补脾、泻心），举一反三，给人以极大的启发。民国时期儿科名医杨鹤龄继承程氏学说，著《儿科经验述要》。杨氏在育婴堂从17岁起独立主诊病婴，每天巡视、处理危重病婴数次，故育婴堂可称儿童医院之雏形。他积累了丰富的治疗危重病儿的经验，后来自己开业，日诊两三百人。西医张公让曾不断观察其诊证，亦深为佩服其医术之精也！

而广东草药在清代至民国时期也得到很好的整理，名作有何克谏的《生草药性备要》、《增补食物本草备考》和萧步丹的《岭南采药录》等，为中药材增加不少岭南草药品种。

上述可见，岭南医学至清代挟其岭南之特色已达相当高的水平，但岭南医学之发展达到高峰则是在民国时期后，主要是在医学教育培养人才方面成绩突出。光绪三十二年（公元1906年）广州就有医学求益社之成立，相当于今天的医学会，以文会友，每月一次。被评得第一名者，发表论文于报端。上月头名即为下一届论文的主审员，无形中开展学术之竞争。后继者有广州医学卫生社。民国后，学校教育开始举办，著名的有广东中医药专门学校与广东光汉中医专门学校，均为岭南中医学界培养了许多人才。虽然民国时期受国民党政府消灭中医的压迫，但岭南医学学术仍然日益繁荣，影响至香港和东南亚一带。中医药为岭南人民健康事业立下了不朽的功勋。

回顾岭南医学发展的脉络，晋代中原移民，带来的先进医术与岭南地区医药相结合；宋代以后，长江流域的医药学术带入岭南，又促进岭南医药学的发展，加上自身的成就，岭南医药学成为有浓郁的岭南特色的医药学派。历史同时也表明，医药事业与地区社会经济发展状况紧密相关。当代广东改革开放已先行多年，经济文化各方面都打下了厚实的基础，在有力的政策推动下，聚集人才。可以寄望今后，岭南中医药学必将产生飞跃的发展，实现中医药强省的目标。

二

研究地方医药学，其实也是为中医药学事业整体作贡献。自1977年美国恩格尔教授提出医学模式理论以来，西方医学正在由“生物医学模式”向“生物—心理—社会”医学模式转变。其实我国传统医学一开始就重视心理、环境因素，中医药学研究还不能脱离地理环境、社会环境、个人体质、时间因素，故应该因时、因地、因人制宜地去研究疾病预防和治疗。

对于环境与人类社会的关系，古今中外都有过各种讨论。我国伟大的历史学家司马迁，在《史记》中分别论述了4个主要经济区域与人的性格和社会风俗的关系。西方的亚里士多德也将地理环境与政治制度相联系，认为地理位置、气候、土壤等影响个别民族特征与社会性质。德国哲学家黑格尔的《历史哲学》也将地理环境看做是精神的舞台，认为是历史的“主要的而且必要的基础”，不同的环境会有不同的历史进程。至于自然科学，虽然研究的是事物普遍的客观规律，但科学也具有社会性的一面，客观规律在实际应用中总是有着对特定时间、地点与人群的针对性，不同地区的客观条件也对科学实践与发展有不同程度的影响。

医学既属于自然科学，又具有很强的社会性。医学技术的基本规律是一致的，但其实际应用必须考虑到个体的特点。中医自古以来就深刻地认识到这一点，注意地理环境、气候与人的体质对疾病和医药的影响，提出了“因时制宜、因地制宜、因人制宜”的原则。唐代《千金要方》指出：“凡用药，皆随土地所宜，江南岭表，其地暑湿，其人肌肤薄脆，腠理开疏，用药轻省，关中河北，土地刚燥，其人皮肤坚硬，腠理闭塞，用药重复。”就是具体的例子。

我国幅员辽阔，由于地理环境的差异和历史上开发的先后，各个地区医学发展水平不一。而每一个地区医学水平的提高，往往也充实了中医药学理论的实际内涵。元代朱丹溪对南方人体质和疾病的认识，就很好地补充了此前以北方经验为主的医疗知识。明清时期江南瘟疫流行，又促使了温病学派的形成。岭南地区的气候、地理环境和疾病谱也有特殊性，药材资源又相当丰富，若加以认真研究，完全有可能产生创新性理论。每一个地区中医药特点的形成，必然是对传统医学理论的继承性与实际运用的创造性相结合的结果。小的突破，至少丰富了中医临床的风格，增加了地方性的应用经验；大的突破，有可能形成新学说，带来整体性的变革。所以，研究地方医药学，其意义同样是相当深远的。

三

现代中医药研究，必须坚持以临床为出发点。近代岭南有许多临床水平出众的名医，饮誉国内外。现代岭南中医药发展应继承这一良好传统，抓好临床学术的传承。建设中医药强省的文件中很重视对名医学术的整理和对基层中医药人才的培训，是十分有远见的。本套《文库》也注重对当代名中医学术经验的整理，这种整理就是学术传承的一种方式，并可为更多中医临床提供参考。

另外，岭南中医药的发展也应加强理论的研究。岭南医学发展历程如果横向比较，有全国影响或有重大突破的中医学理论著作还是不多的。这也许与以前岭南远离北方的传统政治文化中心有关。但在学术交流频繁、信息渠道通畅的今天，要想中医药理论有大的发展，关键还是要加强研究，提高水平，要对临床经验进行凝练和升华，对中医药理论进行务实的思考。近年，我们提出的“五脏相关学说”就在全国引起较大的反响，并被纳入国家“973”计划中医药理论基础研究专项。在处于思想解放前沿的广东，完全应该迈出更大的步伐，促进中医药理论的现代化。

现代中医药的研究，又完全可以应用最新科学技术。葛洪《肘后备急方》记载的青蒿治疗疟疾，经过多年的不断研究实践，目前已发展成为世界最先进的抗疟新药。中医药治疗艾滋病、SARS，在临床有效的基础上，对其机制的深入研究有助于阐明其科学原理。但这种研究必须坚持中医药学主体性和中医药理论的主导性。

同样，现代中医药的发展也离不开产业的支持。广东中药产业有着非常好的基础，中药的种植和中成药的生产销售成为许多地方的支柱产业之一。正像民国时期创立广东中医药专门学校的前辈所说：“中国天然之药产，岁值万万（现在已远不止此数了)，民生国课，多给于斯。”产业的发展既带动了地方经济，又为中医药的研究提供了良好的条件。研究中医药产业的发展策略，也是重要的课题。

《文库》囊括了前述各方面。这些学术、临床、科研及产业等的成果和经验得以系统整理出版，是岭南中医药界的盛事。岭南先贤梁启超先生诗云：“世纪开新幕，风潮集远洋。”相信《文库》能以海纳百川的气魄，汇集新知，刊布精义，成为21世纪岭南中医药腾飞的基石！是为序。

邓铁涛

2008年4月

前言

岭南地区属热带、南亚热带、中亚热带区域，具有利于动、植物生长的得天独厚的地理生态特点，自然形成一个种质多样、生境优越的天然药用植物种质资源库。据资料统计，岭南地区药用资源4 500种以上，占全国药用资源种类的36%，其中陆地资源中植物类约有4 000种。岭南中药材资源种类繁多，特产的南药、广药品质优良，如春砂仁、广藿香、巴戟天、化橘红、高良姜、益智仁、何首乌、广豆根、广金钱草、鸡血藤、槟榔等道地药材，具有明显的地域特色和优势。此外，岭南还成功引种驯化豆蔻、丁香、南肉桂、马钱子、大风子、檀香、印度藤黄等30多个南亚和东南亚品种，诃子、云木香、安息香、千年健等品种也成功引种或野生变家种。广东作为全国商品中药材主要集散地之一，药材资源丰富。据中药材资源普查，包括当时归属广东省管辖的海南在内，中药材资源共有2 645种，其中药用植物2 500种，药用动物120种，药用矿物25种。据统计，广东境内鼎湖山国家自然保护区共有药用植物193科677属1 077种，罗浮山有1 600多种药用植物；广东家种药材年产量和野生药材蕴藏量超过100吨的大宗品种有194种，出口创汇的广东道地药材有100多种（野生品种占八成），能适销外省（区）的有84种。

《岭南本草》为“岭南中医药文库”七大系列之一。本系列继承和弘扬历代岭南本草学术思想和丰富的资料，对新中国成立以来，重点是近十多年来，岭南中草药研究和应用成果进行一次全面的整理、分析和总结。《岭南本草》将分册编写，每种中药材所描述内容覆盖现代中药研究的各个领域，录用的资料具有较高的先进性、科学性和真实性，各品种均采用图文并茂的方式进行编写，所采用的原色图片真实、美观，并能反映出文字所描述的相应内容。

各品种的描述是本书的主体。正文以中药的正名为辞目，下设有异名、释名、本草记载、来源、原植（动、矿）物形态、生境分布、栽培（饲养）技术、采收加工、药材鉴定、炮制等20个条目。

全系列每分册各编制一个索引，包括中药材中文名称索引、药用动（植、矿）物中文名称索引及拉丁学名索引。全系列完成后再编制一个总索引。

《岭南本草》系列由徐鸿华、张俊荣担任主审，由陈蔚文担任主编。在编写过程中，根据专业共分成10个板块进行编写，各板块负责人担任本书的副主编。其中：李薇负责“异名、释名、本草记载、药材鉴定”板块；潘超美负责“来源、原植（动、矿）物、生境分布”板块；何国振负责“栽培（饲养）技术、采收加工”板块；黄志海、谭树辉负责“商品规格及质量”板块，徐焱琛负责“炮制”板块；林励负责“化学成分”板块；吴清和负责“现代药理”板块；周莉玲、王利胜负责“现代制剂”板块；蓝森麟、吴庆光负责“药性、功能与主治、用法用量、临床报道、使用注意”板块；詹若挺负责“综合”板块；黄海波、徐焱琛负责相片的拍摄与整理工作。

本书的内容尽量充分反映出岭南中药学术的发展水平和丰富内容，为促进岭南中药资源的可持续利用研究，提高岭南中药产业的持续发展，进一步建立岭南中药资源的可持续发展体系奠定基础。

由于水平和资料有限，书中难免有疏漏和错误之处，恳请广大读者提出宝贵意见，以便今后再版时得以修正。

《岭南本草》编委会

2009. 6

目录

一、根及根茎类

二、叶类

三、果实及种子类

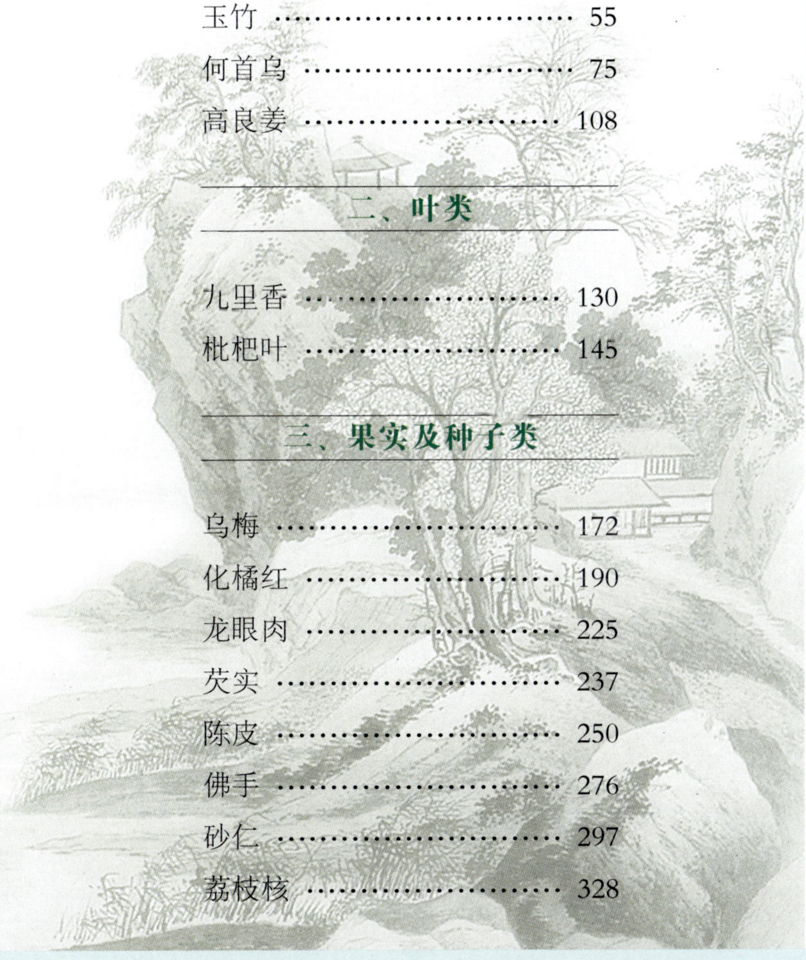

四、全草类

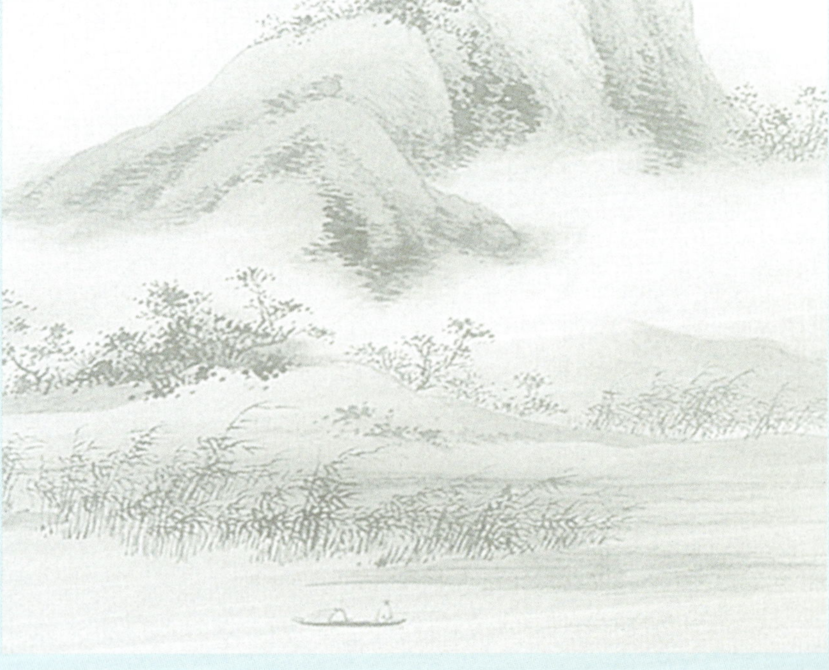

一、根及根茎类

岭南本草

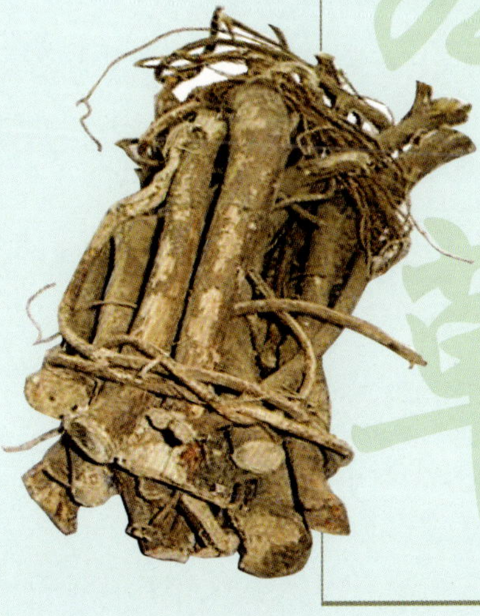

五指毛桃

【异名】五指牛奶、土黄芪、土五加皮、五爪龙、母猪奶、南芪。

【释名】“五指”、“五爪”者，均因其叶形而名。“毛桃”者状其果。“牛奶”者谓其果汁。以其与五加皮、黄芪功效相似而有土五加皮、土黄芪之名。

【本草记载】五指毛桃始载于《生草药性备要》，原名五爪龙。何克谏曰：“五爪龙，味甜辛，性平，清毒疥，洗痏痔，去皮肤肿痛。根治热咳痰火，理跌打刀伤，浸酒祛风筋骨。一名五龙根，其叶五指，为真的，世人多以山槟榔乱之，但爪龙乃清香，山槟榔无味，可以别之。”《岭南采药录》载：“五爪龙，别名五龙根，火龙叶。木本。其叶五歧，有毛，而气清香。”综上所述，其形态、气味及疗效与现用五指毛桃均相符[1]35,[2]493。

【来源】桑科植物粗叶榕 *Ficus hirta* Vahl 的干燥根。五指毛桃是一个多民族使用的民间草药，瑶族、傣族、侗族、壮族、黎族、哈尼族、景颇族、苦聪族等多个民族的民间药书中都有记载[3]。经野外调查和文献考证，钟小清等认为，五指毛桃来源应为桑科植物粗叶榕 *Ficus hirta* Vahl 的根，亦为目前商品主要来源。至于其近缘种极简榕 *Ficus simpllssima* 能否作为五指毛桃的品种来源，还需进行研究[4]。

【原植物形态】灌木或小乔木，嫩枝中空；植株各部多少有锈色或黄色的刚毛或贴伏短硬毛。单叶互生，纸质，多型，长椭圆状披针形或广卵形，长 6~33.5cm，宽 2~30cm，先端急尖或渐尖，基部狭，圆形或心形，常具 3~5 深裂片或有锯齿或全缘，两面均粗糙，常有小瘤状凸点，基出脉 3~7 条；托叶卵状披针形，长 0.8~2cm。花序托球形，成对腋生或生于已落叶的叶腋，宽 0.8~2cm，顶端有多数苞片卵状披针形，无总花梗。花果期：

全年[5]。

【生境分布】 生于低海拔至高海拔的旷野、山坡灌丛或疏林中。分布于我国东南部及西南部各省区。亚洲南部至东南部。

【栽培技术】

1. 生物学特性

五指毛桃性喜温暖、湿润，适宜生长在20~28℃、光照适中

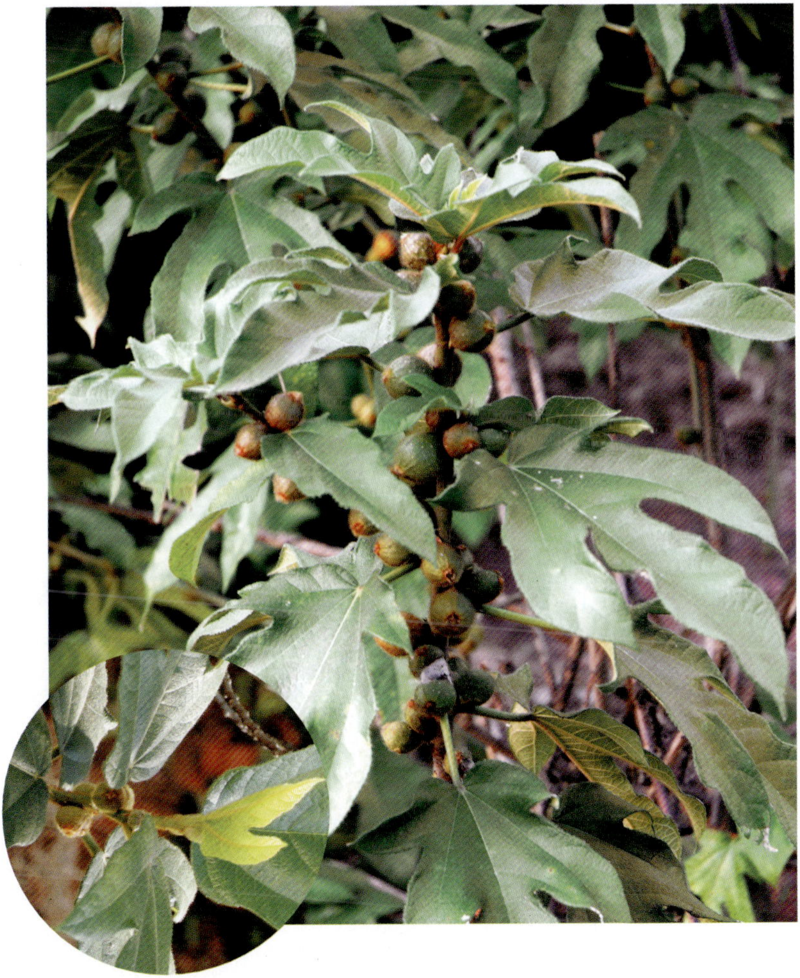

原植物图

的环境。对土壤要求不严，耐干旱和贫瘠。一年可多次开花结实。主要生长于低海拔至高海拔的山地灌丛或疏林中，偶生长在旷地，阳生或半阳生，多单株散生，少成片生长。

广东河源、龙门地区：主要分布于新丰江风景区和南昆山风景区。地形以丘陵山地为主，海拔多在400~800m，间有盆谷地，基岩为花岗岩、沙页岩，土壤以红壤为主，次为山地黄壤，土层深厚、肥沃、湿润、腐殖质含量较丰富。气候凉湿，具亚热带气候特征，年平均气温20℃，夏季平均温度28℃、冬季平均最低温度10.8℃，寒潮入侵，极限最低温可达-2~-5℃，霜冻常见，霜期为1.5个月，年降水量在1 700mm，光照充足，年日照1 774小时。

广州地区：主要分布于白云山地区和流溪河林场地区。

白云山地区多为低山丘陵，多为花岗岩、砂片岩、片麻岩成土，土壤为赤红壤，海拔350m左右有山地赤红壤，海拔700m左右有山地黄壤，低山高丘土层较厚，植被覆盖较好，表土有机质含量较丰富，土壤较疏松。年平均气温20~22℃，年极端高温38.7℃，年极限低温0℃，年积温7 660.6℃，年总辐射量161.47 J·cm^{-2}，年平均降水量1 400~1 800mm，属南亚热带海洋性季风气候。

流溪河林场地区立地为山岳，山脉主要从东北向西南走向，东面地势峻峭，山体较为密集，土壤成土母岩多为花岗岩，部分是石英或片状页岩。土质东南部为轻沙黄壤，土层较肥厚，西北部多是粗沙砖红壤，质地浅薄，肥力较差，土层一般深0.6~1 m，有机质层7~25cm。林场地处北回归线附近，属南亚热带季风性气候。年平均气温20.3℃，年极端高温39.2℃，年极限低温为-1.5℃，年积温7 431.4℃，年总辐射量为148.44 J·cm^{-2}，年降水量较为集中在4~7月。

2. 繁殖方法

五指毛桃主要有种子繁殖、扦插繁殖、压条繁殖和组织培养繁殖四种方法。扦插繁殖是普遍采用的方式，但野生和栽培的植株有限，扦插繁殖存活率低，仅仅依靠扦插繁殖不能满足产业化的需求。近年五指毛桃种子育苗和组织培养育苗试验都相继取得成功，为大规模产业化生产解决了种苗来源问题。

苗圃宜选山坡下林木旁土层深厚、向阳背风、疏松肥沃、灌溉方便、排水良好而保水力较好的沙壤土。选好地后，于冬季深翻30cm，让其自然风化，翌春进行碎土，碎土前施足基肥，整平做畦，畦为长方形，长视地形而定，宽1m。开好排水沟。

（1）种子繁殖

选种：五指毛桃为雌雄异株，果为隐头果。应选择雌果，雌果形状为梨形、卵球形、扁球形，近口端有明显的凹陷，果茎小，果壁薄、软，被毛长、密，颜色鲜艳（红色、橘黄色）。雄果形状为卵球形，果茎大，果壁厚、硬，被毛短、稀，颜色不鲜艳（黄绿色）。不同的雌株果实数差异很大，为85~300个，果实数和植株的分枝数成正相关。每个果实内雌花数为1 280~2 940，种子数为560~1 729，结实率为40%~85%。五指毛桃种子细小，千粒重仅0.5~0.6g。选择2~3年生、无病虫害、分枝多的健壮植株作母树，并加强管理，保证多结实。

采种及种子处理：五指毛桃终年开花结实，不同季节采种和播种，其萌发时间和存活率不同。春季种子萌发需要的时间最长，为25~30天，发芽率和存活率最高，分别为65%和60%，秋季次之。夏季种子萌发需要的时间最短，为10~15天，但存活率最低，仅30%。播种时采取成熟的果实，取出种子，洗净、晾干，用福尔马林浸泡5分钟进行消毒。

播种：一般在3月上旬播种，或随采随播。由于种子细小，拌适量的细沙或草木灰，均匀撒播于苗床上，覆盖一层细土，然后盖草、浇水。播种基质选用带腐殖质的表土，播种的发芽率达67%，成活率达65%，均为最高。黄心土次之，沙土最差。

育苗地管理：

①搭设荫棚：荫棚大小根据育苗数量与地形而定，棚顶及四周用75%的遮光网围好并固定。在广东河源地区五指毛桃生产基

地，已建成调光、调温、调湿育苗棚，可根据苗木生长情况进行调控。

②盖草：露天育苗，在播种后幼苗出土前，在苗床上盖一层薄草，以保持土壤湿润。幼苗出土后即去掉盖草。

③淋水、排水：及时淋水，经常保持土壤湿润。在多雨季节，注意排除积水，以防幼苗死亡。

④除草：勤除杂草，以防杂草淹没幼苗，同时又可以保持土壤湿润。

⑤施肥：在幼苗期，10 天左右可追肥 1 次，适量施以腐熟人粪尿、尿素、草木灰等。

⑥病害防治：苗期病害发病率高，主要有疫病、炭疽病等，此期常用露速净、多菌灵等药物防治，每隔 7 天喷 1 次。

⑦营养袋培育：当苗根系生长正常，第 2 片真叶形成时移栽至营养袋继续培育。起苗时勿伤皮和根，保持主根完整。营养土应选择比较疏松、不带病菌的林地腐殖质土或菜园土，加火烧土、腐熟猪（牛）粪干以及适量的磷、钾肥。营养土装袋前应用 50%百菌清 500 倍液进行消毒。装土移苗后，将营养袋苗整齐排放在育苗棚内的畦上。

（2）扦插繁殖

插条的选择与处理：不同插条部位会影响插穗的生根率，一般木质化枝条（半木质化带 2 节）比较适合扦插，平均生根率可达 80%，而半木质化枝条的生根率 45%，嫩梢生根率 25%。生产上可从生长健壮、节密、芽饱满、无病虫害的母株上剪取粗 1.5~2cm 老熟的枝条，截成长 15~20cm 的插穗，上下端具 2~3 基节，上下端切口离基节 0.8~1.5cm，并留好饱满芽，插条上切面在节的上方平剪，下切面在节的稍下方剪成马耳形，勿使插条破裂。把剪好的插条 10~20 枝捆成一束，将插穗下端 5cm 浸入 100~150mg·L^{-1} 吲哚乙酸水溶液中，浸泡 2 小时再进行扦插。

扦插：在春季树液流动至萌发前采集的插条生根率高，成活率达 80%，秋季次之，成活率达 65%。夏季插条虽然生根较快，但因高温闷热，叶片生长旺盛，蒸腾快，不利长根，成活率仅20%。因此，扦插宜在春季进行。在整好的苗床上，按行距15cm开沟，将插条斜插于苗床，插条距离3cm，插入土中约为插穗的2/3或1/2，露出地面1个节，插后浇水、盖草。

广东河源地区采用塑料袋育苗，首先用营养袋装好部分黄心土或经过消毒的细土，将插条插入营养袋，每袋1根插条，袋内填满细土后，成排放于荫棚内已整好的畦上，然后浇水，保持湿润，20天左右即生根。

扦插苗管理：

①灌排水：插条苗生长期间要经常淋水，以保持苗床湿润。雨季要注意排水。

②除草松土：勤除杂草，当幼苗生长高度达10cm以上时，视土壤板结情况疏松土壤，疏松度宜浅，不要伤根。

③修剪：苗高20cm以上时，选一直立健壮枝作主干，将其余萌生的枝条剪除。苗高40cm以上时剪顶，促进苗木主干增粗和分生侧枝，提高苗木木质化质量。

④追肥：插枝苗长出2~4片叶时，进行叶面施肥，每10天喷1次，以促进根系发达。常用的肥料有爱多收、叶面宝等。叶片长到5~6片即可施复合肥。

⑤病虫害防治：病害主要有炭疽病，可喷露速净800~1 000倍液，每667m^2 100~120g。虫害主要有菜青虫，可用吊丝虫清2 000~2 500倍液喷杀，每隔5~7天喷1次，连续3~4次。

⑥苗木出圃：出圃前7天左右灌起苗水，随出圃随移栽。起苗时不伤皮和根，主根完整，须根长20cm左右。

（3）压条繁殖

目前生产上常采用高空压条繁殖。春季选径粗1cm以上优良健壮的枝条，在枝条基部环状割伤或进行环状、半环状剥皮，剥皮宽度1~2cm。用湿土敷贴，外面用塑料薄膜包缠，下口扎紧，上口稍松，经常浇水保持压条土壤湿润，以达到最大持水量的60%~80%为宜。至秋天生根后，从发根的下端剪截下压条，移栽培育到翌年春便可以定植。

(4) 组织培养繁殖

外植体的选择和准备：选用发育正常、无病虫害的当年生枝条，切取含顶芽或腋芽的 4~5cm 茎段作为外植体。先用自来水反复冲洗，经 5℃低温预处理 24 小时和抗坏血栓（1 000mg·L^{-1}）防褐化浸泡 30 分钟后，用 70%的酒精浸泡 30 秒，0.1%升汞消毒 5 分钟，然后用无菌水冲 5~6 次，洗净晾干备用。在无菌条件下，将带顶芽或腋芽茎节切成 0.5~1cm 的茎段，接种到愈伤组织诱导培养基或芽分化诱导培养基上培养。

培养基的设计以及植株再生：五指毛桃不定芽最适诱导培养基为 1/2MS+BA1.0mg·L^{-1}+NAA1.0mg·L^{-1} 和 1/2MS+BA1.5mg·L^{-1}+NAA0.5mg·L^{-1}，对顶芽、茎节不定芽的诱导率分别为 363.3%和 296.6%，对腋芽、茎节芽苗数的诱导率分别为 86.6%和 113.3%。增殖培养基为 1/2MS+6-BA0.5mg·L^{-1}，增殖系数可达 9.1。当芽苗长高 1.5~2cm 时，转移到 1/2MS+IBA1mg·L^{-1} 生根培养基上诱导生根，并选择高 2~3cm 的芽苗，用 500mg·L^{-1} IBA 溶液速蘸处理，直接诱导生根。培养基所加蔗糖浓度为 2.5%，琼脂 0.8%，pH 为 5.8，在 1.2kg·cm^{-2} 压力下灭菌 20 分钟。接种后置于（18±2）℃，1 000~1 500lx，每天光照 12 小时条件下培养。

再生植株的移栽：成苗后先敞口炼苗 1~2 天，然后取出幼苗，洗净附在苗上的培养基，切去较大叶片，移到珍珠岩∶蛭石∶腐殖土=0.5∶1∶0.5 的基质中，其中腐殖土要充分灭菌。炼苗初期搭设小荫棚，以利保湿。10 天后，可逐步降低湿度，使其能够适应自然条件生长。

3. 移栽定植

(1) 整地

选择土层深厚、疏松、肥沃、排水良好、富含腐殖质、近水源的地段。种植前进行翻耕，让其自然风化。种植地为坡地，一般采用水平带状整地，带宽 1m 左右，深耕 40cm，碎土耙平，开好排水沟。翌年春天按株行距 60cm×100cm 挖穴，穴的规格为

30cm×30cm×25cm。穴内施基肥，以腐熟的农家肥为主。

（2）定植

定植时间一般在春季 2~3 月，土壤解冻后，亦可在秋季进行。选择阴雨天气，将土与基肥拌匀后，选择健壮无病虫害的苗木，放入穴中，每穴栽 1 株。将苗栽稳，填土压实，浇定根水。

4. 田间管理

（1）定植后管理

①覆盖淋水：定植后最好插芒萁遮阴，遇天旱要淋水，保持土壤湿润。

②补苗：缺株应及时补上同龄苗木。

③中耕锄草：定植初期，勤锄杂草、松土和培土。

④施肥：定植后的返青期和壮苗期，薄施氮肥，每 667m^2 施尿素 3~5kg，稀释 1 000 倍，或每 667m^2 用腐熟豆麸 25kg，兑水 6~7 倍浸泡后施入。以后每隔 1 个月每 667m^2 施复合肥 10kg，连施 3 次。

⑤打顶：根据植株生长情况和需要摘顶芽，以促进分枝生长。

（2）幼龄期管理

①去萌芽：将主干 30cm 以下的过密萌芽剪除，选留不同生长方向并有 3~5cm 间距的侧芽或侧枝 3~5 条作为形成小树冠的主干枝。

②修剪：5 月下旬至 7 月下旬，剪除主干分枝以下的萌条，将分支以上所留侧枝于枝长 20cm 处剪短。结合修剪，摘除花果，减少养分消耗。

③追肥：每年 4 月中旬、7 月上旬、10 月沿树冠外缘开对称坑，坑长 20~30cm、深 10cm。施入生物有机肥或叶面专用肥。

④中耕除草：每年中耕除草 2~3 次，深度 15cm；9 月翻晒园地 1 次，深度 25cm，莫碰伤植株基茎。

（3）成龄期管理

①修剪：4 月下旬至 5 月上旬将萌发过密的新芽、嫩枝剪除，

同时剪除风干枝。5月中旬至7月上旬，剪除徒长枝，短截中间枝，摘心二次枝。10月，也可延迟到休眠期，剪除徒长枝。结合修剪，要不定期将果实摘除，避免养分消耗。

②中耕除草：除草时间和次数视杂草生长情况而定，掌握“除早、除小、除了”的原则。每年2~3次大除草，3个月除草1次，松土1次。中耕次数视土壤板结程度及时进行，深度15cm，树冠下10cm。中耕均匀不漏耕，注意勿锄伤根部。

③追肥：每年4月中旬、6月上旬、9月施复合肥或饼肥、腐熟的厩肥。沿树冠外缘开沟20cm，将定量的肥料施入沟内，与土拌匀后封沟。施肥量每株100~150g。视植株生长情况，喷施叶面营养液肥。采用背负式喷雾器或机动喷雾器喷雾。以叶片不滴水为好。在上午10:00以前和下午16:00以后作业。

④灌溉排水：定期浇水，视土壤干湿程度灌溉；雨季田间有积水时，应及时排除。

5. 病虫害防治

（1）病害

①疫病：

病原：真菌中一种藻状菌，学名 *Phytophthora* sp.。

症状：果实、叶片和茎均可发病。苗期疫病是五指毛桃最严重的病害，常大面积发生并造成大量种苗的死亡，使种子育苗在初期不能成功。幼苗期发病，茎基部出现水浸状软腐，茎上部倒伏，多呈暗绿色。成株期受害，叶片上产生暗色圆形病斑，边缘不明显，空气潮湿时，病斑扩展迅速，病部可见到白霉，叶片部分或大部分软腐，易脱落，病斑以上的枝叶很快枯萎。茎基部受害，病斑发生褐色软腐，有时产生白色霉层。果实被害，病斑呈暗绿色水浸状，软腐，边缘不明显，很快扩展到全果实，潮湿时，病果上密生灰绿色霉状物，干燥后变成淡褐色，并枯干。

发病规律：病原菌以卵孢子在土壤越冬。翌年遇适温、高湿条件，卵孢子萌发形成大量孢子囊并产生大量游动孢子，借气流、雨水、灌溉水等传播。一般发生在小苗生长1~2个月、叶片生长3~5片时。在6~8月为害植株，高温、高湿条件下发病较重，其中以湿度对此病的发生影响最大。病害史只需3~5天，病害传播蔓延极为快速。

防治方法：清洁田园，及时烧毁枯枝落叶。利用无病地育苗，或用无病土育苗。老苗床应进行苗床土壤消毒。可用25%瑞毒霉，或40%乙膦铝，或75%百菌清 $8g \cdot m^{-2}$ 加10~15kg细干土拌匀，把1/3药土施入苗床内，2/3药土盖在种子上，同时采取种子、用水、用具消毒。注意通风及透光。避免偏用氮肥，以减少植株因软化而易感染。雨季加强防雨措施，避免过度灌溉造成环境过度潮湿。设施栽培走道或台架定期以稀硫酸铜消毒。发病严重的苗区应隔离病株且立即停止喷雾灌溉，改用滴灌或人工给水方式，避免病害扩散。发病前可用1:1:150的波尔多液喷雾防治，每15天喷1次，连续2~3次。发病后喷65%代森锌500倍液，或用50%退菌特1 000倍液，或用敌克松500倍液，每7天喷1次，连续2~3次。

②炭疽病：

病原：真菌中一种半知菌，学名 *Glocosporium* sp.。病菌以菌丝体和分生孢子在病部越冬，分生孢子借风雨或昆虫传播。

症状：有两种，一种发生于叶片上，发病初期叶片呈现圆形、椭圆形红褐色小斑点，后期扩大呈深褐色病斑，中央由灰褐色转为灰白色，而边缘则呈紫褐色或暗绿色，有时边缘有黄晕，最后病斑转黑褐色，并产生轮纹状排列的小黑点，即病菌的分生孢子盘。此病常发生于叶缘和叶尖，严重时，大半片叶子枯黑死亡。另一种在茎上产生圆形或近圆形病斑，呈淡褐色，其上生有轮纹状排列的黑色小点。

发病规律：高温多湿发病，雨季危害严重。该病菌属于典型的潜伏侵染菌。病菌在嫩叶及幼果期就已经侵入到组织内部。病菌寄生性较弱，树势健壮的不发病或少发病；而树势生长弱，抵抗力下降就会严重发病。若遇上自然灾害或管理上某一个环节影响树体抵抗力下降，潜伏的病菌就会大量繁殖、蔓延，短时间造成病害大发生。

防治方法：病害出现后首先找出影响树体抵抗力急剧下降的主要原因。有针对性地加强栽培管理，尽快地恢复树势。把枯枝剪除，连同落叶收集起来烧毁。可喷1~2次杀菌剂防治，10天左右1次。用40%灭病威500倍液，65%代森锌可湿性粉剂600倍液，50%代森氨水剂800~1 000倍液，70%甲基托布津可湿性粉剂800~1 000倍液，50%多菌灵800倍液，50%退菌特可湿性粉剂500~800倍液等药剂均有一定效果。

（2）虫害与螨害

①天牛 *Apripona germari*（Hope）：

为害状：幼虫蛀害寄主近地面的树干、根茎和根部，造成叶片萎黄，树势衰退，大风易吹折，甚至造成幼龄树整株枯死。成虫食害嫩枝皮和叶。

发生规律：广东1年1代。以幼虫在枝干内越冬，寄主萌动后开始为害，落叶时休眠越冬。于6~7月老熟，在枝干隧道内两端填塞木屑筑蛹室化蛹。蛹期15~25天。羽化后于蛹室内停5~7天，咬羽化孔钻出，7~8月为成虫发生期。成虫多晚间活动取食，以早晚较盛，经10~15天开始产卵。2~4年生枝上产卵较多，多选直径10~15mm的枝条中部或基部，先将表皮咬成“U”形伤口，然后产卵于其中，孵化后于韧皮部和木质部之间向枝条上方蛀食约1cm，然后蛀入木质部内向下蛀食，稍长大即蛀入髓部。开始每蛀入5~6cm便向外蛀1排粪孔，随虫体长大而排粪孔距离加大，小幼虫粪便红褐色、细绳状，大幼虫粪便为锯屑状。幼虫一生蛀隧道长达2m左右，隧道内无粪便与木屑。

防治方法：在成虫盛发期，晴天中午人工捕捉成虫及用铁丝钩杀未蛀入木质部的幼虫。从始见成虫到成虫产卵前，用石灰水进行树干涂白，可防止成虫产卵；蛀孔投药毒杀幼虫，可用脱脂棉蘸40%乐果乳油5~10倍液，塞入蛀孔，投药后即封闭虫孔。

②红蜘蛛 *Tetranychus* sp.：

为害状：成螨、若螨群集于叶背面或嫩芽吮吸叶内汁液并拉丝结网，被害叶片因叶绿素受到破坏而变黄，最后脱落，植株早衰。

发生规律：以卵或成螨越冬。主要靠风力传播。世代重叠，高温干燥天气繁殖快，易爆发；3~5月为第一高峰期，9~10月为第二高峰期。在寄生枝叶或田间杂草中越冬。翌年3月开始活动，5月开始危害，一直延续到秋季，高温旱季仍可。杀虫剂若使用不当，杀伤天敌太多，也可导致大量发生，造成灾害。

防治方法：清除棚边杂草及棚内枯枝落叶，耕翻土地。冬季用波美3~5度石硫合剂杀灭在枝叶上越冬的成虫、若虫和卵。虫害发生时，可用40%乐果乳剂2 000倍液，每隔10~15天喷1次，连续喷2~3次。

③黄卷叶蛾 Pandemis ribeana Hubner：

为害状：以幼虫食嫩叶和嫩芽。虫龄较小时，仅食叶肉，留下表皮。虫龄较大后，蚕食叶片，仅留叶脉，而且可将几张叶片卷曲成团。

防治方法：清除园内落叶、杂草，消灭越冬成虫，减少来年虫源基数。幼虫孵化后用90%敌百虫1 000倍液喷杀。

④粘虫 Mythimna separata（Walke）：

为害状：主要为害嫩枝及树梢。

防治方法：可用40%乐果乳剂1 000倍液，每隔7天喷1次，连续2~3次。

【采收加工】 五指毛桃的主要特征指标成分——补骨脂素和佛手内酯的含量在不同采收年份、不同采收季节差异较大，3~4年生比1~2年生的高，秋季（10月）比其他季节（1月、4月、7月）高。因此五指毛桃野生植株宜在秋季挖取根部，除去杂质，洗净，运回。栽培植株，种植3~4年后秋季采收，此时采收根产量较高，气味较浓，质量较佳。

采挖时，一般采用全挖。也可考虑将基部留下1/3或1/2，即挖一边留一边，对留下部分培土施肥，加强管理，让基部萌出新根，2~3年可再次采收，而留下的老根在第二年采收。如此轮流采挖，既可减少种植费用，又可缩短采收年限，保证稳产高产，还有利于环境保护。

采收后的五指毛桃根，按大小分级，细根和须根切下，切短段，或捆成小扎，大根趁鲜切成厚片。及时晒干，以防五指毛桃根变颜色。碰上阴雨天气，用低温烘干，忌高温烘干，否则五指毛桃根的香气将尽失[6]136。

【药材鉴定】

1. 性状鉴别

本品略呈圆柱形，有分枝，常切成短段或块片，段长 2~4cm，直径 1~4cm，片厚 0.5~1cm。表面灰黄色或棕褐色，有纵皱纹，可见明显的横向皮孔及须根痕。部分栓皮脱落后露出黄色皮部或红棕色斑纹。质坚硬，不易折断。断面皮层薄而韧，富纤维性，易与木质部分离。木质部宽广，淡黄白色，有较密的同心环纹，并可见放射状纹理。气微香特异，味微甘。

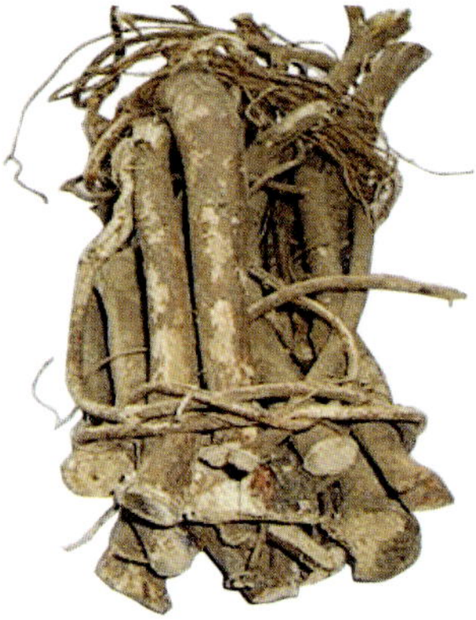

五指毛桃药材

2. 显微鉴别

（1）根横切面

木栓层为 6~10 列扁平细胞，皮层窄，薄壁细胞内含草酸钙方晶，石细胞散在。韧皮部宽广，纤维较多，单个或成束，壁厚，纤维间夹有乳汁管。形成层明显。木质部射线宽 1~10 列细胞，导管呈径向排列，单个散在或数个相聚，类圆形，直径 30~200μm，木纤维与木薄壁细胞交互排列成同心环。木纤维与薄壁细胞含淀粉粒。幼根几无草酸钙方晶。

（2）粉末特征

本品粉末灰黄色。木栓细胞类方形，内含棕色物。导管类圆形，直径 30~200μm，多具缘纹孔导管。草酸钙方晶多存在于薄

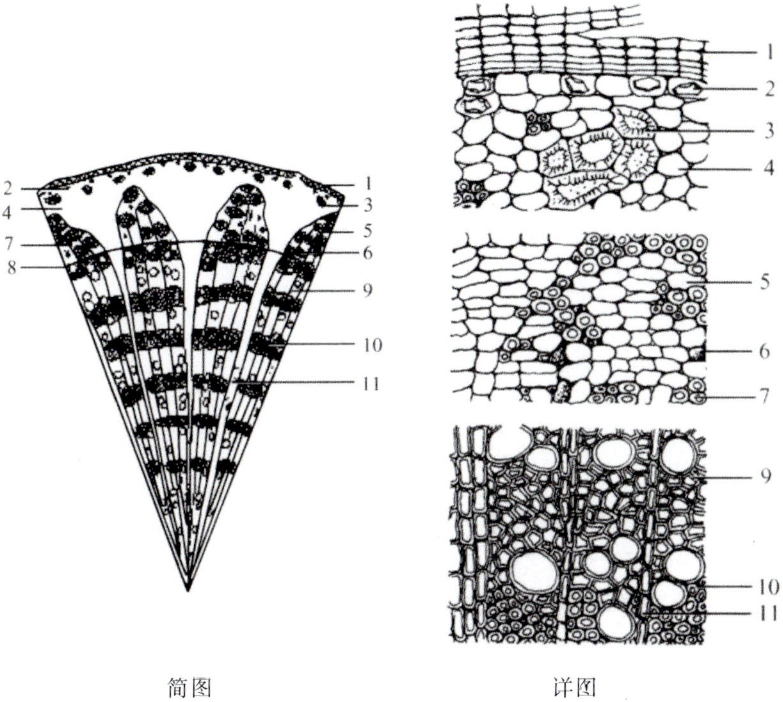

五指毛桃根横切面[4]

1. 木栓层　2. 草酸钙方晶　3. 石细胞　4. 皮层　5. 韧皮部　6. 乳汁管　7. 韧皮纤维　8. 形成层　9. 木质部　10. 木纤维　11. 射线

壁细胞中，直径 15~18μm。石细胞单个或多个成群，直径 16~45μm，孔沟明显。乳管微弯曲，直径 11~22μm，常与纤维并列。淀粉粒单粒或复粒，单粒的直径 5~25μm。

3. 理化鉴别

取根的粗粉 2g，加乙醇 20mL，置水浴中加热 10 分钟，滤过。取滤液 2mL，加 7%盐酸羟胺及 10%氢氧化钾的甲醇溶液至呈碱性，于水浴上微沸 2 分钟，冷却，加稀盐酸酸化，加入 1%三氯化铁试液 2 滴，摇匀，显紫红色。

薄层色谱：取本品 10g，加乙醚 40mL，密塞，超声处理 30 分钟，滤过，滤液挥去乙醚，残渣加乙醇 0.5mL 使溶解，作为供

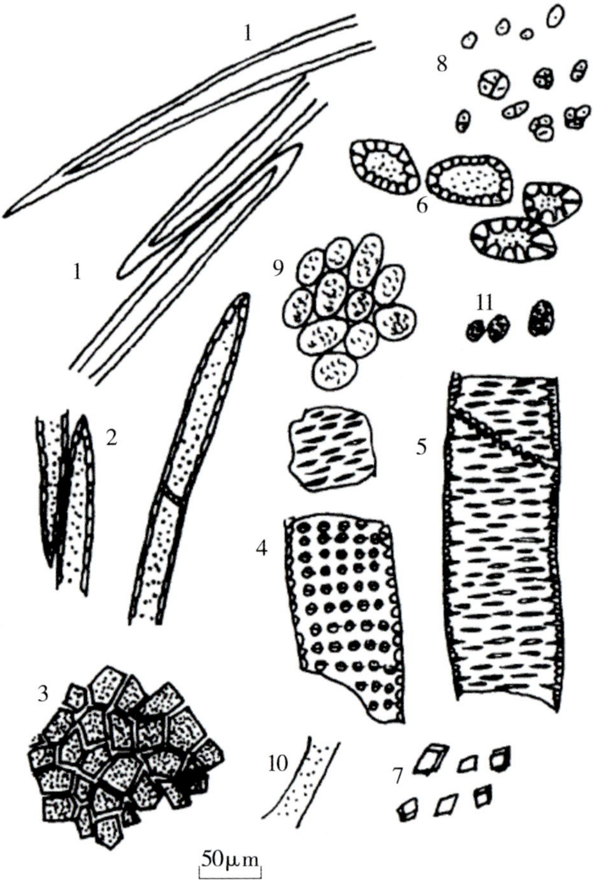

五指毛桃根粉末显微特征图[4]

1. 韧皮纤维　2. 木纤维　3. 木栓细胞（表面观）

4. 具缘纹孔导管　5. 网纹导管　6. 石细胞　7. 方晶

8. 淀粉粒　9. 薄壁细胞　10. 乳汁管　11. 色素块

试品溶液。另取五指毛桃对照药材，同法制成对照药材溶液。吸取上述两种溶液各 10μL，分别点于同一以羧甲基纤维素钠为粘合剂的硅胶 G 薄层板上，以正己烷–三氯甲烷–乙酸乙酯–甲酸（20∶4∶5∶0.7）为展开剂，展开，取出，晾干，置紫外光

(365nm) 灯下检视。供试品色谱中，在与对照药材色谱相应的位置上，显两个相同颜色的荧光斑点；喷以10%硫酸乙醇溶液，置105℃加热至斑点显色清晰。供试品色谱中，在与对照药材色谱相应的位置上，显相同颜色的斑点[1]35,[2]493。

【炮制】 取原药材，除去杂质，洗净，润透，切厚片，干燥[2]504。

【化学成分】 十六酸(palmitic acid)、补骨脂素(psoralen)[7,8]。氨基酸、糖类、甾体、香豆精、十三烷（tridecane）、十六烷（hexadecane）、橙花叔醇（nerolidol）、邻苯二甲酸乙酯（diethyl phthalate）；雪松醇（cedrol）、十九烷（nonadecane）、十四酸（tetradecanoic acid）、邻苯二甲酸二丁酯（diebutyl phthalate）、二十一烷（heneicosane）、油酸（oleic acid）、亚油酸（linoleic acid）、软脂酸酰胺（palmitic acid amide）、亚油酸酰胺（linoleic acid aamide）、硬脂酸酰胺（stearic acid amide）、樟脑（camphor）、α-松油醇（terpineol）、十四烷（teradecane）、十五烷（pentadecane）、金合欢醇（farnesol）、榄香醇（elemiol）、十六酸乙酯（hexadecanoic acid cthyl ester）、佛手内酯（bergapten）、β-谷甾醇（β-sitos-terol）、邻苯二甲酸二异丁酯［1,2-Benzenedicarboxylic acid bis（2-methylpropyl）ester］、2-丁酮（2-butanone）、2-丁醇（2-butanol）、乙酸乙酯（ethyl acetate）、苯（benzene）、3-羟基2-丁酮（3-hydroxy-2-butanone）、正庚烷（heptane）、2,4,5-三甲基-1,3-二氧戊环（2,4,5-trimethyl-1,3-dioxolane）、乙缩醛（1-diethoxyethane）、2-甲基丁酸乙酯（2-methyl-butyric acid ester）、甲苯（toluene）、1,3-丁二醇（1,3-butanediol）、2,3-丁二醇（2,3-butanediol）、2-乙氧基丙烷（propane-2-ethoxy）、正十五烷酸（myrisitic acid）、异补骨脂素（isopsoralen）、十五酸（pentadecanoic acid）、佛手柑内酯（bergapten）等[2,9-11]。

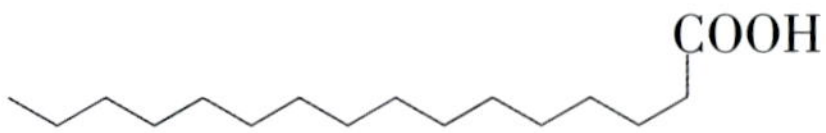

十六酸（palmitic acid）

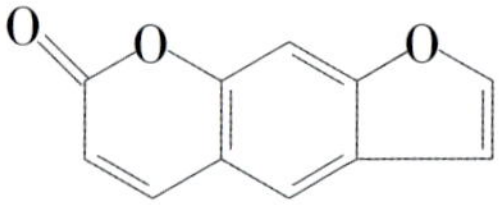

补骨脂素（psoralen）

$CH_3(CH_2)_{11}\cdot CH_3$

十三烷（tridecane）

$CH_3\cdot(CH_2)_{14}\cdot CH_3$

十六烷（hexadecane）

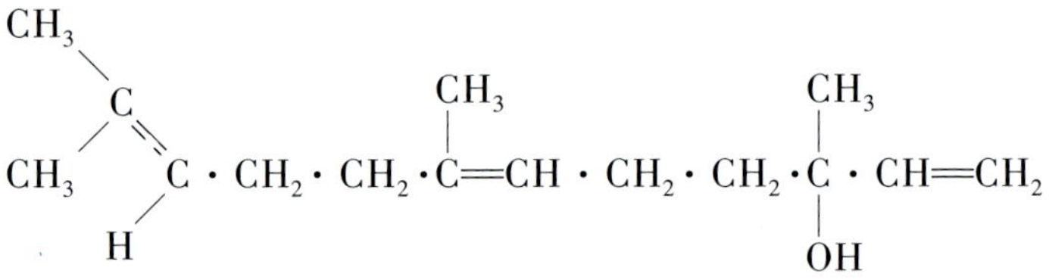

橙花叔醇（nerolidol）

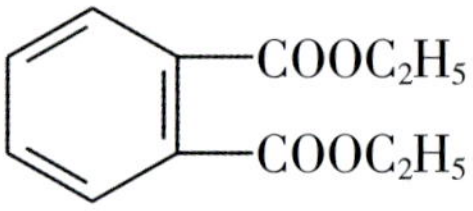

邻苯二甲酸乙酯（diethyl phthalate）

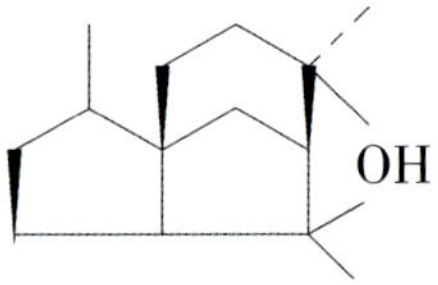

雪松醇（cedrol）

十九烷（nonadecane）

$CH_3(CH_2)_{12}COOH$

十四酸（tetradecanoic acid）

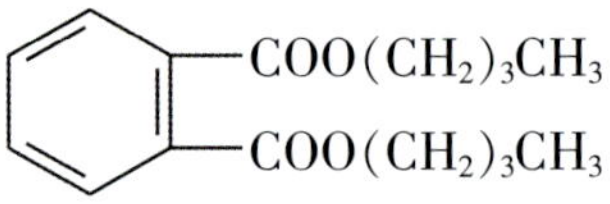

邻苯二甲酸二丁酯

（diebutyl phthalate）

$CH_3\cdot(CH_2)_{19}\cdot CH_3$

二十一烷

（heneicosane）

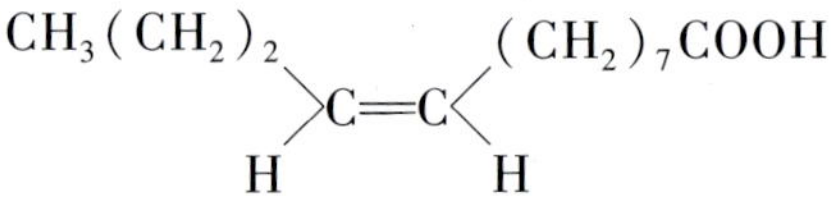

油酸（oleic acid）

$CH_3—(CH_2)_4—CH=CH—CH_2—CH=CH—(CH_2)_7—COOH$

亚油酸（linoleic acid）

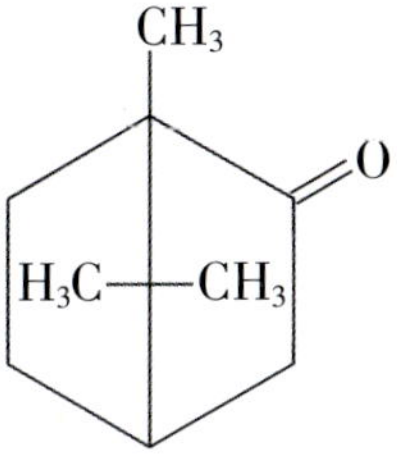

樟脑

（camphor）

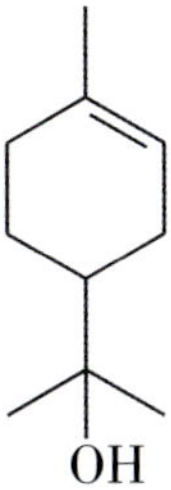

α–松油醇

（terpineol）

$CH_3 \cdot (CH_2)_{12} \cdot CH_3$

十四烷

（teradecane）

$CH_3 \cdot (CH_2)_{12} \cdot CH_3$

十五烷

（pentadecane）

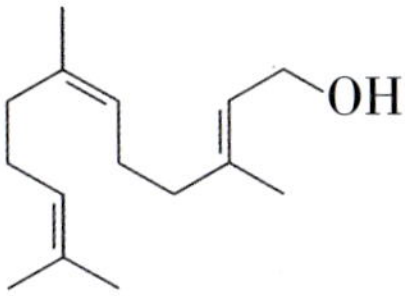

金合欢醇

（farnesol）

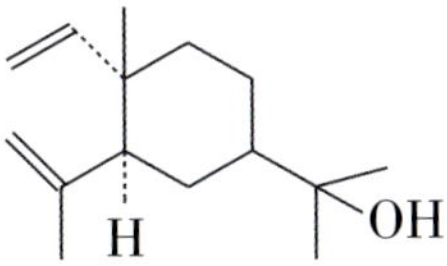

榄香醇

（elemiol）

$CH_3 \cdot (CH_2)_{14}COO \cdot CH_2CH_3$

十六酸乙酯

（hexadecanoic acid ethyl ester）

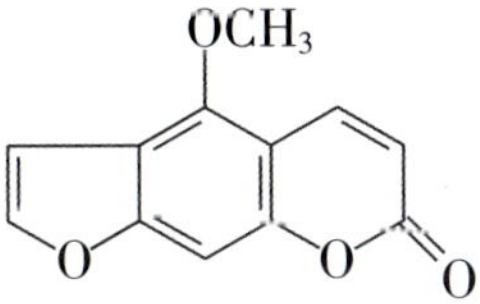

佛手内酯

（bergapten）

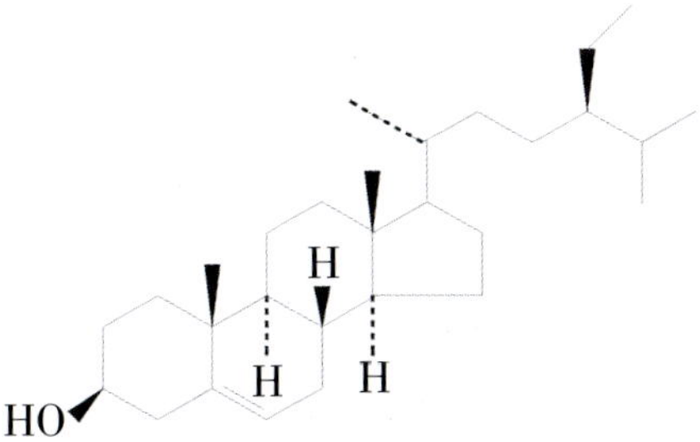

β–谷甾醇（β–sitos–terol）

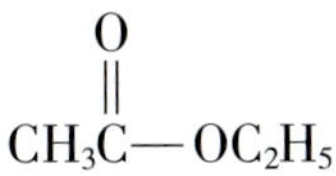

乙酸乙酯（ethyl acetate）

$CH_3 \cdot (CH_2)_{12} \cdot COOH$

正十五烷酸（myrisitic acid）

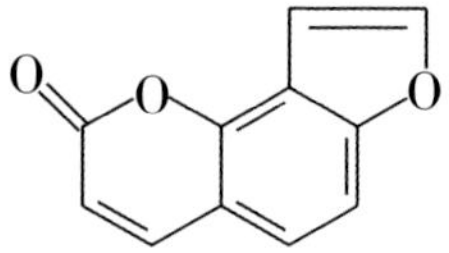

异补骨脂素（isopsoralen）

$CH_3 \cdot (CH_2)_{13} \cdot COOH$

十五酸（pentadecanoic acid）

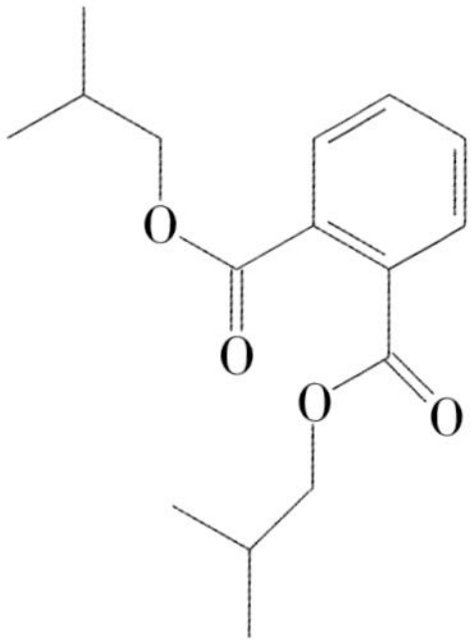

邻苯二甲酸二异丁酯
[1,2-Benzenedicarboxylic acid bis(2-methylpropyl)ester]

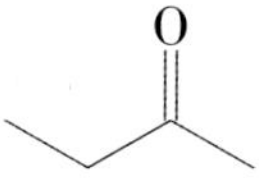

2-丁酮
(2-butanone)

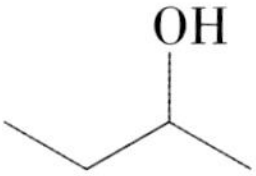

2-丁醇
(2-butanol)

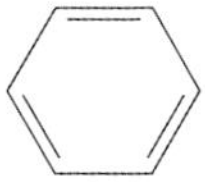

苯
(benzene)

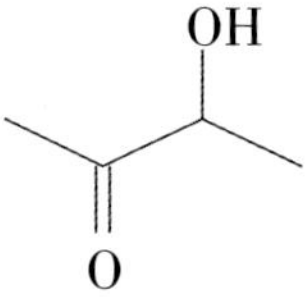

3-羟基 2-丁酮
(3-hydroxy-2-butanone)

正庚烷
(heptane)

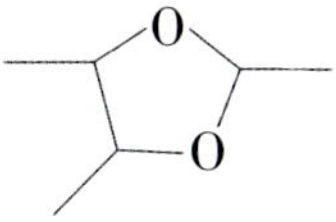

2,4,5-三甲基-1,3-二氧戊环
(2,4,5-trimethyl-1,3-dioxolane)

$CH_3 \cdot CH(OC_2H_5)_2$

乙缩醛
(1-diethoxyethane)

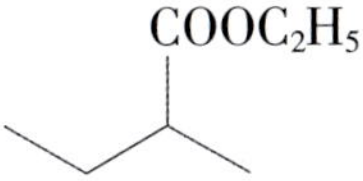

2-甲基丁酸乙酯
(2-methylbutyric acid ethyl ester)

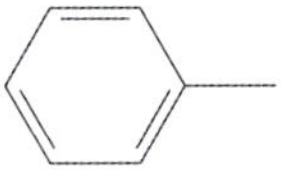

甲苯
(toluene)

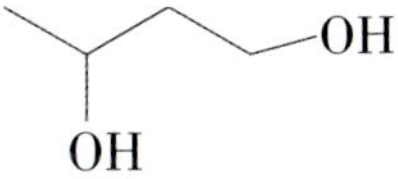

1,3-丁二醇
(1,3-butanediol)

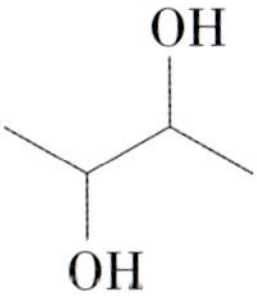

2,3-丁二醇
(2,3-butanediol)

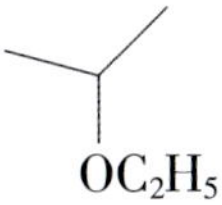

2-乙氧基丙烷
(propane-2-ethoxy)

【含量测定】

补骨脂素含量测定：按照2005年版《中华人民共和国药典(一部)》附录Ⅵ D高效液相色谱法测定。

色谱条件与系统适应性试验：以十八烷基硅烷键和硅胶为填充剂；以乙腈-水（35∶65）为流动相；检测波长为246nm。理论板数按补骨脂素峰计算应不低于2 500。

对照品溶液的制备：精密称取补骨脂素对照品适量，加甲醇制成每毫升含0.158 9mg的溶液，即得。

供试品溶液的制备：取本品粗粉1g，精密称定，精密加入甲醇50mL密塞，称重，超声波提取30分钟，放冷，用甲醇补足损失的重量，摇匀，滤过，精密量取续滤液 25mL 蒸干，残渣加甲醇使之溶解并转移至 10mL 量瓶中，加甲醇定容至刻度，摇匀，滤过，取续滤液，即得。

测定法：分别精密吸取对照品溶液与供试品溶液各 10μL，注入液相色谱仪，测定，即得。

本品按干燥品计算，含补骨脂素（$C_{11}H_6O_3$）不得少于 0.02%[8]。

【现代药理】

1. 止咳作用

五指毛桃根煎剂、乙醇提取物、乙醇回流后残渣的水提取物，分别给小鼠灌服，对氨水喷雾引起的咳嗽均有明显的止咳作用[12]504。

2. 抑菌作用

试管实验对金黄色葡萄球菌、甲型链球菌有较好的抑菌作用[13]。

3. 增强细胞免疫和体液免疫功能作用

五指毛桃能显著提高 HC_{50} 及免疫器官胸腺、脾脏的重量，还能提高小鼠体内碳粒廓清功能[9]。

【药性】 甘，平。归脾、肺经。

【功能与主治】 健脾补肺，行气利湿，通经活络。主治脾虚浮肿，肺痨咳嗽，盗汗，带下，产后乳少；风湿痹痛，水肿，臌胀，湿热黄疸，跌打损伤。

【用法用量】 内服，煎汤，30~90g。

【临床报道】 采用宫炎平片（五指毛桃、地稔、两面针、穿破石、当归等）治疗急、慢性盆腔炎有效[14]。

【现代制剂】

1. 抗痨冲剂

处方：矮地茶 500g，百部 200g，桑白皮 100g，穿破石 200g，五指毛桃 200g，白及 200g。

制法：以上 6 味，加水煎煮 2 次，每次 3 小时，合并煎液，滤过，滤液浓缩至稠膏状，加乙醇使含乙醇量达 35%~45%，搅匀，静置24小时，滤过，滤液浓缩成稠膏，加蔗糖粉适量，混匀，制成颗粒或压制成块，干燥，即得。每袋（块）重14g（相当于原药材7g）。

质量控制：本品为黄色至浅棕色的颗粒或长方形块；味甜、微苦。检查应符合《中华人民共和国药典》冲剂项下有关规定。

临床运用：本品活血止血，散瘀生新，祛痰止咳。用于浸润型肺结核，痰中带血。开水冲服，14g/次，3次/日[15]73。

2. 抗痨胶囊

处方：矮地茶300g，百部120g，穿破石120g，五指毛桃120g，白及120g，桑白皮60g。

制法：以上6味，先取白及72g粉碎成细粉，剩余的白及与其余5味加水煎煮2次，每次3小时，合并煎液，滤过，滤液浓缩成稠膏状，加入白及细粉，混匀，干燥，粉碎成细粉，加入适量淀粉，混匀，装胶囊，即得。每粒装10g（相当于原药材2.33g）。

质量控制：本品为胶囊剂，除去胶囊后，内容物为棕褐色粉末；味苦。检查应符合《中华人民共和国药典》胶囊剂项下有关规定。

临床运用：本品散瘀止血，祛痰止咳。用于肺虚久咳，痰中带血。口服，3粒/次，3次/日[16]88。

3. 抗痨丸

处方：矮地茶500g，百部200g，桑白皮100g，穿破石200g，五指毛桃200g，白及200g。

制法：以上6味，除白及粉碎成细粉外，其余5味，加水煎2次，每次3小时，合并煎液，滤过，滤液浓缩成稠膏状，放冷，加白及粉，混匀，60~80℃干燥，粉碎成细粉，过筛，混匀。每100g粉末加炼蜜60~65g制成大蜜丸，即得。每丸重3g。

质量控制：本品为褐色的大蜜丸；味微苦、甜。检查应符合《中华人民共和国药典》丸剂项下有关规定。

显微鉴别：取本品，置显微镜下观察：黏液细胞甚大，呈类圆形或椭圆形，直径约至 380μm；草酸钙针晶存在于黏液细胞中，或随处散在，针晶长 18~88μm；表皮细胞垂周壁深波状变曲，略增厚，木化，孔沟明显，平周壁具稀疏短缝状纹孔。

临床运用：本品活血止血，散瘀生新，祛痰止咳。用于浸润型肺结核，痰中带血。口服，1 丸/次，3 次/日，小儿酌减[15]72。

4. 壮血药酒

处方：当归 248g，黑老虎 116g，何首乌（制）116g，五指毛桃 330g，骨碎补 165g，白术（炒）33g，鸡血藤 248g，甘草（炙）17g。

制法：以上 8 味，将鸡血藤、黑老虎、骨碎补、五指毛桃蒸 2 小时，放冷，与其余 4 味混匀，加 50°白酒 4 300mL，密闭浸渍 35~45 天，滤过，即得。

质量控制：本品为深红色的澄清液体；气香，味微辛辣。检查乙醇量应为 40%~50%；其他应符合酒剂项下有关规定。

临床运用：本品补气血，通经络，壮筋骨，健脾胃。用于贫血，病后体质虚弱，腰膝酸痛，妇女带下，月经不调。口服，15~20mL/次，2 次/日[17]53。

5. 情安喘定片

处方：榕树叶 800g，鱼腥草 500g，胡颓子叶 250g，五指毛桃 500g，珍珠层粉 133.3g，冰片 12.5g，盐酸双氯醇胺 10mg。

质量控制：本品为灰棕色或棕色片；气芳香，味苦涩、辛。检查应符合《中华人民共和国药典》片剂项下有关规定。

临床运用：本品平喘，止咳，祛痰，消炎。用于慢性支气管炎，支气管哮喘等。口服，2 片/次，3 次/日。甲状腺功能亢进、心律不齐或高血压合并症等心血管疾病患者慎用[18]182。

6. 慢支紫红丸

处方：矮地茶 105g，红背叶根 210g，猪胆浸膏 1g，五指毛桃 105g，山药 32g。

制法：以上 5 味，除猪胆浸膏外，取山药 19.2g 粉碎成细粉，剩余山药与其余 3 味加水煎煮 2 次，滤过，合并滤液，浓缩至相对密度为 1.12（80℃），加入乙醇使含醇量达 60%，静置，滤过，残渣用适量的 60%乙醇洗涤，洗液与滤液合并，回收乙醇，浓缩至稠膏状，加入部分山药细粉，混匀，干燥，粉碎，过筛；另取猪胆浸膏与剩余的山药细粉混匀，干燥，粉碎，过筛，再与上述浸膏粉混合均匀，用水泛丸，干燥，用金礞石包衣，打光，即得。每瓶装 27g（约 2 700 粒）；45g（约 4 500 粒）。

质量控制：本品为棕褐色具银样光泽的包衣水丸，除去包衣后，显棕褐色；气微腥，味苦、微甘凉。检查应符合《中华人民共和国药典》丸剂项下有关规定。

显微鉴别：取本品，置显微镜下观察：淀粉粒扁卵形、三角状卵形或矩圆形，直径 8~35μm，长约 48μm，脐点点状、人字状或短缝状，多位于较小端，大粒层纹可见。

临床运用：本品健脾去湿，顺气化痰，消炎镇咳。用于咳嗽痰多，气促，慢性支气管炎，肺气肿。口服，3g/次，3 次/日，10 日为 1 个疗程，停药一两天，继续服 2~3 个疗程。孕妇慎用[19]194。

巴戟天

【异名】 巴戟、巴吉天、戟天、巴戟肉、鸡肠风、猫肠筋、兔儿肠[20]236。

【释名】 巴戟天，古今药用品种不一。古时品种，今已难晓。据《名医别录》载：“生巴郡。”则知“巴”当言产地。“戟天”之名，古本草文献所载，均未能阐释其义。森立之据其所见，在《本草经考注》中云：“戟天犹云天戟，天之言颠也。盖叶上有刺似戟天之谓也。”然现代所用品种，茎叶均无刺。其干燥根皮易断裂呈节状如动物肠，故有鸡肠风、兔儿肠等名。其幼枝被褐色粗毛如糠，故名糠藤[21]。

【本草记载】 巴戟天始载于《神农本草经》，列为上品。《名医别录》载："生巴郡（今四川重庆一带）及下邳（今江苏邳县）山谷。二月、八月采根阴干。"《本草经集注》谓："今亦用建平、宜都者。状如牡丹而细，外赤内黑，用之打去心。"《新修本草》载："巴戟天苗，俗方名三蔓草，叶似茗，经冬不枯，根如连珠多者良。宿根青色，嫩根白紫，用之亦同。连珠肉厚者为胜。"在《图经本草》中绘有"滁州巴戟天"和"归州巴戟天"，其形态完全不同。综上所述，表明古代所用巴戟天不是一种原植物。1958 年，侯昭宽教授根据当时市售商品巴戟天的主要来源为茜草科的一个新种，订名为 *Morinda officinalis* How。此后《中华人民共和国药典》将此种作为巴戟天的正品收载[22]55。

【来源】 茜草科植物巴戟天 *Morinda officinalis* How 的干燥根。巴戟天从古至今的产地和品种均发生了变化。侯昭宽教授对市售巴戟天进行调查，并追踪原植物而鉴定为茜草科新种巴戟天，定名为 *Morinda officinalis* How[23]。1963 年版《中华人民共和国药典》收载该种。

在细胞学方面，吴永忠等对巴戟天属 4 种药用植物的根尖细胞染色体进行观察和计数，为巴戟天属提供细胞学资料。结果表明，巴戟天体细胞染色体数均为 2n=22[24]。

【原植物形态】 草质缠绕藤本。根肉质肥厚，圆柱形，有不规则的断续膨大部分，外皮黄褐色。茎有细纵条棱，幼时有褐色粗毛。叶对生，叶柄长 4~8mm，有褐色粗毛；叶片长椭圆形，长 3~13cm，宽 1.5~5cm，先端短渐尖，基部钝或圆形，稀为窄楔形，全缘，上面深绿色，嫩叶常呈紫色，并有稀疏短粗毛，老时光滑无毛，下面沿中脉上被短粗毛，叶缘有短睫毛；托叶膜质，鞘状。花序头状，有小花 3~10，常 2~4 成伞形排列于小枝顶端，稀为腋生；花萼倒圆锥形，不等分裂；花冠肉质漏斗状，白色，4 深裂，长 4~7mm；雄蕊与花冠裂片同数，子房下位，花柱 2 深裂。核果球形至扁球形，直径 6~11mm，熟时红色。花期 4~5 月，果期 10~11 月。

【生境分布】 野生于山谷、溪边或丘陵地的山林下，亦有栽培。分布于福建、广东、广西等省区[25]184。

另有资料显示，巴戟天主要分布于广东、广西 、福建、江西等省区，海南省也有部分分布。主产于广东高要、德庆、五华、新丰、广宁、郁南、紫金、封开等地。年可收购 10 多万千克。

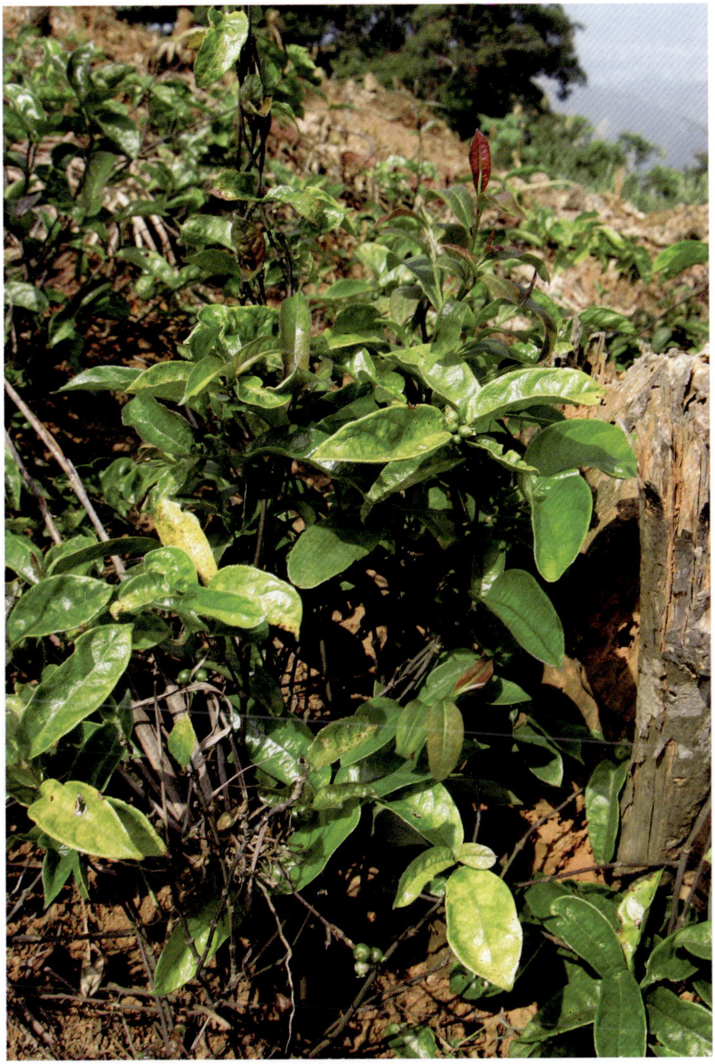

原植物图

广西凭祥、钦州、上思等地，以及福建南靖、平和、永定、武平等地均有较大栽培面积，形成第二生产基地[26]。

【栽培技术】

1. 生物学特性

巴戟天喜温暖，耐旱，怕积水，原产南亚热带、热带地区温和湿润的次生林下[27]。适宜生长温度为20~25℃，当气温低于5℃时，即产生不同程度的冻害。幼苗耐阴，成长植株需充足的光照。适宜生长的年降水量为1 300~1 800mm。土壤为赤红壤和砖红壤[28]。

2. 繁殖方法

（1）种子繁殖

在秋季果实成熟变红色时采收，鲜果去皮阴干后即进行播种或用湿沙贮藏到第二年春播种。苗圃可开梯田带育苗，也可在缓坡地起高畦播种。条播按行距15~18cm开沟，将种子播于沟里，覆土约1cm。当年采种于11月播种，第2年春发芽，清明前后出土，育苗1年，便可选雨季带土或用泥浆蘸根后定植[29]。

（2）扦插繁殖

选择2年生粗壮枝条作插穗，剪取中部枝条，顶端过嫩和节间长的徒长枝均不适用；插穗保留2个节芽，长约15cm，并将部分叶片剪去。春，秋季在整好的苗床上，按株距10cm斜插，入土深度为插穗的2/3，插后覆土压实，然后盖草、浇水。待长根发芽后，及时除去盖草，并视需要搭上简易棚遮阳使荫蔽度在60%左右。为提高育苗成活率，可在插穗根部浸含生根剂的黄泥浆，高度不超过插穗的2/3。育苗半年至1年即可定植[28]。

（3）组织培养繁殖

采取巴戟天植株的顶芽或侧芽，先用70%乙醇预处理30秒，再用0.1%的升汞消毒10~15分钟，然后用无菌水冲洗4~5次，接种于MT培养基上生长。待苗茎长有3~4个节段时，分别剪取1cm长的茎尖、带节茎及无节茎，进行诱导培养，培养基为MT附加不同浓度的6-BA、NAA，每天光照16小时，培养温度为

(26±1) ℃。巴戟天不同外植体茎尖、带节茎及无节茎在附加 6-BA（1mg·L^{-1}）的 MT 培养基上进行培养，外植体接种 1 周左右，开始变绿膨大，2 周后陆续形成不定芽。茎尖、带节茎具有分化芽的能力，带节茎出芽率最高，达 97.5%，茎尖次之，为 76.2%，而无节茎无芽发生，形成芽所需时间：带节茎一般培养 15 天左右即能出芽，而茎尖需要 25 天，这在一定程度上也反映了分化芽能力的大小，因此，巴戟天在进行无性系快速繁殖、人工诱变及遗传转化时，无菌苗的带节茎是比较好的材料，不仅出芽率高，而且出芽快。

6-BA 对巴戟天外植体出芽效果较好。以带节茎为材料，以 MT 为基本培养基加入不同浓度的 6-BA 进行试验。6-BA 为 1 mg·L^{-1} 时，带节茎出芽率最高，达 97.8%。随着 6-BA 浓度升高，出芽率随之下降。当 6-BA 浓度升高至 4mg·L^{-1} 时，产生的芽短缩，茎难以伸长，说明高浓度的 6-BA 对芽的生长有抑制作用。在未加 6-BA 的 MT 培养基上，也能够部分形成芽，出芽率为 58.0%。单个外植体诱芽的数量与 6-BA 浓度有关，不加 6-BA 时，主要形成单芽，而附加 6-BA 能增加单个外植体成芽的数量。巴戟天组织培养诱导形成的芽，生长至 2cm 长时，切下转入含有生长素的生根培养基，转瓶后一般 1 个月左右开始形成根，获得完整植株。试验表明，以 MT 基本培养基附加0.2~0.5mg·L^{-1} NAA 的效果较好，生根率可达 80.0%以上。NAA 浓度继续增加，则易于在根茎交接处形成愈伤组织，影响试管苗的移栽。在不含 NAA 的 MT 培养基上也能诱导生根，但生根率较低。

试管苗移栽的方法是选取已生根的健壮的巴戟天试管苗，揭开瓶塞，让幼苗在自然光下或培养室光照下锻炼 2 天，然后取出转入已消毒的细沙中沙培炼苗，添加 1/2 MT 培养液作养分，待生长稳定，长出新叶后移栽于大田种植。幼苗移栽成活率一般在 90%左右[30]。

3. 移栽定植

(1) 整地

苗地：苗地一般选择在缓坡地或山坡下较为平坦的地方。除去杂草及灌木层，留林木层以保持适当的荫蔽，深翻松土，使充分风化后起垅。

种植地：种植地宜选择 20°~30°、阳光充足的南面或东南面的山坡疏林下，要求土层深厚肥沃、腐殖质丰富、新开垦的红、黄沙壤土。不宜选北面坡地，因冬天北坡温度较低，易冻伤、冻死植株，影响成活率。冬天开垦疏松地，除去杂草及灌木层、留林木层，使荫蔽度在 40%~60%，深翻 40cm，让其过冬充分风化，第 2 年春再翻耕碎土，按水平线修筑宽 0.8~1 m 左右的梯田，并开好排水沟。在梯田中间，按 0.5 m 左右的间距挖穴，并施以腐熟的农家肥[28]。

(2) 定植

定植前因地整畦，对较坚硬、瘠薄的荒草坡地段宜深翻，垦成等高水平梯田，畦面宽度根据地而定，有 30~40cm 以上即可。每 667 m^2 施 1 000kg 腐熟的土杂肥做基肥；对土质疏松的疏林地段，根据等高水平线整畦后即可种植。定植期一般于 4 月的阴天进行。种植前，种苗要先剪顶，只留 20cm 长，以促进萌芽，减少水分蒸发，提高成活率。种植密度以每 667m^2 2 200~2 600 株为宜。定植后压实、浇定根水，并在植株周围插上树枝或芒箕草遮阴和保湿，直到成活[31]。

4. 田间管理

(1) 补苗

定植后第 1 年容易出现死苗，要及时做好补缺工作，确保齐苗、全苗，为高产打下基础。

(2) 肥水管理

定植后 1~2 年，在 4 月、6 月、9 月各施 1 次腐熟的稀薄人粪尿，促使藤茂、根旺。3 年后以追施火烧土、草木灰为主，每年每 667m^2 施火烧土 700kg、草木灰 100kg。巴戟天原生于雨林下，对水分有一定的适应范围，在夏秋高温干旱季节要适当灌水保温，并掌握在早上或傍晚灌“走马水”。

(3) 中耕

定植3年内，每年春、秋季要进行中耕除草、培土、地面覆盖，以利保肥、保土、保水。中耕时结合翻藤蔓，避免地上部长出不定根，促进主根生长[31]。

5. 病虫害防治

综合防治：巴戟天生长发育过程中，易感染茎基腐病，特别是3~4年生的植株，发病率更高，造成减产，甚至失败。目前药物防治，尚缺理想的低毒高效农药，种植前结合整地，每667m^{2}撒石灰100kg进行土壤消毒，植后第二、三年，每年结合施磷肥、火烧土、石灰，以提高土壤pH。加强除草松土，施肥，清洁田园和喷施药剂等农业综合防治，可达到增产目的[32]。

(1) 病害

①茎基腐病：长期阴雨潮湿的天气，土壤排水不良时容易发生。

防治方法：加强田间排水管理，避免外伤。发病时用1:3的石灰及草木灰混合施于茎基部，或用代铵800倍液，代森锌600~800倍液，50%托布津可湿性粉剂1 500倍液，喷施茎基及地面处理。

②烟煤病：由蚜虫、粉虱、蚧壳虫等为害引起，发病后，茎、叶、果的表面发生褐黑色。防治方法：发现有蚜虫、蚧壳虫、粉虱等害虫危害时，应随时除虫。发病后可用0.3~0.5波美度石硫合剂，或代森铵800~1 000倍液喷洒，或用50%退苗特800倍液喷洒也有效。

③轮纹病：主要危害叶片。此病在高温多湿、通风条件不良时发作，病株叶片穿孔，枯：黄脱落。防治方法：在病发初期及早摘除病叶烧毁，或用1∶1∶200波尔多液，或代森锌600~800倍液喷洒[28]。

（2）虫害

巴戟天害虫有蚜虫、蓟马、介壳虫等。春、夏季是蚜虫、蓟马、介壳虫盛发期，可用40%氧化乐果乳剂1 000倍液，或50%马拉硫磷800倍液防治[31]。

【采收加工】

巴戟天以根入药。种植3~4年收获。秋冬采挖，洗净，去须根及非膨大肉质部分，晒至六成干时轻轻槌扁，再晒至足干即可。每667m^2产干货250kg左右[27]。

【药材鉴定】

1. 性状鉴别

根呈扁圆柱形或圆柱形，略弯曲，长度不等，直径1~2cm。表面灰黄色或灰黄棕色，有的微带紫色，具纵皱及深陷的横纹，有的呈缢缩状或皮部横向断离而露出木部，形如鸡肠。质坚韧，折断面不平，皮部厚5~7mm，淡紫色，木部直径2~4mm。气无，味甘，略涩。一般以条粗壮、连珠状、肉厚色紫者为佳[20]。

2. 显微鉴别

（1）根横切面

木栓细胞数列，栓内层细胞有的含草酸钙针晶束。中柱鞘部位有石细胞群断续排列成环状，石细胞多呈长方形或类方形，切向直径50~180μm，径向直径30~50μm。韧皮部较宽，近形成层处草酸钙针晶束较多。形成层环明显。木质部射线宽1~2列细胞，导管呈圆多角形或径向延长，常单个散在，偶有2~3个成群，切向直径约至70μm，木纤维较发达，偶有非木化的木薄壁细胞群。

（2）粉末特征

本品粉末淡紫色或紫褐色。石细胞淡黄色，类圆形、类方形、类长方形、长条形或不规则形，有的一端尖，直径21~96μm，壁厚至39μm，有的层纹明显，纹孔及孔沟明显，有的石细胞形大，壁稍厚。草酸钙针晶多成束存在于薄壁细胞中，针晶长184μm。具缘纹孔导管，淡黄色，直径105μm，具缘纹孔细密。纤维管胞长梭形，具缘纹孔较大，纹孔口斜缝状或相交成人字形、十字形。

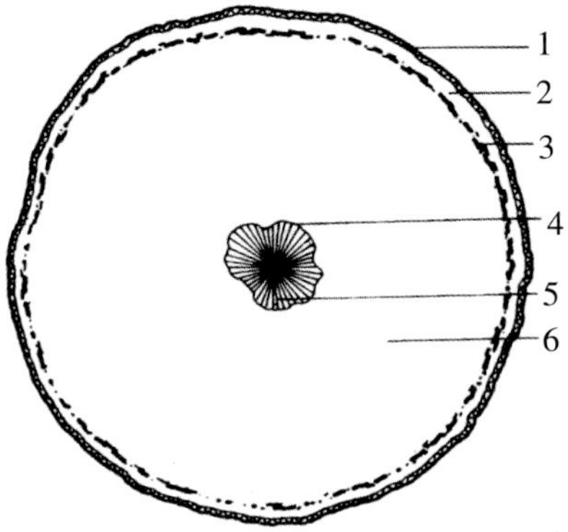

巴戟天根横切面组织简图[21]

1. 木栓层　2. 皮层　3. 石细胞　4. 形成层　5. 木质部　6. 韧皮部

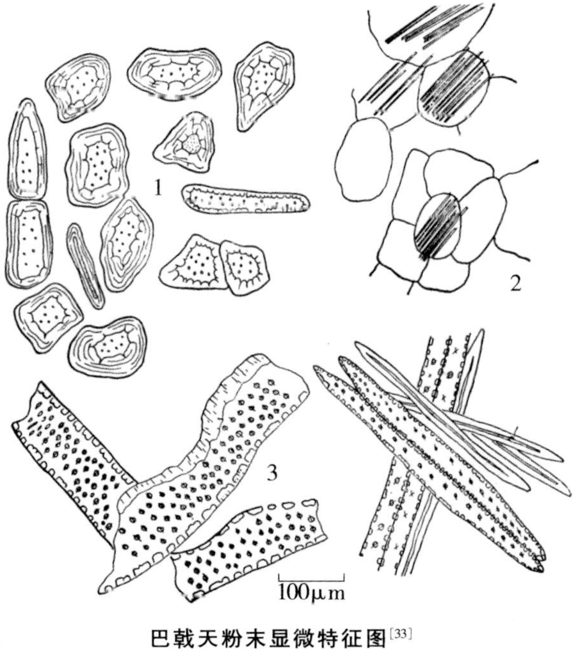

巴戟天粉末显微特征图[33]

1. 石细胞　2. 草酸钙针晶　3. 具缘纹孔导管　4. 纤维管胞

3. 理化鉴别

(1) 紫外光灯检查

分别取本品粗粉 1g，各加 80%乙醇、蒸馏水 5mL，浸泡 12 小时，将醇浸液和水浸液分别点样于滤纸上，在紫外光灯下观察，醇浸液显乳白色荧光，水浸液显紫蓝色荧光。

(2) 检查蒽醌

取本品粉末 1g，加甲醇 20mL，冷浸 1 小时，滤过。滤液置水浴上蒸干，加水 10mL 及盐酸 2mL，置沸水浴上水解 0.5 小时，冷却后加乙醚 30mL 振摇数分钟，取乙醚液 10mL，加 2mol/L 氢氧化钠溶液 5mL，振摇。下层水溶液呈紫红色。

(3) 薄层色谱

取本品粉末 2.5g，加乙醇 25mL，加热回流 1 小时，放冷，滤过，滤液浓缩至约 1mL，作为供试品溶液。另取巴戟天对照药材 2.5g，同法制成对照药材溶液。吸取上述两种溶液各 10μL，分别点于同一硅胶 GF_{254} 薄层板上，以甲苯–乙酸乙酯–甲酸（8:2:0.1）为展开剂，展开，取出，晾干，置紫外光灯（254nm）下检视。供试品色谱中，在与对照药材色谱相应的位置上，显相同颜色的斑点；喷以 5%氢氧化钠溶液，至斑点显色清晰，显相同颜色的斑点[22]55。

【炮制】

1. 巴戟天

取原药材，除去杂质。

2. 巴戟肉

取净巴戟天，按蒸法蒸透，趁热除去木心，切段，干燥。

3. 盐巴戟天

取净巴戟天，按盐蒸法蒸透，趁热除去木心，切段，干燥。

4. 制巴戟天

取甘草，捣碎，加水煎汤，去渣，加入净巴戟天，拌匀，按煮法煮透，趁热除去木心，切段，干燥。

【商品规格及质量】

1. 商品规格

巴戟天为常用中药材，《中华人民共和国药典》历次版本有收载。商品经营分有野生巴戟天和家种巴戟天，20 世纪 70 年代起，广东与越南进行地方贸易时，进口了越南产巴戟天，商品称“进口巴戟天”。现按商品经营实际，分家种巴戟天、野生巴戟天和进口巴戟天 3 个品种。其中家种巴戟天规格除按传统带木心品外，近年增加了去木心品规格，称为巴戟肉。

（1）家种巴戟天

规格等级据《广东省地产药材商品规格质量标准》为带木心巴戟天、巴戟肉。

①带木心巴戟天：分 3 个等级

一等：长度不超 16cm，中部围径 3cm 以上，间有部分脱肉。

二等：中部围径 2cm 以上，余同一等。

三等：中部围径 0.7cm 以上，余同一等。

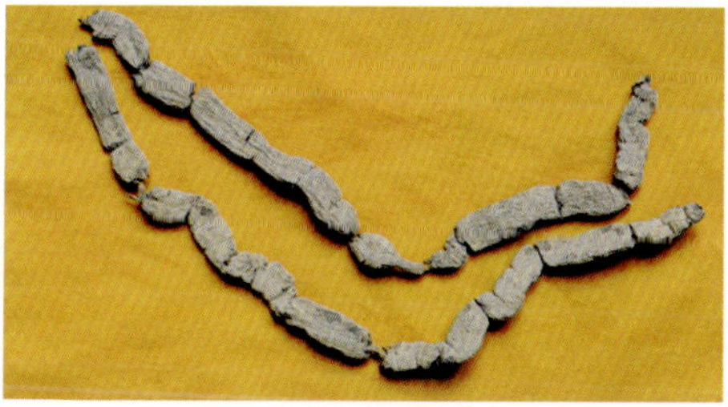

一等品巴戟天

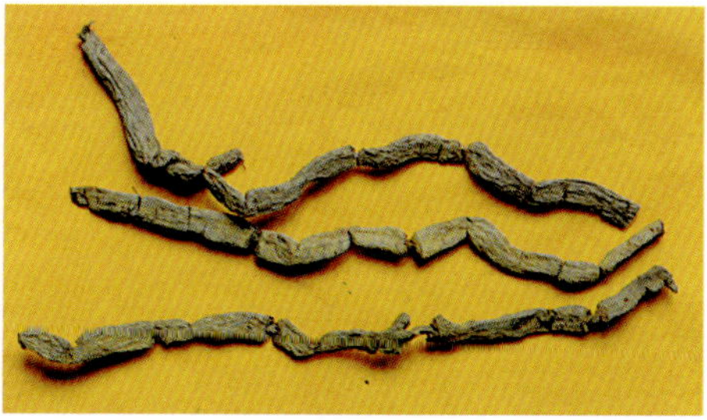

二等品巴戟天

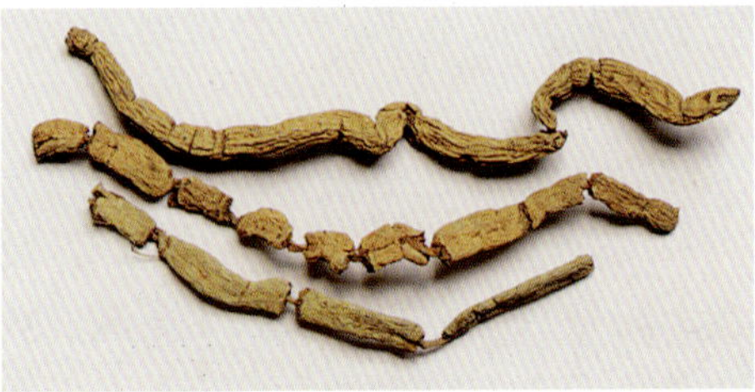

三等品巴戟天

②巴戟肉：木心已抽去，长度 2~6cm。分 3 个等级，一、二、三等中部围径与带木心巴戟天相同。

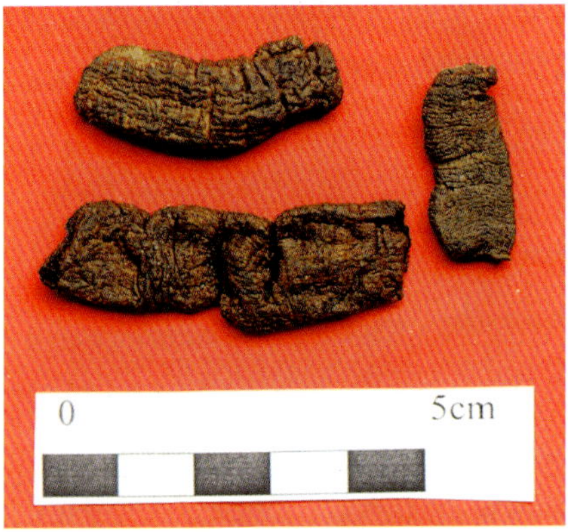

巴戟肉

（2）野生巴戟天

规格等级同家种品。

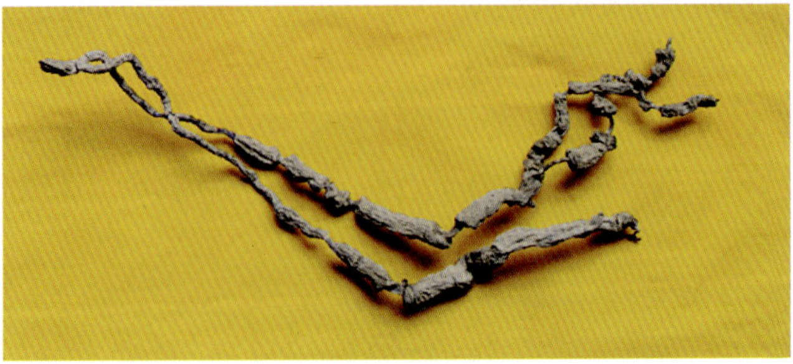

野生巴戟天

(3) 进口巴戟天

规格等级进口未订，参照国内产品规格销售。

2. 质量评价

巴戟天以条粗、肉肥厚而色紫蓝、味甜、木心细者为质佳，已抽出木心者质量评价相同。有认为野生品天然生长，质量最好，但野生品常因生长年限过长，质老木心粗，肉质不够柔润；近代认为家种品能掌握生长年限，且采收加工细致，质量好，尤以广东高要所产质最优。越南产者木心粗大，肉质不柔润，质量次。

3. 伪品

虎刺：茜草科植物虎刺 *Damnacanthus indicus*（L.）Gaertn.的干燥根。本品呈圆柱形或呈链珠状，除去木部者为短圆筒状，略弯曲。长短不一，直径 0.4~0.6cm。表面棕色或棕褐色，具纵皱纹和横裂纹，皮部断裂露出木部。质坚韧，不易折断，断面皮部厚而易剥落，黄白色，木部类圆形，直径 0.1~0.2cm。气微，味淡，微甜。

【化学成分】 水晶兰苷（monotropein）；大黄素甲醚（physcion）；β-谷甾醇（β-sitosterol），0.059%~0.062%[34]97。1-丁氧基-4,5,7-三羟基-6-羟甲基-2-氧杂双环［4,1,0］庚烷（officinalisin）；四乙酰车叶草素（asperuloside tetraacetat）；甲基异茜草素-1-甲醚（rubiadin-1-methyl ether）；甲基异茜草素（rubiadin）；2-羟基-3-甲醇基-蒽醌（2-hydroxy-3-methoxy-anthraqui-none）；2-羟基-3-羟甲基蒽醌（2-hydroxy-3-hydroxymethylanthraquinon）；1-羟基蒽醌（1-hydroxyanthraquinone）；1-羟基-2-甲基蒽醌（1-hydroxy-2-methyl-anthraquinone）；1,6-二羟基-2,4-二甲氧基蒽醌（1,6-dihydroxy-2,4-dimethoxyanthraquinone）；1,6-二羟基-2-甲氧基蒽醌（1,6-dihydroxy-2-methoxyanthraquinone）；1-羟基-2-甲氧基蒽醌（1-hydroxy-2-methoxyanthraquinone）；2-甲基蒽醌（2-methyl-anthraquinone）[21]；24-乙基胆甾醇（24-ethyl-cholesterol）；琥珀

酸（su–ccinic acid）；耐斯糖（nystose）；1F 果呋喃糖基耐斯糖；十六酸（hexadecanoic acid）；顺–9–十八烯酸［9–octadecenoic acid（z）］；2,6–二叔丁基对甲酚（2,6–bis（1,1–dimethylethyl）–4–methyl–phenol）；十六酸乙酯（ethyl–hexadecanoic acid）；顺–9–十八烯酸乙酯［ethyl–9–octadecenoic acid（z）］；十五酸（pentadecanoic acid）；N–苯基–1–萘胺（N–phenyl–1–naphthalenamine）；9–十六烯酸（9–hexadecenoic acid）；龙脑（borneol）；十四酸（tetradecanoic acid）；十五酸乙酯（ethyl–pentadecanoic acid）；异二十烷（iso–eicosane；N–octadecane）；异十七烷（iso–heptadecane）；正十七烷（N–heptadecane）；葡萄糖（glucose）；甘露糖（mannose）；棕榈酸（palmitic acid）；维生素（vitamin）C；十九烷（nonadecane）；苏氨酸（threonine）；胱氨酸（cystine）；色氨酸（tryptophane）[34]98；α–姜烯（alpha–zingiberene）；2–甲基–6–对甲基苯基–2–庚烯（ar–curcumene）；l–己醇（1–hexanol）；β–倍半水芹烯（beta–sesquiphellandrene）；2–戊基呋喃（2–amylfuran）；正壬醛（n–nonanal）；樟脑（L–camphor）；β–没药烯（bete–bisabolene）[35]。

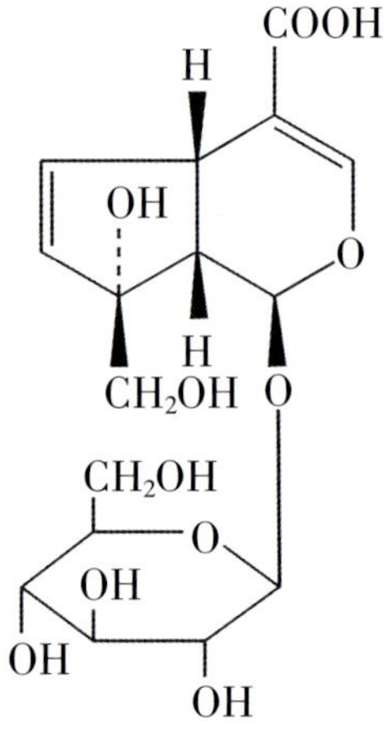

水晶兰苷（monotropein）

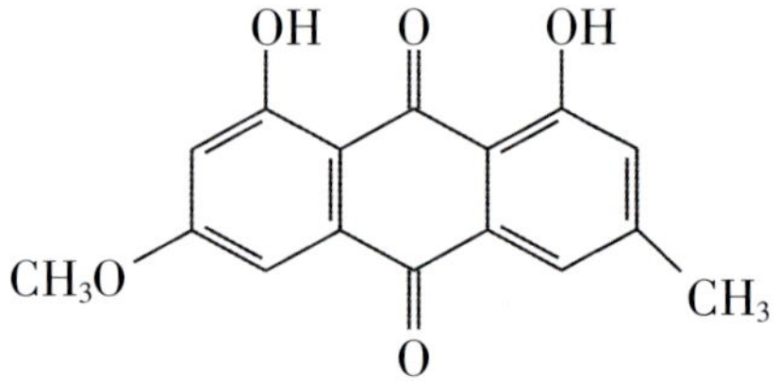

大黄素甲醚（physcion）

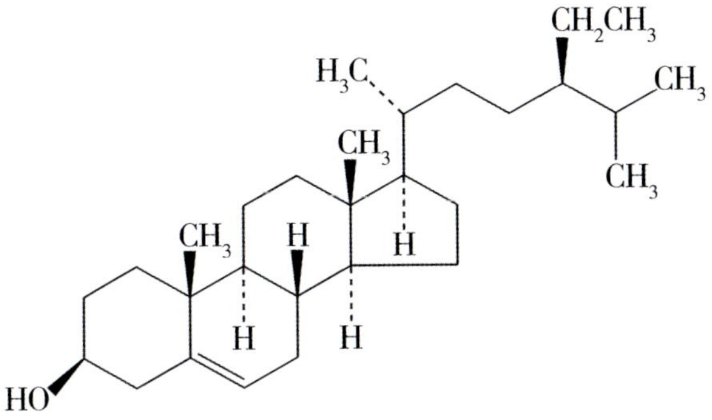

β-谷甾醇（β-sitosterol）

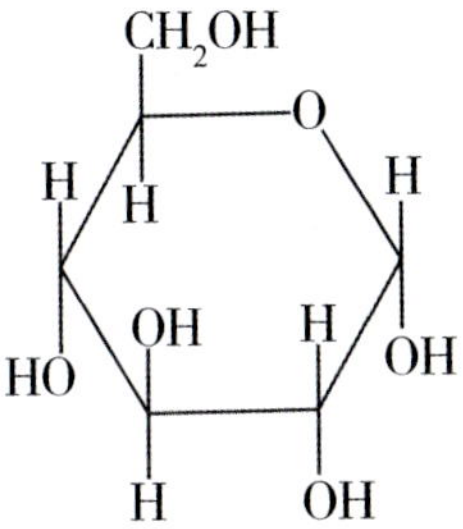

葡萄糖（glucose，吡喃式）

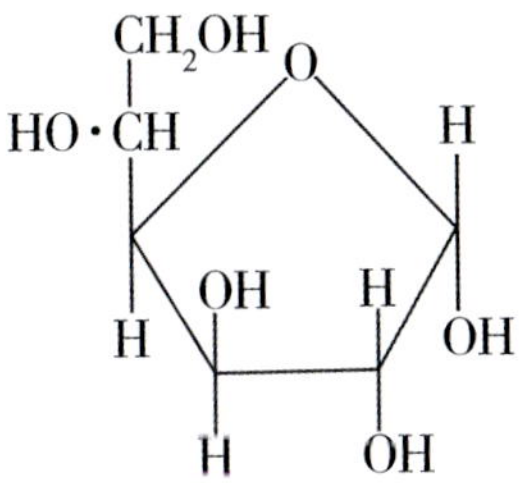

葡萄糖（glucose，呋喃式）

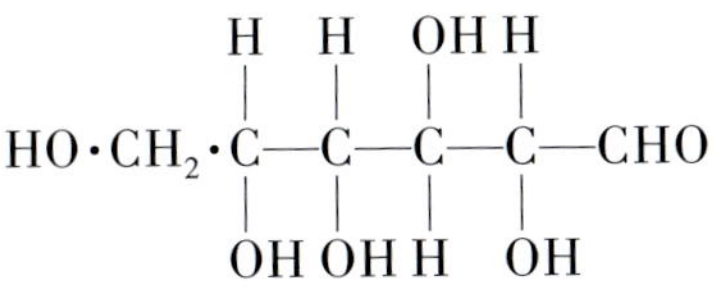

葡萄糖（glucose，开链式）

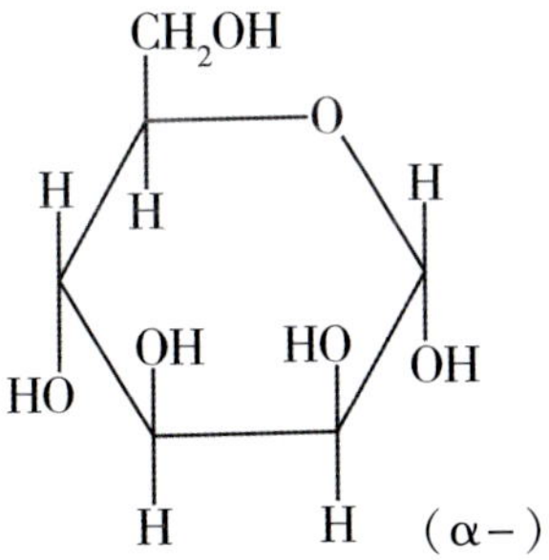

甘露糖（mannose）

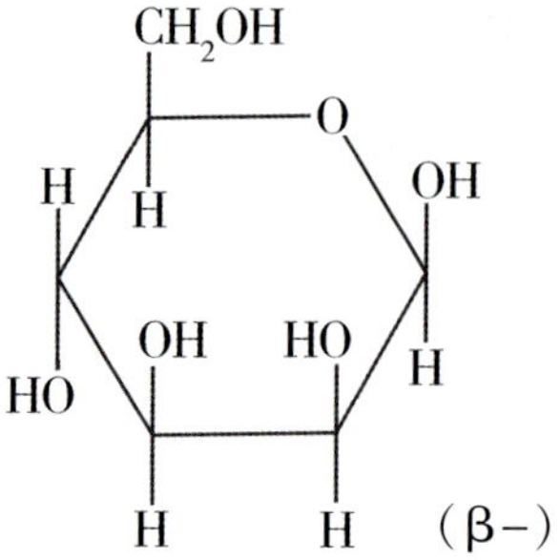

甘露糖（mannose）

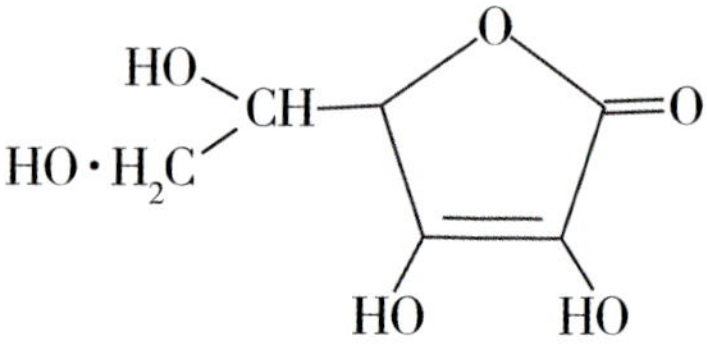

维生素 C（vitamin C）

$CH_3[CH_2]_{17} \cdot CH_3$

十九烷（nonadecane）

$CH_3 \cdot [CH_2]_{14} \cdot COOH$

棕榈酸（palmitic acid）

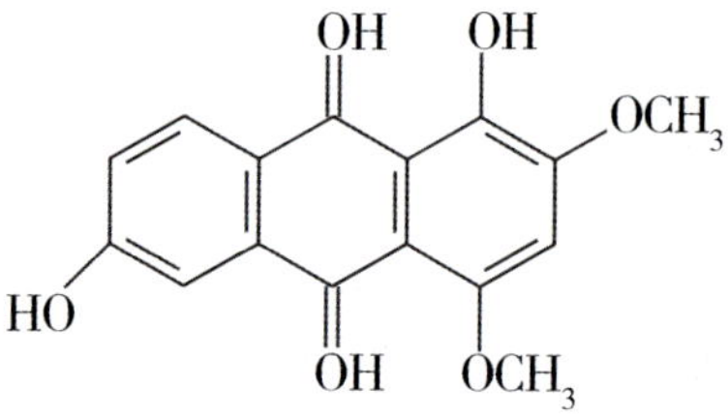

1,6–二羟基–2,4–二甲氧基蒽醌

（1,6–dihydroxy–2,4–dimethoxyanthraquinone）

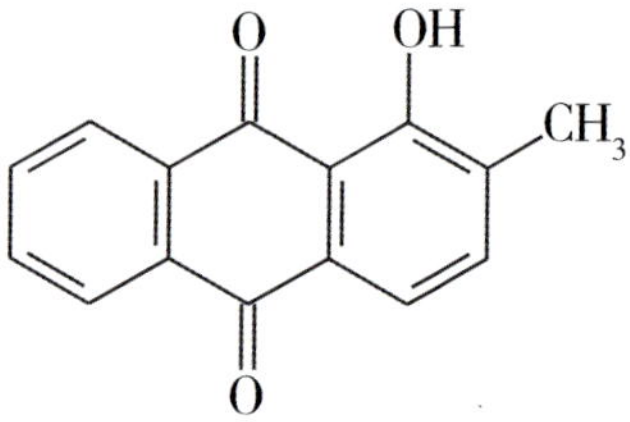

1–羟基–2–甲基蒽醌

（1–hydroxy–2–methylanthraquinone）

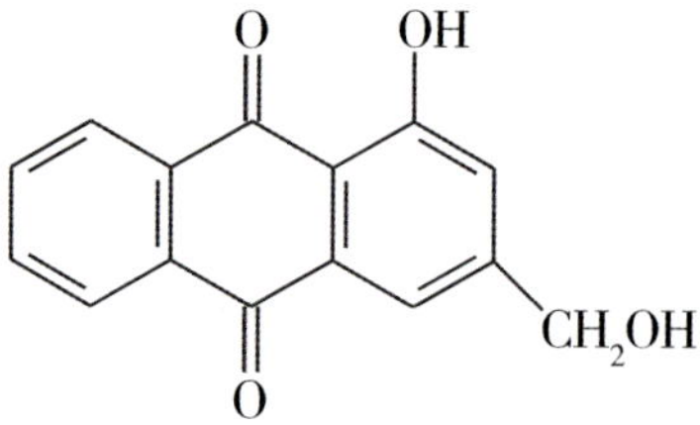

2–羟基–3–羟甲基–蒽醌

（2–hydroxy–3–methoxy–anthraquinone）

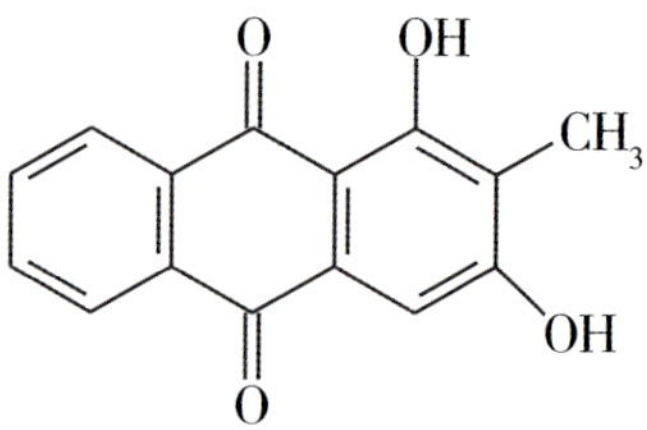

甲基异茜草素

（rubiadin）

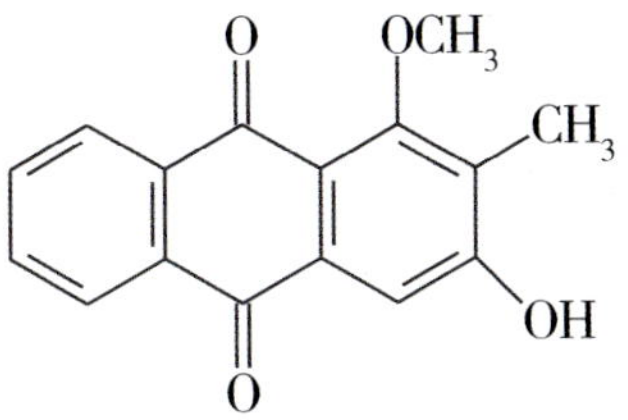

甲基异茜草素-1-甲醚
(rubiadin-1-methylether)

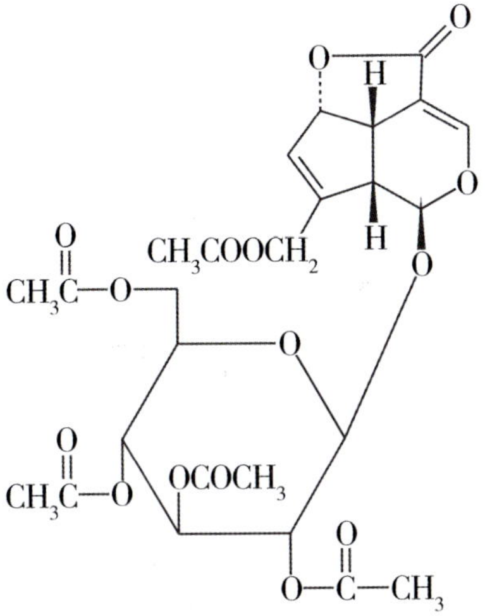

四乙酰车叶草素
(asperuloside tetraacetat)

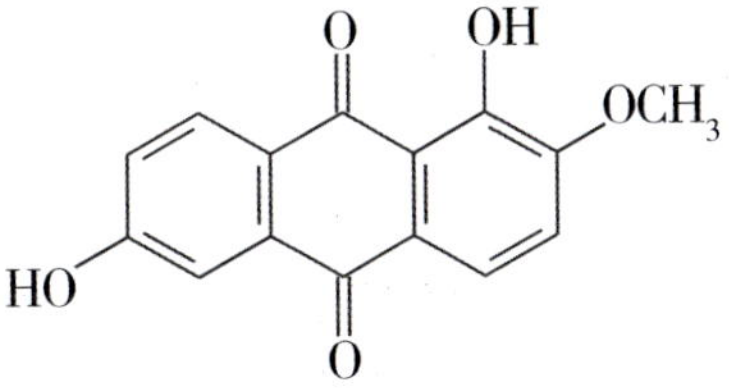

1,6-二羟基-2-甲氧基蒽醌
(1,6-dihydroxy-2-methoxyanthraquinone)

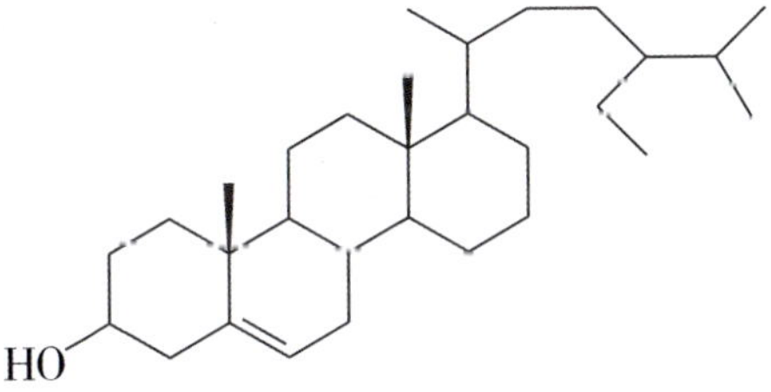

24-乙基胆甾醇（24-ethyl-cholesterol）

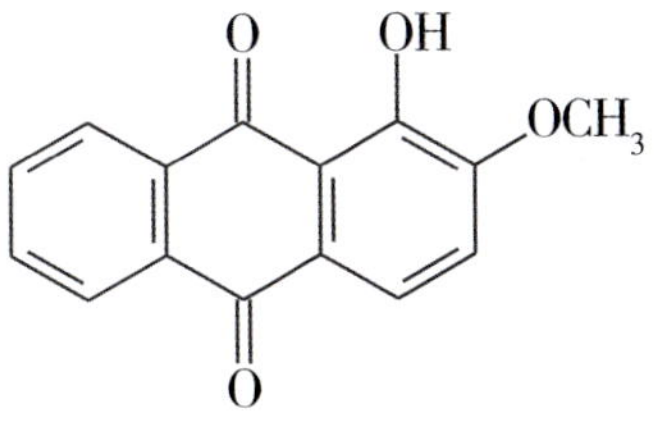

1-羟基-2-甲氧基蒽醌
(1-hydroxy-2-methoxyanthraquinae)

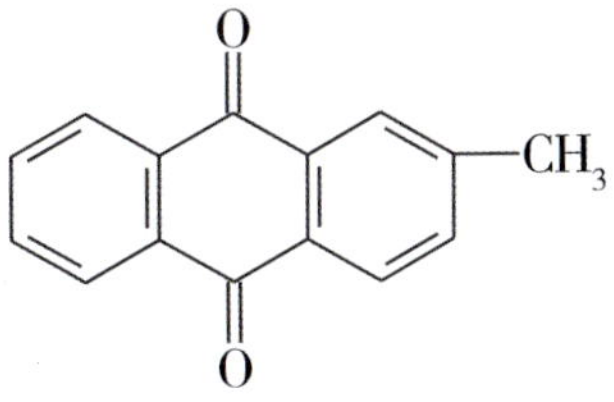

2-甲基蒽醌
(2-methyl-anthraquinone)

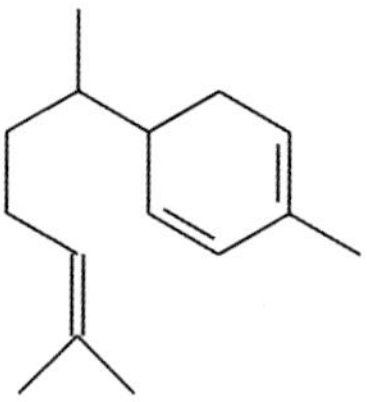

α–姜烯（alpha–zingiberene）

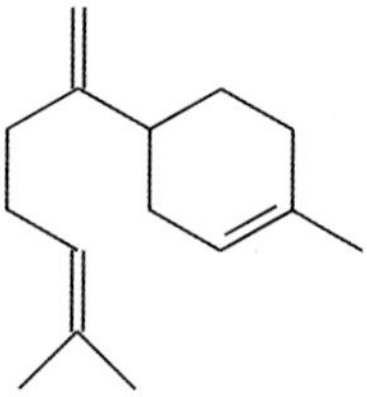

β–没药烯（bete–bisabolene）

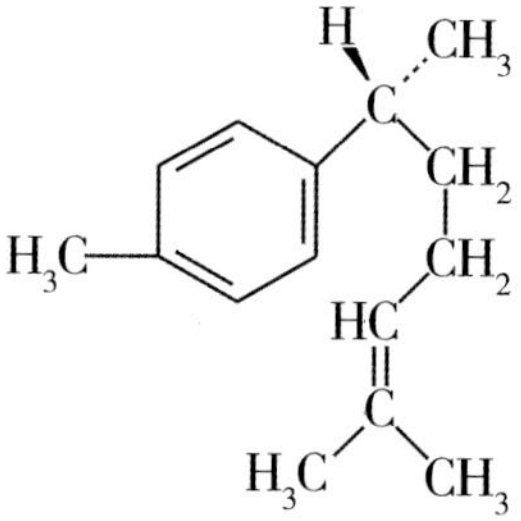

2–甲基–6–对甲基苯基–2–庚烯
（ar–curcumene）

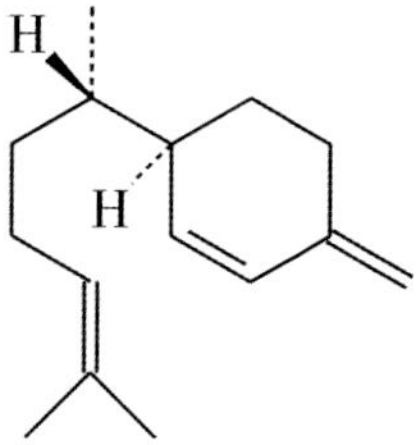

β–倍半水芹烯
（beta–sesquiphellandrene）

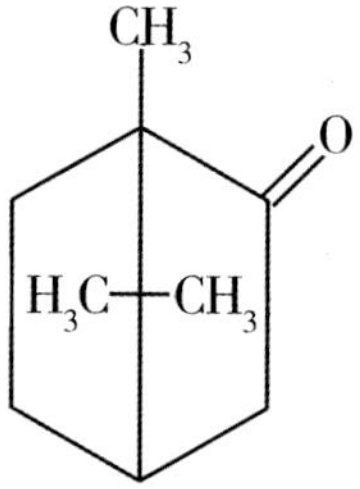

樟脑（L–camphor）

$$CH_3\cdot(CH_2)_4\cdot CH_2\cdot OH$$

1–己醇（1–hexanol）

$$CH_3\cdot(CH_2)_7\cdot\overset{\overset{O}{\|}}{C}H$$

正壬醛
（n–nonanal）

$$CH_3\underset{\underset{OH}{|}}{C}H—\underset{\underset{NH_2}{|}}{C}H—COOH$$

苏氨酸
（threonine）

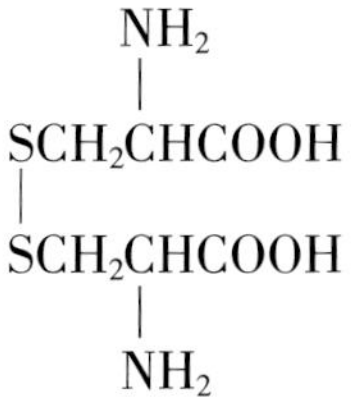

胱氨酸
(cystine)

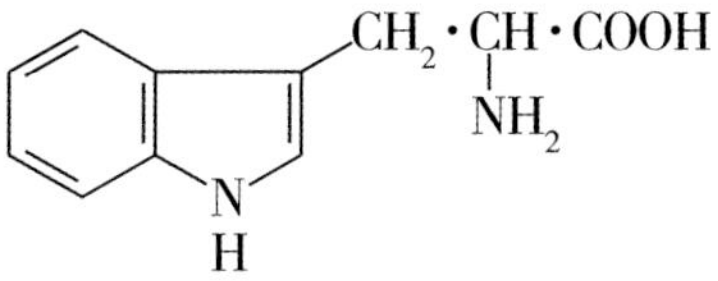

色氨酸
(tryptophane)

【含量测定】

对巴戟天多糖含量测定。

对照品溶液的制备：精密称取105℃干燥至恒重的无水葡萄糖对照品10mg，置100mL量瓶中，加水溶解并稀释至刻度，摇匀，即得（每毫升中含无水葡萄糖100μg）。

标准曲线的制备：精密量取对照品溶液0mL、0.10mL、0.20mL、0.30mL、0.40mL、0.50mL、0.60mL、0.70mL，分别置25mL具塞比色管中，加水至2.00mL，分别加5%苯酚溶液1.60mL，混匀，迅速加入硫酸7.5mL，振摇5分钟，放置10分钟，置沸水浴中加热20分钟，取出冷却至室温，以相应试剂为空白，照紫外–可见分光光度法（2005年版《中华人民共和国药典》第一部，附录Ⅴ A），在488nm的波长处测定吸光度，以吸光度为纵坐标，浓度为横坐标，绘制标准曲线。

测定法：取巴戟天样品0.2g，精密称定，置圆底烧瓶中，加80%的乙醇150mL，90℃水浴提取1小时，过滤，残渣用热80%的乙醇洗涤3次，每次10mL。残渣连同滤纸置烧瓶中，加蒸馏水150 mL，90℃水浴提取1小时，过滤，残渣用热水洗涤4次，每次10mL，洗液与滤液合并，放冷，定量转移至250 mL量瓶中并稀释至刻度，得样品供试液。精确量取一定量样品供试液，置25mL具塞比色管中，照上述“标准曲线的制备”的方法，自“加5%苯酚溶液1.60mL”起，依法测定吸光度，从标准曲线上读出供试品溶液中无水葡萄糖的重量（mg），计算，即得。

本品按干燥品计算，含巴戟天多糖以葡萄糖（$C_6H_{12}O_6$）计，不得少于14.0%[36]。

【现代药理】

1. 对内分泌系统的影响

（1）对下丘脑–垂体–性腺轴功能的影响

李炳如研究发现，巴戟天的水煎剂对正常雌性大鼠血中黄体生成素（LH）水平没有明显影响，但却能明显增加垂体前叶、卵巢和子宫的重量。特别是它能提高卵巢HCG/LH受体功能。巴戟天能使去卵巢大白鼠垂体在注射黄体生成素释放激素（LRH）后LH分泌反应明显增强。巴戟天可能不是直接刺激垂体促黄体激素的分泌，而是通过提高垂体对LRH的反应性及卵巢对LH的反应性来增强下丘脑–垂体–卵巢促黄体功能[37]。

（2）对皮质酮分泌的作用

日本学者松本司报道，巴戟天热水提取物（1g/kg）小鼠经口服给药，可见糖皮质激素标记酶肝ATP活性显著上升，巴戟天提取物具有增加血中皮质酮含量的作用，其活性可能是由于下垂体—肾上腺皮质系统受到刺激作用所致[38]。巴戟天温浸剂5~25g/(kg·d)口服对去肾上腺幼年大白鼠的存活时间无延长作用；亦无增加去肾上腺饥饿小白鼠肝糖原累积量的作用，巴戟天在所用剂量下似无糖皮质激素样作用，但巴戟天可使幼鼠胸腺萎缩，抑制大鼠塑料环肉芽肿，似有促肾上腺皮质激素样作用[39]。

（3）对甲状腺功能低下动物模型的影响

乔智胜等报道，巴戟天水煎液口服能增加甲状腺功能低下（甲基硫氧嘧啶造型的甲减）小鼠的耗氧量，使甲减小鼠大脑中升高的M受体最大结合容量恢复正常[40]。徐敏等报道，巴戟滋补膏（巴戟天为主药）对甲低阳虚兔血中cGMP的异常升高有纠正作用，对兔血清T_3水平有稳定作用，并使甲低阳虚兔肝、胰、脾结构形态异常有所减轻，肝中RNA和糖原含量与正常对照兔相近[41]。

(4) 雄性激素样作用

乔智胜等报道，切除睾丸的大白鼠口服巴戟天水煎剂连续 15 天。以包皮腺、提肛肌、前列腺、精液囊重量为指标，未显示出雄性激素样作用。推测降低脑中 M 受体 Rt 值，减弱副交感神经-M 受体-cGMP 系统的反应性，可能是其助阳治疗阳痿的一个重要途径[40]。而于成军等用巴戟天醇提取物对衰老雄性大鼠的生殖细胞的研究发现，其能增加大鼠附睾精子总数、活精子率，降低畸形精子率，并显著对抗普萘洛尔导致的活精子率降低及畸形精子率的升高，而这些作用可能与巴戟天醇提取物明显提高衰老大鼠睾丸组织中过氧化物歧化酶（SOD）活性有密切关系[42]。林励等报道，巴戟多糖可以提高果蝇性活力，并显著提高果蝇新生幼虫的羽化率，故认为巴戟多糖具有明显的补肾壮阳作用，当属巴戟天的补肾壮阳作用的有效成分之一[43]。

2. 对免疫系统的作用

吕世静等报道，巴戟天可以提高 NIH 小鼠体外培养的脾细胞对刀豆蛋白 A 的反应性，认为巴戟天对 T 和 B 淋巴细胞的转化增殖有促进作用，并能提高小鼠刀豆蛋白 A 诱导的脾细胞分泌 IL-2 和 TNF-γ 的活性[44]。冯昭明等对小鼠 HepA 肝癌模型的研究中发现，巴戟天水提液高剂量组有明显的抑制 HepA 肿瘤生长作用，与中、低二剂量组呈现良好的剂量关系。推测该作用可能是通过调控机体的免疫机能，激活淋巴细胞和各种抗癌因子活性达到抗癌的目的[45]。陈忠等对整体动物的免疫研究中发现，巴戟天水提液（MOH）可增加小鼠单核吞噬细胞系统对刚果红的廓清率和增强腹腔巨噬细胞吞噬鸡红细胞的能力，认为 MOH 对小鼠具有增强细胞免疫的功能[46]。根据多糖类能够提高机体免疫力的功能，陈小娟等探讨了巴戟多糖的免疫作用，其能增加幼年小鼠胸腺的重量，提高小鼠巨噬细胞吞噬百分率和小鼠脾脏免疫特异玫瑰花结形成细胞的形成[47]。徐超斗等对巴戟天寡糖（MOO）的促免疫活性作用进行研究，MOO 25mg/kg、50mg/kg 口服可使小鼠脾细胞增殖反应明显增强，使小鼠脾细胞抗体形成细胞数目明显增加，但体外应用 25~200μg/mL 则对脾细胞增殖反应和肠道淋巴细胞增殖反应无明显的促进作用，推测 MOO 对免疫功能的促进作用可能不是通过直接作用于免疫活性细胞而产生的[48]。

3. 强骨作用

巴戟天中锰元素含量高达 559 μg/g，并含大量丰富钙、镁等对骨骼有特殊亲和力的第 2 主族元素，与其强筋骨之功效一致[49]。王和鸣等近来研究亦发现，在经典成骨诱导组（地塞米松、维生素 C 和 β-甘油磷酸钠）中使用巴戟天水提物或醇提物含药血清培养能显著促进骨髓基质细胞向成骨细胞分化，醇提物的作用强于水提物，认为两者通过增加细胞内碱性磷酸酶的活性、骨钙素的含量而发挥作用[50]。

4. 对神经系统的影响

（1）抗抑郁作用

自程彤等[51]在一系列天然药物进行筛选的过程中发现巴戟天水煎膏能显著翻转利血平诱导的小鼠脑单胺递质含量的降低并改善利血平化体征后，崔承彬等对巴戟天水提物、醇提物及其单体进行了抗抑郁作用的研究，首次发现巴戟天提取物及其单体化合物具有抗抑郁作用[52]。张中启在大鼠低速率差式强化 72s 程序模型上，巴戟天水提物 50mg/kg 与抗抑郁剂地昔帕明 5mg/kg 的作用类似，均明显增加大鼠低速率差式强化 72s 的强化数，减少反应数和降低效应比率[53]。在小鼠强迫游泳实验中，巴戟天水提物 50mg/kg 明显缩短小鼠的不动时间，与地昔帕明 20mg/kg 和阿米替林 20mg/kg 的作用类似，同时该水提物并不影响小鼠的自发性活动。在小样本开放式的临床研究中其疗效得到了肯定，不仅具有抗抑郁的药理活性，而且毒副作用小，耐受性好[54]。

巴戟天醇提物与水提物有类似作用，其醇提物 A25mg/kg 时亦能明显缩短大鼠强迫性游泳的不动时间[55]。蔡兵等报道，从巴戟天中分离出的耐斯糖(Ⅱ)、1F-果呋喃糖基耐斯糖(Ⅲ)、O-β-D 果呋喃糖基-[(2→1)果呋喃糖基]$_4$α-D-葡萄吡喃糖苷(Ⅳ)及 O-β-D 果呋喃糖基-[(2→)果呋喃糖基]$_5$α-D 葡萄吡喃糖苷(V)均能在不影响小鼠自发活动的剂量下，显著缩短小鼠悬尾实验的不动时间，Ⅱ-Ⅴ是巴戟天中有抗抑郁药理作用的主要有效成分[56]。张中启等对Ⅳ即菊淀粉型六聚糖（IHS）做了进一步研究，发现IHS与经典抗抑郁剂地昔帕明一样能一致和明显地缩短大小鼠强迫性游泳期间的不动时间，且两药的剂量效应均遵循行为药理学所特有的U形曲线，不同的是IHS能显著增加大鼠强化数但对反映数和效应比率没有影响。受体结合实验显示IHS对5-HT_{1A}受体具有选择性亲和作用，IC_{50}值约为5μmol/L。另外，能保护由5,7-DHT（5-HT神经元毒剂）诱导的海马和皮层细胞损伤，认为IHS可能通过提高5-HT递质系统发挥抗抑郁作用[57]。

刘艳芹等对IHS进行了深入的研究，用25μmol/L、10μmol/L IHS与NMDA400μmol/L共同处理原代培养的大鼠大脑皮层细胞24小时后，存活的细胞比单纯NMDA400μmol/L处理的细胞数量显著增多，而乳酸脱氢酶泄漏量也降低，表明IHS对NMDA损伤的原代培养的大鼠皮层细胞有显著的保护作用，亦可能是其抗抑郁的作用机制之一[58]。

此外，李云峰等探讨了巴戟天寡糖（MW-97）抗抑郁作用的可能机制。MW-97或神经生长因子（NGF）与皮质酮2×10^{-4}μmol/L共孵PC12细胞48小时，可防止皮质酮所致的PC12神经细胞损伤；MW-97（100mg/kg）及去甲丙米嗪（10mg/kg）慢性腹腔注射给药21天，可使大鼠前脑NGF、脑源性神经营养因子（BDNF）及海马BDN-FmRNA的表达升高，由此推测，巴戟天寡糖抗抑郁的机理可能是通过引起神经营养因子的表达升高而完成对神经细胞的保护作用[59]。

（2）增强学习记忆与抗衰老

陈洁文等应用离体海马脑片技术发现，巴戟天提取物巴戟素能使大鼠离体海马脑片CAI区锥体细胞由强直刺激（TS）诱发的诱发群峰电位（PS）幅值增大，增强大鼠离体海马脑片的突触传递长时程延长（LTP）效应，且与巴戟素的剂量呈现一定的量效关系，提示巴戟素可以增强脑的学习记忆功能。实验中观察到在施加 TS 之前给予巴戟素药液浸浴的用药组脑片，当加入 NOS 抑制剂（L-NAME）后可见其 LTP 效应显著下降，PS 幅值的减少率明显大于单纯 L-NAME 组，认为巴戟素增强 LTP 的效应与一氧化氮（NO）有一定关系[60]。谭宝璇等参照 Morris 水迷宫法对大鼠进行空间学习记忆力的测试，发现巴戟素可明显改善 D-半乳糖所致的衰老大鼠空间学习记忆力下降，尤以空间探索过程为突出，认为巴戟素对 LTP 的增强效应可能是促进学习记忆作用的突触机制之一[61]。谭宝璇等在衰老小鼠的研究中发现，巴戟素能显著增加老龄小鼠脑组织葡萄糖含量；使衰老大鼠模型脑组织过氧化物歧化酶（SOD）和谷胱甘肽过氧化酶（GSH-Px）含量升高、活性增强，减少过氧化脂质（LPO）含量，延缓脑组织衰老；还可降低脑组织中的脂褐素水平，其机制可能与巴戟素抑制 NO 含量的减少有关[62]。此外，在缺氧状态下巴戟素还可提高大鼠离体脑片对缺氧的耐受能力，达到有效浓度后，巴戟素可以延长离体脑片缺氧 PS 幅值开始减少时间和 PS 消失时间，并能提高恢复供氧后 PS 恢复率，可见其具有提高脑组织耐受缺氧能力和对缺氧所致的损伤有显著的保护作用[63]。陈朝凤等观察到，巴戟素可以提高衰老大鼠急性缺血脑组织的 SOD 和 GSH-Px 活性，减少 LPO 含量，认为巴戟素对缺血、缺氧性脑损伤保护作用机制与抗脂质过氧化作用和提高脑组织葡萄糖代谢水平有关[64]。而临床小样本短时间内的观察发现巴戟素胶囊 125mg，2 次/天口服，1 个月后对血管性痴呆患者的治疗效果与脑复康大致相等，但在改善语言功能中的“说”、“读”功能可能优于脑复康[65]。

5. 对造血系统的影响

巴戟天中铁元素含量高达 595.75 μg/g，具有较强的刺激生血作用。麻柔等报道，巴戟天有促进小鼠粒系祖细胞的生长之功效[66]。乔智胜等报道，口服巴戟天水煎液能升高幼鼠血中白细胞数，作用强度与 VB_4 相当；对由于 γ 射线照射而引起的小鼠血中白细胞下降有升白作用，作用强度优于 VB_4[40]。王燕芳等报道，巴戟天中部分蒽醌类化合物对 L_{1210}。白血病的生长有抑制活性[67]。

陈忠等报道，灌胃巴戟天提物 6 天，可抵抗环磷酰胺（CTX）引起的造血抑制作用，缓冲了 CTX 的毒副作用，促进造血干细胞的增殖和分化，升高血浆中红细胞和白细胞数目，而这些作用要优于党参、枸杞子和当归制成的党参复方液，具有补血作用[68]。

6. 其他作用

（1）抗疲劳作用

夏桂兰等将巴戟天粉碎，经烯醇热提其有效成分总黄酮，稀释成 10%的口服液，给小鼠连续灌胃 10 天，每天 1.0mg/20g，发现该剂量下能明显延长小鼠在水中持续游泳的时间，并提高在吊网上的运动能力，而且能降低小鼠在缺氧状态下的氧耗量，增加耐缺氧的持续时间。认为巴戟天具有增强机体储备力，增加耐疲劳能力，提高机体在缺氧刺激时的应激、代偿能力[69]。

（2）抗炎作用

按改良的 Rudas 法，给大鼠灌服巴戟天温浸液 50g/kg 或者腹腔注射给药每日 10g/kg。连续 10 天（术前给药 3 天，术后 7 天），对塑料环肉芽肿有明显的抑制作用[70]。

（3）护肝

服用巴戟天水煎液的小鼠可减轻 CCL_4 对肝脏的损害程度，认为巴戟天可能具有保肝、护肝作用。它可能是作为自由基调节剂使 CCL_3O_3 量降低，从而达到保护肝脏的作用[71]。

（4）抗诱变、抗肿瘤

在巴戟天中分离得到 MorindaparvinA 及茜草素-1-甲醚具有抑制小鼠 P388 淋巴细胞白血病的显著作用。从根茎中分离到 damna-canrhal，对鼠 L1210 白血病和 B16 黑色素瘤细胞具有较高细胞毒活性。巴戟天的抗白血病活性成分为蒽醌类化合物[72]。

（5）祛风湿作用

对巴戟天温浸液进行了初步药理研究，结果表明，巴戟天对大白鼠塑料环肉芽孢有明显抑制作用，巴戟天的乙醇浸出液对枯草杆菌有抑制作用，药理研究还表明巴戟天还具有镇痛作用 。这些都是祛风湿的作用机制，可见巴戟天具有祛风湿作用[49]。

(6) 防治冠心病、调节胆固醇代谢

有研究认为，Zn/Cu 比值升高可干扰胆固醇的正常代谢而诱发冠心病。巴戟天含有大量的锰元素，可改善机体对铜的利用，因而可调整体内的 Zn/Cu 的比值。因此根据冠心病的 Zn/Cu 比值假说，巴戟天有防治冠心病、调节胆固醇的作用[49]。

【药性】 甘、辛，微温。归肝、肾经。

【功能与主治】 补肾阳，益精血，强筋骨，祛风湿。主治肾阳不足，阳痿不孕；筋骨痿软，腰膝痹痛。

【用法用量】 煎服，10~15g。补肝肾宜炙用，祛风湿可生用。

【临床报道】

1. 治疗肾病综合征

沈道修等用巴戟天 30g，山茱萸 30g，治疗 21 例典型库欣病的儿童肾病综合征患者，取得良好效果[73]。

2. 治疗抑郁症

口服巴戟乐胶囊（每粒含巴戟天水提物 100mg），每天 3 次固定剂量，取得良好疗效[74]。

【现代制剂】

1. 安肾丸

处方：巴戟天（甘草炙）96g，肉苁蓉（酒炙）96g，补骨脂（盐炙）96g，川乌（甘草银花炙）48g，肉桂 48g，白术（麸炒）96g，山药 96g，茯苓 96g，蒺藜（盐炙）96g，粉萆 96g，石斛 96g，桃仁 96g。

制法：以上 12 味，粉碎成细粉，过筛，混匀，用水泛丸，干燥，即得。每 100 粒重 6g。

质量控制：本品为黄色至黄褐色的水丸，味苦。微辛。检查应符合 2005 年版《中华人民共和国药典》丸剂项下有关规定。

临床运用：本品补肾散寒。用于肾不纳气，湿寒侵袭引起的梦遗滑精，肾囊湿冷，遗淋白浊，脐腹作痛，精神倦怠，健忘失眠，腰腿酸痛，头晕耳鸣，二便不利。口服，6g/次，3 次/日[75]。

2. 巴戟补肾丸

处方：巴戟肉 377g，枸杞子 236g，芡实 565g，当归 190g，制何首乌 565g，牛膝 190g，山药（蒸晒）377g，泽泻（盐水炒）190g，狗脊（去毛）377g，菟丝子（盐水炒）190g，党参 377g，杜仲（盐水炒）94g，甘草（炙）94g，韭菜子 47g，肉苁蓉（制）94g，天花粉 236g，远志（甘草制）23g，白术（蒸晒）94g，熟地黄 190g。

制法：以上 19 味，粉碎成细粉，过筛，混匀，每 100g 粉末加炼蜜 90~110g 制成小蜜丸或大蜜丸，即得。小蜜丸每瓶装 9g，大蜜丸每丸重 9g。

质量控制：本品为黑褐色的小蜜丸或大蜜丸；气微香，味微甜。检查应符合 2005 年版《中华人民共和国药典》丸剂项下有关规定。

显微鉴别：取本品，置显微镜下观察：石细胞淡黄色，类圆形、类方形、类长方形、长条形或不规则形，纹孔及孔沟明显。草酸钙针晶细小，长 10~32μm，不规则地聚集于薄壁细胞中。薄壁组织灰棕色至黑棕色，细胞多皱缩，内含棕色核状物。联结乳汁管直径 12~15μm，内含浅黄色颗粒状物。橡胶丝成条或扭曲成团，表面现颗粒性。薄壁细胞含草酸钙砂晶。棕色细胞类圆形或椭圆形，壁稍厚，胞腔内充满淡黄棕色、棕色或红棕色物质。种皮石细胞淡黄色，壁波状弯曲，胞腔含棕色物。

临床运用：本品补肾填精，益气养血。用于肾亏阳痿，头晕目眩，耳鸣，四肢酸软，腰膝酸痛。口服，小蜜丸 9g/次，大蜜丸 1 丸/次，2 次/日。肾阴虚患者不宜服[76]。

3. 巴戟口服液

处方：巴戟天 20g，何首乌 16g，杜仲 12g，肉苁蓉 8g，续断 10g，仙茅 6g，金樱子 20g，淫羊藿（叶）12g，覆盆子 10g，当归 8g，党参 4g，熟地黄 10g，枸杞子 8g，甘草 16g，黄芪 6g，狗脊 16g。

制法：以上 16 味，金樱子加水煎煮 2 次，每次 2 小时，合并煎液，滤过，滤液浓缩至相对密度为1.10~1.20（50℃），冷却，加等量乙醇，搅拌，静置24小时，滤过，滤液备用，其余15味照渗漉法，以40%乙醇为溶剂，浸渍24小时后，进行渗漉，收集渗滤液600mL，与上述滤液合并，回收乙醇，浓缩至相对密度为1.03（50℃），加蔗糖212.5g，煮沸使溶解，加水调整总量至1 000mL，搅匀，滤过，灌封，灭菌，即得。每支装10mL。

质量控制：本品为红棕色的液体；气微香，味甜。检查应符合2005年版《中华人民共和国药典》合剂项下有关规定。

薄层鉴别：

鉴别对象	供试品溶液	对照品溶液	层析条件	检视与结果
巴戟天	本品加石油醚（60~90℃）提取，弃去石油醚液，加氯仿提取，提取液浓缩，即得	巴戟天对照药材，40%乙醇回流提取，浓缩成稠膏，加水使溶解，余下同供试品溶液	硅胶G薄层板，石油醚（60~90℃）-醋酸乙酯-甲醇（12:4:1）为展开剂	氨熏5分钟，置254nm紫外光灯下检视。供试品与对照药材色谱在相应位置显相同颜色的荧光斑点

临床运用：本品补肾壮腰，固精止遗，调经。用于肾阳不足，命门火衰而致的神疲不振，阳痿不举或早泄，腰膝软弱，亦用于遗精滑泄，精冷而稀，夜尿频繁，月经不调，闭经等。口服，10mL/次，3次/日[19]。

4. 巴戟补酒

处方：巴戟天10g，何首乌8g，杜仲6g，肉苁蓉4g，续断5g，仙茅3g，金樱子提取液10mL，淫羊藿（叶）6g，覆盆子5g，当归4g，党参2g，熟地黄5g，枸杞子4g，甘草8g，黄芪3g，狗脊4g。

制法：以上16味，除金樱子提取液外，其余15味加37°米酒650mL，密闭浸泡45~60天，取浸出药液，加金樱子提取液及

20g 蔗糖，搅匀，静置，滤过，制成 1 000mL，即得。

质量控制：本品为红棕色的澄清液体；气微香，味微甜。检查乙醇量应为 23%~27%；总固体不得少于 1.5%；其他应符合 2005 年版《中华人民共和国药典》酒剂项下有关规定。

薄层鉴别：

鉴别对象	供试品溶液	对照品溶液	层析条件	检视与结果
巴戟天	本品水浴蒸干，残渣加水溶解加乙醚提取，取乙醚层，挥去乙醚，加氯仿溶解	巴戟天对照药材，加乙醇加热回流液，置水浴蒸干，同法制成对照药材溶液	硅胶 G 薄层板，苯–乙醇–甲酸（8:1:0.1）为展开剂	氨熏 10min，置 365nm 紫外光灯下检视。供试品与对照药材色谱在相应位置显相同的蓝色荧光斑点

临床运用：本品补肾壮腰，固精止遗。用于肾阳不足、命门火衰而致的神疲不振、阳痿不举或早泄、腰膝软弱，亦可用于遗精滑泄、精冷而稀、夜尿频繁。口服，10~20mL/次，3 次/日[77]。

5. 海马巴戟胶囊

处方：海马 6g，巴戟天 18g，鹿茸 18g，生晒参 30g，补骨脂（盐制）18g，蛇床子 30g，枸杞子 30g，淫羊藿（羊脂制）180g，韭菜子 36g，锁阳 30g，蛤蟆油 6g，山药（炒）36g，麻雀肉 36g，黄芪（蜜炙）30g，茯苓 30g，甘草 12g。

制法：以上 16 味，将生晒参、海马、鹿茸、山药、蛤蟆油、茯苓粉碎成细粉过筛，其余 10 味加水煎煮 3 次，第 1 次 3 小时，第 2 次 2 小时，第 3 次 1 小时，合并煎液，滤过，滤液浓缩成膏，加入上述粉末，混匀，制成颗粒，于 60~70℃干燥，粉碎成细粉，过筛，混匀，制粒，装入胶囊，即得。每粒装 0.4g。

质量控制：本品为胶囊剂，内容物为棕褐色的颗粒；气香，味微苦。检查应符合 2005 年版《中华人民共和国药典》胶囊剂项下有关规定。

显微鉴别：取本品，置显微镜下观察，淀粉粒呈卵圆形或类圆形，直径 8~35μm，清晰，点状、人字状、十字状或短缝状，可见层纹。不定型团块灰白色或淡黄色，表面有细密纹理或孔隙。不规则分枝团块无色，遇水合氯醛液溶化；菌丝无色或淡棕色，直径 4~8μm。横纹肌纤维淡黄色，呈长方形或类矩圆形，大小不一，表面有密横纹，明暗相间，横纹直或微波状。

临床运用：本品温肾壮阳，填精益髓。用于气血两亏，体质虚弱，精力不足，阳痿早泄等症。早饮前及临睡前淡盐水或温开水送服，3 粒/次，2 次/日[78]153。

6. 加味青娥丸

处方：补骨脂（盐炒）600g，核桃仁 399g，巴戟天（制）300g，肉苁蓉（酒炙）300g，杜仲（炭）600g，乳香（醋炙）90g，没药（醋炙）90g。

制法：以上 7 味，粉碎成细粉，过筛，混匀。每 100g 粉末加炼蜜 40~60g 制成大蜜丸，即得。每丸重 9g。

质量控制：本品为黑褐色的大蜜丸；气微香，味苦、微甘。检查应符合 2005 年版《中华人民共和国药典》丸剂项下有关规定。

显微鉴别：取本品，置显微镜下观察，种皮栅状细胞淡棕色或红棕色，表面观类多角形，壁稍厚，胞腔含红棕色物。种皮表皮细胞多角形，有时可见扁圆形气孔，宽约 66μm，保卫细胞广肾形，脂肪油滴甚多。

临床运用：本品补肾，散寒，止痛。用于肾经虚寒引起的腰腿酸痛，阳痿遗精，小便频数，小腹冷痛。口服，1 丸/次，2 次/日[79]58。

7. 金刚片

处方：肉苁蓉（酒蒸）125g，杜仲（盐水炒炭）125g，硫黄（制）10g，巴戟天（盐炒）125g，羊腰子 40g，淫羊藿 125g，狗肾（烫）15g。

制法：以上 7 味，羊腰子、狗肾、巴戟天混合粉碎成细粉，硫黄研成细粉，其余3味加水煎煮2次，第1次2小时，第2次1小时，合并煎液，滤过，滤液减压浓缩，干燥，研成细粉。将硫黄细粉与其他各味药粉配研，混匀，制粒，加入1%硬脂酸镁，混匀，压制成片，包糖衣，即得。每片相当于总药材0.97g。

质量控制：本品为糖衣片，除去糖衣后显褐色；味淡。检查应符合2005年版《中华人民共和国药典》片剂项下有关规定。

显微鉴别：取本品除去糖衣，置显微镜下观察：石细胞浅黄棕色，稍分歧或纤维状，壁稍厚，孔沟明显。球状或不规则碎块，棱角钝圆，边缘暗黑色，表面显黄色，有光泽。不规则碎片无色或浅棕色，有圆形或不规则长圆形纹理。不规则碎片无色或淡棕色，有细密的条状纹理。

临床运用：本品温阳补肾，益精填髓，强筋壮骨。用于腰膝酸软，阳痿不举，遗精早泄，小便频数。淡盐水送下，6片/次，2次/日[80]91。

玉竹

【异名】荧、委萎、女萎、葳蕤、玉马、节地、虫蝉、乌萎、青粘、地节、马熏、葳参、玉术、萎香、山玉竹、笔管子、十样错、竹七根、竹节黄、黄脚鸡、百解药、山姜、黄蔓菁、尾参、连竹、西竹。

【释名】《医学入门》：“萎：委委，美貌；蕤，实也。女人用云去皯斑，美颜色，故名女萎。”《本草纲目》：“按黄公绍《古今韵会》云，葳蕤，草木叶垂之貌，此草根长多须，如冠缨下垂之緌而有威仪，故以名之；凡羽盖旌旗之缨，皆象葳蕤，是矣。张氏《瑞应图》云：王者礼备，则萎蕤生于殿前，一名萎香。则威仪之义，于此可见。《名医别录》作萎蕤，省文也。《说文解字》作委萎，音相近也。《尔雅》作委萎，字相近也。其叶光莹而象竹，其根多节，故有荧及玉竹、地节诸名。《吴普本草》又有乌女、虫蝉之名，宋本一名马熏，即乌萎之讹者也。”《本草经集注》云：“茎干强直，似竹箭杆，有节。”故有玉竹之名。《尔雅义疏》云：“今玉竹野人呼笔管子。”同此理也。《义疏》又云：“女委疑委萎之文省，乌萎即委萎之声转也。”《本草纲目》亦谓《尔雅》委萎“上古钞写讹为女萎尔”。

【本草记载】本品以萎蕤之名始载于《神农本草经》。谓“味甘平。……久服去面黑，颜色润泽，轻身不老，生山谷。”《名医别录》记载：“萎蕤，无毒，一名地节，一名玉竹，一名马熏，生太山及丘陵。立春后采，阴干。”《吴普本草》谓：“一名萎蕤，一名玉马，一名地节，……一名玉竹。……生太山山谷，叶青黄色，相值如姜叶，二月七月采，治中风暴热，久服轻身。”陈藏器《本草拾遗》云：“……，其萎蕤一名玉竹，为其似竹，一名地节，为其有节。”《图经本草》记载：“萎蕤，生泰山山谷丘陵，今滁州、舒州及汉中皆有之。叶狭而长，表白里青，亦类黄精。茎干强直似竹箭，干有节。根黄多须，大如指，长一二尺，或云可啖。三月开青花，结圆实。”《重修政和经史证类备急本草》载：“……一名荧，一名地节，一名玉竹，一名马熏，生太山山谷及丘陵。”并附滁州萎蕤和舒州萎蕤之图，其中滁州萎蕤与现今所用玉竹极为相似。明《本草纲目》记载：“处处多须、最难燥。其叶如竹，两两相值。”再参考其附图，可确证即是现今所广泛使用的玉竹无疑[20]243,[22]57,[81]137。

【来源】百合科植物玉竹 *Polygonatum odoratum*（Mill.）Druce 的干燥根茎。施大文等对全国玉竹主要省区进行了药源调查和商品鉴定[82]，结果表明，《中华人民共和国药典》（一部，1990 年版）虽记载玉竹的原植物仅玉竹一种，但由于原植物形态和生药性状的相似，实际上玉竹来源复杂，加上部分地区将与玉竹极为相似的同科竹根七属（*Disporopsis*）植物的根茎亦作玉竹应用，有的地区以鹿药 *Smilacina japonica* A. Gray 根茎作玉竹用，更造成品种的混淆与鉴别的困难。市场流通的商品药材主要为玉竹，小玉竹、毛筒玉竹及康定玉竹多为地区习用。

施大文等对全国玉竹主产区进行药源调查并采集标本进行了鉴定，结果表明[82]，栽培的玉竹主要为玉竹，野生的玉竹品种各异，并列出各省区的药源分布，为玉竹野生资源的开发和利用提供了参考。

刘塔斯等对栽培玉竹和野生玉竹的性状与显微特征进行分析，并用紫外分光光度法对玉竹多糖进行了含量测定[83]。结果表明，栽培和野生玉竹在性状、显微上区别明显，多糖的含量野生玉竹为 9.67%，栽培玉竹为 8.05%。野生玉竹多糖含量明显高于栽培玉竹。

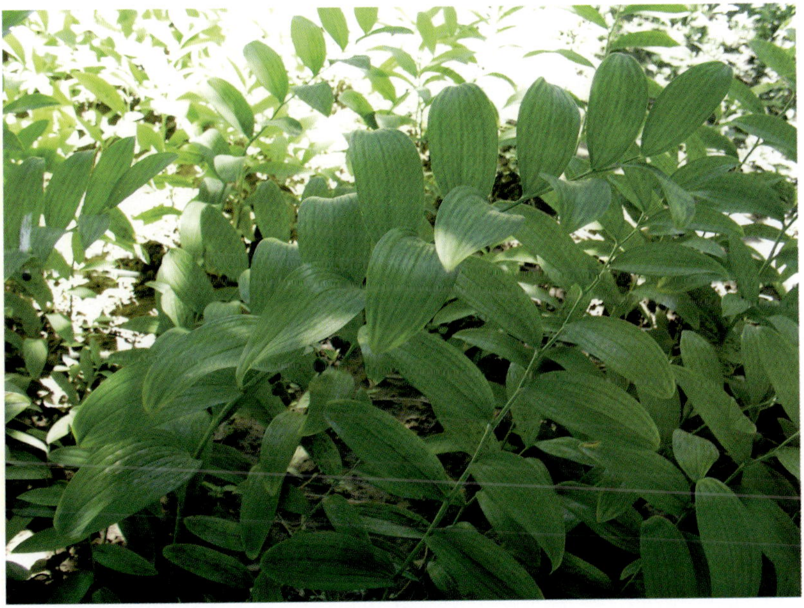

原植物图

【原植物形态】 多年生草本，高 30~60cm。根状茎横生，肥厚，黄白色，长柱形，直径 10~15mm，多节，节间长，密生多数须根。茎单一，稍斜立，具纵棱，光滑无毛，绿色，有时稍带紫红色。单叶互生，呈两列；叶柄短或几无柄；叶片椭圆形或窄椭圆形，长6~12cm，宽3~5cm，先端钝尖，基部楔形，全缘，上面绿色，下面粉绿色，中脉隆起。花腋生，单一或2朵生于长梗顶端，花梗俯垂，长12~15mm，无苞片；花被管窄钟形，绿白色，先端裂为6片；雄蕊6个，花丝白色，花药黄色，不外露；子房上位，3室，花柱单一，线形。浆果熟时紫黑色。花期夏季[25]232。

【生境分布】 生于山野阴湿处，林下及灌丛中。分布于我国华南、东北、华北、西北地区及山东、安徽、河南、湖北、四川等地[25]233。

玉竹主产于湖南新邵、邵东等地，为地道药材，药材条粗色白，肉质肥厚，产区以栽培为主，野生玉竹条细，色淡黄，市场上两者兼有[83]。

【栽培技术】

1. 生物学特性

玉竹喜凉爽、潮湿、荫蔽环境，耐寒。一般气温在9~13℃时，从根茎出苗，18~22℃时现蕾开花，19~25℃时地下茎增粗，为干物质积累盛期，温度下降到20℃以下时果实成熟，地上部分生长减缓。玉竹耐阴性强，强光照会使叶片灼伤，最适宜70%的光照条件。水分对玉竹的生长较为重要，一般全月平均降水在150~200mm时地下根茎发育最旺，降水在20~50mm以下时生长缓慢。所以，应选湿度适宜的地方栽培玉竹为宜。对土壤要求不严格，生、熟荒山坡亦可种植。但宜生长在湿润并且排水良好的地段。忌连作。野生于山谷河流阴湿处、林下、灌木丛中及山野路旁[84]。

2. 繁殖方法

秋季收获时，选择根茎肥大、须根多的作种茎，边选边种。遇天气变化不能及时栽种时，必须将根芽摊放在室内背风、阴凉处。一般每667m^{2}用种茎200~300kg。将选好的种茎浸入盛有50%多菌灵500倍液的桶中，药液应浸没种茎，浸泡30分钟后，捞出晾干备用[85]。

3. 移栽定植

（1）整地

以土层深厚、肥沃疏松、排水良好的黄沙壤土或红壤土为宜。施底肥 2 500kg，深翻 25cm，耙细整平，做畦。南方采用高畦，北方采用平畦。

（2）定植

在畦上按行距 30cm 开横沟，沟深 10cm 左右，株距 10cm。一种是按“八”字形排放根茎，另一种是“双种并排”放种。排放的根茎芽头都要朝向反方向，平放沟里，芽嘴向上，以利出苗，然后覆土浇水。每 667m^2 约需种秧 150kg。

4. 田间管理

（1）中耕除草

出苗后，第一次除草可用手拔或浅锄，以免伤害嫩芽。保持畦面无杂草。第二、三年根茎密布地表层，杂草较少，有草可用手拔除。

（2）追肥

玉竹栽后，可利用当年冬季农闲时在行间开浅沟，每 667m^2 施农家肥 800~1 200kg，第二年苗高 7~10cm 时可再施肥 1 次，施肥后可加盖青草或枯枝落叶，保持表土疏松湿润，促使新茎粗大肥厚，并能防止雨水冲刷和新根露出土面。到第三年春季出苗后，每 667m^2 施入农家肥 1 000~2 000kg，然后培土覆草，到秋季即可收获。

（3）间作作物

玉竹一般生长 3~4 年，可在第一、二年内套种大豆、豌豆等作物。

5. 病虫害防治

（1）病害

①灰斑病（*Cercospora chinensis Tai.*）：

症状：叶片上病斑呈圆形，边缘紫色，中央灰色，因受叶脉所限而呈条斑，严重时叶片枯死。常在 5~6 月发生。

防治方法：可用 1:1.5:300 的波尔多液或 50%甲基托布津 800~1 000 倍液防治。

②锈病（*Aecidium dispor Diet.*）：

症状：叶上病斑圆形、黄色，叶背生有黄色杯状的小粒。5 月发生，6~7 月严重。

防治方法：可喷 25%粉锈宁 1 000 倍液防治。

（2）虫害

主要有蛴螬、地老虎、白蚁等地下害虫为害根茎。

防治方法：可用 50%锌硫磷乳油 1 000 倍液灌受害植株根部；或 90%敌百虫原药 1 000 倍液灌根。

【采收加工】

（1）采收

玉竹种植 2~3 年，于春秋两季采挖。先用镰刀将地上茎叶割下，然后用齿耙或铁锹等顺行挖取，注意防止把根茎挖断撞伤。将玉竹根状茎挖出后，去净须根、泥土后运回。

（2）加工

①生晒法：即将运用的鲜根茎先进行大小分级，放在阳光下曝晒 3~4 天，至外表变软，有黏液渗出时，用手揉搓去根毛泥沙，反复晒揉 2~3 次，至内无硬心、色黄白色，晒干。

②蒸煮法：将鲜玉竹洗净，上笼屉蒸透，边晒边揉，反复多次，至软而透明，切片后晒干或烘干[85]。

【药材鉴定】

1. 性状鉴别

根茎呈圆柱形或扁圆柱形，有的有分枝，长 10~20cm，直径 0.7~2cm。表面淡黄棕色至黄棕色，有明显的环节，节间长 1~1.5cm，根茎中间或终端有数个圆盘状茎痕，直径 0.5~1cm，有时可见残留鳞叶，须根痕点状。质硬而脆或稍软，易折断，断面角质样或显颗粒性，半透明，横断面可见散列维管束小点。气微，味甜，嚼之有黏性。

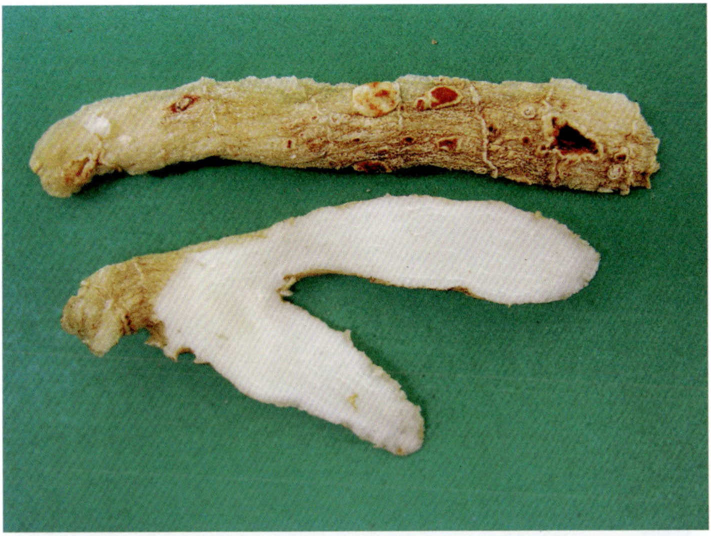

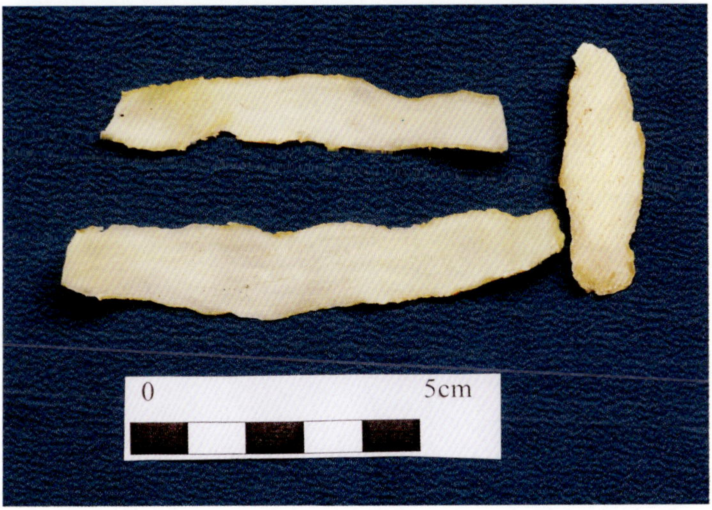

玉竹药材图

2. 显微鉴别

(1) 根茎横切面

表皮细胞 1 列，细胞小，外被薄角质层，薄壁组织中散列多数黏液细胞，直径 80~140μm，内含草酸钙针晶束。维管束外韧型，稀有周木型，散列。

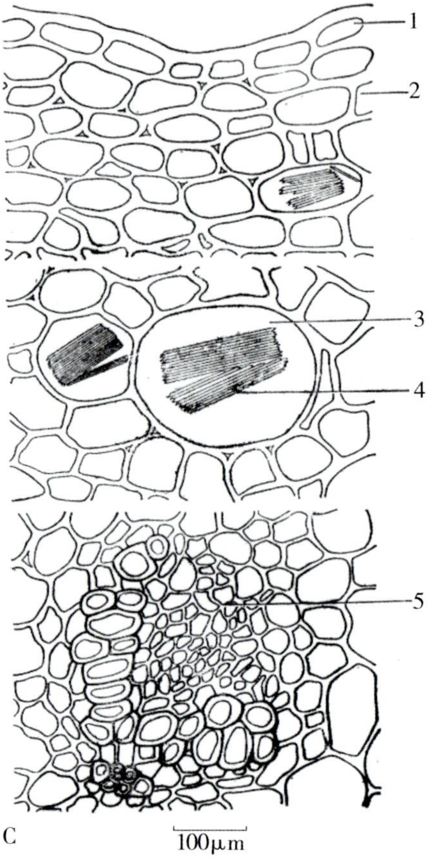

玉竹根茎横切面组织详图[33]72

1. 表皮细胞
2. 基本组织，期中散有多数黏液细胞，内含草酸钙
3. 黏液细胞
4. 草酸钙针晶
5. 维管束，外韧型，稀有周木型散在

3. 理化鉴别

(1) 糖类反应

取粗粉约 1g，加水 10mL，水浴温热约 30 分钟，滤过。取滤液做下列试验：①取滤液 2mL 置试管中，加 α–萘酚 1~2 滴，摇匀，沿管壁加硫酸 1mL，两液面交界处显红色。②取滤液 2mL，加混合的 Fehing 试液 3mL，水浴加热片刻，有砖红色沉淀产生（糖类反应）。

（2）纸色谱

取本品粉末 3g，加甲醇 50mL，回流 4 小时，弃去甲醇液，药渣加水适量煎 2 小时，滤过，得滤液约 20mL，加乙醇使成含醇量为 65%的溶液，得白色絮状沉淀，冷藏过夜，滤过。沉淀加 1mol/L 硫酸 1mL，置沸水浴中加热 2 小时，成透明溶液，加水少量，用碳酸钡调至 pH6~7，滤过。滤液浓缩作供试液。另以半乳糖醛酸、甘露糖、葡萄糖为对照品。分别点样于同一 WhatmanNo.1 滤纸（25cm×6cm）上，用苯酚–水–浓氨水（40g：10mL：5 滴）下行展开，以邻苯二甲酸–苯胺（1.66g：0.93mL 溶于水饱和的正丁醇 100mL）喷雾后 105℃烤 20 分钟。供试液色谱在与对照品色谱的相应位置上，显相同的色斑。

（3）薄层色谱

样品制备：玉竹粉末 0.1g，加 80%乙醇超声提取 1 小时，离心 10 分钟，取上清液点样，以铃兰氨酸为对照品。

吸附剂：高效硅胶薄层板。

展开剂：苯酚–乙醇–水（22.5：10：7.5）。

显色剂：喷 0.5%茚三酮丙酮溶液，110℃加热 10 分钟。

样品在与对照品相应的位置上显相同斑点[20]243,[22]57,[81]138。

【炮制】

1. 玉竹

取原药材，除去杂质，洗净，闷润，切厚片或段，干燥[24]57。

2. 酒玉竹

取净玉竹片，加黄酒拌匀，闷润，蒸透，取出，干燥。每 100kg 玉竹片，用黄酒 25L。

3. 蜜玉竹

取炼蜜用适量冷开水稀释后，加入净玉竹片，拌匀，用文火炒至不粘手为度，取出放凉。每 100kg 玉竹用炼蜜 12kg。

【商品规格及质量】

1. 商品规格

玉竹为大宗常用药材，《中华人民共和国药典》历次版本有收载，其植物来源为百合科植物玉竹。但在商品经营中，广东习惯将来源为玉竹但产于广东的称为“西玉竹”；产于湖南的称为“湘玉竹”。这与陈仁山《药物出产辨》“玉竹产北江（广东）连州、乐昌一带，名西竹，条长，开片好看，但糖质少，味鲜带淡。有产河北北山一带，名曰海竹，又称津竹，身短，味甜香浓厚，糖质重。有产湖南者，名曰广竹，糖质与海竹同”的载述相同。现按商品经营实际分两个品别编述。

（1）西玉竹

规格等级，过去分连州竹头、西竹面和统西玉竹 3 个规格。《广东省地产药材商品规格质量标准》分玉竹面和玉竹头 2 种。

①玉竹面：

一等：扁圆柱形，表面金黄色，断面黄白色，半透明，质柔软，富糖质，条子均匀，中部围径 2.3cm 以上。

二等：中部围径 1cm 以上，其余同一等。

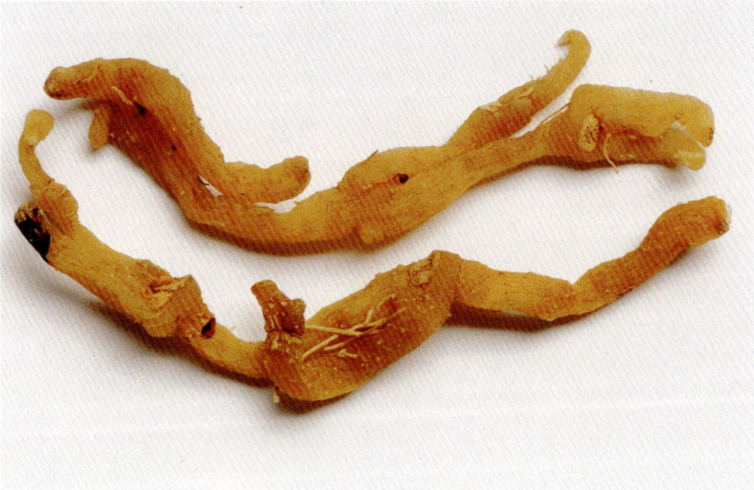

玉竹面

②玉竹头：统货，扁圆柱形，表面淡黄色，断面黄白色，半透明，质柔软，中间围径 3cm 以上。

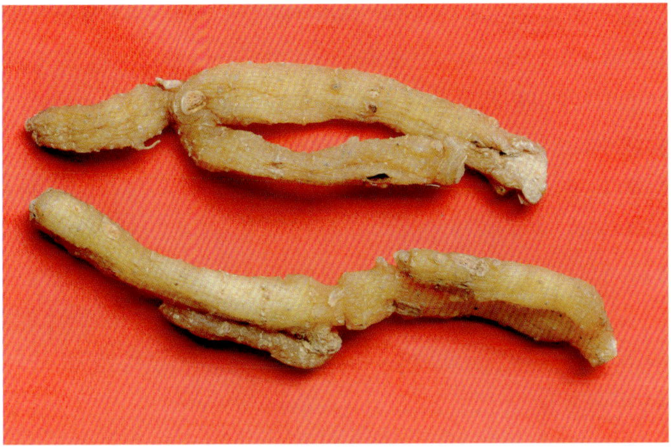

玉竹头

(2) 湘玉竹

规格等级：湖南省商品规格分为 3 个等级。

一等：长 10cm（3 寸）以上，每 500 g 不超过 30 根。

二等：长 6.7cm（2 寸）以上，每 500 g 50 根以内。

三等：长 3.3cm（1 寸）以上，每 500 g 100 根以内。

2. 质量评价

玉竹以条粗长，黄色，半透明状，体重，糖分足者为好。湘玉竹、海门玉竹及广东产连州竹为质优，全国主销，广东的西竹面出口认为最好。

【化学成分】 玉竹粘多糖（odoratan）由 D–果糖，D–甘露糖，D–葡萄糖及半乳糖醛酸所组成，摩尔比为 6∶3∶1∶1.5。玉竹果聚糖 A（polygonatum–fructan A）；玉竹果聚糖 B（polygonatum–fructan B）；玉竹果聚糖 C（polygonatum–fructan C）；玉竹果聚糖 D（polygonatum–fructan D）；氮杂环丁烷–2–羧酸（azetidine–2–carboxylic acid）；黄精螺甾醇（polyspirostanol）POa；黄精螺甾醇苷（polyspirostanoside）POb、POc、PO_1、PO_2、PO_3、PO_4、PO_5；黄精呋甾醇苷（polyfuroside）；黄精呋甾醇苷 POc、POd、PO_6、PO_7、PO_8 及 PO_9[81]138；β–谷甾醇（β–sitosterol）；β–谷甾醇–3–O–

吡喃葡萄糖苷；25（R,S）螺甾-5-烯-3β-醇-3-O-β-D-吡喃葡萄糖基-(1→2)-[β-D-吡喃木糖基(1→3)]-β-D-吡喃葡萄糖基(1→4)-β-D-吡喃半乳糖苷；25(R)螺甾-5-烯-3β，14α-二醇-3-O-β-D-吡喃葡萄糖基-(1→2)-[β-D-吡喃木糖基（1→3)]-β-D-吡喃葡萄糖基(1→4)-β-D-吡喃半乳糖苷；25(R,S)螺甾-5-烯-3β，14α-二醇-3-O-β-D-吡喃葡萄糖基-(1→2)-[β-D-吡喃葡萄糖基（1→3)]-β-D-吡喃葡萄糖基-(1→4)-β-D-吡喃半乳糖苷；25(R,S)螺甾-5-烯-3β-醇-3-O-β-D-吡喃葡萄糖基-(1→2)-[β-D-吡喃葡萄糖基（1→3)]-β-D-吡喃葡萄糖基-(1→4)-β-D-吡喃半乳糖苷[86]。

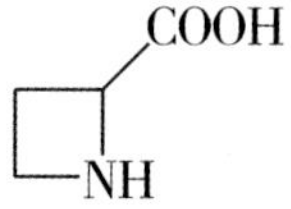

氮杂环丁烷-2-羧酸

(azetidine-2-carboxylic acid)

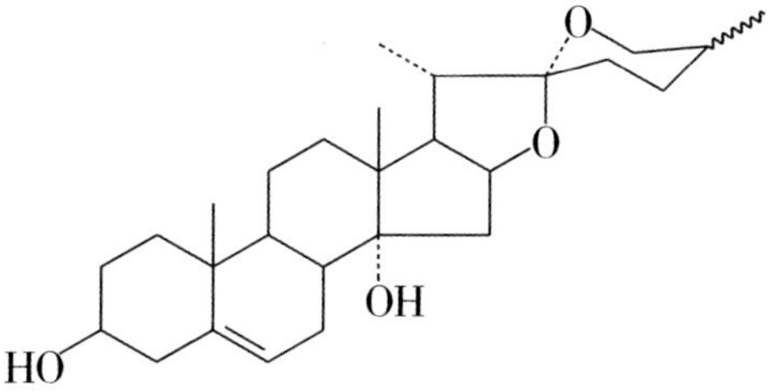

黄精螺甾醇

(polyspirostanol) POa

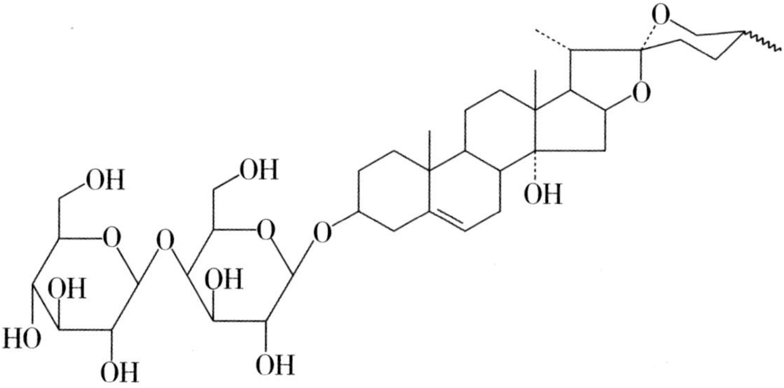

黄精螺甾醇苷（polyspirostanoside） PO_1

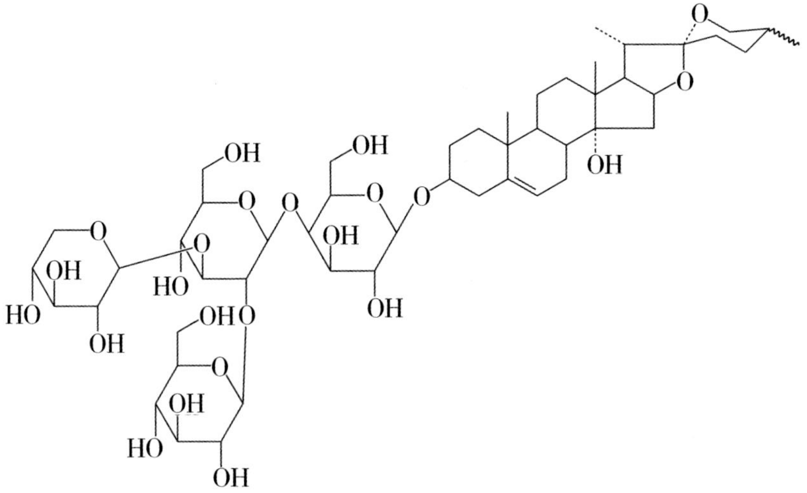

黄精螺甾醇苷（polyspirostanoside） PO_2

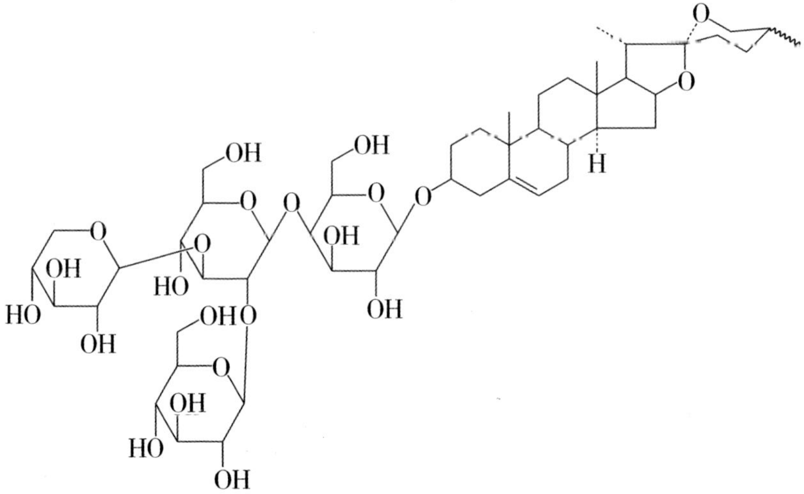

黄精螺甾醇苷（polyspirostanoside） PO_3

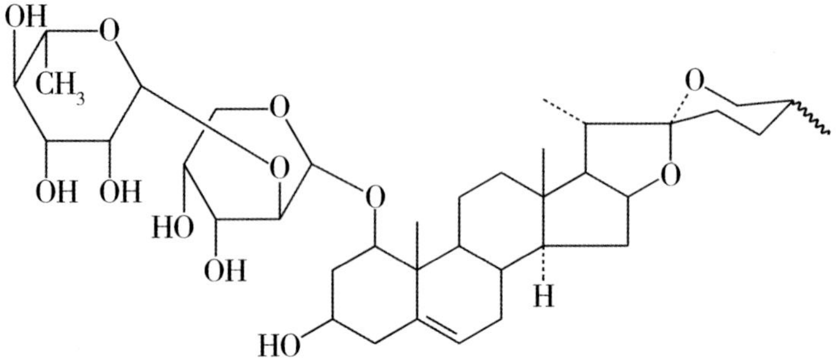

黄精螺甾醇苷（polyspirostanoside）PO_4

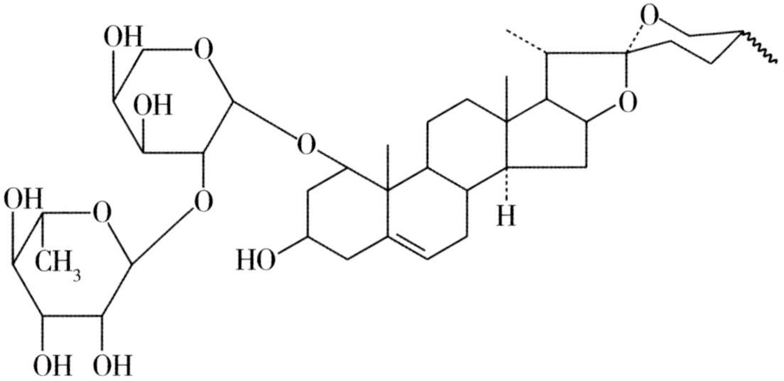

黄精螺甾醇苷（polyspirostanoside）PO_5

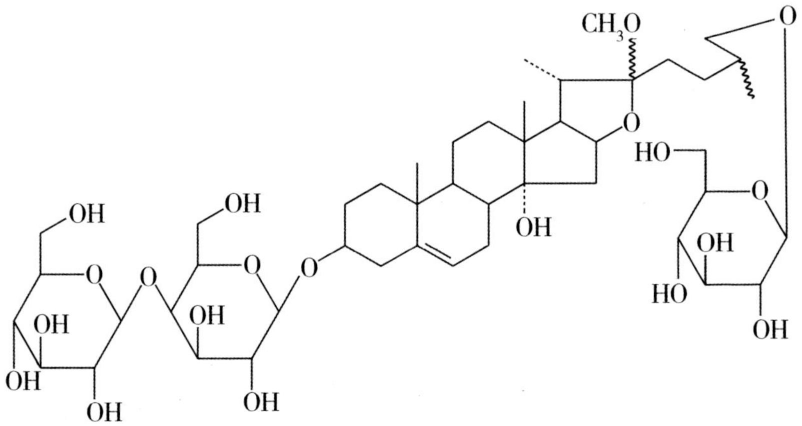

黄精呋甾醇苷（polyfuroside）PO_6

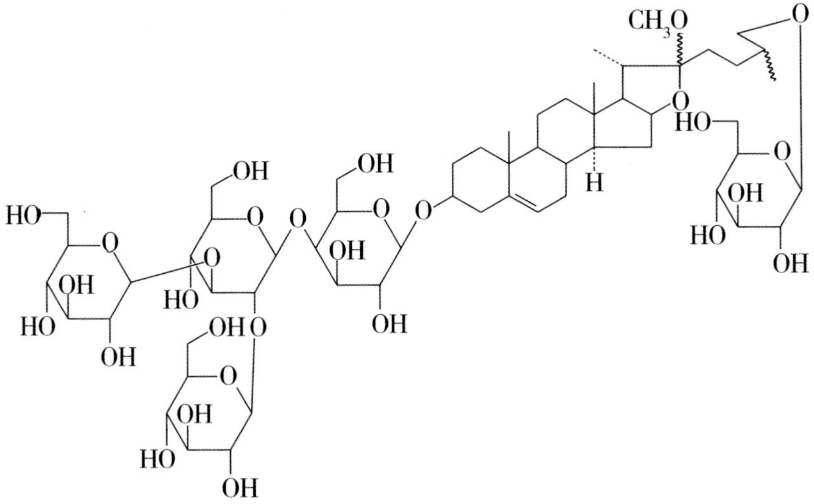

黄精呋甾醇苷（polyfuroside） PO_7

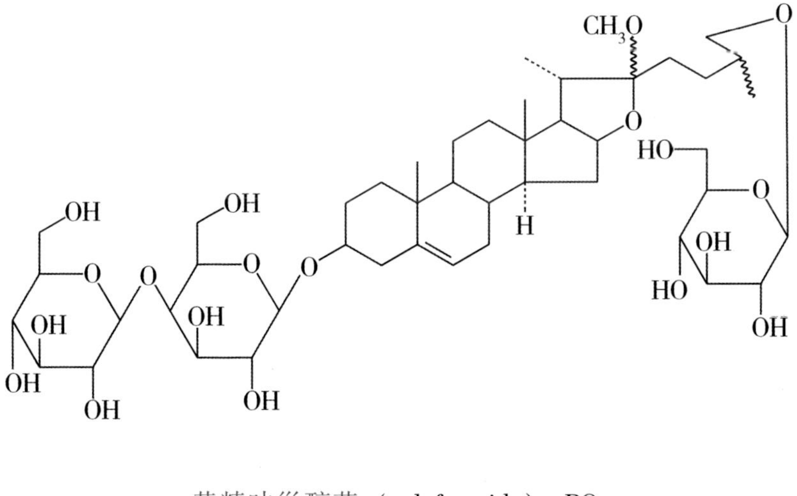

黄精呋甾醇苷（polyfuroside） PO_8

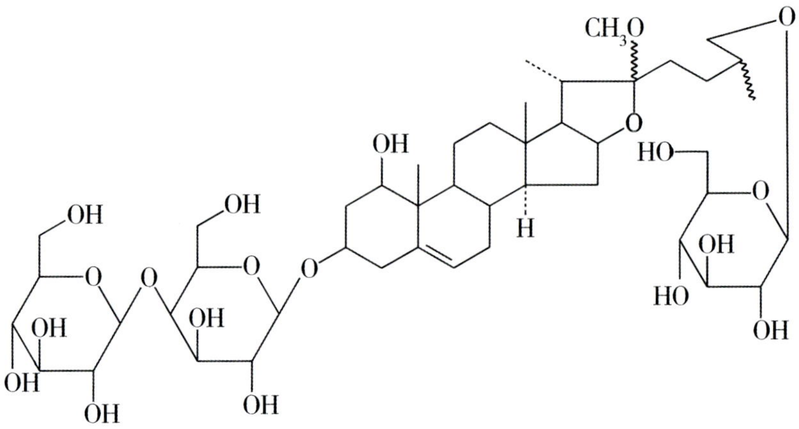

黄精呋甾醇苷（polyfuroside） PO_9

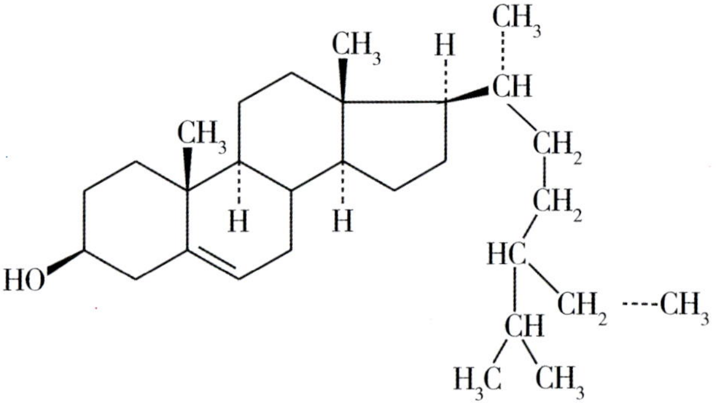

β-谷甾醇（β-sitosterol）

【含量测定】

对照品溶液的制备：精密称取105℃干燥至恒重的无水葡萄糖对照品60mg，置100mL量瓶中，加水溶解并稀释至刻度，摇匀，即得（1mL含无水葡萄糖0.6mg）。

标准曲线的制备：精密量取对照品溶液1.0mL、1.5mL、2.0mL、2.5mL、3.0mL，分别置50mL量瓶中，加水至刻度，摇匀。精密量取上述各溶液 2mL，置具塞试管中，分别加 4%苯酚溶液 1mL，混匀，迅速加入硫酸 7.0mL，摇匀，于 40℃水浴中保温 30 分钟，取出，置冰水浴中 5 分钟，取出，以相应试剂为空白，照紫外-可见分光光度法按 2005 年版《中华人民共和国药典（一部）》的附录Ⅴ A，在 490nm 的波长处测定吸光度，以吸光度为纵坐标，浓度为横坐标，绘制标准曲线。

测定法：取本品粗粉约 1g，精密称定，置圆底烧瓶中，加水 100mL，加热回流 1 小时，用脱脂棉滤过，如上重复提取 1 次，两次滤液合并，浓缩，移至 100mL 量瓶中，加水至刻度，摇匀。精密量取 2mL，加乙醇 10mL，搅拌，离心，取沉淀加水溶解，置 50mL 量瓶中，并稀释至刻度，精密量取 2mL，照标准曲线的制备项下的方法，自“加 4%苯酚溶液 1mL”起，依法测定吸光度，从标准曲线上读出供试品溶液中无水葡萄糖的重量（mg），计算，即得。

本品按干燥品计算，含玉竹多糖以葡萄糖（$C_6H_{12}O_6$）计，不得少于 6.0%[22]58。

【现代药理】

1. 免疫作用

玉竹醇提物可明显提高小鼠血清溶血素的水平，增强腹腔巨噬细胞的吞噬功能，改善脾淋巴细胞对 ConA 的增殖反应，玉竹煎剂少量能使蛙心搏动迅速增强，大剂量能引起心跳减弱甚至停止[87]。

2. 对心脏的作用

玉竹总苷对麻醉大鼠心肌具有正性肌力作用，并呈一定的剂量依赖关系。玉竹汤有明显的改善心功能的作用，它能有效地提高心率，增强心肌收缩力[88]。

3. 对血管的作用

20%煎剂给蛙血管灌流时，可使血管收缩；给麻醉狗静脉注射 10mL，可使肾容积缩小[89]。100%玉竹注射液对蟾蜍的下肢血管有扩张作用，给离体兔耳血管灌流也使其扩张[90]。

4. 对血压的作用

给麻醉兔静脉注射20%玉竹煎剂，使血压缓慢上升。而麻醉狗小剂量（5mL）静脉注射，对血压无明显影响，但大剂量（10mL）可使血压短暂下降[89]。100%玉竹注射液、5%或10%玉竹茎叶浸剂、10%或100%玉竹浸液煎剂和10%玉竹根浸膏，对麻醉兔和狗均有短暂的降压作用[90,91]。

5. 抗癌作用

玉竹提取物（EB-PAOA）能够诱导人结肠癌CL-187的凋亡，EB-PAOA亦能够诱导人宫颈癌HeLa细胞的凋亡[92-94]。EB-PAOA可以抑制CEM的增殖，其抑制作用随浓度增加逐渐增强；并能诱导CEM细胞凋亡；EB-PAOA对人类T淋巴细胞的增殖没有影响[95]。

玉竹提取物能够显著提高内毒素血症小鼠72小时存活率；玉竹提取物可明显降低血清中肿瘤坏死因子和一氧化氮水平，且呈量效依赖性[96]。

6. 降糖作用

玉竹提取物还可对正常及链脲霉素高血糖小鼠均有降血糖作用[97]，对肾上腺素高血糖也有降血糖作用并能改善耐糖功能[98]。玉竹多糖具有降低STZ诱导糖尿病大鼠血糖的作用，其作用呈现一定的量效关系[99]。

7. 抗衰老作用

玉竹多糖可明显改善D-半乳糖致衰老模型小鼠的细胞及体液免疫功能，提高胸腺指数和脾指数，增加脾T、B淋巴细胞转化刺激指数和CD_8^+细胞的数量，恢复CD_4^+/CD_8^+比值的失衡状态，从而延缓机体的免疫衰老。玉竹多糖不同剂量组间无明显的剂量依赖性[100]。

玉竹多糖可能通过提高衰老小鼠血清超氧化物歧化酶活性，增强对自由基的清除能力，抑制脂质过氧化，降低丙二醛含量，从而减轻衰老小鼠机体组织损伤程度，以延缓衰老。玉竹多糖对亚急性衰老小鼠免疫器官的功能具有一定的调节作用，可改善机体的免疫失衡状态，从而增强机体的细胞及体液免疫功能，延缓衰老[101]。

8. 对血脂及实验性动物动脉粥样硬化斑块的影响

用100%玉竹煎剂灌服实验性高血脂症家兔，甘油三酯、胆固醇及β-脂蛋白均有下降[102]。玉竹注射液有预防甘油三酯上升的作用，但会引起胆固醇的升高；对动物动脉粥样硬化斑块的形成有一定的缓解作用[103]。

9. 其他

玉竹的乙醇提取物对酪氨酸酶有较强的抑制作用，抑制率为31.5%[104]。20%玉竹煎剂可使离体肠管先兴奋后抑制，对小鼠离体子宫有轻微的刺激作用[89]；腹腔注射100%玉竹注射液，可延长小鼠耐缺氧时间[90]；给感染H37Rv人型结核杆菌的实验性结核病小鼠的饲料中加入玉竹，可降低感染结核病小鼠的死亡率[105]。

【药性】 甘，微寒。归肺、胃经。

【功能与主治】 养阴润燥，生津止渴。主治肺阴虚证；胃阴虚证。

【用法用量】 煎服，6~12g。

【使用注意】 痰湿阻滞者忌服；脾虚便溏者慎用。

【临床报道】 治疗绦虫病，1~3岁患儿用玉竹、黄精各10g，3~8岁患儿用玉竹、黄精各15g。先将药物加水浸泡60~90分钟，然后再放锅里隔水蒸25~30分钟，去渣服汤。分2次服下，每日1剂，服用3次，连服3天。共治54例均愈，随访6个月以上均未复发[106]。

【现代制剂】

1. 罗汉果玉竹冲剂

处方：罗汉果200g，玉竹400g。

制法：以上2味，玉竹加水煎煮3次，第1次2小时，第2次1.5小时，第3次1小时，合并煎液，滤过，滤液浓缩至相对密度为1.32（20℃）的浸膏，罗汉果加水煎煮3次；合并煎液，滤过，滤液浓缩至相对密度为1.20（20℃）的浸膏，加乙醇等量静置，取上清液，回收乙醇，浓缩至相对度为 1.30（20℃）的浸膏，加入玉竹浸膏及蔗糖适量，制成颗粒或压块，干燥，制成 2 400g，即得。每袋（块）重 12g。

质量控制：本品为黄棕色颗粒或长方块；气微香，味甜、微苦。检查应符合 2005 年版《中华人民共和国药典》冲剂项下有关规定。

临床运用：本品养阴润肺，止咳生津。用于肺燥咳嗽，咽喉干痛。开水冲服，12g/次，3 次/日[107]。

2. 玉竹冲剂（玉竹晶）

处方：本品为玉竹制成的冲剂。

制法：取玉竹 500g 加水煎煮 2 次，每次 2 小时，合并煎液，滤过，滤液浓缩至相对密度约 1.0（热测）的清膏，加入蔗糖 500g，混匀，制成颗粒，干燥，约制成 600g 即得。每袋装 20g。

质量控制：本品为浅黄色的颗粒；气微香，味甜。检查应符合 2005 年版《中华人民共和国药典》冲剂项下有关规定。

临床运用：本品补中益气，润肺生津。用于热病伤津，咽干口渴，肺痿干咳，气虚食少。开水冲服，20g/次，3 次/日[75]66。

3. 玉竹膏

处方：本品为玉竹制成的煎膏剂。

制法：取玉竹 500g 加水煎煮 3 次，第 1 次 3 小时，第 2、3 次各 2 小时，合并煎液，滤过，滤液浓缩至稠膏状。另取蔗糖 500g 制成单糖浆，加入上述稠膏，混匀，浓缩至适量，约制成 1 100g，即得。

质量控制：本品为棕红色黏稠液体；气微香，味甜。检查应符合 2005 年版《中华人民共和国药典》煎膏剂项下有关规定。

临床运用：本品补中益气，润肺生津。用于热病伤津，咽干口渴，肺痿干咳，气虚食少。口服，15g/次，2 次/日[75]67。

4. 肝肾膏

处方：女贞子 105g，熟地黄 105g，墨旱莲 105g，桑叶 105g，玉竹 105g。

制法：以上5味，墨旱莲加水煮沸后，于80℃温浸2次，每次2小时，合并温浸液，滤过，滤液静置8小时；其余4味，加水煎煮2次，每次2小时，合并煎液，滤过，滤液静置24小时；合并上述两种澄清液，浓缩至适量，取蔗糖735g制成转化糖，加入上述药液中，混匀，滤过，滤液浓缩至规定的相对密度，即得。

质量控制：本品为棕色稠厚的半流体；气微，味甜、微苦。检查相对密度应不低于1.10；其他应符合2005年版《中华人民共和国药典》煎膏剂项下有关规定。

临床运用：本品滋补肝肾。用于肝肾阴虚之精神不振，头昏目眩，五心潮热，咽干少津，腰膝酸软。口服，10~20g/次，2次/日[78]84。

何首乌

【异名】首乌、地精、夜交藤根[22]122。

【释名】原名夜交藤，后因顺州南河县何翁服之，白发变黑，故改称何首乌。

【本草记载】何首乌始载于《开宝本草》。《本草图经》曰："何首乌本出顺州南河县，今在处有之，岭外、江南诸州皆有，以西洛、嵩山及河南柘城县者为胜。春生苗，蔓延竹木墙壁间，茎紫色。叶叶相对如薯蓣，而不光泽。夏秋开黄白花，如葛勒花。结子有棱，似荞麦而细小，才如粟大。秋冬取根，大者如拳，各有五棱瓣，似小甜瓜。有赤、白二种：赤者雄，白者雌。一云：春采根，秋采花。九蒸九曝，乃可服。此药本名交藤，因何首乌服而得名也。"《本草蒙筌》曰："何首乌篱堑墙坦，随处蔓发。有雌雄二种，对长苗成藤。夜交合相联，昼分开各植。凡资入药，秋后采根。大类山甜瓜，外有五棱瓣。雌者淡白，雄者浅红。雌雄相兼，功验方获。”上述文献所载何首乌，谓之赤者与今所用何首乌一致，白者则为民间所用白首乌。

【来源】 蓼科植物何首乌 *Polygonum multiflorum* Thunb.的干燥块根[22]124，[108]671，[109]1586。何首乌叶、藤茎或带叶的藤茎（夜交藤）亦供药用[110]102。

【原植物形态】 多年生草本。块根肥厚，长椭圆形，黑褐色。茎缠绕，长 2~4 m，多分枝，具纵棱，无毛，微粗糙，下部木质化。叶卵形或长卵形，长 3~7cm，宽 2~5cm，顶端渐尖，基部心形或近心形，两面粗糙，边缘全缘；叶柄长 1.5~3cm；托叶鞘膜质，偏斜，无毛，长 3~5mm。花序圆锥状，顶生或腋生，长 10~20cm，分枝开展，具细纵棱，沿棱密生小突起；苞片三角状卵形，具小突起，顶端尖，每苞内具 2~4 花；花梗细弱，长 2~3mm，下部具关节，果时延长；花被 5 深裂，白色或淡绿色，花被片椭圆形，大小不相等，外边 3 片较大背部具翅，果时增大，花被果时外形近圆形，直径 6~7mm；雄蕊 8，花丝下部较宽；子

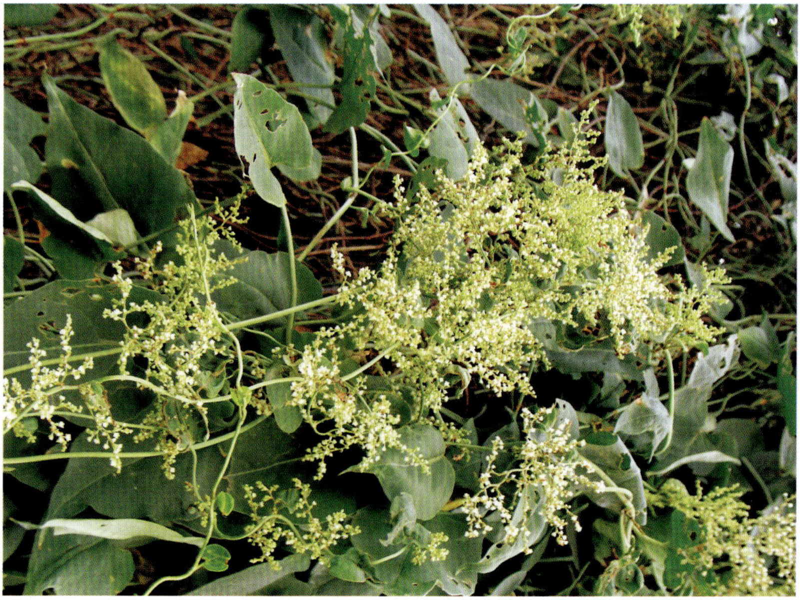

原植物图

房卵状三角形，花柱3，极短，柱头头状。瘦果卵形，具3棱，长2.5~3mm，黑褐色，有光泽，包于宿存花被内。花期8~9月，果期9~10月。日本也有[110]103。

【生境分布】 产陕西南部、甘肃南部、华东、华中、华南地区以及四川、云南和贵州。生山谷灌丛、山坡林下，沟边石隙，海拔200~3 000m。药材主产于河南嵩县、卢氏，湖北建始，广西南丹、靖西，广东德庆，贵州铜仁以及黔南、黔西南，四川乐山、宜宾，江苏江宁、江浦。

【栽培技术】

1. 生物学特性

何首乌喜温暖湿润，耐肥耐旱，忌积水和太干燥的环境。喜疏松、肥沃的砂质壤土。多生于山林灌木丛中，以及山脚阳坡或石隙中。多缠绕他物成长[111]。

2. 繁殖方法

分种子、扦插、压条、分株、块根繁殖。生产上以前三者为主，特别是扦插，后两者一般不采用。

（1）扦插繁殖

4~5月，选生长旺盛、无病害、1年生粗壮藤蔓，去掉嫩茎，取中段，剪成15~20cm长的插穗，每根必须具有2~3个节。随即每30根捆成一把，放入500ppmABT生根粉溶液中浸泡1分钟，取出稍晾干，当即插入已整好的苗床上。扦插株行距16cm×15cm，入土深度为插穗长度的1/2~2/3，露出一节于地表即可。插后覆土压紧，浇透水，以利成活。插后10天左右便能生根，加强管理。成活率可达到90%。用ABT生根粉处理插穗比不处理的能提高成活率10%~15%，生根时间提前5天，生根数量增加10%左右。当年秋后或翌春出圃定植。如是小面积种植，就不需经过育苗环节，可直接将插穗插入种植地。但需在扦插前于整好的畦面上按株行距20cm×30cm挖穴，穴深25cm，穴内施入腐熟厩肥和火土灰，覆细土盖肥。然后按上述育苗方法，将插穗插入穴内，每穴插3~4根。

（2）压条繁殖

于6~7月生长旺盛时期，选生长健壮、无病虫害的3~4年生植株，将藤蔓进行波状压条，着土部分必须带节，促其生根，入土深度3~4cm，用枝杈固定，以免弹起，然后覆土盖没，1个月后生根。随后加强管理，培育到第二年春季萌发前，截离母体定植。

（3）种子繁殖

育苗地宜选水源条件好、排灌方便、较阴湿的地方，土壤要求疏松、肥沃的砂质壤土。地选好后，按常规深翻，施足基肥，整地，作畦，四周开好排水沟，待播。9~10月果实成熟后，连果序剪下，晒干，揉搓出种子贮藏。翌年早春3月上、中旬育苗。采用条播，在整好的苗床上横向开浅沟，沟距25cm，然后将种子均匀撒入沟内覆细土与畦面平，盖草，浇水，保持土壤湿润，半个月发芽出土。每667 m^2 播种量2kg左右。苗期加强管理，翌春萌发前出圃定植。若零星种植何首乌，可将种子直播于整好的地上。先按株行距20cm×30cm挖穴，穴深2~3cm，然后每穴播入种子8~10粒，覆盖一层薄细土。出苗后，当苗高3~5cm时，每穴留壮苗2株。缺棵的要补苗。

3. 移栽定植

（1）整地

种植地可利用半阴半阳的山坡、荒地、林缘，房前屋后的零星土地亦可栽培。土壤要求土层深厚、土质疏松、富含腐殖质的砂壤土。地选好后，深翻土壤达30cm以上，结合整地每667 m^2 施入腐熟厩肥或土杂肥3 000kg，火土灰2 000kg。栽植前，再浅耕1次，做成宽1.2m，高20cm的高畦，待栽。

（2）定植

春季4~5月，挖起苗株，留基部20cm左右长的茎段，其余剪去，然后在整好的种植地畦面上按株行距20cm×30cm挖穴定植，每穴栽2株，栽后压紧，浇透水，覆细土保持湿润[29]。

4. 田间管理

(1) 浇水和排水

苗期需经常保持田间湿润，以利成活。成活后可少浇水。雨季要注意清沟排水，以免积涝。

(2) 除草追肥

生长期间，每年人工除草并追肥 2~3 次，5~6 月开花前每公顷施饼肥 750kg；10~11 月每公顷施过磷酸钙和氯化钾各 375kg。

(3) 搭架修剪

待苗成活后茎蔓生长达 30cm 时，用树枝、竹竿等物搭架、缚蔓，或间作高粱、玉米等高秆作物。如茎蔓铺地过于徒长，7 月可割去一部分叶子，以通风透光，利于块根生长。一般每株只留一藤，到 1m 以上才保留分枝。如果生长过旺，可适当打顶。大田生产每年修剪 5~6 次。

(4) 摘花

除留种植株外。其他于 5~6 月花期时摘除花蕾，以利集中养分，促进块根生长。

5. 病虫害防治

(1) 病害

①褐斑病：

症状：危害叶片。发病初期叶片产生黄白色病斑，后期变褐，中心部分有时穿孔，病斑多时，可使整片叶子变褐枯死。

防治方法：清洁田园，注意田间通风透光；长期喷施 1:1:100 倍波尔多液预防；发病后立即剪除病叶，再喷 65%代森锌 500 倍液防治。

②锈病：

发病规律：一般发生在 3~8 月。

症状：常先在叶背出现针头状大小突起的黄点，即夏孢子堆，病斑扩大后呈圆形或不规则形。夏孢子堆可在藤上借叶周缘发生，但以叶背为主，危害严重时可造成叶片破裂呈孔洞，以至脱落。

防治方法：发病初期喷75%敌锈铜300~400倍液，或喷0.2~0.3波美度石硫合剂，每7~10天喷1次；发病期间用75%甲基托布津100~200倍液连续喷2次，每次间隔7天。及时清除病枝残叶。

③根腐病：

症状：使块根腐烂，植株枯死。

防治方法：用50%甲基托布津800倍液或50%多菌灵1 000倍液浇灌根部。

（2）虫害

①蚜虫 *Delphiniobium yezoense* Miyazaki.：

蚜虫危害嫩枝叶，多在春季发生，可用40%乐果1 000倍液喷洒防治。

②小地老虎 *Agrotis ypsilon*（Rottemberg）：

小地老虎（蛴螬）可人工捕杀，或用75%辛硫磷制成毒饵诱杀[111]。

【采收加工】

种子繁殖的于定植后3年，无性繁殖的于定植后2年，在秋冬季节茎叶枯黄后挖取。先除去藤蔓，由于块根入土较深，须从离根际较远的地方深翻，才能将其完整地挖出，抖去泥土，运回加工。洗净泥土，大块根切成1.5cm厚的薄片晒干或烘干，小块根可直接晒干或烘干[27]。

【药材鉴别】

1. 性状鉴别

药材呈团块状或不规则纺锤形，长6~15cm，直径4~12cm。表面红棕色或红褐色，皱缩不平，有浅沟，并有横长皮孔及细根痕。体重，质坚实，不易折断，断面浅黄棕色或浅红棕色，显粉性，皮部有4~11个类圆形异型维管束环列，形成云锦状花纹，中央木部较大，有的呈木心。气微，味微苦而甘涩。一般以体重、质坚实、粉性足者为佳。

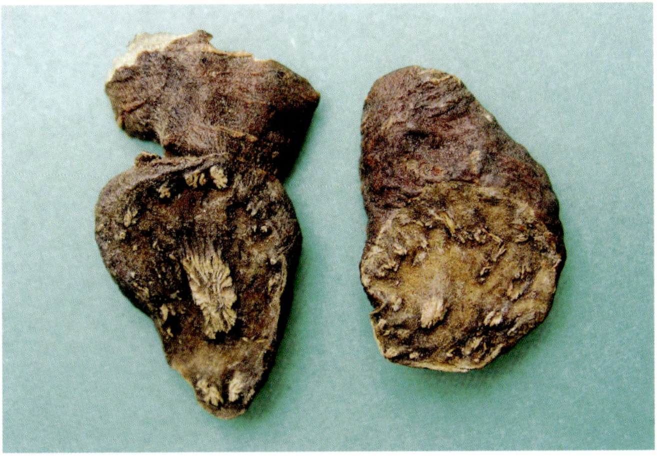

何首乌药材

2. 显微鉴别

(1) 横切面

木栓层为数列细胞，充满棕色物。韧皮部较宽，散有类圆形异型维管束 4~11 个，为外韧型，导管稀少。根的中央形成层成

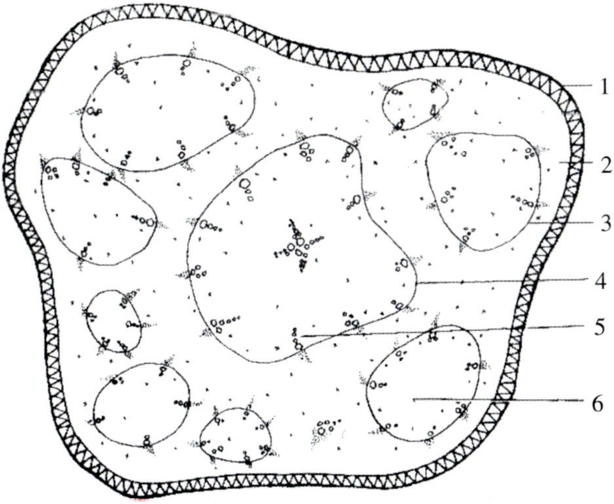

何首乌药材横切面组织简图[108]

1. 木栓层　2. 皮层　3. 异型维管束　4. 形成层　5. 木质部　6. 草酸钙簇晶

环；木质部导管较少，周围有管胞及少数木纤维。薄壁细胞含草酸钙簇晶及淀粉粒。

(2) 粉末

黄棕色。淀粉粒单粒类圆形，直径 4~50μm，脐点人字形、星状或三叉状，大粒者隐约可见层纹；复粒由 2~9 分粒组成。草酸钙簇晶直径 10~80（160）μm，偶见簇晶与较大的方形结晶合生。棕色细胞类圆形或椭圆形，壁稍厚，胞腔内充满淡黄棕色、棕色或红棕色物质，并含淀粉粒；具缘纹孔导管直径 17~178μm。棕色块散在，形状、大小及颜色深浅不一。

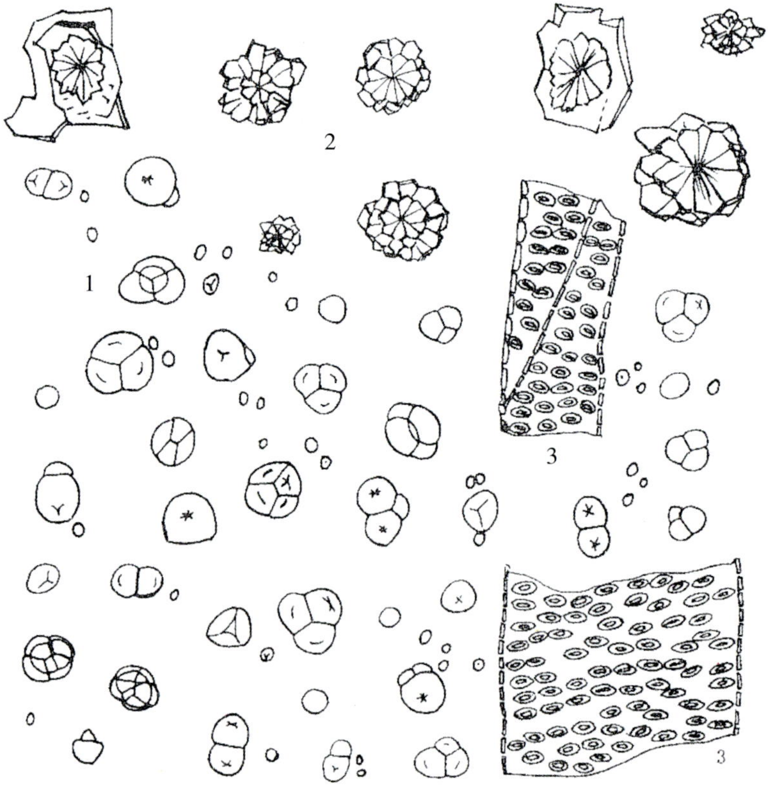

何首乌粉末显微特征图[108]

1. 淀粉粒　2. 草酸钙簇晶　3. 具缘纹孔导管

3. 理化鉴别

薄层色谱：取本品粉末0.25g，加乙醇50mL，加热回流1小时，滤过，滤液浓缩至3mL，作为供试品溶液。另取何首乌对照药材0.25g，同法制成对照药材溶液。吸取上述2种溶液各2μL，分别点于同一以羧甲基纤维素钠为粘合剂的硅胶H薄层板上使成条状，以苯–乙醇（2∶1）为展开剂，展至约3.5cm，取出，晾干，再以苯–乙醇（4∶1）为展开剂，展至约7cm，取出，晾干，置紫外光灯（365nm）下检视。供试品色谱中，在与对照药材色谱相应的位置上，显相同颜色的荧光条斑；再喷以磷钼酸硫酸溶液（取磷钼酸2g，加水20mL使溶解，再缓缓加入硫酸30mL，摇匀），稍加热，立即置紫外光灯（365nm）下检视，供试品色谱中，在与对照药材色谱相应的位置上，显相同颜色的条斑[22]122。

【炮制】

1. 何首乌

取原药材，除去杂质，洗净，稍浸，润透，切厚片或块，干燥。

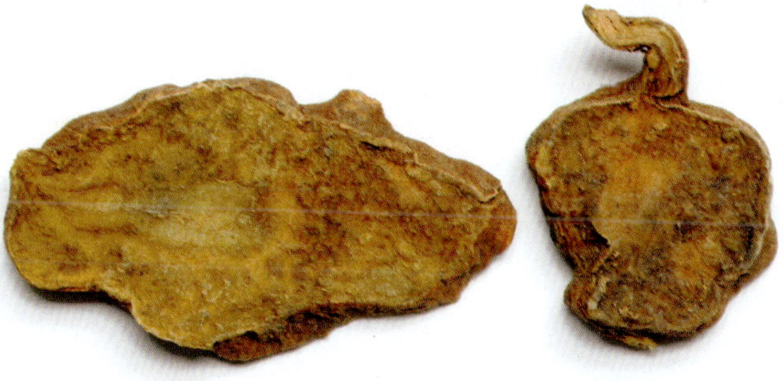

生何首乌

2. 制何首乌

取净何首乌片或块，照炖法，用黑豆汁拌匀，置非铁质容器内，炖至汁液吸尽；或照蒸法，清蒸或用黑豆汁拌匀后蒸，蒸至内外均呈棕褐色，取出，干燥。每 100kg 何首乌，用黑豆 10kg。

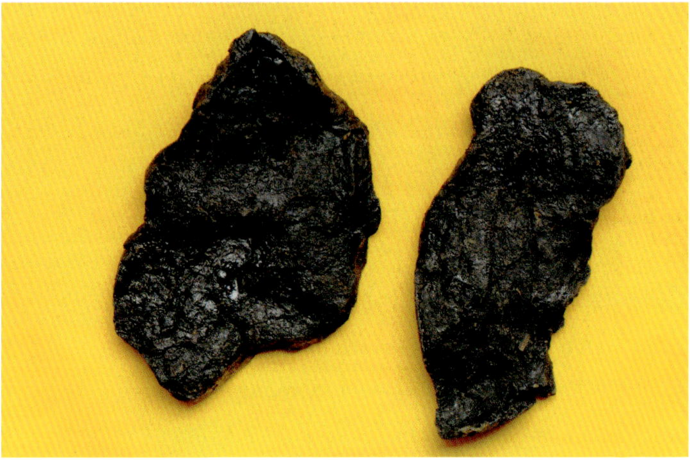

制何首乌

黑豆汁制法：取黑豆 10kg，加水适量，煮约 4 小时，熬汁约 15kg。豆渣再加水，煮约 3 小时，熬汁约 10kg，合并得黑豆汁约 25kg。

【商品规格及质量】

1. 商品规格

目前，商品主要来源有家种和野生两种，野生品全国多数地区有产，家种品以广东德庆最有名，商品称为德庆首乌。现按经营情况，分德庆首乌和何首乌两个品别编述。

（1）德庆首乌

规格等级：均为统庄。《广东省地产药材商品规格质量标准》中收载统装的首乌片性状为：干货，熟透，纵切或横切片，表面红褐色或棕褐色，断面褐色或黄褐色，粉性足，厚度不超过 5mm，中部横宽 1cm 以上。无细根，无虫蛀霉变。

德庆当地自定的首乌片规格为黑豆拌蒸加工的干片。分三个等级：

一等：片张中部直径 2cm 以上，厚度不超过 0.4cm。无细根、碎末、虫蛀、霉变。

二等：片张中部直径 1.5cm 以上，其余同一等。

三等：片张中部直径 0.7cm 以上，其余同一等。

（2）何首乌

规格等级：均为统庄。

2. 质量评价

何首乌以个大、质坚实，粉性足，断面无裂隙，味甘微涩，苦味少为好；首乌片以切面黄棕色，有胶状光泽者为佳；德庆首乌切面黄棕色或淡黄棕色，具胶状光泽，味甘凉不苦，广东及出口认为质佳。而野生首乌断面色红棕而粗糙，味涩带苦，其质量不及德庆首乌，但野生首乌产量大，是本品的主流商品。

【化学成分】 大黄酚（chrysophanol）；大黄素（emodin）0.007 35%；大黄酸（rhein）0.000 89%；卵磷脂（lecithin）3.7%等；2,3,5,4′-四羟基二苯乙烯-2-O-β-D-葡萄糖苷（2,3,5,4′-tetrahydroxystilbene-2-O-β-D-glucoside）1.2%[34]190。大黄酚蒽酮（chrysophanolanthrone）；大黄素甲醚（physcion）；大黄素-1,6-二甲醚（emodin-1,6-dimethylether）；大黄素-8-甲醚（questin）；ω-羟基大黄素（citreotosein）；ω-羟基大黄素-8-甲醚（questinol）；2-乙酰基大黄素（2 acetylemodin）；大黄素-8-O-β-D-葡萄糖苷（physcion-8-O-β-D-glucoside）；2-甲氧基-6-乙酰基-7-甲基胡桃醌（2-mithoxy-6-acetyl-7-meth-yiuglon）；2″-O-单没食子酰乙酯-2,3,5,4′-四羟基二苯乙烯-2-O-β-D-吡喃葡萄糖苷（2″-O-monlagalloylesters-2,3,5,4′-tetrahydroxystilbene-2-D-glucopyranoside）；3″-O-单没食子酰基乙酯-2,3,5,4′-四羟基二苯乙烯-2-O-β-D-吡喃葡萄糖苷（3″-O-monogalloylesters-2,3,5,4′-tetrahydtoxystibene-2-O-D-glucopyranoside）；2,3,5,4′-四羟基二苯乙烯-2-O-(6″-O-α-D-吡喃葡萄糖)-β-D-吡喃葡萄糖苷[2,3,5,4′-tetrahydroxystilbene-2-O-(6″-O-α-D-glucopyranosyl)-β-D-glucopyranoside]；1,3-二羟基-6,7 二甲基讪酮-1-O-β-D 吡喃葡萄糖苷（乙素）polygonimitin B；β-谷甾醇（β-sitosterol）；

2,3,4,6-四羟基乙酰苯 3-O-β-D-葡萄糖苷（2,3,4,6-tetrabydroxyacetophenone-3-O-β-D-glucoside）；槲皮素-3-O-半乳糖苷（gyercetin-3-O-galactoside）；槲皮素-3-O-阿拉伯糖苷（gyercetin-3-O-arabinoside）；白藜芦醇（resueratrol）；磷脂酰乙醇胺（phosphatidyl ethanolamine）；磷脂酸（phosphatidic acid）；磷脂酰甘油（phosphatidyl glycerol）；双磷脂酰甘油（diphosphatidyl glyeerol）；脯氨酸（protine）；丝氨酸（serine）；谷氨酸（glutamate）；苏氨酸（threonine）；精氨酸（arginine）；丙氨酸（alanine）；缬氨酸（valine）；苜蓿素（tricin）；穆坪马兜铃酰胺（N-transferuloyl tyramine）；N-反式阿魏酰基-3-甲基多巴胺（N-trans-feruloyl-3-methyldopamine）；胡萝卜苷（daucosrerol）；没食子酸（gallic acid）；儿茶精（catechin）；表儿茶精（epicatechin）；3-O-没食子酰儿茶精（3-O-galloyl-Catechin）；3-O-没食子酰原车菊苷元 B（3-O-galloyl-proyamidinB）；3,3′-O 双没食子酰矢车菊苷元 B_2（3,3′-D-O-galloyl procyanidin B_2）；1-O-正十八烷酰-2-O-$\Delta^{4',7'}$-正十二碳二烯酰-3-O-磷脂酸-O-β-D-葡萄糖苷（1-O-stearoyl-2-O-$\Delta^{4',7'}$-dode-cenoyl-3-O-phosphatidic acid-O-β-D-glucoside）；1-O-正十八烷酰-2-O-$\Delta^{4',7'}$-正十二碳二烯酰-3-O-磷脂酸-O-(6″-O-α-D-葡萄糖)-β-D-葡萄糖苷（1-O-stearoyl-2-O-$\Delta^{4',7'}$-dode cenoyl-3-O-phosphatidic acid-O-(6″-O-α-D-glucose)-β-D-glucoside）等[34]191,[108]671。

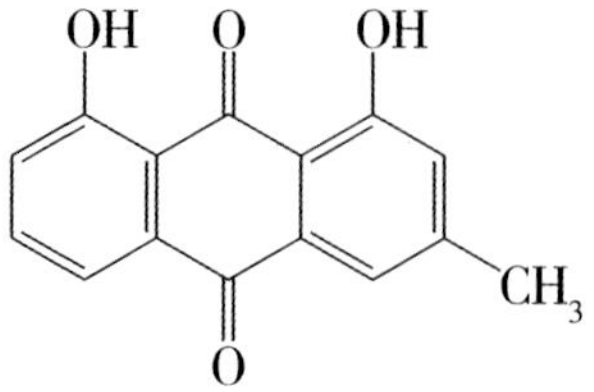

大黄酚（chrysophanol）

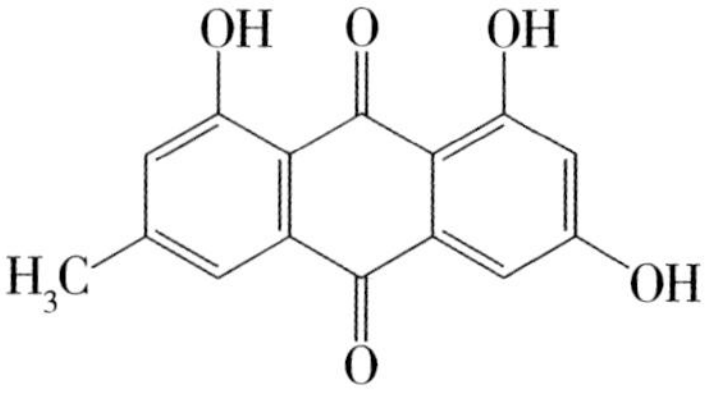

大黄素（emodin）

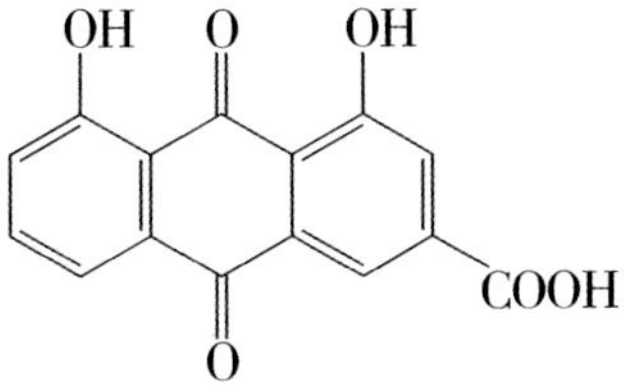

大黄酸
(rhein)

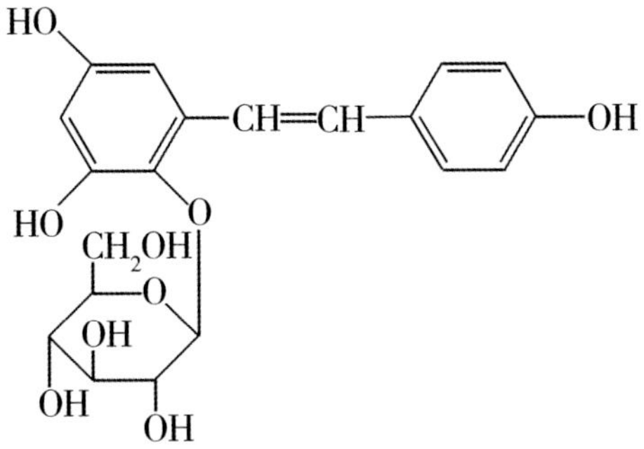

2,3,5,4′-四羟基二苯乙烯-2-O-β-D-葡萄糖苷(2,3,5,4′-tetrahydroxystilene-2-O-β-D-glucoside)

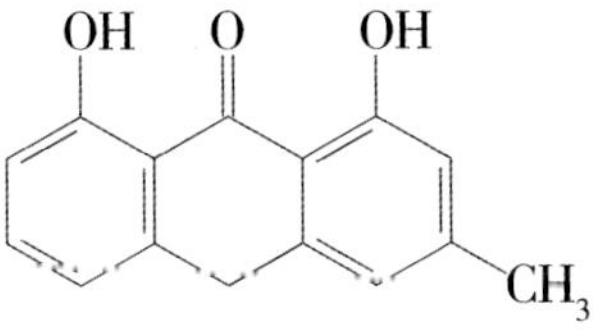

大黄酚蒽酮
(chrysophanolanthrone)

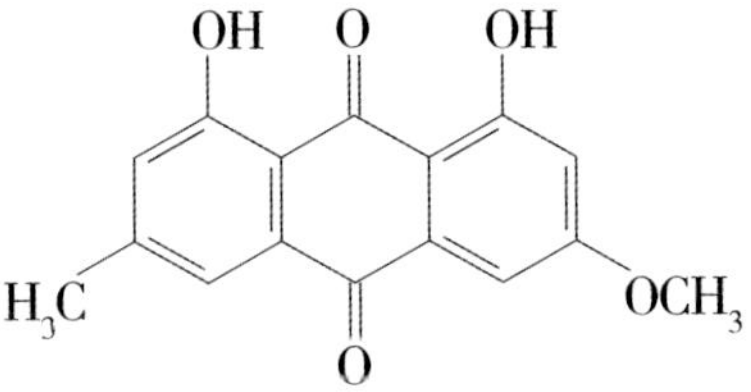

大黄素甲醚
(physcion)

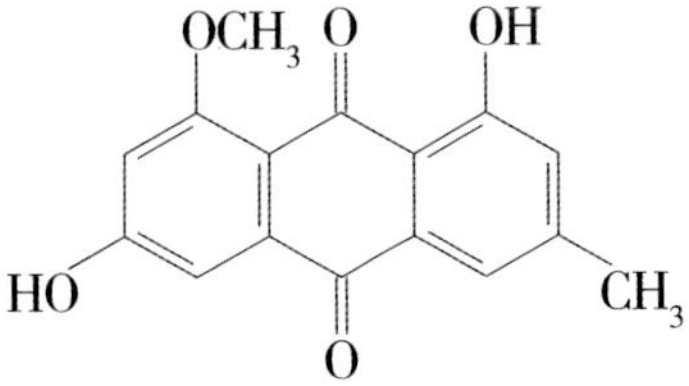

大黄素-8-甲醚
(questin)

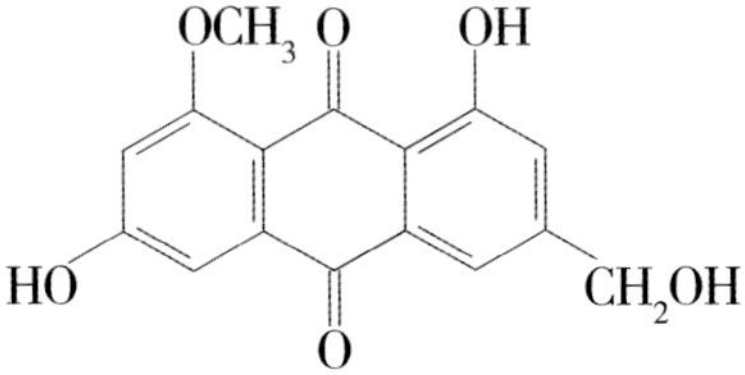

ω-羟基大黄素
(citreotosein)

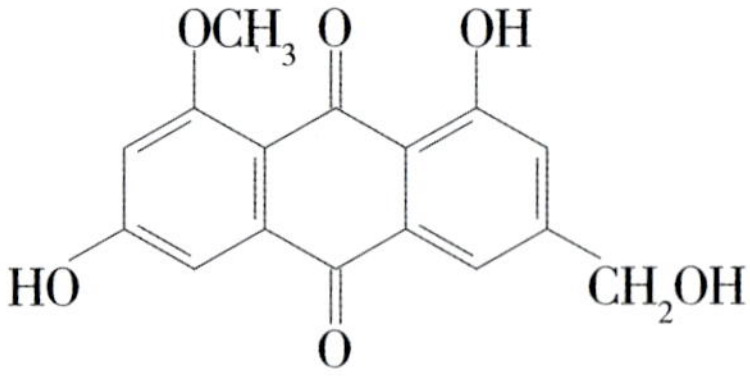

ω-羟基大黄素-8-甲醚
（questinol）

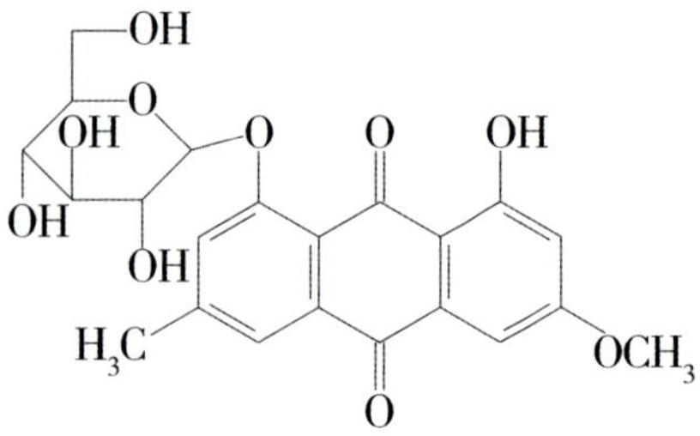

大黄素-8-O-β-D-葡萄糖苷
（physcion-8-O-β-D-glucoside）

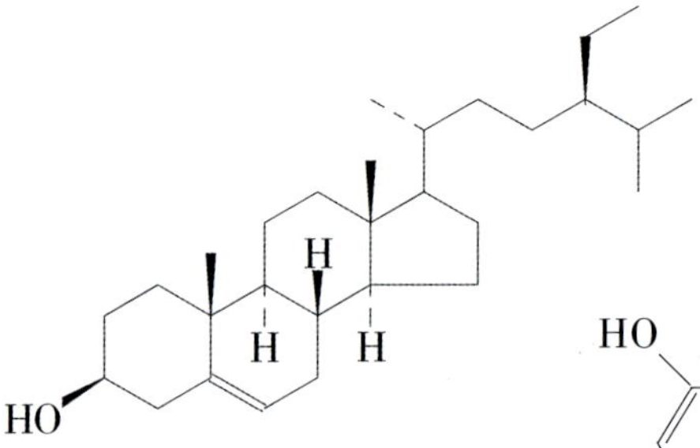

β-谷甾醇
（β-sitosterol）

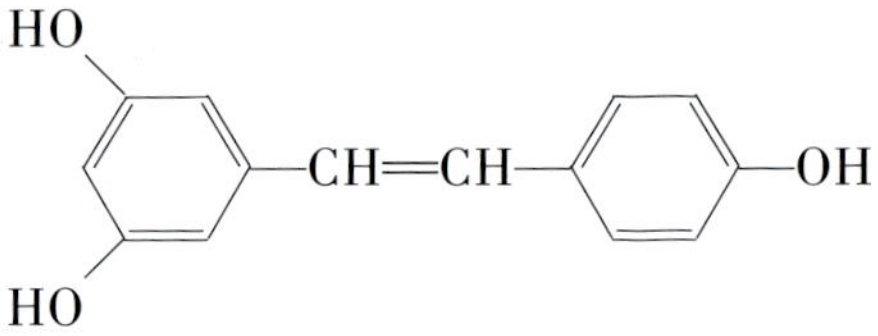

白藜芦醇（resueratrol）

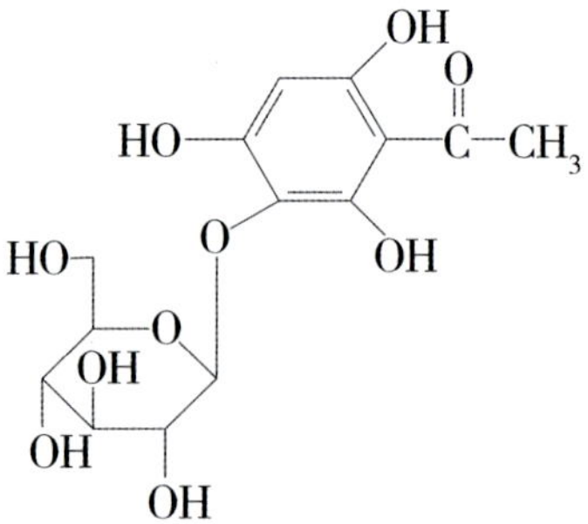

2,3,4,6-四羟基乙酰苯 3-O-β-D-葡萄糖苷
（2,3,4,6-tetrabydroxyacetophenone-3-O-β-D-glucoside）

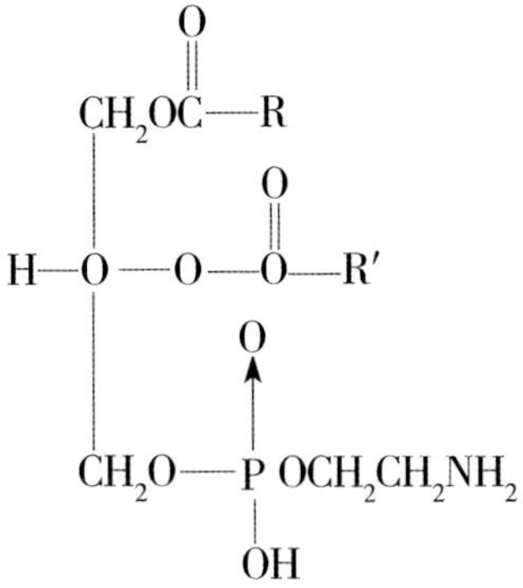

R，R′=脂烃基
磷脂酰乙醇胺
（phosphatidyl ethanolamine）

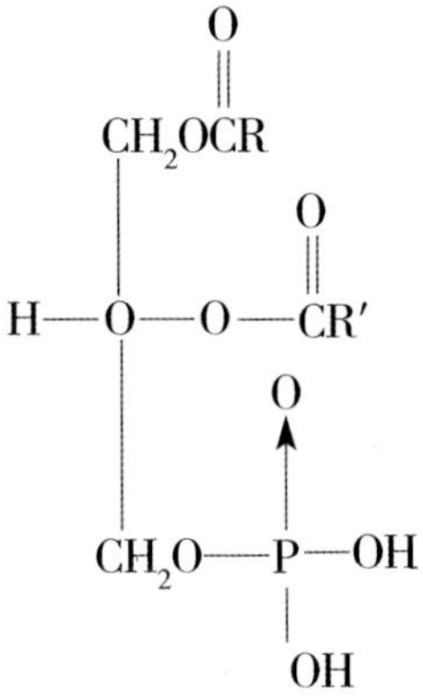

R，R′=脂烃基
磷脂酸
（phosphatidic acid）

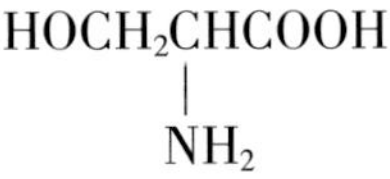

丝氨酸（serine）

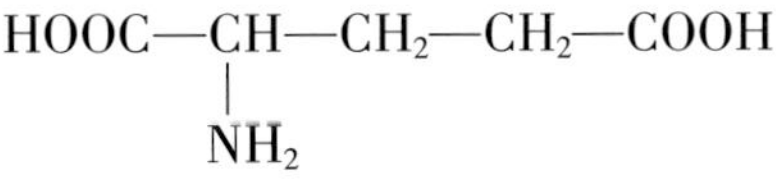

谷氨酸（glutamate）

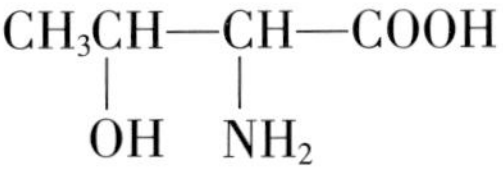

苏氨酸（threonine）

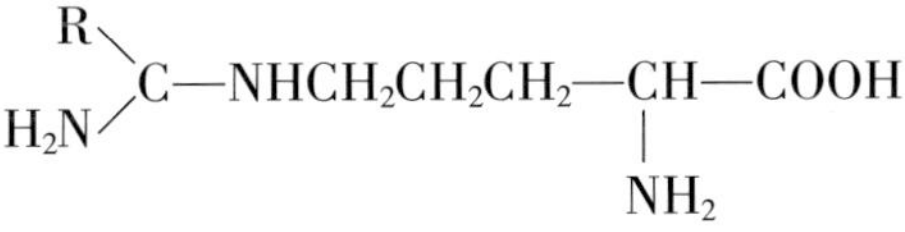

精氨酸（arginine）

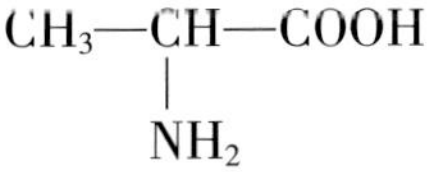

丙氨酸（alanine）

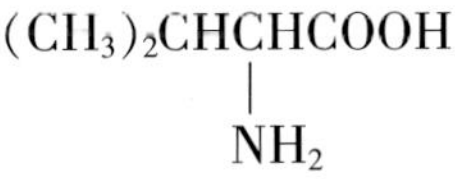

缬氨酸（valine）

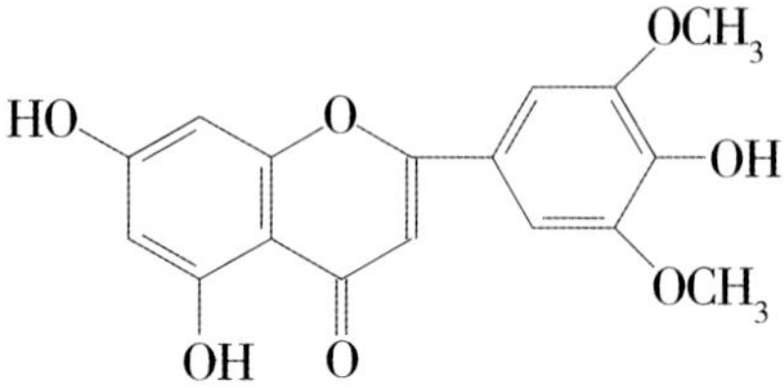

苜蓿素
(tricin)

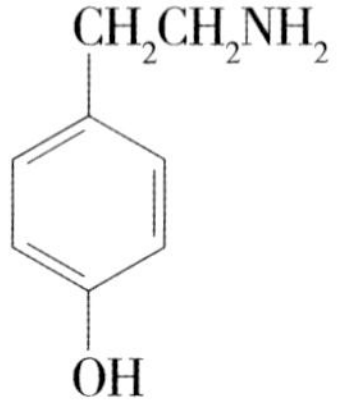

穆坪马兜铃酰胺
(N-transferuloyl tyramine)

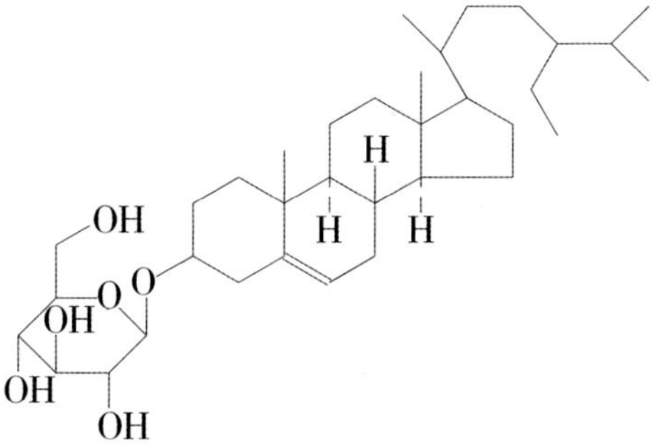

胡萝卜苷 (daucosrerol)

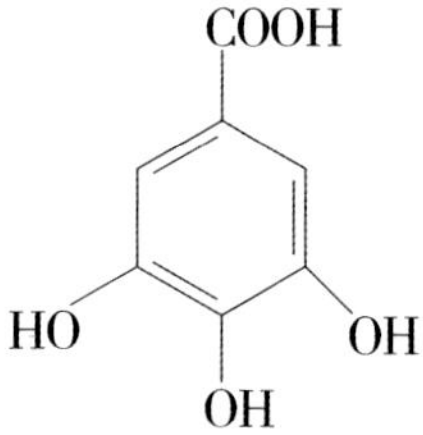

没食子酸 (gallic acid)

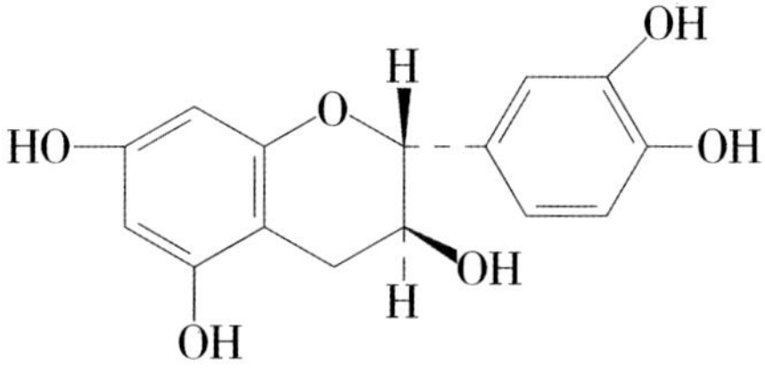

儿茶精 (catechin)

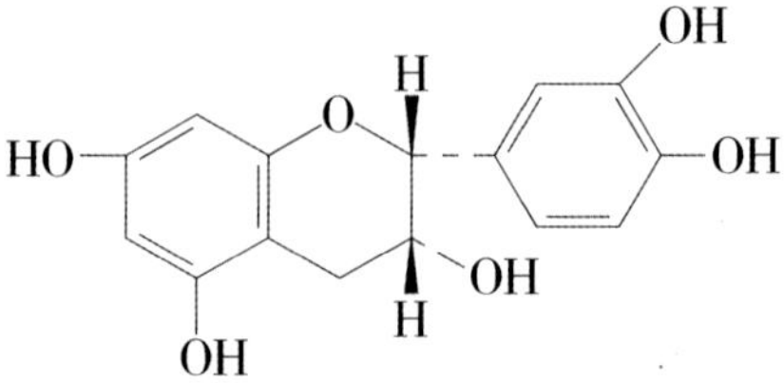

表儿茶精 (epicatechin)

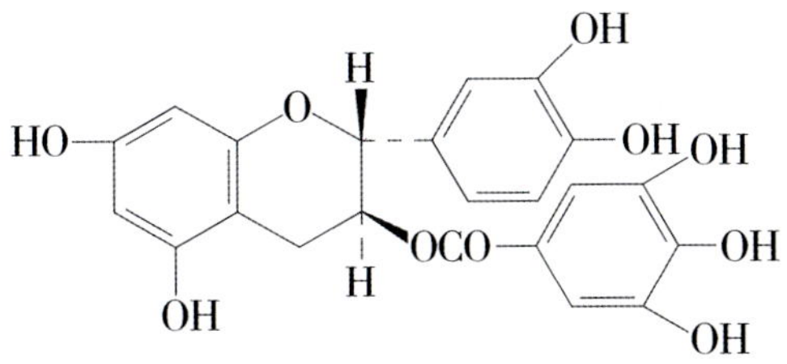

3-O-没食子酰儿茶精（3-O-galloyl-Catechin）

【含量测定】

2,3,5,4′-四羟基二苯乙烯-2-O-β-D-葡萄糖苷的含量测定按照2005年版《中华人民共和国药典》（一部）附录ⅥD高效液相色谱法测定，避光操作。

色谱条件与系统适用性试验：以十八烷基硅烷键合硅胶为填充剂；以乙腈-水（25∶75）为流动相，检测波长为320nm。理论板数按2,3,5,4'-四羟基二苯乙烯-2-O-β-D-葡萄糖苷峰计算应不低于2000。

对照品溶液的制备：精密称取2,3,5,4′-四羟基二苯乙烯-2-O-β-D-葡萄糖苷对照品适量，加稀乙醇制成每1mL含0.2mg的溶液，即得。

供试品溶液的制备：取本品粉末（过四号筛）约0.2g，精密称定，置锥形瓶中，精密加入稀乙醇25mL，称定重量，加热回流30分钟，放冷，再称定重量，用稀乙醇补足减失的重量，摇匀，上清液滤过，取续滤液，即得。

测定法：分别精密吸取对照品溶液与供试品溶液各10μL，注入液相色谱仪，测定，即得。

本品含2,3,5,4′-四羟基二苯乙烯-2-O-β-D-葡萄糖苷不得少于1.0%。

【现代药理】

1. 抗衰老作用

（1）延长细胞周期、提高DNA损伤后修复力

何首乌制剂能提高DNA损伤后的修复能力，延长二倍体细胞周期，增加二倍体细胞的传代数，从而延长和提高机体平均寿命[112]。

（2）抗氧化

何首乌煎剂能增加老年动物血、脑和肝组织中超氧化物歧化酶（SOD）含量，拮抗柴胡和氢化可的松导致的血中SOD含量下降，提高机体抗氧化剂含量及活性，加速清除体内活性氧基团，抑制由ADP及还原型辅酶Ⅰ（NADPH）所导致的脂质过氧化，降低血浆和线粒体中过氧化的脂质（LPO），进而延缓衰老。何首乌煎剂可降低小鼠脑、肝的丙二醛（MDA）含量，能显著降低老年大鼠血浆和肝脏LPO，并改善血液流变指标，从而发挥抗损伤、防衰老、益寿延年之功效。

（3）抑制MAO-B活性

何首乌能显著抑制老龄大、小鼠脑和肝中MAO-B的活性，抑制率可达80%以上，明显增加老龄小鼠脑中“单胺类”神经递质：5-羟色胺（5-HT）、去甲肾上腺素（NE）和多巴胺（DA）含量，延缓老龄小鼠胸腺、肾上腺的退化萎缩，增加其重量，甚至保持年轻时的水平[112]，从而发挥其抗衰老作用；此外何首乌对大鼠的离体下丘脑、脑桥乃至整个脑的MAO-B活性抑制也非常明显，因此，何首乌对大脑中枢“衰老钟”运行有一定调节作用。

姚谦明等基因水平研究表明，何首乌能通过增加bcl-2基因的表达来提高脑细胞的抗衰老能力，增强缺氧状态下对脑细胞的保护作用[113]。齐聪儒等报道，何首乌颗粒可提高亚急性衰老大鼠血清睾酮含量及睾丸生精细胞PCNA的表达水平，具有一定的延缓衰老作用[114]。

2. 增强记忆作用

何首乌丰富的卵磷脂是构成脑、脊髓的主要成分，也是神经元细胞膜的主要组分之一，对维持神经元的膜结构完整和功能实现有重要作用。其中，卵磷脂酰胆碱不仅可控制肝脏脂代谢，而且可以穿过血脑屏障被大脑吸收利用，延缓大脑衰退，增强记忆力。陈万生等发现，制首乌的活性单体化合物大黄素-8-O-D-吡喃葡萄糖苷可以抑制胆碱酯酶，具有可逆性增强智力活性，提高正常小鼠的学习记忆功能[115]。侯德仁等报道，何首乌能通过提高Alzheimer病（Alzheimer disease，AD）大鼠的海马SOD酶活性、降低MDA含量，减轻细胞膜的氧化损伤，进而消除大脑组织氧自由基，从而改善AD患者学习记忆能力[116]。叶翠飞用东莨菪碱制造小鼠学习记忆障碍模型，研究TSG（何首乌提取物二苯乙烯苷）不同剂量对模型小鼠学习记忆功能的影响。通过行为学测试发现，TSG可提高模型小鼠的空间认知能力，明显改善其学习记忆障碍[117]。区炳雄研究发现，何首乌不同提取部位的提取物能减少小鼠到达平台时间，延长跳台实验潜伏期，影响脑海马区c-Jun蛋白表达可能是其改善记忆的作用[118]。黄丽亚报道，何首乌能显著提高模型大鼠的血、肝、肾、海马、脑皮质SOD、GSH-PX（谷胱甘肽过氧化物酶）含量，提示何首乌确有提高抗氧化酶的表达作用，属强抗氧化药物[119]。

3. 对心脑血管的作用

实验表明，何首乌的50%乙醇提取物可对抗结扎抗沙土鼠大脑中动脉造成的局部脑缺血，减少大脑梗死灶近50%[120]。其活性成分二苯乙烯苷能抑制啮齿动物脑缺血再灌注所导致的脑组织NMDA受体结合力升高，降低神经细胞内钙离子浓度，减轻钙超载所致的脑组织损伤[121]。张媛英报道，何首乌提取物可抑制脑缺血再灌注损伤后超氧化物歧化酶活性的下降及丙二醛、一氧化氮含量的升高，表明何首乌提取物可以清除体内过多的氧自由基，对脑缺血再灌注损伤起保护作用[122]。本实验还发现何首乌提取物的疗效与剂量有关，高剂量与低剂量何首乌治疗比较，超氧化物歧化酶活性升高、丙二醛和一氧化氮含量下降均显示更明显，提示何首乌疗效表现为剂量依赖性。

陈万生等报道，制首乌中的新化合物2,3,5,4-四羟基二苯乙烯-2-O-(6-O-α-D-吡喃葡萄糖)-8-D-吡喃葡萄糖苷是制首乌水溶性部位的心血管活性成分之一，可浓度依赖性地抑制PDGF诱导的血管平滑肌细胞增殖[123]。另外，何首乌还有血管舒张作用，其活性提取物大黄素和蒿属植物香豆素可剂量依赖性地缓解苯肾上腺素导致的胸动脉环前收缩[124]。何首乌乙酸乙酯提取物中的蒽醌部分对缺血再灌注大鼠心肌有保护的作用，其原因可能是这部分保持了谷胱甘肽的抗氧化活[125]。戴友平等发现，何首乌还能提高犬心肌缺血再灌注受损心肌中SOD、CAT的活性，明显减小心肌梗塞范围、降低梗死程度[126]。金雄哲等发现，何首乌对缺氧心肌细胞具有良好的保护作用[127]。

4. 延缓内分泌腺退化，增强免疫功能

制首乌能升高去除肾上腺的饥饿小鼠体内肝糖原含量，增重正常小鼠的肾上腺，调节内分泌，抵抗疾病、衰老等生理性因素或其他药物导致的胸腺、肾上腺萎缩；还能增加非特异性免疫器官重量和正常白细胞总数，激活淋巴干细胞，提高其转化率，诱导γ-干扰素产生。可以兴奋肾上腺皮质功能，调整机体非特异免疫力。实验发现，何首乌可以增加11周龄的小鼠肾上腺重量，对抗柴胡、氢化可的松引起的肾上腺的反馈性抑制萎缩[128]。

何首乌煎剂可增加“老年小鼠”胸腺细胞密度，使细胞核和胞内结构恢复或接近正常，保护、增强胸腺和T细胞依赖的机体免疫力。小鼠腹腔注射何首乌水煎剂的醇提取物，可显著提高刀豆素A（CoA）诱导的胸腺淋巴细胞和脾脏T淋巴细胞的增殖反应以及小鼠γ-球蛋白含量，激活巨噬细胞和T淋巴细胞，促进细胞免疫和体液免疫。近年研究报道，何首乌蒽醌苷（AGPMT）在体外可明显促进小鼠T、B淋巴细胞的增殖，增强巨噬细胞吞噬中性红的能力，提高NK细胞活性及分泌TNF活性，并可促进MLR，拮抗Mit C所致淋巴细胞增殖的抑制作用[129]。

5. 对血液系统的作用

促血细胞再生。何首乌中卵磷脂和铁分别是细胞膜和血红蛋白组分，能促进红细胞生成，故有补血作用。醇提取物中非蒽醌

类成分能促进骨髓造血细胞增殖、环磷胺引起的粒细胞减少提前恢复正常。何首乌有效成分能全面作用于造血系统，提示何首乌的强身机理之一可能在于促进骨髓造血细胞增殖[130]。

何首乌加怀牛膝组方能显著提高急性失血性血虚小鼠的血红蛋白（Hb）含量及红细胞（RBC），何首乌有降低血小板与红细胞聚集的作用，同时也减弱了两者与血管内皮的吸附，有效避免微血栓的形成，从而增强血小板和红细胞的功能，促进血液流动[131]。

6. 对物质代谢的影响

(1) 促进生长发育

白秀珍等对 4 月龄、5 月龄小鼠进行分组观察，发现何首乌制剂可显著降低小鼠血清中羟脯氨酸的含量，表明其具有促进生长发育，缩短幼年期的作用[132]。

(2) 调节血糖和脂肪动员作用

何首乌水醇提取物能降低 C57BL/6J 肥胖（ob/ob）小鼠血糖浓度，增加附睾脂肪层内葡萄糖的氧化。增强小鼠脂肪组织内激素敏感的脂肪酶活性，提高血浆脂肪酸和丙三醇水平[133]。另外，李丽春等报道，用何首乌明显降低大鼠摄食量和体重，对大鼠肝脏脂肪酸合酶有很强的抑制作用，且明显强于已知抑制剂[134]。宋士军等研究发现，何首乌可以明显降低高脂大鼠血甘油三酯和胆固醇对腹腔注射蛋黄液小鼠的血甘油三酯和血胆固醇均无明显降低作用。说明实验剂量的何首乌不能对抗未经消化道而直接吸收的高血 TG 和 TC[135]。亦有文献报道，何首乌提取物能有效降低大鼠血清中甘油三酯（TG）、胆固醇（TC）、低密度脂蛋白（LDL-C）含量及 LDL-C/HDL-C 比值，而 HDL-C 含量和 HDL-C/TC 比值明显升高，表明何首乌具有降血脂作用[136]。

(3) 对骨代谢作用

何首乌每天 5g/kg 防治 OVX 大鼠后，大鼠的体重、肝脏、胸腺、肾上腺和子宫的重量差异无显著性；与 OVX 组比，骨量增加，骨小梁数量回升，骨小梁分离度缩小，说明骨重建负平衡被纠正。动态观察可见破骨细胞数量下降，骨形成和骨转换呈下降趋势，提示何首乌抑制 OVX 大鼠骨质疏松的作用可能与其抑制 OVX 大鼠的骨吸收增强和骨高转换的作用有关。与己烯雌酚每天 22.5μg/kg 比较，何首乌每天 5g/kg 的抗骨质疏松的作用较弱。何首乌对骨代谢的影响特点是抑制骨吸收，但不明显抑制骨形成，抑制骨吸收所偶联的骨形成不同于己烯雌酚[137]。张海啸报道，何首乌水提液可能主要通过增强 ALP（骨碱性磷酸酶），抑制骨胶原、骨钙、骨磷的丢失。从而抑制去卵巢大鼠的骨质疏松[138]。

7. 对消化系统的作用

卵磷脂分子中的胆碱类可调控肝脏脂代谢，防治乙肝等慢性肝炎。二苯乙烯苷能降低肝中醋酸可的松所致甘油三酯（TG）积累，消减四氯化碳（$CC1_4$）导致的肝肿大，抑制 CCl_4、醋酸可的松和硫代乙酰胺（TAA）导致的小鼠肝脏微粒体中的脂质过氧化，是保肝的有效成分[139-140]。蒽醌类能结合胆固醇，使之转化为胆酸，阻止其在肝内沉积致脂肪肝，适当浓度的何首乌提取物可减少胆固醇合成或加速其转化和排泄，治疗脂肪肝。因此，何首乌能防止肝损害和脂质过氧化，降低血清谷丙转氨酶和谷草转氨酶水平，保障肝功能正常发挥。但近年也有临床报道，发现了不少服用何首乌导致肝脏损害的病例[141]。

8. 抗肿瘤作用

现代研究表明，蒽醌类化合物大黄素，具有抑制蛋白酪氨酸激酶（PTKs）和 Ca^{2+}-ATP 酶的活性，并通过抑制蛋白酪氨酸激酶活性而起到抗肿瘤作用[142-143]。

9. 抑菌消炎作用

体外实验表明，何首乌对人型结核杆菌、痢疾杆菌有抑制作用。其蒽醌类衍生物对金黄色葡萄球菌、伤寒杆菌 901、副伤寒杆菌 B、乙型溶血性链球菌、白喉杆菌、炭疽杆菌等细菌和流感病毒、真菌等病原体均有不同程度的抑制作用。临床研究发现，生首乌、制首乌均有一定的抗菌活性，其中生首乌抗金黄色葡萄球菌，黑豆汁蒸首乌抗白色葡萄球菌以及酒蒸首乌、地黄蒸首乌抗白喉杆菌的效果均好于生首乌和其他炮制品[130]。

制首乌不同蒸制时间对二甲苯、巴豆油所致鼠耳壳炎症有抑制作用，以黑豆汁制 10 小时为抗炎作用最佳蒸制时间[144]。

10. 其他

(1) 护发作用的研究

何首乌中的苯二酚能减缓白发生长，防止脱发，去屑止痒，还能护发，尤其对烫发导致的头发变硬、发黄、易断等有明显改善作用[130]。张兴洪等报道，何首乌中药煎剂能在一定程度上抑制猪毛囊细胞内凋亡，延缓生长期毛囊进入退行期[145]。

(2) 对遗传损伤和抗遗传损伤作用的研究

以小鼠骨髓多染红细胞微核率为指标，将人用量 5 倍，10 倍，20 倍的何首乌小鼠灌胃处理，观察其对染色体遗传损伤的作用。结果表明，各剂量组与阴性对照组间差异不明显，提示何首乌无遗传损伤作用，而阳性诱变剂环磷酰胺使微核率明显提高；当何首乌和环磷酰胺一起处理后显示，何首乌各剂量组与对照组差异非常显著，且何首乌剂量与效应之间呈负相关，这种效应随时间的变化而变化，说明何首乌有明显的抗环磷酰胺遗传损伤的作用。提示何首乌具有保护 DNA 免受损伤、促进 DNA 修复的作用，这在其对肿瘤患者、化疗的增效减毒作用机制的研究上具有深远意义[146]。

(3) 对抵抗环磷酰胺诱导胸腺细胞凋亡的研究

魏锡云等用流式细胞仪经碘化丙啶染色的细胞进行细胞周期分析，表明何首乌能改善胸腺微环境、促进胸腺细胞的分化成熟，与关于何首乌能抵抗环磷酰胺的免疫抑制、保护胸腺细胞的报道相符，并说明其有明显抵抗环磷酰胺诱导胸腺细胞凋亡的作用[147]。

(4) 致突变的研究

何首乌作为一种新资源食品，对人体必须是安全的。Ames 试验表明，何首乌粉在 5 000μg/mL 对鼠伤寒沙门氏菌组氨酸缺陷突变株无诱发回复突变作用，10 000 mg/kg 经口服未诱发小鼠骨髓微核和精子畸形作用，说明何首乌无致突变作用，作为食品对人体是安全的[148-149]。

【药性】 苦、甘、涩，微温。归肝、肾经。

【功能与主治】

制用：补血益精，主治精血亏虚证。

生用：截疟、解毒、润肠通便，主治久疟，痈疽，瘰疬及肠燥便秘。

【用法用量】 煎服，6~12g。

【使用注意】 大便溏泄及湿痰较重者不宜用。

【临床报道】

1. 治疟疾

制首乌配伍甘草，水煎，分 3 次饭前服，每天 1 剂，治疟疾有效[150]。

2. 治高胆固醇血症

取鲜首乌，烘干，研细末，温开水送服，治高胆固醇血症有效[150]。

3. 治疗脱发

将炒过的何首乌，放在砂锅中煎成浓汁，去渣，加在锅中，与大米同熬成粥，并加入适量冰糖或砂糖[151]。

4. 何首乌临床应用的不良反应

在使用过程中出现家族性过敏，药物热，过敏反应，眼部色素沉着，配伍中毒等现象，须引起注意[152]。

【现代制剂】

1. 七宝美髯丸

处方：制何首乌 512g，当归 128g，补骨脂（盐水炙）64g，枸杞子 128g，菟丝子 128g，茯苓 128g，牛膝 128g。

制法：以上 7 味，粉碎成细粉，过筛，混匀。每 100g 粉末加炼蜜 100~120g，制成大蜜丸，即得。每丸重 9g。

质量控制：本品为红棕色的大蜜丸；味微苦。检查应符合《中华人民共和国药典》丸剂项下有关规定。

显微鉴别：取本品，置显微镜下观察：不规则分枝状团块无色，遇水合氯醛液溶化；菌丝无色或淡棕色，直径 4~ 6μm。薄壁细胞纺锤形，壁略厚，有极微细的斜向交错纹理。种皮栅状细胞淡棕色或红棕色，表面观类多角形，壁稍厚，胞腔含红棕色物。种皮石细胞淡黄色，壁波状弯曲，胞腔含棕色物。种皮栅皮细胞 2 列。内列较外列长，有光辉带。

临床运用：本品补肝肾，益精血。用于肝肾两虚，须以早白，牙齿摇动，遗精盗汗，腰酸带下，带下清稀，筋骨痿弱，腰腿酸软。淡盐汤或温开水送服，1 丸/次，2 次/日[107]8。

2. 乌发丸

处方：地黄 100g，墨旱莲 50g，制何首乌 100g，黑豆（微炒）50g，女贞子（酒蒸）50g，黑芝麻 50g。

制法：以上 6 味，粉碎成细粉，过筛，混匀，每 100g 粉末加炼蜜 65~ 85g，制成大蜜丸，即得。每丸重 9g。

质量控制：本品为棕褐色的大蜜丸；气微，味甜、微酸。检查应符合《中华人民共和国药典》丸剂项下有关规定。

临床运用：本品滋阴健脑，凉血乌发。用于青少年白发症。口服，1 丸/次，2~3 次/日。忌食辛辣[75]56。

3. 延寿片

处方：何首乌 72g，豨莶草 16g，菟丝子 16g，杜仲 8g，女贞子 8g，桑叶 8g，忍冬藤 4g，桑葚 16g，黑芝麻 16g，地黄 4g，金樱子 16g，墨旱莲 16g，黑豆 16g，牛膝 8g。

制法：以上 14 味，何首乌 50g 粉碎成细粉；其余何首乌碎断成小块，与金樱子、桑葚、地黄、忍冬藤、牛膝、墨旱莲、黑豆加水煎煮，滤过，滤液浓缩成稠膏。杜仲、桑叶、豨莶草、菟丝子、女贞子、黑芝麻用 70%乙醇加热回流提取，提取液浓缩成稠膏，两种稠膏与上述何首乌粉末制成颗粒，干燥，得颗粒 90g，压片，包糖衣，即得。每片重 0.3g。

质量控制：本品为糖衣片，除去糖衣后显棕褐色；味甘。检查应符合《中华人民共和国药典》片剂项下有关规定。

临床运用：本品补益肝肾，强壮筋骨。用于肝肾不足，头昏目花，耳鸣重听，四肢酸麻，腰酸无力，夜尿频数，须发早白。口服，6 片/次，3 次/日[75]98。

4. 健身宁片

处方：何首乌 200g，黄精（酒炙）100g，熟地黄 50g，当归 100g，党参 25g，女贞子（酒炙）50g，桑葚 100g，墨旱莲 50g，乌梅 6.25g，鹿茸（去毛）6.25g。

制法：以上 10 味，何片乌、当归、墨旱莲、鹿茸粉碎成细粉；黄精、熟地黄、党参、女贞子、桑葚、乌梅加水煎煮 3 次，合并煎液，滤过，滤液浓缩至相对密度为 1.35~1.40（50℃）的清膏，与上述细粉混匀，干燥，粉碎成细粉，制成颗粒，干燥，压制成 1 652 片，包糖衣，即得。

质量控制：本品为糖衣片，除去糖衣后，显棕黄色；气微，味甘、酸。检查应符合《中华人民共和国药典》片剂项下有关规定。

显微鉴别：取本品，置显微镜下观察：骨质组织的碎片不规则，淡黄色或棕黄色，横断面可见圆形或椭圆形空洞及不规则的细沟；毛茸圆柱状，多碎断，外被扁平细胞，中央髓腔浅黄棕色。非腺毛多为 3 细胞，基部细胞稍膨大，中部细胞较长，壁增厚，有明显疣状突起，顶端细胞急尖而短。薄壁细胞纺锤形，壁略厚，有极微细的斜向交错纹理。草酸钙簇晶直径约 80μm。

临床运用：本品滋补肝肾，养血健身。用于肝肾不足引起的腰酸腿软，神疲体倦，头晕耳鸣，心悸气短，须发早白。口服，6 片/次，3 次/日[75]204。

5. 健肾生发丸

处方：制何首乌 200g，熟地黄 80g，枸杞子 45g，黄精 25g，五味子 15g，大枣 10g，女贞子（酒制）30g，菟丝子 35g，苣胜子 50g，桑葚 30g，当归 120g，柏子仁 50g，山药 20g，山茱萸

（酒蒸）20g，茯苓 32g，泽泻（盐水炒）32g，桑叶 23g，地黄 40g，牡丹皮 32g，黄连 10g，黄柏 10g，杜仲（盐水炒）25g，牛膝 30g，续断 20g，木瓜 20g，羌活 20g，川芎 15g，白芍 15g，甘草 25g。

制法：以上 29 味，粉碎成细粉，过筛，混匀，每 100g 粉末加炼蜜 115~135g，制成大蜜丸，即得。每丸重 9g。

质量控制：本品为棕黑色的大蜜丸；气香，味甘、酸、苦。检查应符合《中华人民共和国药典》丸剂项下有关规定。

显微鉴别：取本品，置显微镜下观察：不规则分枝状团块无色，遇水合氯醛液溶化；菌丝无色或淡棕色，直径 4~6μm。薄壁组织灰棕色至黑棕色，细胞多皱缩，内含棕色核状物。种皮石细胞淡黄色，壁波状弯曲，胞腔含棕色物。草酸钙针晶束存在于黏液细胞中，长 80~240μm，针晶直径 2~8 μm。种皮栅状细胞 2 列，内列较外列长，有光辉带。薄壁细胞纺锤形，壁略厚，有极微细的斜向交错纹理。果皮表皮细胞橙黄色，表面观类多角形，垂周壁略连珠状增厚。薄壁细胞类圆形，有椭圆形纹孔，集成纹孔团。草酸钙簇晶直径 50~80μm。草酸钙簇晶存在于无色薄壁细胞中，有时数个排列成行。草酸钙簇晶散在或存在于叶肉组织中。纤维束鲜黄色，壁稍厚，纹孔明显。纤维束鲜黄色，周围细胞含草酸钙方晶，形成晶纤维，含晶细胞的壁木化增厚。纤维束周围薄壁细胞含草酸钙方晶，形成晶纤维。橡胶丝呈条状或扭曲成团，表面带颗粒性。草酸钙砂晶存在于薄壁细胞中。螺纹导管直径 8~23μm，加厚壁互相联结，似网状螺纹导管。

临床运用：本品补肾益肝，健肾生发。用于肾虚脱发，肾虚腰痛，慢性肾炎，神经衰弱。口服，1 丸/次，2 次/日[75]207。

6. 复方首乌地黄丸

处方：制何首乌 100g，地黄 200g，女贞子（酒制）200g，墨旱莲 200g。

制法：以上 4 味，墨旱莲加水煎煮 4 小时，地黄加水煎煮 3

次，第 1 次 4 小时，第 2 次 3 小时，第 3 次 2 小时，合并煎液，静置，滤过，滤液浓缩至相密度为 1.35~1.38（20℃）的浸膏；另取女贞子、何首乌粉碎成细粉；留取上述浸膏 1%和粉末 10%备用；其余浸膏与粉末拌匀，干燥，粉碎成细粉，用备用粉末起模，泛丸，干燥，以备用浸膏打光，得成品约 355g，即得。

质量控制：本品为黑色有光泽的浓缩丸；味苦，涩。检查应符合《中华人民共和国药典》丸剂项下有关规定。

显微鉴别：取本品，置显微镜下观察：草酸钙簇晶，直径可至 80μm，木纤维成束，细长，壁较厚，有时与导管联结。内果皮纤维壁较厚，平直，弯曲或有分叉，果皮表皮细胞类多角形，垂周壁厚薄不匀。

临床运用：本品滋阴补肾，乌须黑发，壮筋骨。用于腰膝酸软，头痛眩晕，须发早白。口服，3g/次，2 次/日[17]112。

7. 复方首乌补液

处方：制何首乌 150g，白术 40g，当归 40g，黄芪 80g，女贞子 40g，党参 80g，五味子 20g，甘草 10g，茯苓 40g。

制法：以上 9 味，当归、女贞子、五味子用 50%乙醇，首乌、白术用 80%乙醇，茯苓用 60%乙醇依法渗滤。黄芪、党参、甘草分别加水煎煮 2 次，滤过，合并滤液，浓缩至适量，加 70%乙醇 5 倍量，搅匀，静置，滤过，回收乙醇，浓缩成稠膏。合并上述稠膏，混匀，加入当归等的滤液及单糖浆 350mL，加水及乙醇适量，使成 1 000mL，搅匀，静置，滤过，即得。

质量控制：本品为深棕色的澄清液体；味甘、酸、微苦、涩。检查乙醇量应为 15%~22%；pH3.0~5.0；应符合《中华人民共和国药典》糖浆剂项下有关规定。

薄层鉴别：

鉴别对象	供试品溶液	对照品溶液	层析条件	检视与结果
制何首乌	取本品置分液漏斗中，加稀盐酸，加氯仿萃，取浓缩氯仿层	大黄素对照品的氯仿溶液	含羧甲基纤维素钠的硅胶G薄层板，苯-醋酸乙酯（15:5）为展开剂	在254nm紫外光灯下检视，供试品与对照品色谱在相应位置显相同的橙色荧光斑点。喷0.5%醋酸镁甲醇溶液，90℃加热5分钟，在254nm紫外光灯下检视，供试品与对照品色谱在相应位置显相同的亮橙色荧光斑点

临床运用：本品补肝肾，益气血，健脾胃。用于肝肾亏损，脾胃虚弱，气血不足，头晕目眩，健忘失眠，贫血萎黄，腰肢酸怠，食少或便溏。口服，15mL/次，2~3次/日[17]113。

8. 人参首乌胶囊

处方：红参400g，制何首乌600g。

制法：以上2味，粉碎成粗粉，照渗滤法，用30%乙醇作溶剂，浸渍24小时，以3~5mL/min的速度缓缓渗滤至滤液无色，收集滤液，静置24小时，滤取上清液，浓缩成稠膏，干燥，粉碎，加辅料适量，混匀，装入胶囊，制成1 000粒，即得。每粒装0.3g。

质量控制：本品为胶囊剂，内容物为黄棕色粉末，味微苦。检查应符合《中华人民共和国药典》胶囊剂项下有关规定。

临床运用：本品补肝肾，益气血。用于气血虚弱，须发早白，神经衰弱，健忘失眠，食欲不振，疲劳过度等。口服，1~2粒/次，3次/日，饭前服用[153]8。

9. 益龄精（合剂）

处方：制何首乌600g，金樱子肉300g，桑葚300g，女贞子（酒蒸）150g，豨莶草（蜜酒蒸）75g，川牛膝（酒蒸）75g，菟丝子（酒蒸）150g。

制法：以上7味，加水煎煮3次，每次2小时，合并煎液，滤过，滤液浓缩至相对密度约1.08（热测），加入乙醇约1.5倍量，搅匀，静置，滤过，滤液回收乙醇，加入炼蜜330g及防腐剂适量，搅匀，制成约1 650mL，静置，滤过，即得。每瓶装10mL。

质量控制：本品为棕红色的澄清液体；味甜、微苦、酸、涩。检查相对密度应为1.15~1.20；pH4.0~5.0；其他应符合《中华人民共和国药典》合剂项下有关规定。

临床运用：本品补肝肾，益精髓。用于头昏目眩，耳鸣心悸，乏力，咽干失眠，高血压见有上述症状者亦可使用。口服，10mL/次，2~3次/日[153]155。

10. 首乌强身片

处方：制何首乌409g，墨旱莲273g，杜仲叶（盐水炒）46g，豨莶草91g，牛膝（炒）46g，桑叶46g，女贞子（蒸）182g，桑葚91g，金樱子68g，覆盆子91g。

制法：以上11味，取制何首乌220g粉碎成细粉，备用；剩余的制何首乌与其余10味加水煎煮2次，第1次3小时，第2次2小时，合并煎液，静置，滤过滤液浓缩至稠膏状，加入糊精适量与备用的制何首乌细粉，混匀，干燥，制成颗粒，压制成1 000片，即得。

质量控制：本品为黑褐色的片；味甘、微苦。检查应符合《中华人民共和国药典》片剂项下有关规定。

临床运用：本品补肝肾，强筋骨。用于肝肾虚弱，头晕眼花，四肢酸麻，腰膝无力，夜尿频多。口服，3片/次[15]137。

11. 肝肾康糖浆

处方：制何首乌312.5g，熟地黄45g，女贞子136g，五味子45g，山药（炒）90.5g，甘草（蜜炙）22.5g，黄精（酒制）90.5g，当归45g。

制法：以上8味，取熟地黄、女贞子、五味子、甘草、黄精加水煎煮2次，每次2小时，合并煎液，滤过，滤液浓缩至适量，加1.5倍量的乙醇，搅匀，静置使沉淀取上清液，回收乙醇备用；其余3味，粉碎成细粉，照渗漉法，用65%乙醇作溶剂，浸渍24小时后，缓缓渗滤，待有效成分完全滤出，收集滤液，回收乙醇，浓缩至适量，静置，取上清液与上述药液合并，静置，滤过，滤液浓缩至适量，加入蔗糖650g和防腐剂适量，煮沸使溶解，滤过，加水至1 000mL，搅匀，即得。

质量控制：本品为褐色的黏稠液体；气微香，味甜、微辛、苦、涩。检查相对密度应不低于1.25；其他应符合《中华人民共和国药典》糖浆剂项下有关规定。

临床运用：本品滋补肝肾，调血益血，收敛精气。用于贫血，黄瘦，须发早白等。口服，10mL/次，3次/日[78]83。

12. 肺结核丸

处方：制何首乌600g，白及600g，土鳖虫150g。

制法：以上3味，粉碎成细粉，过筛，混匀。每100g粉末加炼蜜50g与适量的水，泛丸，干燥，即得。

质量控制：本品为棕褐色的水蜜丸；气微腥，味苦、微甜。检查应符合《中华人民共和国药典》丸剂项下有关规定。

显微鉴别：取本品，置显微镜下观察：草酸钙簇晶直径10~110μm。草酸钙针晶束存在于类圆形黏液细胞中，或随处散在，针晶长18~88μm 。体壁碎片黄色或棕红色，有圆形毛窝，直径8~24μm，有的具长短不一的刚毛。

临床运用：本品敛阴补肺。用于肺空洞，肺出血。口服，9g/次，3次/日[18]143。

13. 金樱首乌汁

处方：何首乌100g，地黄15g，金樱子提取液400mL，狗脊100g，当归5g，菟丝子8g，川芎5g。

制法：以上7味，除金樱子提取液外，其余6味加37°米酒600mL，密闭浸渍45~60天，放出浸出液，加入金樱子提取液，搅匀，取混合液50份，加入蔗糖0.9份，搅匀，静置，滤过，即得。

质量控制：本品为暗棕色的液体；气微香，味微甜、微苦涩。检查乙醇量应为20%~25%；应符合《中华人民共和国药典》合剂项下有关规定。

临床运用：本品养血益肝，固肾益精，强筋健骨，乌须黑发。用于肝肾亏损、阴虚血少所致的腰酸、耳鸣、头晕眼花、筋骨痿软、脱发、白发、阳痿、遗精、月经失调、崩漏带下。口服，10~20mL/次，3次/日[76]95。

14. 常通舒冲剂

处方：何首乌750g，当归500g，赤芍500g，火麻仁500g，桑葚500g。

制法：以上5味，加水煎煮2次，每次1小时，合并煎液，滤过，滤液浓缩至相对密度为1.08（60~70℃），待冷至室温，加等量乙醇，搅匀、静置，取上清液浓缩成相对密度为1.34~1.36（60~70℃）的浸膏。取浸膏1份，加蔗糖粉3.5份和糊精1份，制成颗粒，干燥，即得。每袋装20g。

质量控制：本品为黄棕色颗粒；味甜，微苦。检查应符合《中华人民共和国药典》冲剂项下有关规定。

临床运用：本品滋阴养血，润肠通便。用于习惯性便秘，老年性便秘及产后便秘等症。开水冲服，20g/次，2~3次/日。孕妇及舌苔厚腻的病人不宜服用[76]165。

15. 益肾乌发口服液

处方：何首乌（黑豆酒炙）250g，当归62.5g，补骨脂（黑芝麻5g炒）31.3g，枸杞子62.5g，沙苑子62.5g，茯苓62.5g，牛膝62.5g。

制法：以上7味，加水煎煮2次，第1次3小时，第2次1小时，滤过，合并滤液，静置24小时，取上清液，减压浓缩成相对密度约为1.10（50℃）的浸膏，加入炼蜜250g、糖浆150g（取蔗糖100g，加水煮沸使溶解，滤过，即得），苯甲酸钠3g及加热煮沸，放冷，调整总量至1 000mL，搅匀，冷藏24小时，取上清液，灌封，灭菌，即得。每支装10mL。

质量控制：本品为棕褐色的液体；气香，味甜。检查相对密度应为 1.10~1.18；pH 应为 4.0~6.0；应符合《中华人民共和国药典》合剂项下有关规定。

薄层鉴别：

鉴别对象	供试品溶液	对照品溶液	层析条件	检视与结果
何首乌	本品加盐酸、氯仿回流，取氯仿层，用水洗涤，氯仿液浓缩	何首乌对照药材，同法制成对照药材溶液	硅胶 G 薄层板，苯－乙醚（1:1）为展开剂	日光下检视。供试品色谱中，在与对照品色谱相应的位置上，显相同颜色的斑点

临床运用：本品补肝肾，乌须发。用于肝肾两虚引起的须发脱落、早白。口服，10mL/次，2 次/日[79]156。

16. 生血宝颗粒

处方：制何首乌 645g，女贞子 807.5g，桑葚 807.5g，墨旱莲 807.5g，白芍 645g，黄芪 645g，狗脊 645g。

制法：以上 7 味，碎断后加水浸泡 20 分钟，保持微沸煎煮 2 次，第 1 次 2 小时，第 2 次 1.5 小时，合并煎液，滤过，滤液浓缩到相对密度为 1.35~1.40（60~65℃）的浸膏，真空干燥至干浸膏，加入蔗糖与糊精（蔗糖：糊精=4：1）适量，混合粉碎，制粒，过筛，包装即得。每袋装 8g；4g。

质量控制：本品棕黄至棕褐色颗粒，气微香，味甜、微苦。检查应符合《中华人民共和国药典》颗粒项下有关规定。

薄层鉴别：

鉴别对象	供试品溶液	对照品溶液	层析条件	检视与结果
制首乌	本品加热水溶解，加氯仿回流，氯仿液用水洗涤，蒸干，残渣加氯仿溶液	大黄素对照品的乙醇溶液	硅胶 G 薄层板，环己烷－醋酸乙酯－氯仿－甲醇（15:9:6:4）为展剂	日光下检视。供试品色谱中，在与对照品色谱相应的位置上，显相同颜色的斑点

临床运用：本品养肝肾，益气血。用于恶性肿瘤放化疗所致的白细胞减少及神疲乏力，腰膝疲软，头晕耳鸣，心悸，气短，失眠，咽干，纳差食少等症。开水冲服，8g/次，2~3次/日[154]58。

高良姜

【异名】 高凉姜，良姜，蛮姜，小良姜，海良姜。

【释名】 陶弘景云："出高良郡，"故名。高良，原作高凉。故《岭表录异》亦作"高凉姜"。

【本草记载】 本品始载于《名医别录》，列为中品。据《本草图经》载："春生茎叶如姜苗而大，高一二尺许，话红紫色如山姜。"将本草文字记载及其所附绘图与现用高良姜比较，其形态特征相似[81]599。

【来源】 姜科植物高良姜 *Alpinia officinarum* Hance 的干燥果实、干燥根茎。

【原植物形态】 多年生草本，高 30~110cm。根茎圆柱状，横生，棕红色，直径 1~1.5cm，具节，节上有环形膜质鳞片，节上生根。茎丛生，直立。叶无柄或近无柄。叶片线状披针形，长 15~30cm，宽 1.5~2.5cm，先端渐尖或尾尖，基部渐窄，全缘，两面无毛。叶鞘开放，抱茎，具膜质边缘；叶舌膜质，长 2~3cm，不开裂。总状花序顶生，直立，长 6~15cm，花序轴被绒毛，花萼筒状，管长 8~14mm，先端不规则 3 浅圆裂；花冠管漏斗状，长约 1cm，花冠裂片 3，长圆形，唇瓣卵形，白色而有红色条纹，长约 2cm，侧生退化雄蕊锥状。发育雄蕊 1，长约 1.6cm，生于花冠管喉部上方。子房 3 室，密被绒毛，花柱细长，基部下方具 2 个合生的圆柱形蜜腺，柱头 2 唇状。蒴果球形，不开裂，直径约 1.2cm，被绒毛，熟时橙红色。种子具假种皮，有钝棱角，棕色。花期 4~9 月，果期 8~11 月[155-156]。

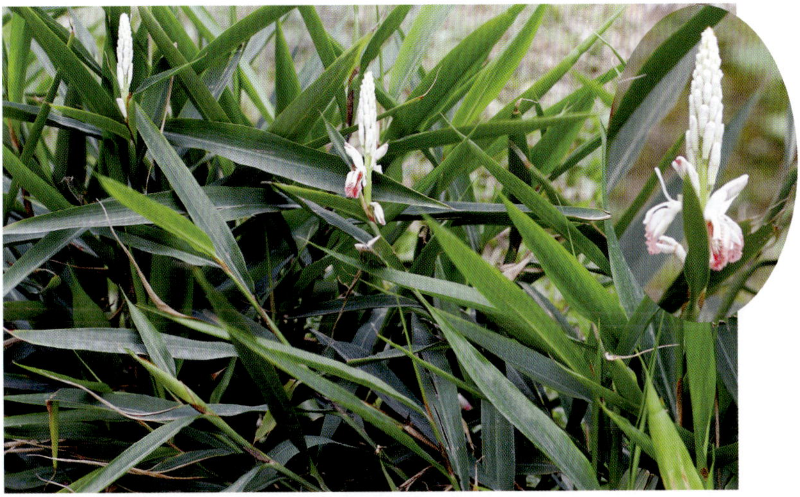

原植物图

【生境分布】 高良姜主要分布于台湾、海南、广东、广西、云南等地。在广东湛江徐闻建有全国最大的高良姜栽培基地[157]。

【栽培技术】

1. 生物学特性

高良姜喜温暖湿润的气候，不耐霜寒，极耐干旱，怕涝浸。一般年平均气温15℃以上均能正常生长，但以年平均气温22~28℃最为适宜。一般年降雨量1 500~2 000 mm，空气相对湿度80%~90%，土壤含水量25%~30%最适宜生长。苗期不适应强光照，要求有一定的荫蔽条件。对土壤要求不严，但以土层深厚、疏松肥沃、富含腐殖质的酸性或微酸性红壤、砂质壤土或黏壤土为佳，适宜的pH为5.5~6.5。碱性太大、贫瘠、干旱的砾质土中生长不良。

广东徐闻产区：广东省西南部，为我国大陆的最南端，即东经109°05′，北纬20°03′，为北回归线以南的低纬度地区，境内坡丘平缓，绵延不绝。地势自北向东、西、南三面沿海倾斜，土层深厚，疏松肥沃。气候条件属热带、南亚热带季风气候，终年受海洋气候调节，冬无严寒，夏无酷暑。年平均气温23℃；年平均降雨量 1 417~1 802 mm；在主产区年平均气温 23.3℃，极端最高气温 38.8℃，极端最低气温 2.2℃。十分适宜高良姜的生长。高良姜种植地多远离居民点，大气无污染源，符合国家要求；土壤环境质量经检测达到国家 GB15618—1995 的二级标准。灌溉水经检测达到国家 B5084—92 农田灌溉水质标准。一般春秋两季下种，种植 4~6 年后即可采收。其栽培面积和产量最大。销往全国各地并出口，药用或作辛香料用。

广东湛江产区：位于广东省西南部，东经 110°30′，北纬 21°20′。境内地势多以台地、平原为主，属北热带温暖湿润气候地区。年平均气温在 23℃以上，降雨多集中在 4~9 月，年平均降雨量 1 800 mm；夏秋两季常有台风袭击。高良姜常与甘蔗轮生，其产量较小。

海南产区：东经 110°12′，北纬 18°44′。属热带季风气候，长夏无冬，高温多雨，年平均气温 25℃以上，年平均降雨量达 1 800 mm 以上。目前高良姜主要栽培于万宁兴隆。产量很小。

2. 繁殖方法

高良姜的繁殖可用根茎繁殖和种子繁殖，而根茎繁殖是高良姜大面积栽培常用的繁殖方法。育苗地宜选择具有一定荫蔽条件的山坡、溪边或灌木丛中，排灌方便、向阳背风、土壤肥沃的缓坡地段。选好地后，砍除苗地的杂木、杂草并就地处理作基肥，深翻 40~45cm，再经两犁两耙将泥土充分细碎，每 667 m^2 施入 2 500~3 000kg 经腐熟的农家肥，与表土混匀整平，做高 15cm、宽 1 m 的畦。

（1）种子繁殖

①选择留种母株：选择果粒大、饱满、味浓、产量高、无病虫害的植株为留种母株。

②采种及种子处理：高良姜的种子一般在 7~10 月陆续成熟，当果皮由绿色变为黄色或黄绿色时，分批采收，每 667m^2 播种育苗需鲜果量约 10kg 左右。选取粒大、饱满、呈红棕色而无病虫害的鲜果，剥去果皮，混入等量的细沙揉搓至种子与果瓤分开，

使种皮呈灰白色，有轻微损伤，以增加种子的通透性，利于种子发芽出苗。用清水漂洗细沙及果瓤，捞出种子，晾干水分（种子不宜曝晒）备用。

③播种：播种期在7~10月下旬，但最好为7~9月上旬。由于种子不宜久留，必须分批进行播种。在整好的苗床上，以10cm的行距横向开沟，深约2cm，宽6cm，将处理好的种子均匀撒在沟内，覆土略高于畦面，晴天浇水保湿，盖草。约20天种子发芽。一般育苗需半年才可移植。

（2）根茎繁殖

①选择根茎：选1~2年生粗壮、带5~6个芽、无病虫害、较肥硕的嫩根状茎；剪成长约15cm、带有2~3节的小段。

②繁殖季节：通常在春秋两季，结合采收高良姜时进行。

③繁殖方法：在整好的土地上，按株行距30cm×25cm开穴种植，每穴种1~2段，覆土后稍压实，浇定根水。每亩用根茎约100kg。

3. 移栽定植

（1）整地

因高良姜喜热带、亚热带气候，耐旱不耐霜冻。要求土层深厚、疏松、肥沃的酸性或微酸性砂质壤土。故宜选排灌方便、土层深厚、肥沃、疏松的坡地或缓坡地进行种植。也可在防护林下，或果木林下种植。先进行整地，把杂草灌木除净，深翻30cm以上，拾净石块、树根、草根，让土壤熟化，并下足基肥，每667m^{2}施入2 000~2 500kg的腐熟的农家肥作基肥，不需作畦。按株行距45cm×75cm开穴，穴的规格为40cm×40cm×30cm。

（2）定植

宜在3~4月的晴天早晨或阴雨天进行。当种子苗高10cm以上时出圃定植，每穴种2株幼苗，或每穴种1个根状茎，芽头向上，边放边填土，种后覆土压实，然后再覆细土5~6cm厚。

4. 田间管理

（1）遮阴

高良姜嫩苗不适应强光照，要求有一定的荫蔽条件。育苗初期，应在畦上盖稻草遮阴。发芽后，应及时揭去盖草，并适当搭棚遮阴。

（2）除草

未封行前，行间易生杂草，应及时除去，否则会争夺水肥，影响生长。一般前期除草 2~3 次，封行后夏秋各 1 次。

（3）浇水

种子播种后，应保持畦面土壤湿润以利发芽。定植后遇天气干旱应浇水或灌溉，以保持土壤湿润，促进植株分蘖和根茎生长。

（4）追肥

种植后约 30 天淋施 1 次 2%的尿素。植株封行后追施 1 次复合肥，每 667 m^2 20~25kg。秋末结合清园培土每 667 m^2 施 3 000kg 的腐熟农家肥。

移植后第二年清明前后施肥，雨天每 667 m^2 撒施尿素 10kg。6~7 月结合中耕每 667 m^2 施用 50kg 过磷酸钙与 3 000~5 000kg 的腐熟农家肥混合肥，或施复合肥 50kg。

在主产区还有用糖厂榨糖后产生的蔗水灌施，每 667 m^2 施用 2 000kg。

（5）松土、培土

种植后第 2 年，在植株周围用犁或锄开沟松土，同时进行培土；或在秋末冬初结合清园用土杂肥和表土培壅在植株基部，对促进生长、加速萌发有利。

（6）间作、混种

可在芒果林下间种，也可与菠萝、红薯等作物混种。可提高土地利用率，增加收益，通常在幼龄期间种一些短期生的经济作物，如菠萝、木薯、红薯、剑麻等。

5. 病虫害防治

（1）病害

高良姜的病害主要有根茎腐病。

病原：半知菌亚门多种镰刀菌 *Fusarium* sp.。

症状：主要在根部发生，根茎染病初期在表面上产生不规则黑斑，且不断扩展，致表面大部分变黑，并向木质部扩展，造成全部根茎腐烂，病株生长衰弱，叶小发黄，植株萎蔫直至枯死。

发病规律：多发生在高温季节或多雨季节，在积水多的条件下容易发病。

防治方法：发病初期，拔除病株，并用石灰粉消毒，尽量避免病菌传播。同时，加强田间管理，改善周围环境，做好通风、透光、排水等工作，提高植株自身的抗病能力，减少病虫害的发生。发病后用 0.2~0.4 波美度的石硫合剂灌根防治。

(2) 虫害

高良姜的虫害多为扁蜗牛和钻心虫。

①扁蜗牛 *Bradybaena similaris* (Ferussac)：

为害状：扁蜗牛为杂食性软体动物，喜食植株幼嫩组织，如嫩叶、新芽、根端等部位，造成不规则伤痕或孔洞。

发生规律：春暖时即开始活动，喜欢阴湿有遮阴的环境，于夜晚冷凉或阴雨潮湿白天出没，尤其夏季高温多雨期活动最频繁，生长较迅速。

防治方法：清理栽培环境，注意周边卫生，清除杂草。发生虫害时用 40%的乐果乳油 1 000 倍液喷杀，每隔 7~10 天喷 1 次，连续喷 2~3 次。

②钻心虫 *Ostrinia furnacalis* (Guenee)：

为害状：主要危害嫩叶和茎尖。幼虫孵出后即蛀食茎，在虫孔处留有粪屑。幼虫主要集中在茎中上部蛀食，被害茎秆枯黄凋萎，很易折断，造成茎空心，植株营养供应不足，枯萎死亡。

发生规律：多于春季或新芽萌发时发生。

防治方法：加强农业综合防治措施，种植前冬耕深翻，减少虫源基数。药剂防治，用微生物农药“HD-1”1 000 倍液，杀螟杆菌每毫升含 1 亿孢子液喷洒防治。

【采收加工】 高良姜野生品全年均可采收，栽培品种种植 4~6 年可收获，但 5~6 年时，根茎中所含粉质多，气味浓产量更高，质量更好。通常在 4~6 月或 10~12 月采挖根茎。选择晴天，先割除地上部分茎、叶，然后用犁深翻，把根状茎逐一挖起进行收集。通常每 667m^2 可产鲜品 2 000~3 000kg。

将收获的根茎，除去地上部分、泥土、须根及鳞片，洗净，截成 5~6cm 长的小段，晒干。晒至六七成干时，堆在一起闷放 2~3 天，再晒至全干，则皮皱肉凸，表皮红棕色，质量更佳[6]。

【药材鉴别】

1. 性状鉴别

本品呈圆柱形，多弯曲，有分枝，长 5~9cm，直径 1~1.5cm。表面棕红色至暗褐色，有细密的纵皱纹及灰棕色的波状环节，节间长 0.2~1cm，一面有圆形的根痕。质坚韧，不易折断，断面灰棕色或红棕色，纤维性，中柱约占 1/3。气香，味辛辣。一般以分枝少、色红棕、气味浓者为佳。

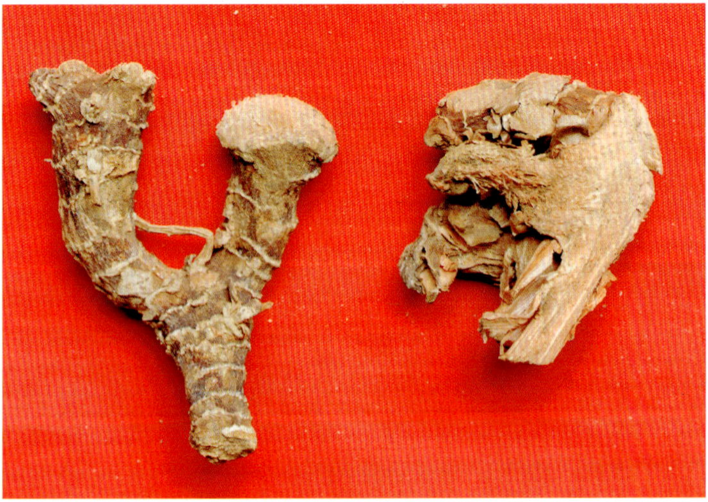

高良姜药材

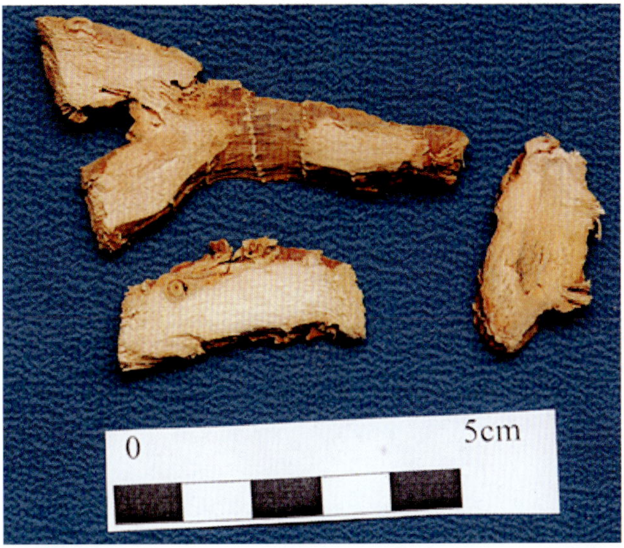

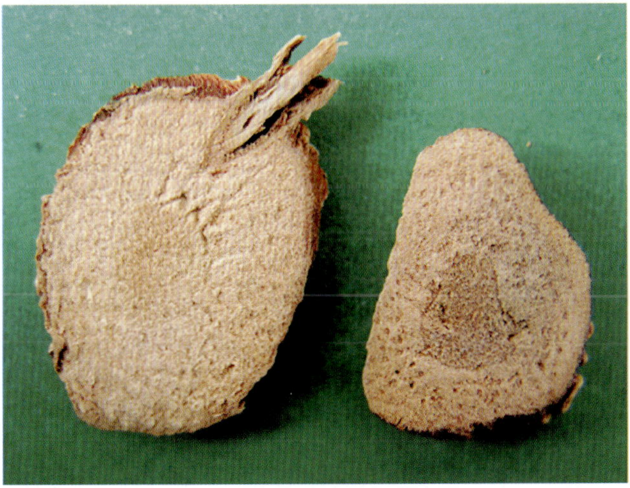

高良姜饮片

2. 显微鉴别

(1) 横切面

表皮细胞外壁增厚，有的含红棕色非晶形物。皮层中叶迹维管束较多，外韧型。内皮层明显。中柱外韧型维管束甚多，束鞘纤维成环，木化。皮层及中柱薄壁组织中散有多数分泌细胞，内含黄色或红棕色树脂状物。薄壁细胞充满淀粉粒。

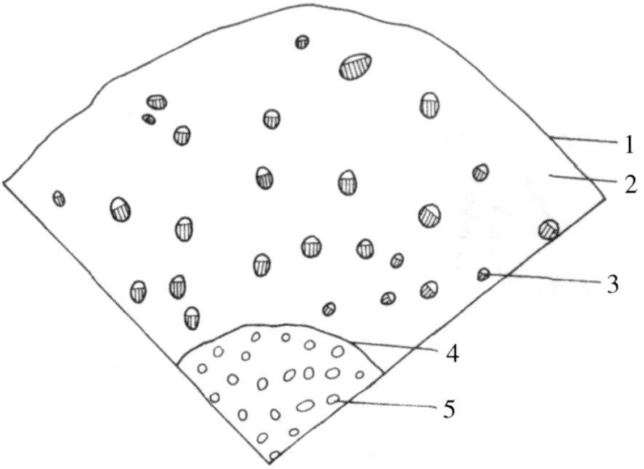

高良姜横切面组织简图[20]

1. 表皮　2. 皮层　3. 维管束　4. 内皮层

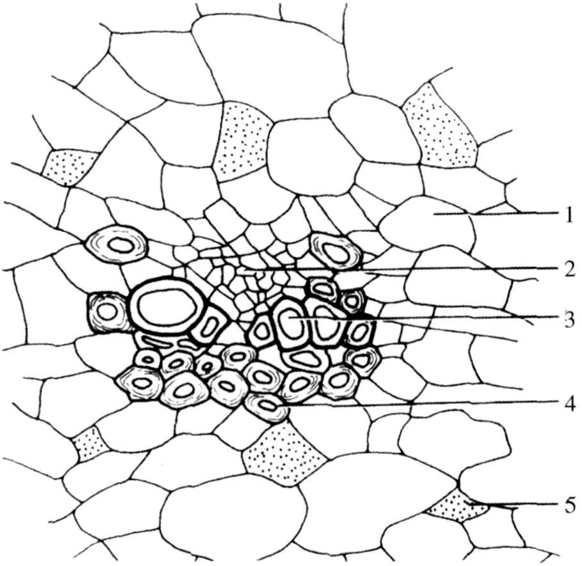

高良姜根茎横切面组织详图[20]

1. 薄壁细胞　2. 韧皮部　3. 导管　4. 维管束鞘纤维　5. 分泌细胞

（2）粉末

棕黄色。淀粉粒很多，单粒长椭圆形、长卵形、菱角形或类圆形，少数中部突出类分枝状，长 25~45μm，直径 8~28μm，脐点点状或三叉状，多数偏于一端，层纹多不明显或隐约可见，复粒由 2~8 分粒组成。纤维单个散在或成束，直径 20~38μm，壁稍厚，具斜形纹孔，非木化。导管以网纹、梯纹和螺纹为主，直径 20~60μm。

3. 理化鉴别

①取本品粉末 1g，加乙醚 10mL，浸渍 15 分钟，时时振摇，滤过，滤液挥干后，得芳香辛辣的黄色油状物，加浓硫酸 1 滴与香草醛结晶 1 粒，即显紫红色。

②取本品粉末 1g，加 95%乙醇浸泡 30 分钟，滤过。取滤液 1 滴，滴于滤纸上，氨熏后显黄色；挥去氨后颜色变浅，喷以 1%三氯化铝试液，置荧光灯下观察，显黄绿色荧光。

③取高良姜粉末 5g，加水 200 mL，连接挥发油测定器，自测定器上端加水溢流至烧瓶，加正己烷 2~3 mL，连接回流冷凝管，加热至微沸，并保持 2 小时，放冷，分取正己烷通过铺有无水硫酸钠约 1g 的漏斗滤过，滤液置 5 mL 量瓶中，挥发油测定器内壁用正己烷少量洗涤，洗液并入同一量瓶中，用正己烷稀释至刻度，摇匀，作为供试品溶液。另取高良姜对照药材，同法制成对照药材溶液。吸取上述两种溶液各 10μL，分别点于同一硅胶 G 薄层板上，以甲苯-乙酸乙酯（19∶1）为展开剂，展开，取出，晾干，喷以 5%香草醛硫酸溶液，在 105℃加热至斑点显色清晰。供试品色谱中，在与对照药材色谱相应的位置上，显相同颜色的斑点。

【炮制】

1. 净制

除去杂质，洗净。

2. 切制

洗净，润透，切薄片，晒干。

【商品规格及质量】

1. 商品规格

《广东省地产药材商品规格质量标准》将本品分一、二等。

一等：干货，除净苗茎须根，红棕色，肥壮结实，气味香辣，长2.4~4cm，中部围径3cm以上，横枝不超过两条，无死姜，无虫蛀、霉变。

二等：中部围径要求在1.5cm以上，余与一等同。

2. 质量评价

高良姜以根茎饱满，皮皱肉凸（反口），分枝少，色棕红，气香，味辛辣者为佳。通常认为家种品优于野生品。

3. 伪品

姜科植物大高良姜 *Alpinia galanga*（L.）Swartz 的干燥根茎，一些地区有作为高良姜药用。该品根茎粗大，故又称大良姜，直径1.5~3cm，体轻质松，纤维质多，粉性小，表面灰黄色或浅棕色，气弱味淡。该品不宜作高良姜入药，但果实称红豆蔻，别名山姜子，为另一种中药。

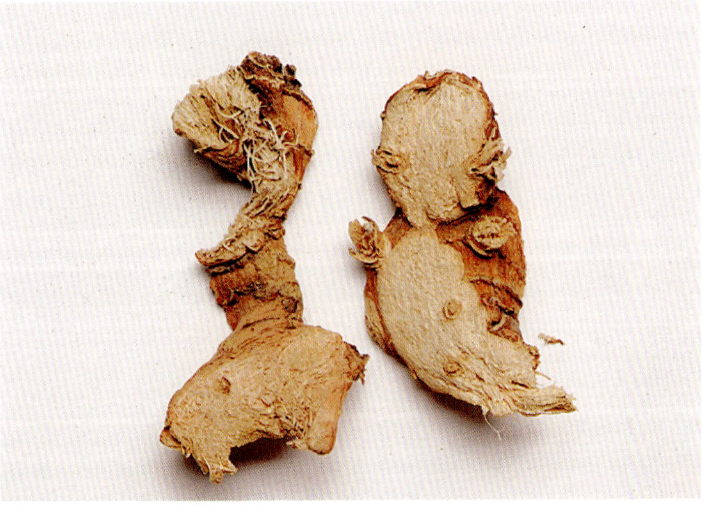

高良姜伪品——大良姜

【化学成分】 高良姜素（galangin）；丁香酚（eugenol）；槲皮素（quercetin）[34]325；姜黄素（curcumin）[158]；1,8-桉油精（1,8-cineole），含量为 0.1%~0.5%[158-159]。山柰酚（kaempferol）；槲皮素-3-甲醚（quercetin-3-methylether）；异鼠李素（isorhammetin）；山柰素（kaempferiole）；高良姜素-3-甲醚（galgngin-3-methylether）；山柰酚-7-甲醚（kaempferol-7-methyl ether）；7-羟基-3,5-二甲氧基黄酮（7-hydroxy-3,5-dimethoxyflavone）；良姜素（alpinin）；7-(4″-羟基，苯基)-1-苯基-4-庚烯-3-酮［7-(4″-hydroxyphenly)-1-phenyl-4-hepten-3-one］；5-羟基-1，7-双(4-羟基-3-甲氧苯基)-3-庚酮［5-hydroxy-1,7-bis（4-hydroxy-3-methoxy phenyl)-3-heptanone］；5-甲氧基-7-(4″-羟基苯基)-1-苯基-3-庚酮［5-methoxy-7-(4″-hydroxyphenyl)-1-phenyl-3-heptanone］；5-甲氧基-1，7-双苯-3-庚酮（5-methoxy-1,7-diphenyl-3-heptanone）；5-羟基-7-(4″-羟基-3″-甲氧苯基)-1-苯-3-庚酮［5-hydroxy-7-(4″-hydroxy-3″-methoxyphenyl)-1-phenyl-3-heptanone］；(3R,5R)-1-(4-羟基苯基)-7-苯庚烷-3,5双醇［(3R,5R)-1-(4-hydroxy-phenyl)-7-phenylheptane-3,5-diol］；八氢姜黄素（octahy-drocurcumin）；1,7-双苯庚基-4-烯-3-酮（1,7-diphenylhept-4-en-3-one）；7-(4″-羟基-3″-甲氧苯基)-1-苯庚基-4-烯-3-酮［7-(4″-hydroxy-3″-methoxyphenyl)-1-phenylhept-4-en-3-one］；7-(4″-羟基-3″-甲氧苯基)-1-苯-3,5-双庚酮［7-(4″-hydroxy-3″-methoxyphenyl)-1-phenyl-3,5-heptadione］；5-羟基-7-(4″-羟基苯基)1-苯基-3-庚酮［5-hydroxy-7-(4″-hydroxyphenyl)-1-phenyl-3-heptanone］；3,4-二羟基苯甲酸（3,4-dihy-droxybenzoic acid）；4-苯基异丁酮（4-phenylon-2-one）；苯基丙醛（3-phenyl-propanal）；α-蒎烯（α-pinene）；4-丙烯醇-3-甲酯苯酚（phcnol 4 3-hydroxy-1-propenyl）；十六碳酸（palmitic acid）；β-愈创木烯（β-guaiene）；α-萜品醇（α-lerpineol）；γ-榄香烯（γ-elemene）；高良姜酚（galangol）；桂皮酸甲酯（methyl cinnamate）；荜澄茄烯（cadinene）；

β-谷甾醇（β-sitosterol）；豆甾醇（stigmasterol）；菜油甾醇（campesterol）；6-姜酚（6-zingerol）；苄基丙酮（benzylacetone）；优良姜醇（eualpinol）[34]326。

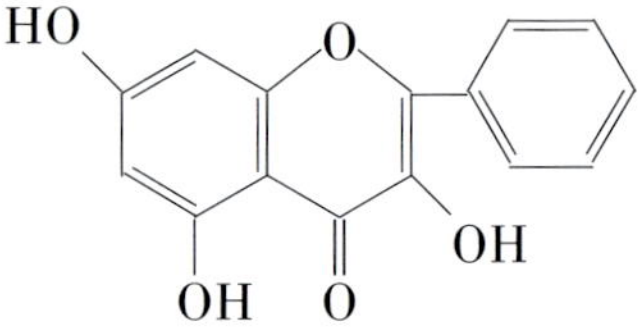

高良姜素（galangin）

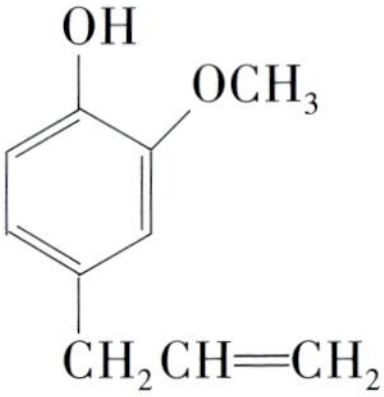

丁香酚（eugenol）

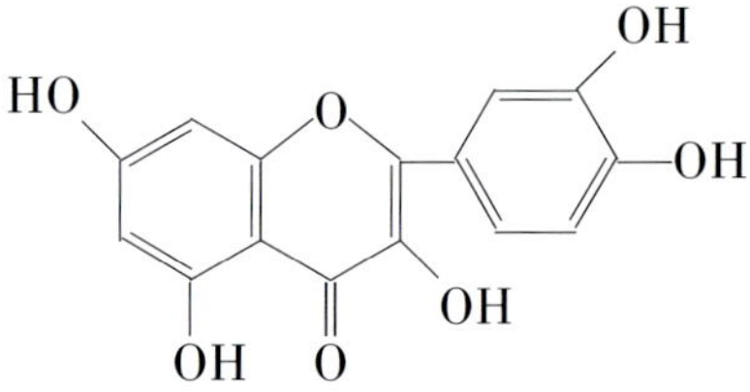

槲皮素（quercetin）

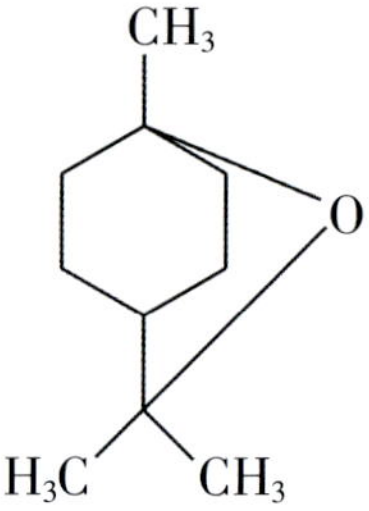

1,8-桉油精（1,8-cineole）

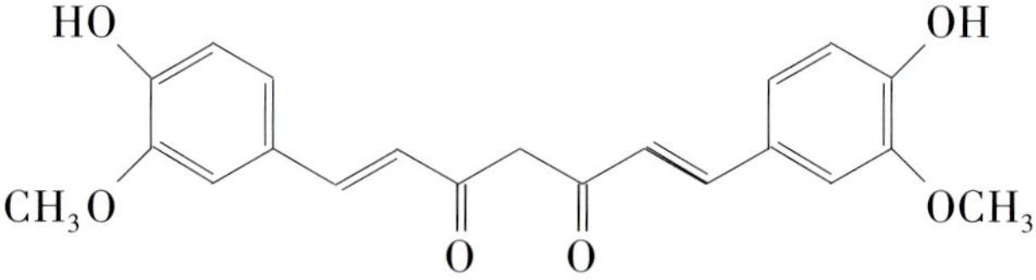

姜黄素（curcumin）

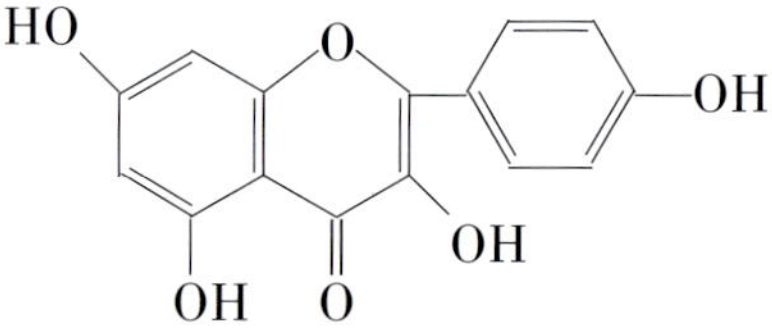

山柰酚（kaempferol）

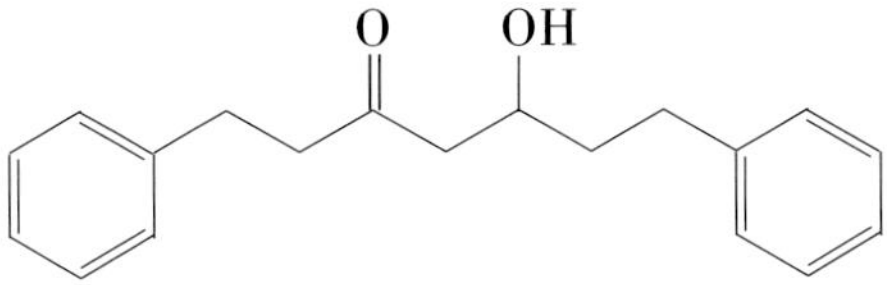

5–甲氧基–1,7–双苯–3–庚酮
（5–methoxy–1,7–diphenyl–3–heptanone）

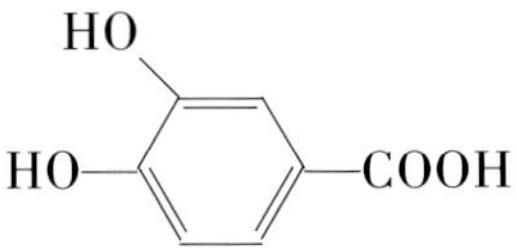

3,4–二羟基苯甲酸
（3,4–dihy–droxybenzoic acid）

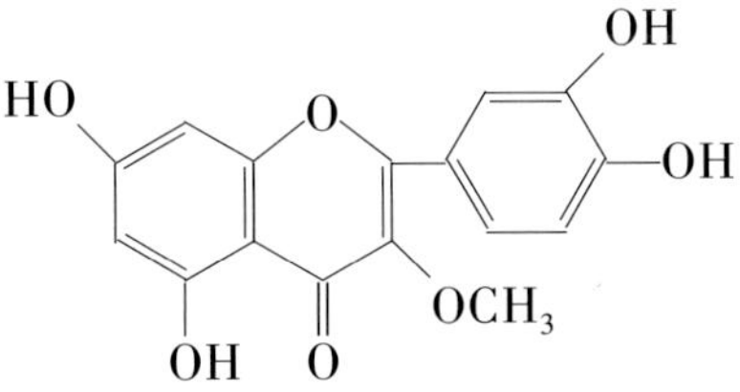

槲皮素–3–甲醚
（quercetin–3–methylether）

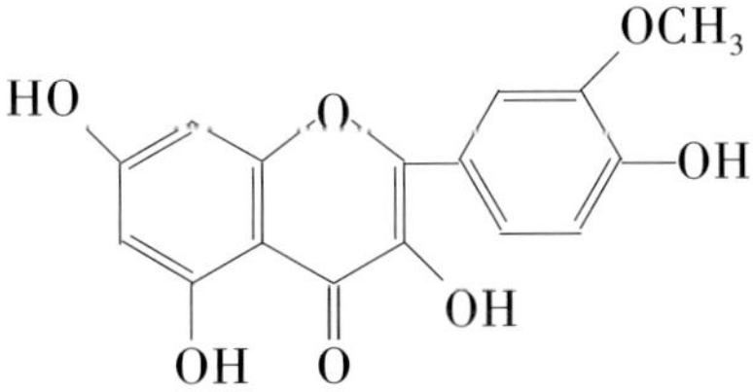

异鼠李素（isorhammetin）

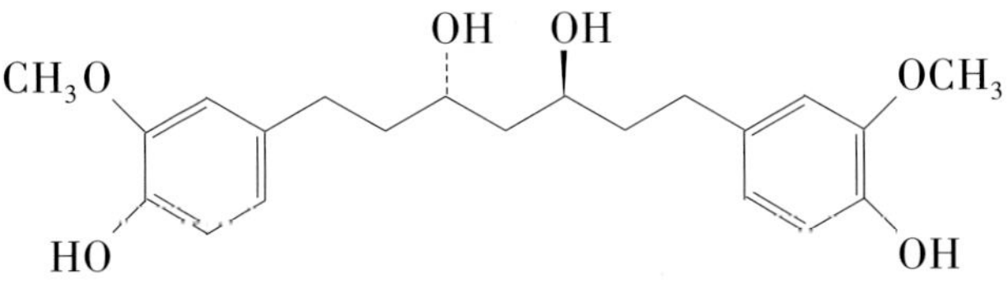

八氢姜黄素（octahy–drocurcumin）

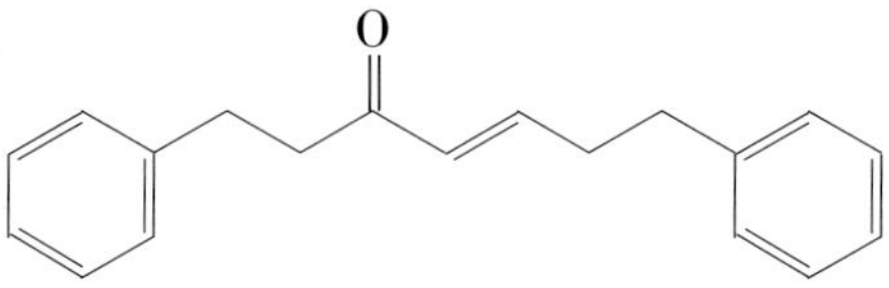

1,7-双苯庚基-4-烯-3-酮（1,7-diphenylhept-4-en-3-one）

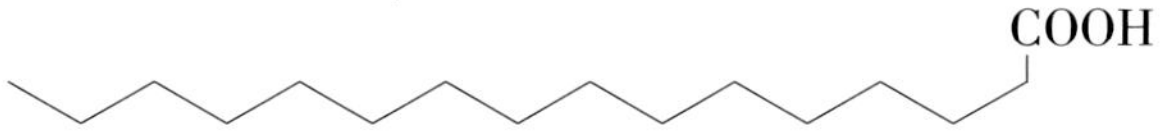

十六碳酸（palmitic acid）

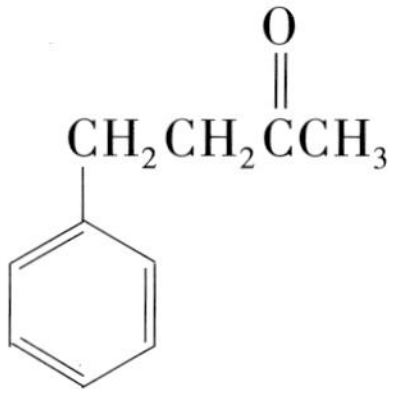

苄基丙酮（benzylacetone）

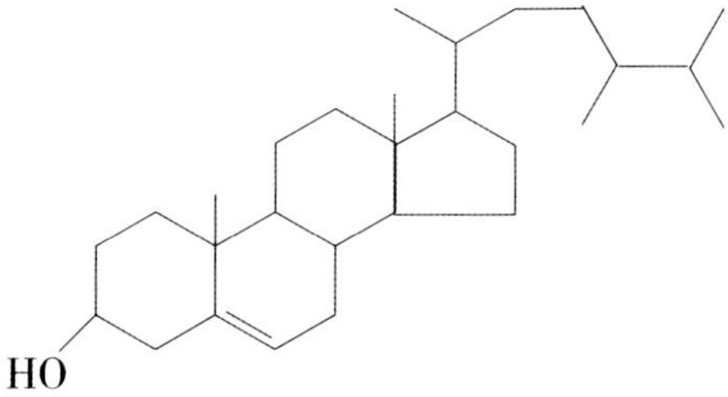

菜油甾醇（campesterol）

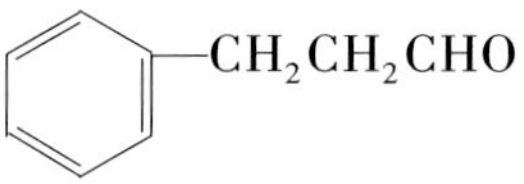

苯基丙醛（3-phenyl-propanal）

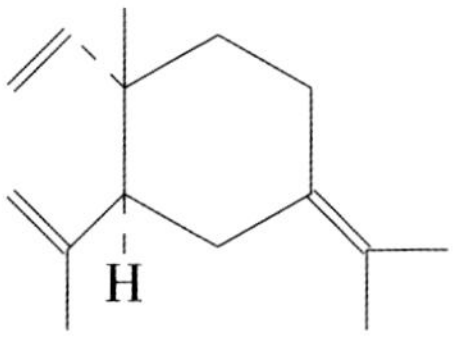

γ-榄香烯（γ-elemene）

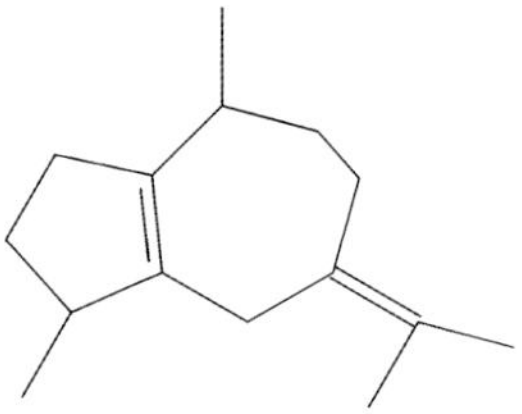

β-愈创木烯（β-guaiene）

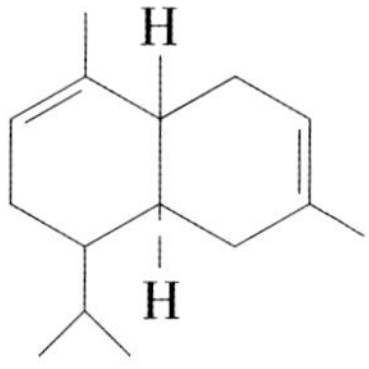

荜澄茄烯（cadinene）

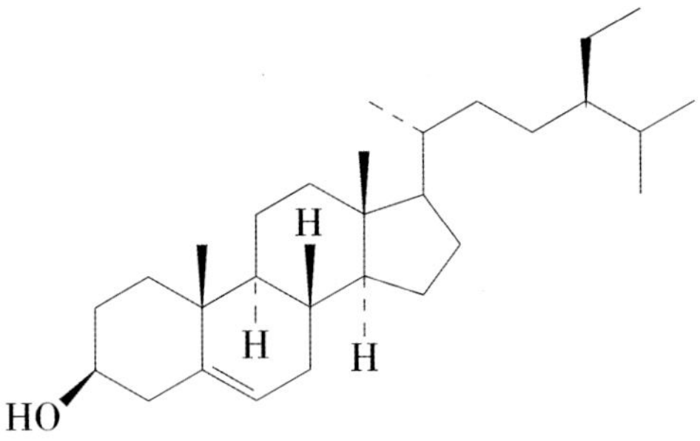

β–谷甾醇（β–sitosterol）

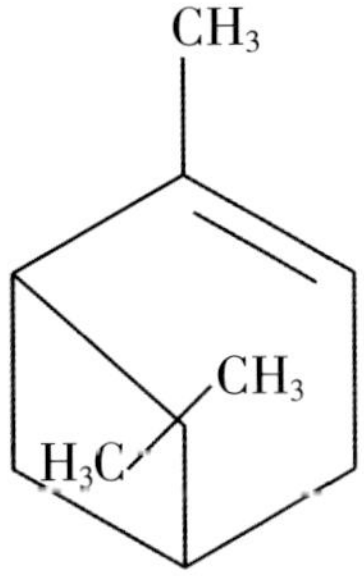

α–蒎烯（α–pinene）

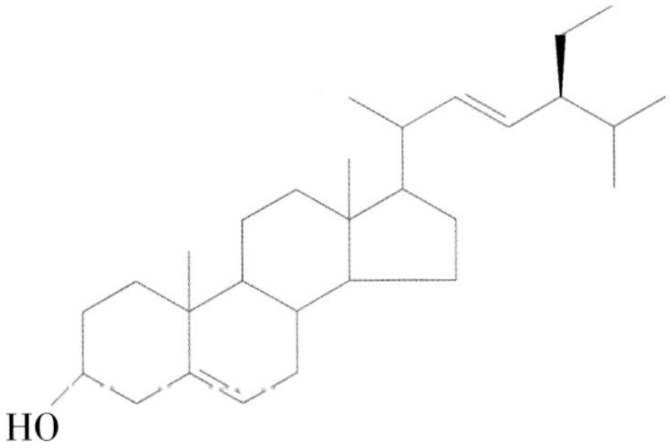

豆甾醇（stigmasterol）

【含量测定】

桉油精的含量测定按照 2005 年版《中华人民共和国药典》（一部）附录Ⅵ E 气相色谱法测定。

色谱条件系统适用性试验：以苯基甲基橡胶（SE–54）为固定相；涂布浓度 10%，柱温 130℃，进样口温度 190℃，检测器温度 230℃；理论板数按桉油精计算不低于 1 000。

对照品溶液的制备：精密称取桉油精对照品适量，加正己烷制成 1mL 含 2mg 的溶液，混匀，即得。

供试品溶液的制备：取本品（临用前粉碎，过三号筛）约 5g，精密称定，置圆底烧瓶中，加入水 200mL，连接挥发油测定器，自测定器上端加水溢流至烧瓶，加正己烷 2~3mL，连接回流冷凝管，加热到微沸，并保持2小时，放冷，分取正己烷液通过铺有无水硫酸钠约1g的漏斗，滤液置5mL量瓶中，挥发油测定器内壁用正己烷少量洗涤，洗液并入同一量瓶中，用正己烷稀释至刻度，摇匀，即得。

测定法：分别精密吸取对照品溶液与供试品溶液各2μL，注入气相色谱仪，测定，即得。

本品按干燥品计算，含桉油精（$C_{10}H_{18}O$）不得少于0.15%[22]202。

【现代药理】

1. 抗菌作用

用琼脂平板挖沟法作抗菌试验，100%高良姜煎剂对炭疽杆菌，α或β溶血性链球菌、白喉杆菌、肺炎链球菌、金黄色、柠檬色、白色葡萄球菌、枯草杆菌等，均有不同程度的抗菌作用。在试管内对人型结核杆菌略有抑制作用，但效力不及黄连等[160]。高良姜醇提物在10 mg/mL和1 mg/mL时对白色念珠菌、威克海姆原藻和啤酒酵母都有很强的抑制作用，而且高良姜醇提物对免疫病菌（phytophthora infestans）能达到100%的抑制。同时，高良姜醇提物具有抑制引起龋齿的链球菌活性的作用[158]。

2. 对血栓形成及凝血系统的影响

高良姜水提取物10g/kg，对实验性血栓形成时间稍有延长。20g/kg时，使实验性血栓形式的时间延迟，与对照组相比差异显著[161]。

3. 镇痛作用

高良姜醇提取物给小鼠灌胃，均有减少乙酸引起的扭体反应次数和延长热刺激痛反应潜伏期作用，水提取物具镇痛抗炎活性，而醚提取物只有镇痛作用[81,162]。

4. 对消化系统的影响

高良姜醚提取物灌胃，能显著对抗小鼠水浸应激型溃疡和大鼠盐酸损伤性溃疡；水提取物对小鼠胃肠推进有明显抑制作用。两种提取物都能显著对抗蓖麻油引起的腹泻，其水提取物对番泻叶引起的腹泻有效。水提取物对四氯化碳肝损伤大鼠有协同血清丙氨酸转氨酶和天冬氨酸转氨酶的升高作用。两种提取物对麻醉大鼠均有明显利胆作用，醚提取物作用较强[162]。通过小鼠镇痛和家鸽止呕药效指标模型，对高良姜不同化学部位（即水提液、醇提液、挥发油、水提乙酸乙酯萃取物、醇提乙酸乙酯萃取物）进行了筛选，结果显示各部位均具有镇痛、止呕双重药理作用，而且醇提物的活性强于水提物。药理药效学追踪试验证明，高良姜素和山柰素具有与高良姜功能主治相吻合的镇痛、止呕的药理作用，是镇痛止吐的主要有效成分。同时，Min 等研究发现，高良姜水提物对由酒精引起的小鼠胃损伤有明显的治愈作用，当剂量由 0.5 g/kg 提高到 2.0 g/kg 时，胃部损伤面积可减少 84%[158]。此外，高良姜水提物小剂量明显减慢小鼠胃肠推进，这可能是高良姜抗腹泻的一个机理。高良姜水提物、醇提物和挥发油均能显著抑制兔正常离体肠管的运动，但也有报道高良姜水煎剂不影响小鼠胃肠推进运动，高良姜水煎剂呈浓度依赖性地增大离体兔空肠(DIC)[163]。由高良姜等 5 种中药组成复方的药效强于其中任何单一中药的效果，推测是多种化学成分协同作用的结果[164]。

5. 降血糖作用

在正常雄性新西兰家兔的降血糖实验中，口服高良姜粉末 3 g/kg 时能明显降低血糖；甲醇提取液和水提取液的降血糖作用更明显，当日服剂量为 4 g/kg 时，8 小时后血糖显著降低。但高良姜粉末及其提取液对患有因四氧嘧啶诱导致糖尿病的家兔无效。因此，其降血糖作用可能是通过促进体内胰腺分泌胰岛素而实现的[165]。

6. 抗氧化作用

高良姜提取物抗氧化效果显著，对自由基生成的抑制率达 96.99%[166]。Lee 等研究发现，高良姜提取液能减轻氧化剂 HO 对 V79-4 细胞繁殖的抑制作用，用高良姜提取液处理过的细胞比未处理过的成活率提高了 48%，并推测高良姜中主要的抗氧化活性物质是黄酮醇类化合物，如山柰素-4-甲醚、高良姜素以及二芳基庚烷类化合物[167]。

7. 抗癌作用

Moon 等报道，高良姜素能有效降低甲基亚硝基脲（MNU）对小鼠肺细胞染色体的致畸作用，并且高良姜提取物能抑制7,12-二甲基苯并蒽引起的小鼠细胞畸变作用，抑制率为 57.1%。而对于促癌物质 TPA 诱发的小鼠耳部水肿，高良姜的甲醇提取物（1mg/耳）表现出明显抑制作用，有效率可达 70%[168]。经过对甲醇提取物分离，活性物质可能为黄酮醇和二芳基庚醇类化合物[169]。

8. 免疫促进作用

Bendjeddou 等发现，高良姜提取物能刺激小鼠内皮网状细胞生长，增加腹膜腔渗出细胞（PEC）的数目，并且促进脾脏细胞生长[170]。高良姜水提物（25mg/kg）能使 PEC 的数由原来的 4.8×10^6 个/只提高到 16.8×10^6 个/只。进一步研究显示，其中的多糖物质能促进清除血液中碳粒的能力，并通过促进淋巴细胞的有丝分裂而提高免疫力，提示水提液中的多糖可能是主要有效成分[170]。

9. 抗缺氧作用

高良姜醚提物和水提物都能延长断头小鼠（脑缺血缺氧）张口动作持续时间和氰化钾中毒（细胞内缺氧）小鼠存活时间。另采用 cy-2 测氧仪测定小鼠在常压密瓶内的耗氧速度、存活时间及死亡时瓶内残存的氧含量的办法，探讨了高良姜醚、水提物抗缺氧特点，发现其醚提物是通过减慢机体耗氧速度产生抗缺氧作用，而水提物是通过提高机体对低氧条件下的氧利用能力产生抗缺氧用[163]。

【药性】 辛，热。归脾、胃经。

【功能与主治】 温中止痛，止呕。主治脘腹冷痛；胃寒呕吐。

【用法用量】 煎服，3~10g。研末服，每次 3g。

【临床报道】 小儿消化不良：高良姜配伍大黄或槟榔等敷脐治疗小儿消化不良 300 例，痊愈 263 例[171]。

【现代制剂】

1. 牙痛药水

处方：荜茇 250 g，高良姜 250 g，细辛 250 g，丁香 91 g，冰

片 8g。

制法：以上 5 味，荜茇、高良姜、细辛用 60%乙醇回流提取，提取液全量为 5 232mL；丁香用乙醇提取，提取液全量为 1 540mL。将上述两种乙醇提取液与甘油 800mL 混合，冰片用乙醇适量使溶解，加上述溶液中；搅匀，用乙醇与水调整含乙醇量使全量成 8 000mL，静置 3 天，滤过，即得。每瓶装 5mL。

质量控制：本品为浅棕色的澄明液体；气香，味辛、凉。检查乙醇量应为 58%~62%；其他应符合《中华人民共和国药典》酊剂项下有关规定。

临床运用：本品止痛杀菌，防蛀。用于风火牙痛，牙龈红肿，虫蛀牙痛及一切神经牙痛。用药棉蘸药水涂于患处[75]39。

2. 胃炎康胶囊

处方：白芍 100g，甘草 100g，桂枝 50g，高良姜 50g，黄连 25g，柴胡 15g。

制法：以上 6 味，粉碎成细粉、过筛、混匀，装入胶囊，制成 1 000 粒，即得。每粒装生药粉 0.3g。

质量控制：本品为胶囊剂，内容物为棕黄色的粉末。气香、味辛、苦。检查水分不得过 7.0%；其他应符合《中华人民共和国药典》胶囊剂项下有关规定。

显微鉴别：取本品粉末，置显微镜下观察：鲜黄色石细胞类方形或多角形。单个或数个相集成群。石细胞类圆形，淡黄色或棕色、细胞壁三面厚一面菲薄。纤维束周围薄壁细胞含草酸钙方晶，形成晶纤维。薄壁细胞中含草酸钙簇晶，常数个排列成行。淀粉粒肾形，长卵形或棒槌形，脐点隐约可见。

临床运用：本品舒肝和胃，缓急止痛。主治胃脘疼痛，呕恶泛酸、烧灼不适。用于十二指肠溃疡、胆汁反流性胃炎、慢性胃炎等具有以上症状者。口服，8 粒/次，3 次/日[154]132。

二、叶类

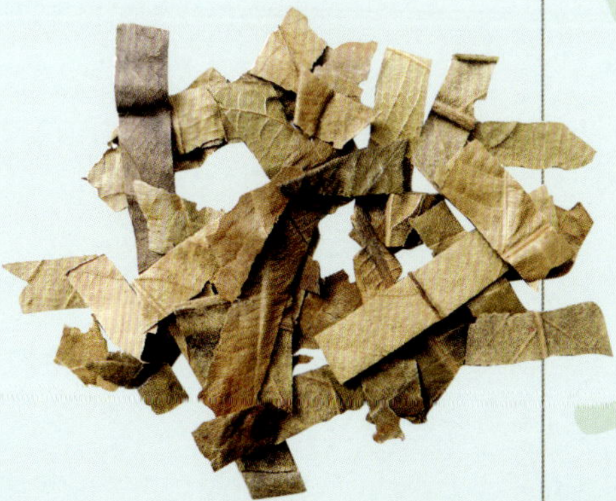

九里香

【异名】 满山香、千里香、过山香、千枝叶、千只眼。

【释名】 花极香，远处亦可知觉，因用“九里”、“千里”、“满山”、“过山”状其香[172]415，[173]942。

【本草记载】 九里香载于《岭南采药录》，《生草药性备要》名千里香、满山香。南方地区中草药手册对此多有记载。《中华人民共和国药典（一部）》1977年、1990年、1995年、2000年版均收载。

【来源】 芸香科植物九里香 *Murraya exotica* L.和千里香 *Murraya paniculata*（L.）Jack 的干燥叶和带叶嫩枝。

九里香属 *Murraya*（“*Murraea*”）由 Koenig ex Linn 发表于1771年，属芸香科 Rutaceae。主要分布地区是中国南部和中南半岛，仅少数特有种或变种延伸到斯里兰卡和新喀里多尼亚岛及澳大利亚东北部。本属植物全世界约有14种及2变种，我国有8种及1变种，其中7种1变种分布于我国云南、广东、广西、海南、湖南、福建等省区。根据《中国高等植物图鉴（补编）》的描述，九里香与千里香的区别是前者小叶的最宽处在叶片中部以上，后者反之。因此，前者小叶为倒卵形，后者为卵形[174]。

【原植物形态】

1. 九里香 *Murraya exotica* L.

常绿灌木或小乔木，高1~2 m，茎枝淡黄灰色。叶有小叶3~7片；小叶阔倒卵形或倒卵状椭圆形，长1~6 cm，宽0.6~3 cm，顶端圆或钝，稀急尖，全缘。近于平顶的伞房状聚伞花序，有花或多或少；花芳香，白色；萼片5，基部合生；花瓣5，长10~15 mm，常有油点；雄蕊10枚，花丝白色，花柱比子房纤细，与子房无明显界限，均绿色，柱头头状，黄色。果阔卵形或椭圆形，顶端急尖，一侧略偏斜，有时近圆球形，长 8~12 mm，厚 6~10 mm，橙黄至朱红色，果肉有黏胶质液，有种子1~2 粒，种子有短绵毛。花期 4~8 月，有时秋冬亦开花；果期9~12 月[175]。

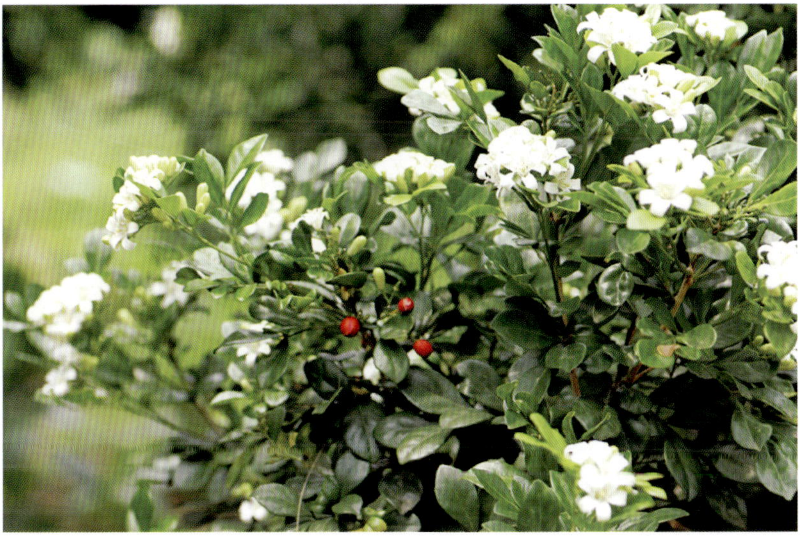

九里香原植物图

2. 千里香 *Murraya paniculata*（L.）Jack

常绿灌木或小乔木，木材极硬，高 3~8 m，秃净或幼嫩部被小柔毛。奇数羽状复叶，长 8~13 cm，叶轴不具翅，小叶 3~9 枚，互生，有时退化成 1 枚；变异极大，由卵形、倒卵形至近菱形，长 2~7 cm，宽 1~3 cm,，先端钝或钝渐尖，有时稍稍凹入，基部阔楔尖或楔尖，有时略偏斜，全缘。伞房花序短，顶生或生于枝条上部的叶腋内，有花数朵，白色，极芳香，花瓣 5，分离覆瓦状排列，长 1.2~1.5 cm，萼极小，5 深裂；雄蕊 10，花丝柔弱；子房上位，2 室，花柱柔弱，柱头头状，果卵形或球形，肉质，红色长 8~12 mm，先端尖锐，有种子 1~2 颗，花期秋季[176]。

【生境分布】

1. 九里香 *Murraya exotica* L.

沿海岸较干燥的沙土灌木丛中，零星散生，广泛栽培。分布于福建、台湾、广西等省区南部[175]。

2. 千里香 *Murraya paniculata* (L.) Jack

生于山野间或疏林中，也有栽培。产于广西宁明、那坡、隆林、凌云、乐业、南丹、东兰、都安、鹿寨、阳朔、灵川、金秀等县；分布于我国南至西南各省区[176]。

【栽培技术】

1. 生物学特性

九里香喜阳而又耐阴，耐旱而不耐寒。对土壤要求不严，但在排水良好的砂质壤土上生长良好。野生于山坡或林地边。

2. 繁殖方法

(1) 种子繁殖

种子处理：于冬季分批采收果皮变红成熟的果实，置于盆中，用水搓洗掉果皮，捞出种子晾干，用湿沙混合分层贮藏备用或随采随播。

直播：在整好的大田上，按行距 40cm 开沟条播，落种距离 5~10 cm，上覆盖一层薄细土，浇水保湿，出苗后需及时间苗。

育苗：在苗床上按行距 15cm 条播，落种距离 2~5cm，上覆一薄层腐熟厩肥，盖草浇水保湿。出苗后及时揭除盖草，追施稀薄人畜粪水。

(2) 分株繁殖

早春时挖起分株较多的母株，连根分成若干株，按行株距 40 cm×20 cm 开穴，每穴栽 1 株，栽后覆土压紧浇水。

3. 移栽定植

(1) 整地

选择土层深厚的砂质壤土坡地或平地，全面深翻 20~30cm，捡除草根，耙细土块，按宽 1.5 m、高 15cm 起畦，畦长随地形而定。四周挖排水沟。

(2) 定植

翌年苗高 30cm 以上时，即可按行株距 40cm×20cm 开穴移栽定植。

4. 田间管理

栽植成活后，每年中耕除草 3 次，春夏秋季各 1 次，结合中耕除草，每年追肥 3 次，追肥以农家肥或复合肥为主。平时注意定期浇水，防止干旱。

5. 病虫害防治

(1) 病害

灰斑病，主要危害叶片。

防治方法：发病期间，喷 60%代森锌可湿性粉剂 600~800 倍液或嗪胺灵 800 倍液。

(2) 虫害、螨害

①橘光绿天牛：主要为害枝条。

防治方法：发生期在虫孔内注入敌敌畏杀死幼虫。

②柑橘全爪螨：主要为害叶片及嫩芽。

防治方法：发生初期，喷 20%三氯杀螨砜 600~800 倍液或 0.2~0.5 波美度（夏季）或 1~2 波美度（冬季）石硫合剂防治。

【采收加工】

九里香以干燥叶和带叶嫩枝入药。栽后 2~3 年即可采收[27]。

【药材鉴定】

1. 性状鉴别

(1) 九里香

本品为折断的带叶小枝；小枝坚硬，多分枝，圆柱形，直径 1~5mm。表面灰褐色，具纵皱纹。质坚韧，不易折断，断面不平坦。羽状复叶有小叶 3~9 片，多已脱落；小叶片呈倒卵形或近菱形，最宽处在中部以上，长约 3cm，宽约 1.5cm；先端钝，急尖或凹入，基部略偏斜，全缘；黄绿色，薄革质，上表面有透明腺点，小叶柄短或近无柄，下部有时被柔毛。气香，味苦、辛，有麻舌感。

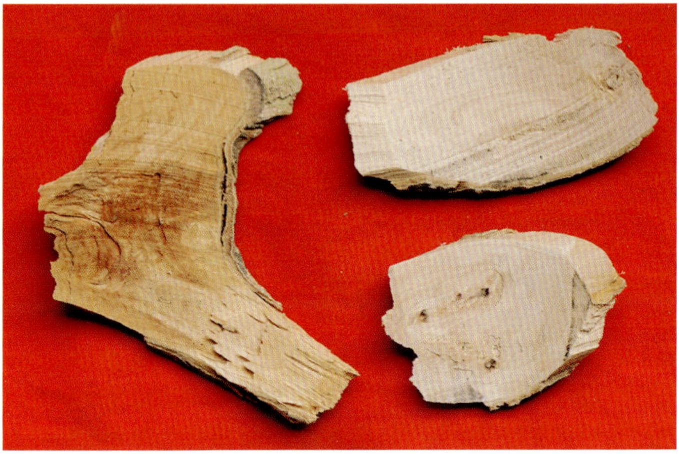

九里香茎切片

(2) 千里香

小叶片呈卵形或椭圆形，最宽处在中部或中部以下，长 2~8cm，宽 1~3cm，先端渐尖或短尖。

2. 显微鉴别

(1) 九里香叶的横切面

上、下表皮细胞各 1 列，长方形，其上可见单细胞非腺毛，

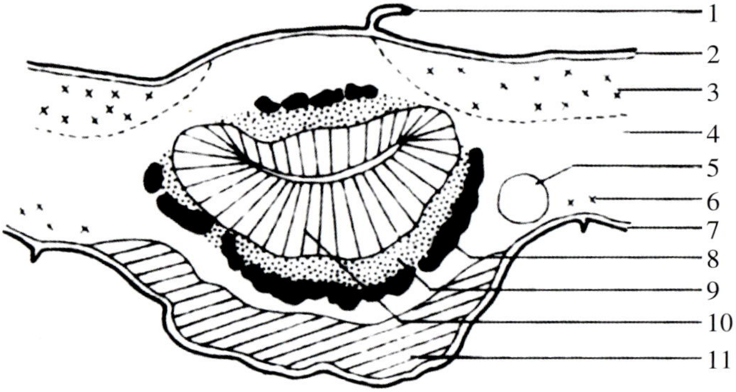

九里香叶横切面组织简图[173]943

1. 非腺毛 2. 上表皮 3. 栅栏组织 4. 海绵组织 5. 油室 6. 草酸钙簇晶 7. 下表皮 8. 纤维 9. 韧皮部 10. 木质部 11. 厚角组织

长 30~70（100）μm，直径 9~15 μm；叶肉组织不等面型，栅栏组织 2~3 列。不通过中脉；主脉维管束双韧型，其上、下两侧有纤维群，木化；叶肉组织含众多草酸钙簇晶，直径 9~25 μm，有时可见方晶；油室多数，圆形，直径 80~120 μm，内含黄色油滴。

（2）九里香叶表面观

上表面细胞壁较平直；下表皮细胞壁较薄，形较小；气孔多数，单细胞非腺毛先端尖，稍弯曲，长 80~160 μm，基部直径约 8 μm；叶肉内散列多数大型圆形油室，直径 40~100 μm。

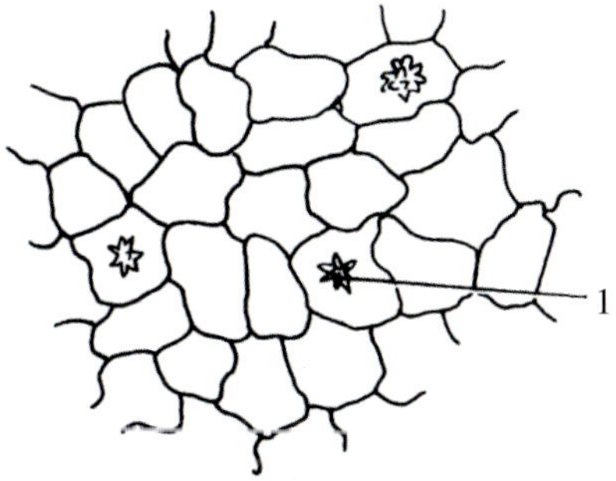

上表面观（×347）

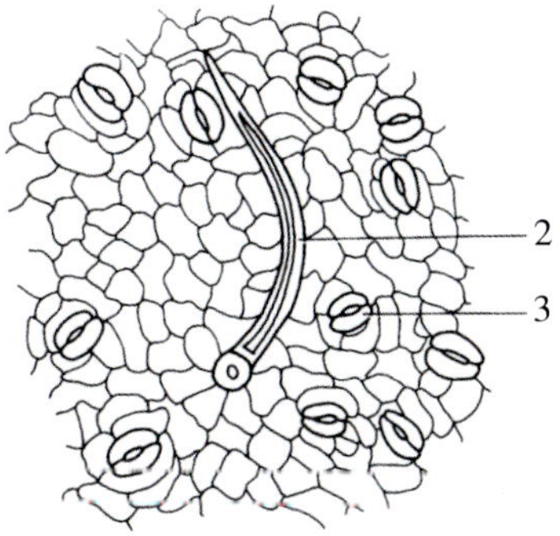

下表面观（×260）

九里香叶表面观[172]419

1. 草酸钙簇晶　2. 非腺毛　3. 气孔

（3）千里香茎表面观

表皮细胞多边形，气孔多数，不定式；具多数单细胞非腺毛，形状、大小与叶表面的相似。

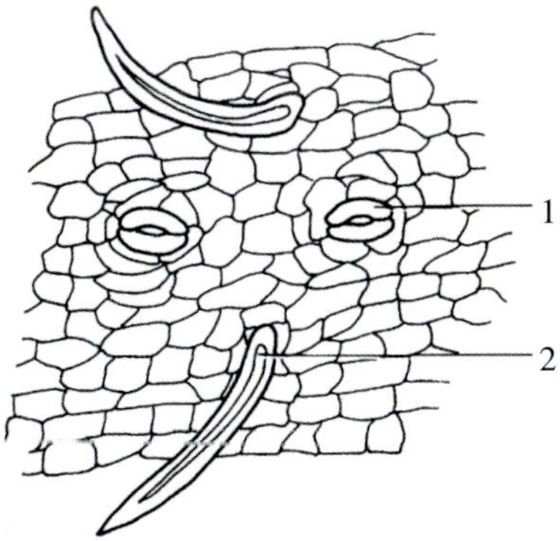

千里香茎表面观(×347)[172]419

1. 气孔　2. 非腺毛

（4）千里香茎（或小枝）的横切面

表皮细胞 1 列，类方形，排列整齐，有的分化为单细胞非腺毛；皮层散列多数油室，类圆形，直径 100~200μm。中柱鞘纤维 6~20 个成群，断续排列成环；韧皮薄壁细胞细小；木质部发达，占茎半径的 1/2，由导管和木纤维组成，呈金黄色；中央为髓部薄壁组织，细胞略呈长圆形；均强木化。

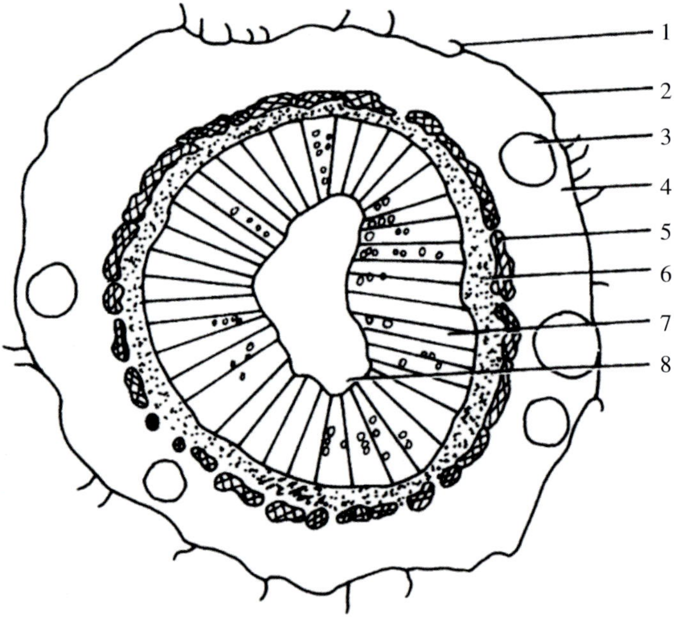

千里香茎横切面组织简图[172]419

1. 毛茸　2. 表皮　3. 油室　4. 皮层　5. 纤维群
6. 韧皮部　7. 木质部　8. 髓

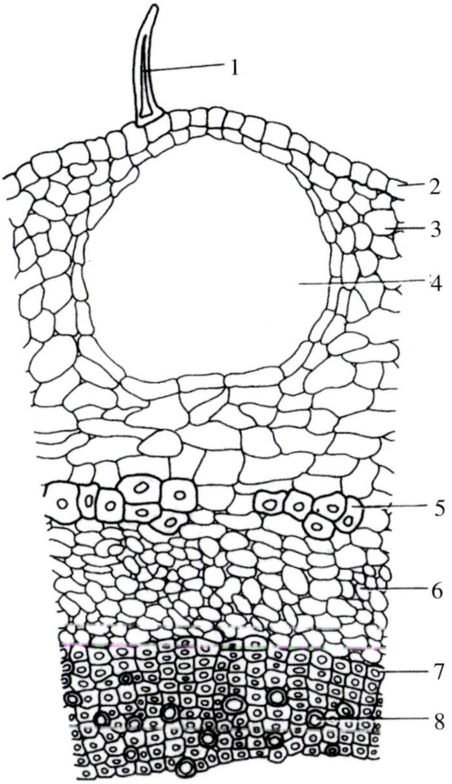

千里香茎横切面组织详图[172]419

1. 非腺毛　2. 表皮细胞　3. 皮层　4. 油室　5. 纤维
6. 韧皮部　7. 木纤维　8. 导管

3. 理化鉴别

(1) 检查香豆素、内酯类成分

取本品粗粉 2g，加乙醇 20mL，回流提取 30 分钟，滤过。取滤液 5mL，蒸干，残渣加乙酸乙酯 2mL 使溶解，置试管中，加新制的 7%盐酸羟胺甲醇溶液与 10%氢氧化钾甲醇溶液各 2~3 滴，摇匀，微热，放冷，加稀盐酸调节 pH3~4，加 1%三氯化铁乙醇溶液，显紫红色。

(2) 检查黄酮类成分

取上述滤液 1mL，加浓盐酸 4~5 滴及镁粉少量，于热水浴上加热 2 分钟，显橙红色。

(3) 薄层色谱

另取新九里香素、橙皮内酯水合物、九里香乙素、九里香丙素作为对照品。连同上述滤液一起浓缩点样。吸附剂：硅胶 G（青岛）加 0.7CMCNa 制片，湿法制板。展开剂：氯仿-醋酸-水（4∶1∶1）。展距 6~12cm。紫外光灯（254~365nm）下观察，各斑点均为蓝色。

【炮制】 取原药材，除去杂质，洗净，润透，切段，干燥。

【商品规格及质量】

1. 规格等级

统庄。

2. 质量评价

以茎枝幼嫩（直径不超过 2cm）、叶多色绿者为佳。

本品过去只用根，现药用其带叶茎枝；商品分上述 2 个品种。

【化学成分】 九里香酮（murrayon）；月橘烯碱（yuehchukene $C_{25}H_{24}N_2$）。月橘素（exoticin）；8-异戊烯梨霉素（8-isopenyllimetin）；费巴露新Ⅰ（phebalosin Ⅰ）[34]14,[177]64；九里香甲素（isomexoticin）；九里香乙素（murpanidin）；九里香丙素（murpanicin）；5,7-二甲氧基-8-(3′-甲基-2′-酮基丁基）香豆精（Ⅵ）[5,7-dimethoxy-8-(3′-mythyl-2′-ieto-bytyl)coumarin(Ⅵ)][178]；β-谷甾醇（β-sitosterol）；欧芹酚甲醚（osthole）[34]14；九里香叶甲碱（murrayafoline A）；九里香碱（murrayanine）[179]；蛋白多糖[180]；另含挥发油，油中主要含成分 L-荜澄茄烯（L-cadinene）；甜没药烯（bisabolene）；β-石竹烯（β-caryophyllene）；牻牛儿醇（geraniol）；3-蒈烯（3-carene）；丁香油酚（eugenol）；香茅醇（citronellol）；九里香素（paniculatin）；考九里香素（coumurrayin）等[181]；广西九里香叶片中挥发油成分含乙酸香叶酯（geranyl acetate)；香叶醛（3,7-dimethyl-2,6-octadienal)；橙花醛（neral）等[182]。

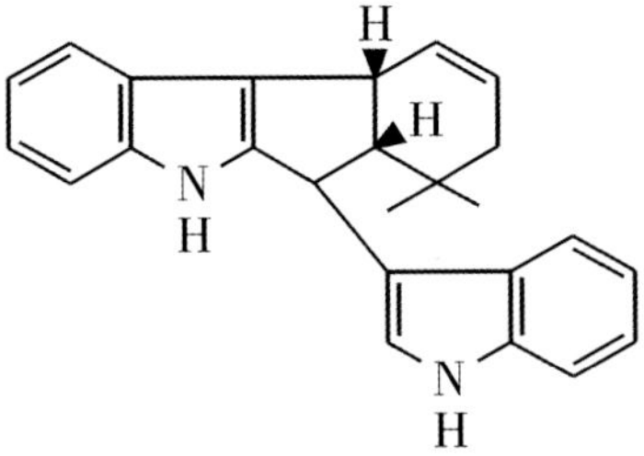

月橘烯碱（yuehchukene）

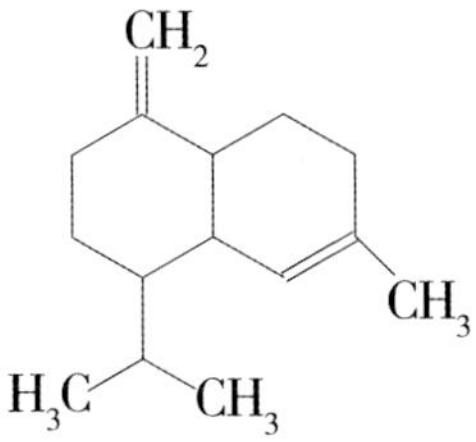

L-荜澄茄烯（L-cadinene）

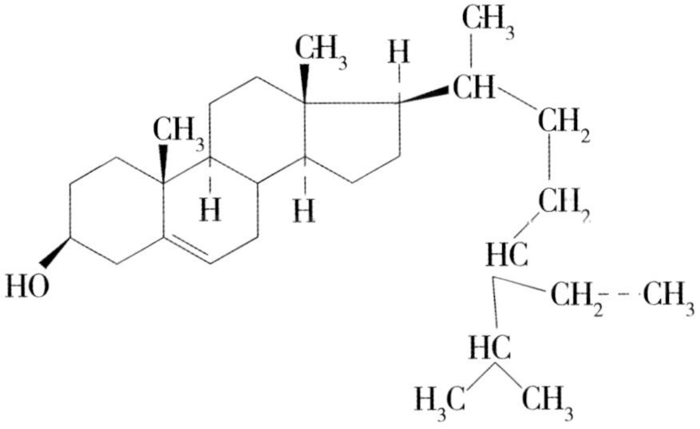

β-谷甾醇（β-sitosterol）

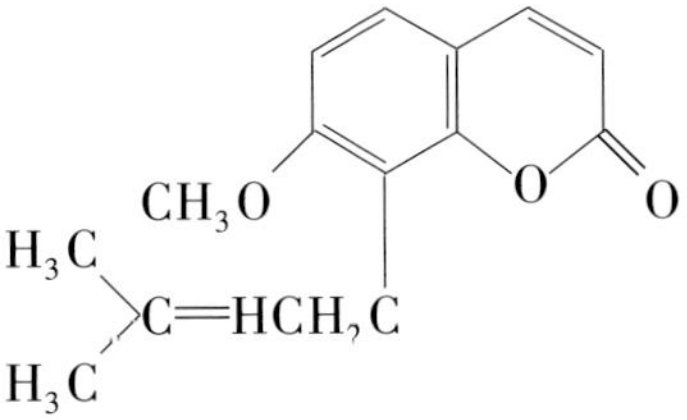

欧芹酚甲醚（osthole）

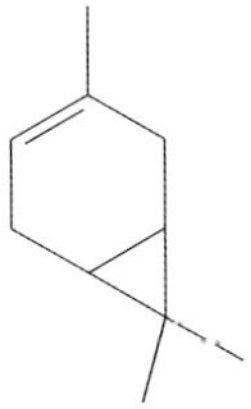

3-蒈烯（3-carene）

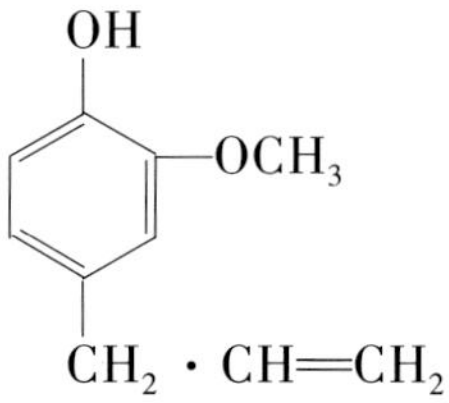

丁香油酚（eugenol）

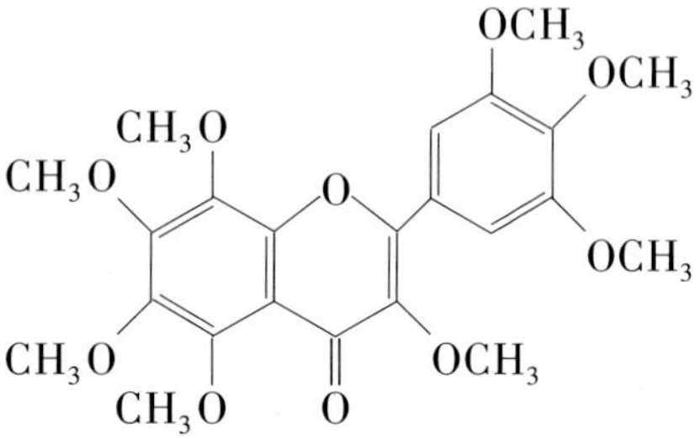

月橘素（exoticin）

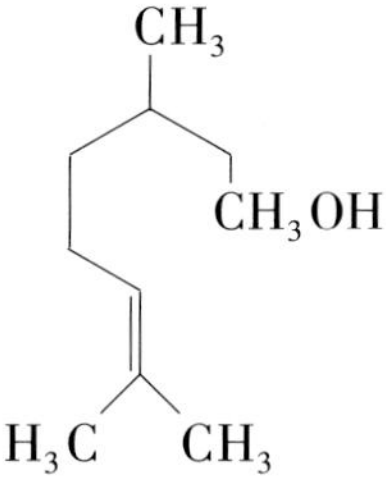

香茅醇（citronellol）

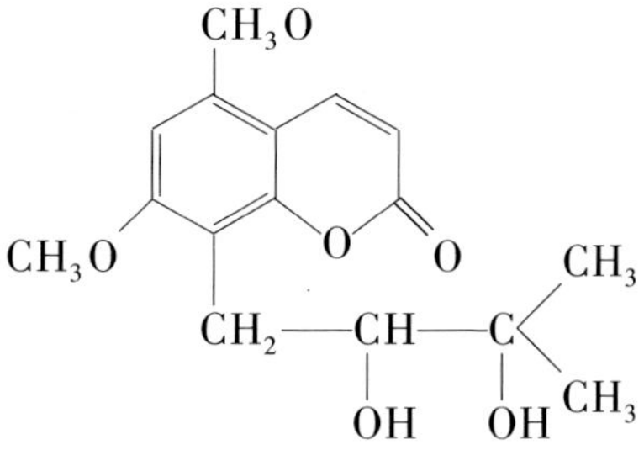

九里香甲素（isomexoticin）

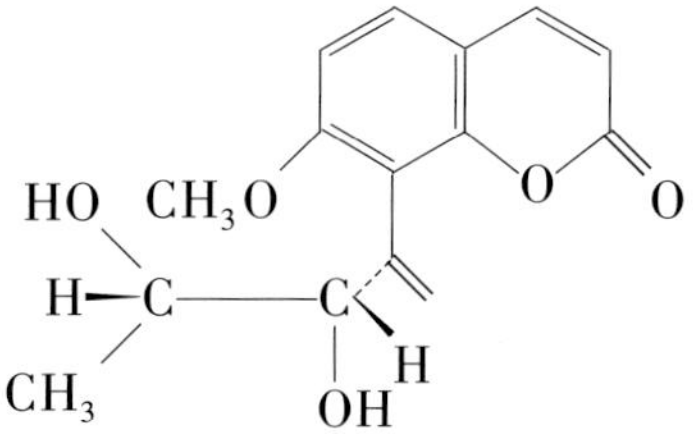

九里香乙素（murpanidin）

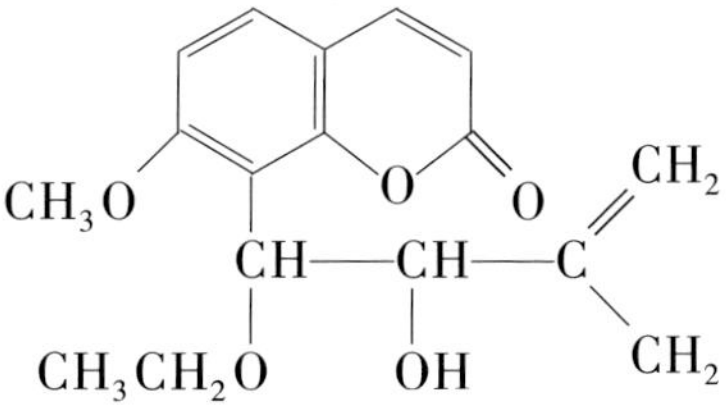

九里香丙素（murpanicin）

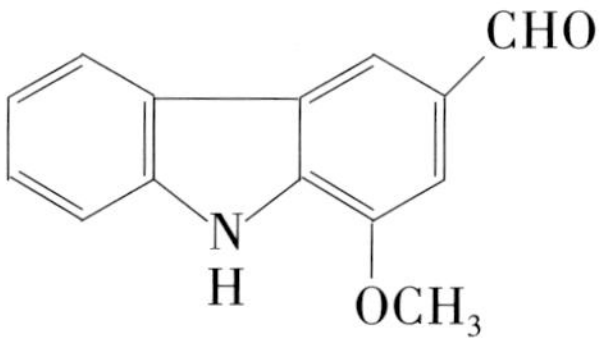

九里香碱（murrayanine）

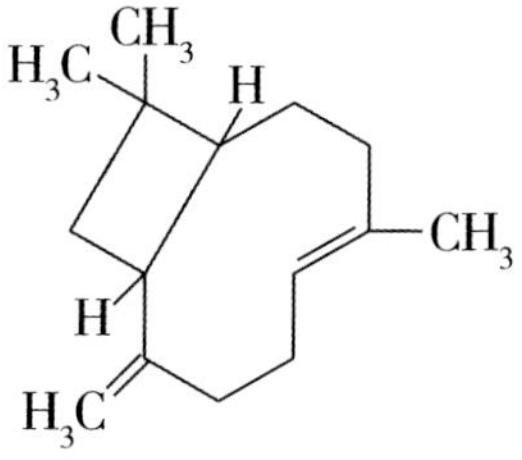

β-石竹烯（β-caryophyllene）

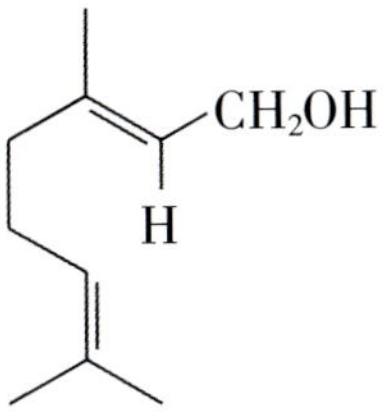

牻牛儿醇（geraniol）

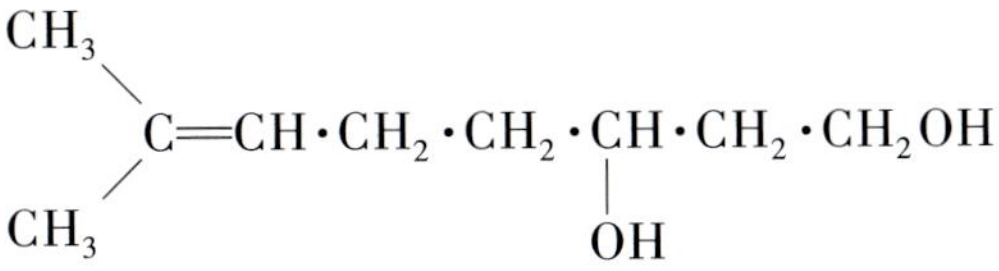

香茅醇（citronellol）

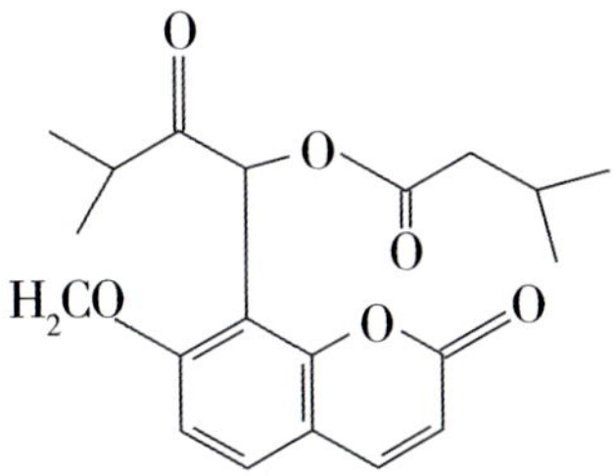

九里香素（paniculatin）

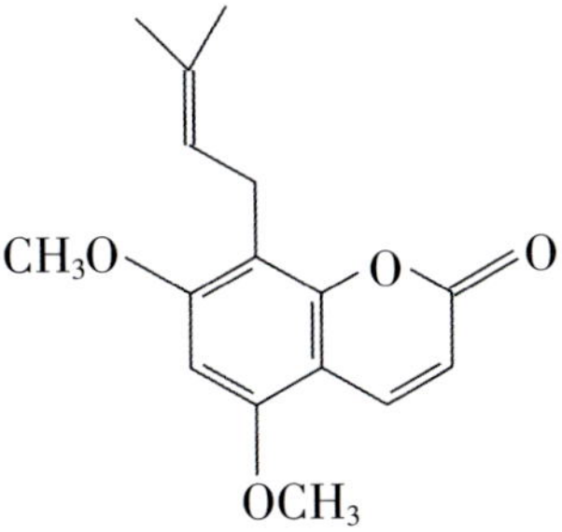

考九里香素（coumurrayin）

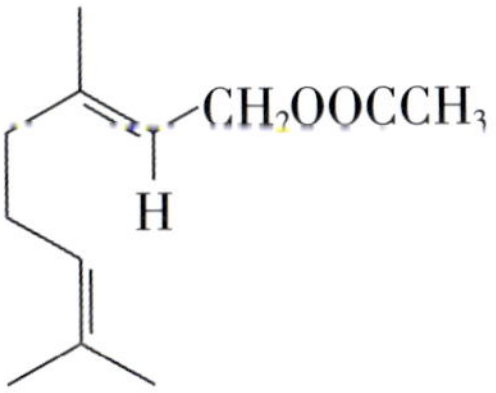

乙酸香叶酯（geranyl acetate）

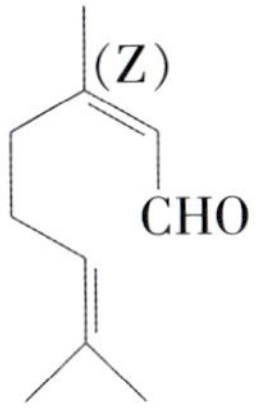

橙花醛（neral）

【现代药理】

1. 抗生育和兴奋子宫作用

研究表明，九里香抗生育作用的药用部位以皮效果最好，叶、根、茎、枝次之，木质部较差。其皮煎剂对小鼠抗着床、抗早孕和中期妊娠引产都有明显效果[183]。月橘烯碱（Yuehchukene）在大鼠表现出强烈的抗着床活性，口服剂量为 2.5mg/kg 时，对妊娠 1~2 天的大鼠可 100%地防止着床[184]。

九里香皮煎剂对未孕小鼠和妊娠5~6天小鼠离体子宫均有明显兴奋作用，是在紧张性收缩基础上进行的节律性收缩[185]。九里香糖蛋白给妊娠小鼠腹腔注射剂量为2.08mg/kg时，抗早孕率即达77%~83%。初步将其用于临床中期引产完全成功率达87.5%[186]。

2. 对免疫系统的作用

九里香多糖蛋白具明显的促进小鼠腹腔巨噬细胞的吞噬功能，能明显增加致敏动物血清中的半数溶血值，具有明显促进免疫的功能。也具有植物凝集素样作用，能明显促进大鼠红细胞凝集和对抗环磷酰胺引起的小鼠白细胞下降[174]。

3. 抗炎作用

给小鼠腹腔注射九里香糖蛋白2.08mg/kg对由二甲苯所引起的小鼠耳部肿胀有明显抑制作用，抑制率达52%。茎皮的乙醇萃取物对因角叉菜胶诱导的大鼠炎症具有抵抗作用，1 g/kg的抑制率约65.21%[187]。

4. 抗菌、杀虫活性

茎皮分离到的具有咔巴唑骨架的化合物具有选择性的抗菌活性。丙酮提取物作用于三龄期的Culex fatigens的幼虫，实验条件下在浓度为3%时便引起100%的死亡；浓度降低，死亡率下降[188]。

5. 抗凝血

家兔静脉注射九里香蛋白多糖18mg/kg，有抗凝血作用，使凝血时间延长1.76 min[189]。

6. 对平滑肌的作用

九里香石油醚（60~80℃）部分对大鼠离体肠具有明显的松弛或舒张作用，不能对抗因乙酰胆碱引起的痉挛，但对组织胺和$BaCl_2$引起的痉挛具有明显的拮抗作用。对蛙心灌注具有适度刺激作用，对离体蛙心具有显著抑制作用，但对去甲肾上腺素引起的血压变化和戊巴比妥麻醉引起的呼吸变化无影响[174]。

7. 其他

九里香茎叶煎剂有局部麻醉作用，12.5%浓度用于浸润麻醉，效果尚好，唯局部刺激性较大。小鼠喂食可引起低血糖[190]。

8. 毒性

九里香皮的粗提物及经过分离后的抗生育有效物质（Ⅴ、Ⅵ、Ⅶ、Ⅷ和Ⅸ）给小鼠一次腹腔给药，其 LD_{50} 分别为 1 050 mg/kg、1 050 mg/kg、2 800 mg/kg、1 550 mg/kg、1 200 mg/kg、465mg/kg，精制品 IX 的效价比粗提物提高了 50 倍，但其毒性则比粗制品小一倍。九里香皮煎剂的 LD_{50} 为 14.14g/kg，而剂量为 0.832 5g/kg 抗早孕率即达 80%以上，因此认为临床应用还是比较完全的[183]。

【药性】 辛、微苦，温；小毒。归心、肝、胃经。

【功能与主治】 行气活血，散瘀止痛，解毒消肿。主治胃脘疼痛，风湿痹痛，跌扑肿痛，疮痈，蛇虫咬伤。亦用于麻醉止痛。

【用法用量】 内服：煎汤，6~12g；或入散剂；或浸酒。外用：适量，捣敷或水洗。

【使用注意】 阴虚患者慎用。

【临床报道】

1. 痔术后肿痛

九里香、黄柏、凡士林制成的药膏，对痔术后肿痛进行外敷治疗显著[191]。

2. 老年慢性气管炎

单味九里香治疗老年慢性气管炎，有一定疗效[192]。

3. 治疗乙型脑炎

用九里香（叶）挤压得汁，治疗乙型脑炎有效[193]。

4. 常见消化道疾病

九里香配伍生大黄、白芍、旋覆花等制成冲剂，治疗效果明显[194]。

【现代制剂】

1. 三九胃泰胶囊

处方：三桠苦，黄芩，九里香，两面针，木香，茯苓，白芍，地黄。

制法：以上 8 味，加水煎煮 2 次，第 1 次 3 小时，第 2 次 2 小时，滤过，合并滤液，静置 12 小时，取上清液浓缩成稠膏，烘干，粉碎，制粒，着色，装胶囊，即得。每粒重 0.5g。

质量控制：本品为胶囊剂，内容物为灰绿色的颗粒；味苦。检查应符合《中华人民共和国药典》胶囊剂项下有关规定。

薄层鉴别：

鉴别对象	供试品溶液	对照品溶液	层析条件	检视与结果
九里香、黄芩	取本品内容物加甲醇超声处理，滤过，滤液蒸干，残渣加甲醇–氯仿（1:1）混合液 5mL 使溶解	九里香酮对照品、黄芩对照品，分别加甲醇–氯仿（1:10）制成每 1mL 含 0.5mg 的溶液	用 4% 草酸溶液制备的以羧甲基纤维素钠为粘合剂的硅胶 G 薄层板，以氯仿–甲醇（19:1）为展开剂	置 365nm 紫外光灯下检视，供试品色谱中，分别在与两种对照品色谱相应的位置上，显相同颜色的荧光斑点

临床运用：本品功能清热燥湿，行气活血，柔肝止痛。主治上腹隐痛，饱胀、反酸、恶心、呕吐、纳减、心口嘈杂感等及浅表性胃炎、糜烂性胃炎、萎缩性胃炎等慢性胃炎见有上述证候者。口服，2~4 粒/次，2 次/日[195]6。

2. 三九胃泰颗粒

处方：三叉苦，九里香，两面针，木香，黄芩，茯苓，地黄，白芍。

质量控制：本品含糖冲剂为棕色颗粒，味甜而苦、辛；无糖冲剂为灰黄色至褐黄色的颗粒，味苦、辛。检查应符合《中华人民共和国药典》颗粒剂项下有关规定。

临床运用：本品功能消炎止痛，理气健胃。主治浅表性胃炎，糜烂性胃炎。用开水冲服，1 袋/次，2 次/日。胃寒患者慎用[196]。

枇杷叶

【异名】巴叶。

【释名】其叶形似琵琶，故名枇杷叶[22]142。

【本草记载】枇杷叶始载于《名医别录》，列为中品。宋唐慎微《经史证类备急本草》载，按蜀本图经云：树高丈余，叶大如驴耳，背有黄毛。子梂生如小李，黄色，味甘、酸。核大如小栗，皮肉薄。冬花春实，四月、五月熟，凌冬不凋。生江南、山南，今处处有。孟诜云：枇杷，温。利五脏，久食亦发热黄。子，食之润肺，热上焦。若和热炙肉及热面食之，令人患热毒黄病。药性论云：枇杷叶，使，味甘。能主胃气冷，呕哕不止。《本草图经》曰：枇杷叶，旧不著所出州郡，今襄、汉、吴、蜀、闽岭皆有之。木高丈余，叶作驴耳形，皆有毛。其木阴密婆娑可爱，四时不凋。盛冬开白花，至三、四月而成实。故谢瞻《枇杷赋》云：禀金秋之青条，抱东阳之和气，肇寒葩之结霜，成炎果乎纤露，是也。其实作梂如黄梅，皮肉甚薄，味甘，中核如小栗。四月采叶曝干，治肺气，主渴疾。用时须火炙，布拭去上黄毛。去之难尽，当用粟秆作刷刷之乃尽。人以作饮，则小冷。其木白皮，止吐逆，不下食。雷公云：凡使，采得后秤，湿者一叶重一两，干者三叶重一两者是，气足堪用。使粗布拭上毛令尽，用甘草汤洗一遍，却用绵再拭，令干。每一两以酥一分炙之，酥尽为度。衍义曰：枇杷叶，江东、西，湖南、北，二川皆有之。以其形如枇杷，故名之。明李时珍《本草纲目》载：叶：恭曰：凡用须火炙，以布拭去毛。不尔，射人肺，令咳不已。或以粟秆作刷刷之，尤易洁净。时珍曰：治胃病，以姜汁涂炙；治肺病，以蜜水涂炙，乃良。上述文献所记载的枇杷生长情况、植物形态特征及功效与今所用枇杷叶原植物一致。

【来源】蔷薇科植物枇杷 *Eriobotrya japonica* （Thunb.） Lindl.

的干燥叶。

【原植物形态】 常绿小乔木，高约 10m。小枝粗壮，黄褐色，密生锈色或灰棕色绒毛。叶片革质；叶柄短或几无柄，长 6~10mm，有灰棕色绒毛；托叶钻形，有毛；叶片披针形、倒披针形、倒卵形或长椭圆形，长 12~30cm，宽 3~9cm，先端急尖或渐尖，基部楔形或渐狭成叶柄，上部边缘有疏锯齿，上面光亮、多皱，下面及叶柄密生灰棕色绒毛，侧脉 11~21 对。圆锥花序顶生，总花梗和花梗密生锈色绒毛；花直径 1.2~2cm；萼筒浅杯状，萼片三角卵形，外面有锈色绒毛；花瓣白色，长圆形或卵形，长 5~9mm，宽 4~6mm，基部具爪，有锈色绒毛；雄蕊 20，花柱 5，离生，柱头头状，无毛。果实球形或长圆形，直径 3~5cm，黄色或橘红色；种子 1~5 颗，球形或扁球形，直径 1~1.5cm，褐色，光亮，种皮纸质。花期 10~12 月，果期 5~6 月。

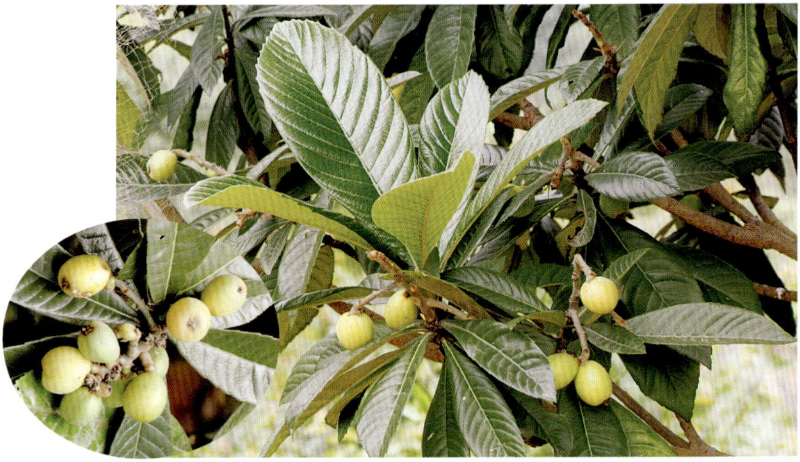

原植物图

【生境分布】 常栽培于村边、平地或坡边。分布于我国中南及江苏、浙江、安徽、福建、江西、四川、贵州、云南、陕西、甘肃、台湾等地。广东及江苏产量最大，多为栽培品。

【栽培技术】

1. 生物学特性

枇杷畏寒喜温暖、湿润环境。在年均温 12~15℃或以上；年降水量在 1 000 mm 以上的地区均能生长。对土壤要求不严，但以土层深厚，排水良好，富含腐殖质的沙质土为佳。海拔 500 m 以下，坡度 25°以下，以东向或东南向缓山坡，水源充足，排灌方便的山区适宜栽种[27,197]。

2. 繁殖方法

(1) 选地与整地

选肥沃疏松的土地作育苗地，翻耕整平后做成宽 130cm 的畦；种植地宜选阳光充足、土质肥沃且排水良好的坡地，按行株距 4m×3m 开穴，施足基肥，并与穴土拌匀。

(2) 种子繁殖

于 5~6 月种子成熟后，随采随播。在畦上开沟条播或点播，深度约为种子大小的 3 倍，播后覆土、盖草、浇水，保持土壤湿润。

(3) 嫁接繁殖

用台湾枇杷、石楠苗等作砧木。多采用枝接。小砧木一般用切接或腹接，大砧木采用劈接或皮接，于 3~6 月嫁接。培育 1~2 年即可移栽定植。

(4) 移栽

在春芽萌动前定植，起苗时需带土或浆根，并剪去部分叶片，以减少蒸发。栽后浇水，15 天内保持土壤湿润，以利植株成活。

3. 田间管理

枇杷枝繁叶茂，需肥量大。每年施肥 4 次：第 1 次在 2~3 月春梢抽生前；第 2 次在 3 月底至 4 月上旬果实膨大期；第 3 次在 6 月采果后至夏梢抽生前；第 4 次在 10 月开花前施用。肥料要氮、磷、钾搭配，其比例以 4∶2.5∶3 为好。春夏季还要进行修剪，剪去部分密生枝、徒长枝、病虫枝及衰弱枝。

4. 病虫害防治

（1）病害

①灰斑病：危害叶及果实。

防治方法：及时清除被害叶及果实，并烧毁；注意通风透光。

②癌肿病：主要危害枝干。

防治方法：将枝干患处及其周围用小刀刮干净，再用浓碱水于 4 月和 9 月各涂 1 次。

（2）虫害

枇杷黄毛虫：以幼虫为害枝梢嫩叶。

防治方法：发生期用 90%敌百虫 1 000 倍液喷杀。

【采收加工】

枇杷以其干燥的叶（即枇杷叶）入药。1 年四季均可采收。但多在夏季采摘鲜叶或拾取地面落叶，晒至八成干时，扎成小把，再晒干（谢凤勋等，1994）。

【药材鉴别】

1. 性状鉴别

药材呈长圆形或倒卵形，长 12~30cm，宽 4~9cm。先端尖，基部楔形，边缘有疏锯齿，近基部全缘。上表面灰绿色、黄棕色或红棕色，较光滑；下表面密被黄色绒毛，主脉于下表面显著突起，侧脉羽状；叶柄极短，被棕黄色绒毛。革质而脆，易折断。无臭，味微苦。一般以完整、色灰绿者为佳。

2. 显微鉴别

横切面　上表皮细胞扁方形，外被厚角质层；下表皮有多数单细胞非腺毛，常弯曲，近主脉处多弯成人字形；气孔可见。栅栏组织为 3~4 列细胞，海绵组织疏松，均含草酸钙方晶及簇晶。主脉维管束外韧型，近环状；中柱鞘纤维束排列成不连续的环，壁木化，其周围薄壁细胞含草酸钙方晶，形成晶纤维；薄壁组织中散有黏液细胞，并有草酸钙方晶。

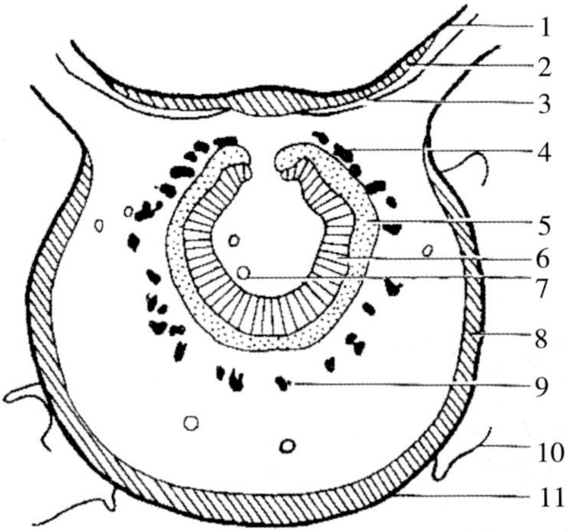

枇杷叶横切面组织简图[172]460

1. 上表皮　2.、8. 厚角组织　3. 栅栏组织　4. 纤维束　5. 韧皮部
6. 木质部　7. 黏液细胞　9. 草酸钙方晶　10. 非腺毛　11. 下表皮

【炮制】

1. 净制

原药材，刷净背面绒毛，用清水洗净泥土，用水喷润，切丝，干燥。

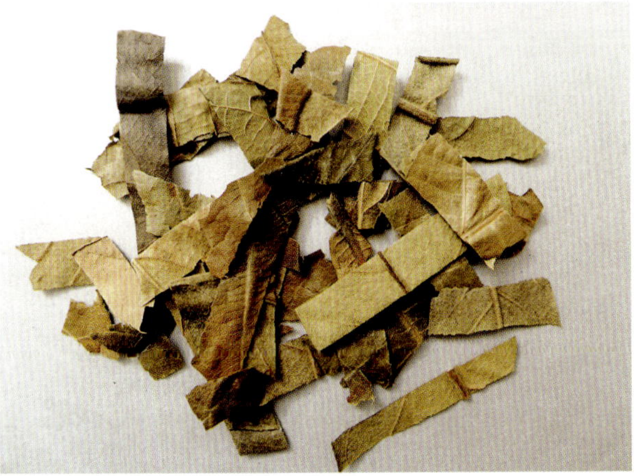

枇杷叶净制药材

2. 蜜炙

先将炼蜜加适量开水稀释后，加入净枇杷叶丝拌匀，焖透，置锅内用文火炒至不粘手，取出，放凉。每 100kg 枇杷叶丝，用炼蜜 20kg。

3. 炒制

取生枇杷叶炒至微焦，有香气。

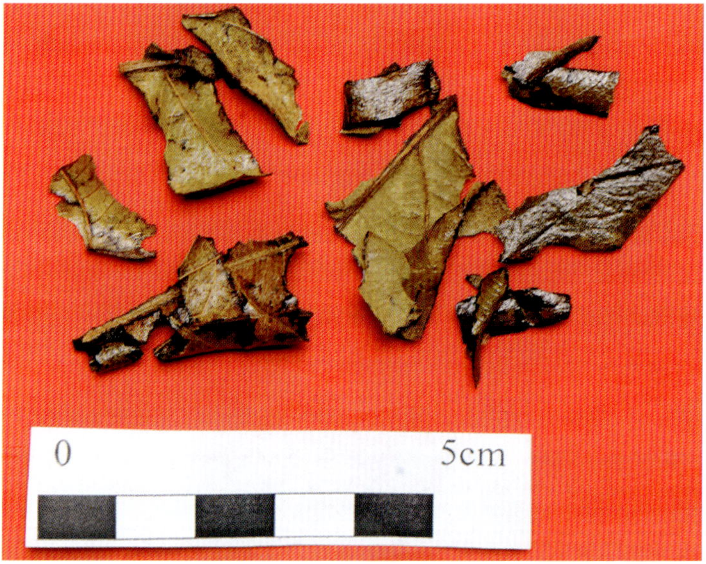

炒制枇杷叶

【商品规格及质量】

1. 规格等级

干货，净叶，大张完好，青绿色或青黄色，扎小扎。

2. 质量

无黑色，无霉变。

【化学成分】 本品含枇杷苷Ⅰ（eriobotroside Ⅰ）；熊果酸（ursolic acid）；α-蒎烯（α-pinene）；β-蒎烯（β-pinene）。尚含橙花叔醇（nerolidol）；金合欢醇（farnesol）；莰烯（camphene）；月桂烯（myrcene）；对聚伞花素（P-cymene）；芳樟醇（linalool）；

α-依兰烯（α-ylangene）；α-金合欢烯（α-farnesene）；β-金合欢烯（β-farnesene）；樟脑（camphor）；牻牛儿醇（geraniol）；α-荜澄茄醇（α-cadinol）；顺-β-γ-己烯醇（cis-β-γ-hexenol）；芳樟醇氧化物（linalooloside）；马斯里酸（maslinic acid）；2α-羟基熊果酸（2α-hydroxyursolic acid）；3β,6α,19α-三羟基乌苏烷-12-烯-28-酸（3β,6α,19α-trihydroxyurs-12-en-28-oic acid）；马斯里酸甲酯（methylmaslinate）；野鸦椿酸（euscaphic acid）；23-顺式-对-香豆酰委陵菜酸（23-cis-P-coumaroyltormentic acid）；23-反式-对-香豆酰委陵菜酸（23-trans-P-coumaroyltormentic acid）；3-O-反式-咖啡酰委陵菜酸（3-O-trans-P-caffeoyltormentic acid）；3-O-反式-香豆酰救必应酸（3-O-trans-P-coumaroylrotundic acid）；橙花叔醇-3-O-α-L-吡喃鼠李糖基(1→2)-β-D-吡喃葡萄糖苷［nerolidol-3-O-α-L-rhamnopyranosyl（1→2）-β-D-glucopyranoside］；橙花叔醇-3-O-α-L-吡喃鼠李糖基（1→4)-α-L-吡喃鼠李糖基（1→2)-β-D-吡喃葡萄糖苷［nerolidol-3-O-α-L-rhamnopyranosyl（1→4)-α-L-rhamnopyranosyl（1→2)-β-D-glucopyranoside］；橙花叔醇-3-O-α-L-吡喃鼠李糖基（1→4)-α-L-吡喃鼠李糖基（1→6)-β-D-吡喃葡萄糖苷［nerolidol-3-O-α-L-rhamnopyranosyl(1→4)-α-L-rhamnopyranosyl(1→6)-β-D-glucopyranoside］；橙花叔醇-3-O-[α-L-吡喃鼠李糖基(1→4)-α-L-吡喃鼠李糖基(1→2)-[α-L-吡喃鼠李糖基(1→6)]-β-D-吡喃葡萄糖苷{nerolidol-3-O-[α-L-rhamnopyranosyl（1→4)-α-L-rhamnopyranosyl(1→2)-[α-L-rhamnopyranosyl(1→6)]-β-D-glucopyranoside]}；苦杏仁苷（amygdalin）；酒石酸（tartaric acid）；柠檬酸（citric acid）；苹果酸（malic acid）；皂苷；鞣质（tannin）；儿茶素（catechin）；表-儿茶素（epicatechol）；逆没食子酸（ellagic acid）；槲皮素-3-葡萄糖苷（quercetin-3-glucoside）；维生素素 B_1（vitamine B_1）；2α-羟基-亚油酸（2α-hydroxylinoleic acid）等[34]228；山柰酚-3-O-α-L-(2″,4″-二-E-p-香豆酰）鼠李糖苷［kaempferol-3-O-α-L-(2″,4″-二-E-p-coumaroyl) rhamnoside]；山柰酚-3-O-a-L-（2″,4″-二-Z-p-香豆酰）鼠李糖苷［kaempferol-3-O-α-L-(2″,4″-二-Z-p-coumaroyl）rhamnoside]；山柰酚-3-O-α-L-(2″,4″-二-E-阿魏酰)-鼠李糖苷[kaempferol-3-O-α-L-(2″,4″-二-E-Feruloyl)rhamnoside][198]；齐墩果酸（oleanolic acid）；2α-羟基乌苏酸（2α-hydroxyursolic acid）；坡模酸（pomolic acid）；蔷薇酸（野鸦椿酸）（euscaphic acid）[199]；科罗索酸（corosolic acid）[200]。

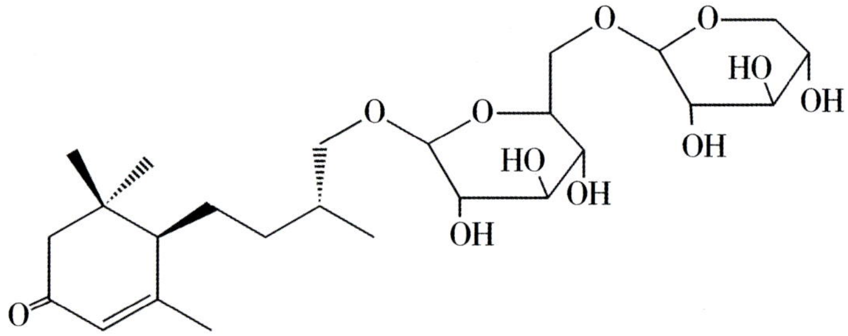

枇杷苷Ⅰ（eriobotroside Ⅰ）

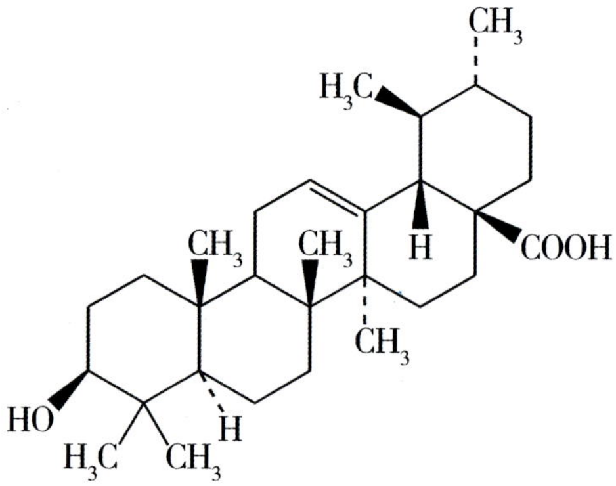

熊果酸（ursolic acid）

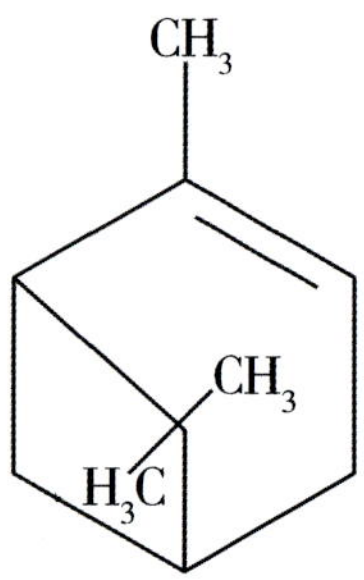

α-蒎烯（α-pinene）

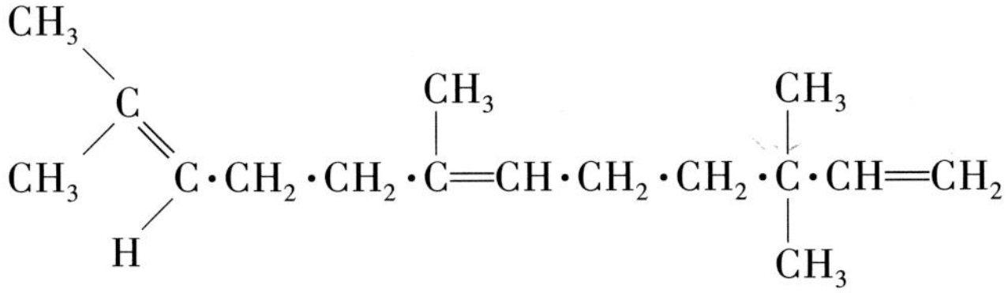

橙花叔醇（nerolidol）

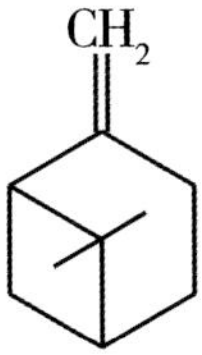

β-蒎烯
（β-pinene）

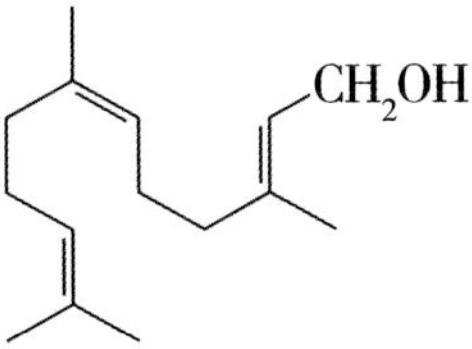

金合欢醇
（farnesol）

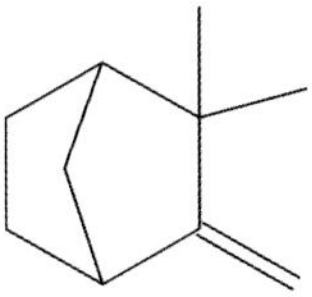

莰烯
（camphene）

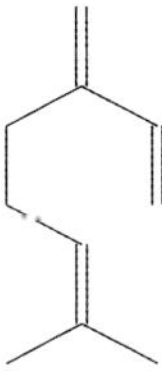

月桂烯
（myrcene）

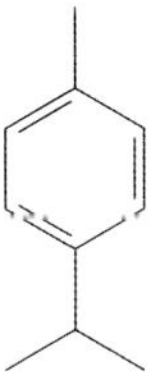

对聚伞花素
（P-cymene）

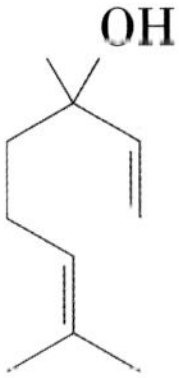

芳樟醇
（linalool）

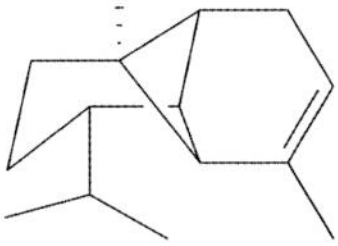

α-依兰烯
（α-ylangene）

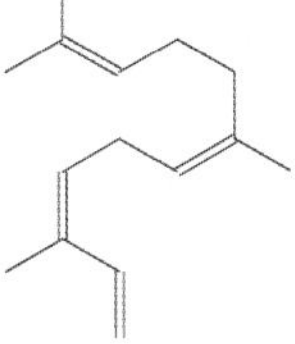

α-金合欢烯
（α-farnesene）

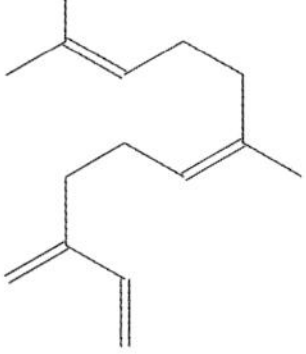

β-金合欢烯
（β-farnesene）

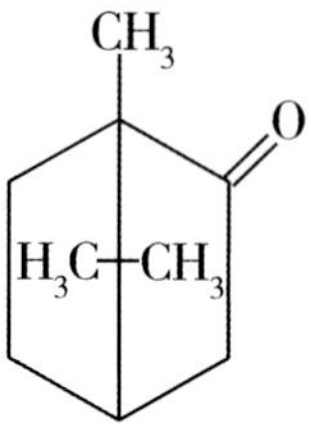

樟脑（camphor）

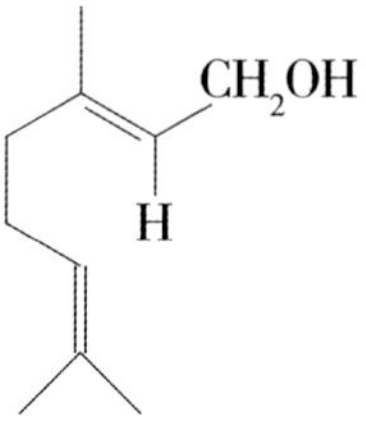

牻牛儿醇（geraniol）

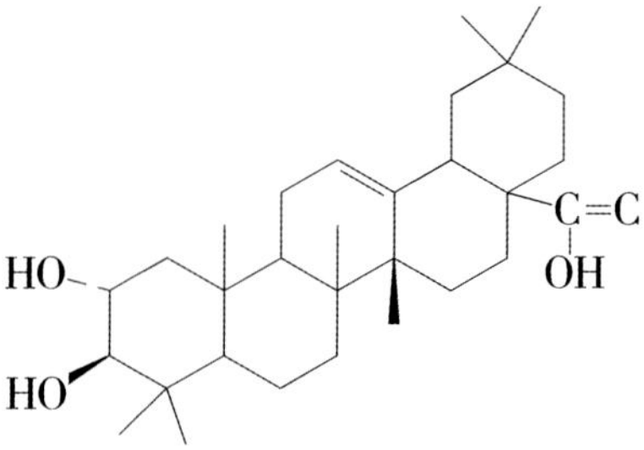

马斯里酸(maslinic acid)

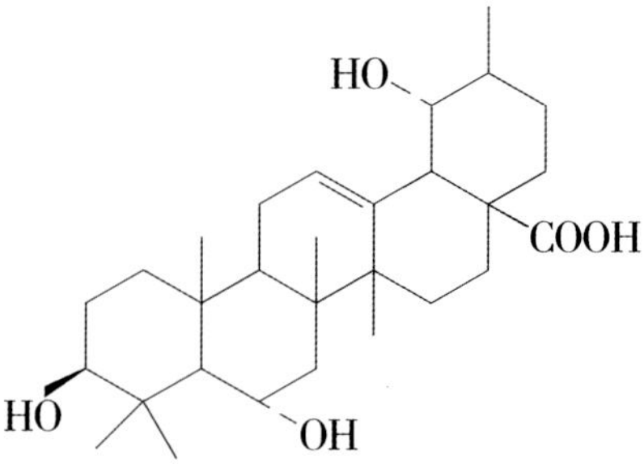

3β,6α,19α-三羟基乌苏烷-12-烯-28-酸

(3β,6α,19α-trihydroxyurs-12-en-28-oic acid)

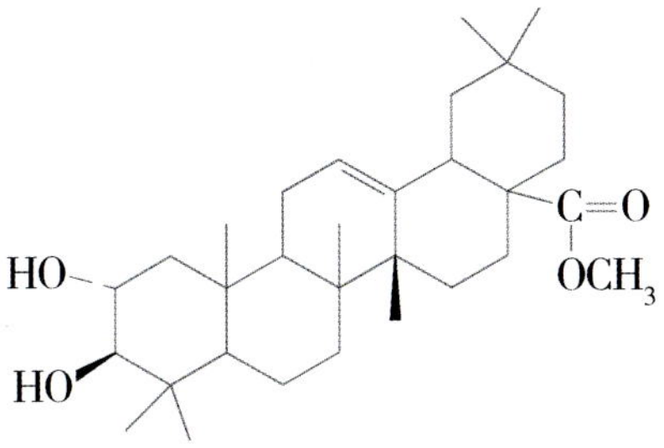

马斯里酸甲酯（methylmaslinate）

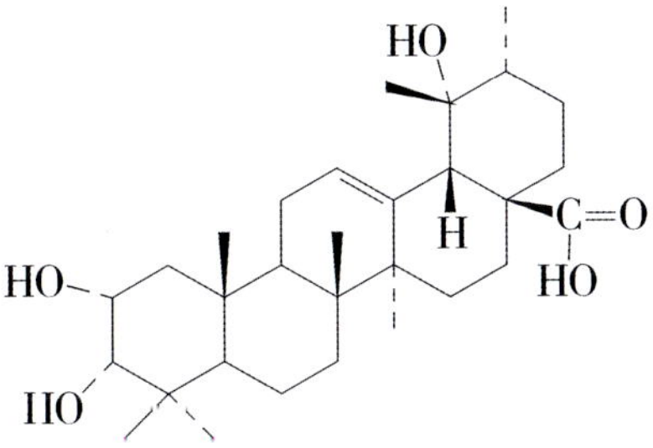

野鸦椿酸（euscaphic acid）

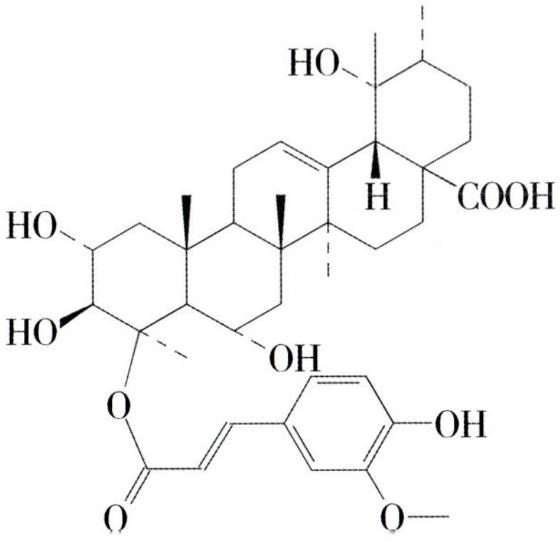

23–顺式–对–香豆酰委陵菜酸

（23–cis–P–coumaroyltormentic acid）

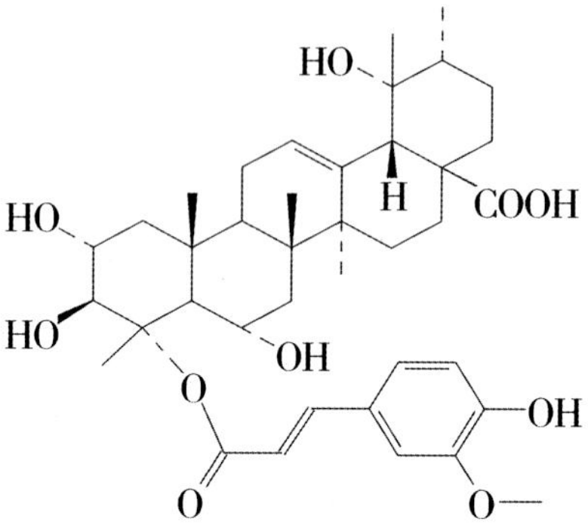

23-反式-对-香豆酰委陵菜酸（23-trans-P-coumaroyltormentic acid）

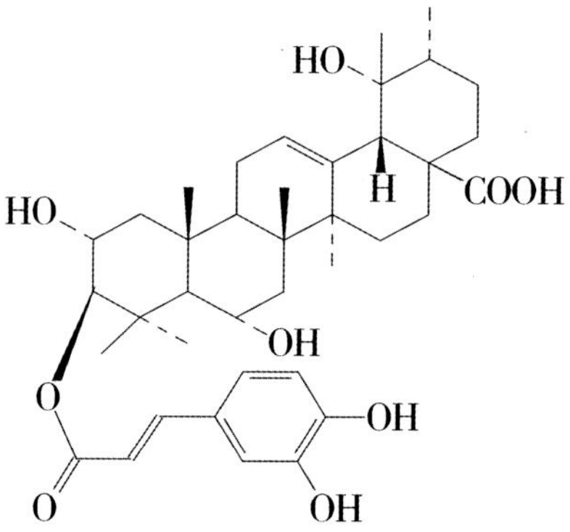

3-O-反式-咖啡酰委陵菜酸（3-O-trans-P-caffeoyltormentic acid）

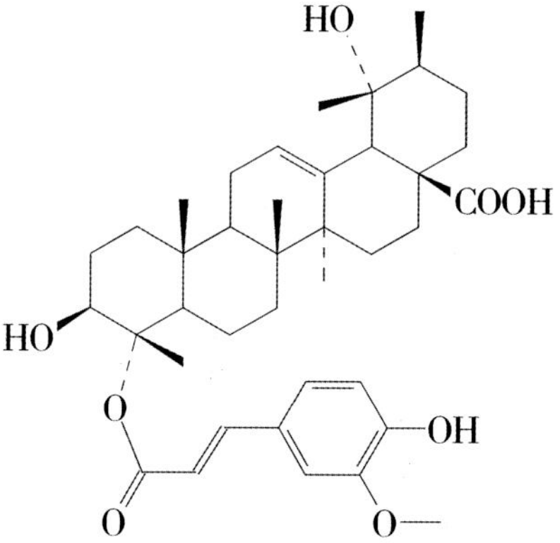

3-O-反式-香豆酰救必应酸（3-O-trans-P-coumaroylrotundic acid）

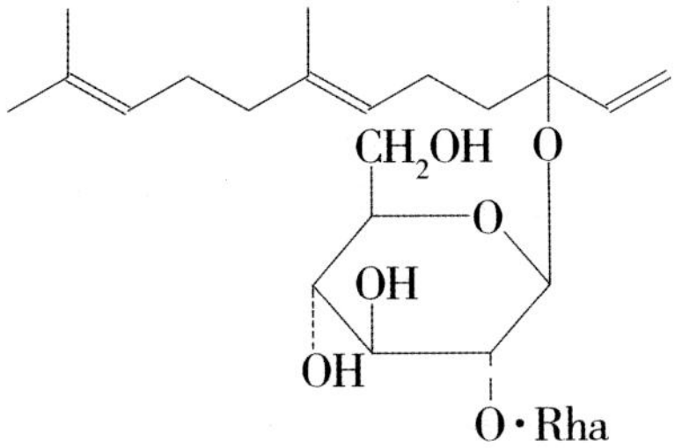

橙花叔醇-3-O-α-L-吡喃鼠李糖基(1→2)-β-D-吡喃葡萄糖苷

[nerolidol-3-O-α-L-rhamnopyranosyl(1→2)-β-D-glucopyranoside]

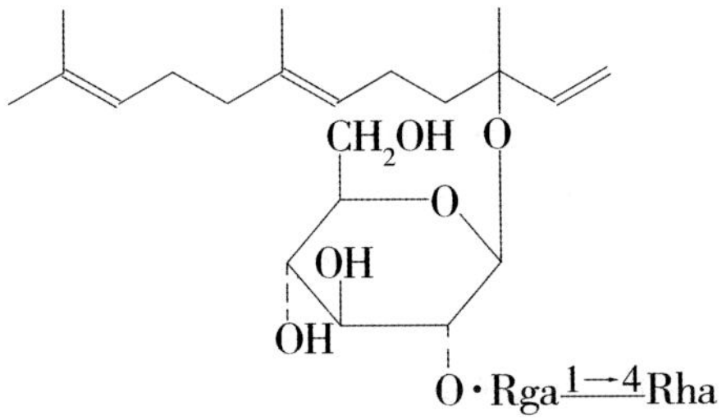

橙花叔醇-3-O-α-L-吡喃鼠李糖基(1→4)-α-L-吡喃鼠李糖基(1→2)-β-D-吡喃葡萄糖苷

[nerolidol-3-O-α-L-rhamnopyranosyl(1→4)-α-L-rhamnopyranosyl(1→2)-β-D-glucopyranoside]

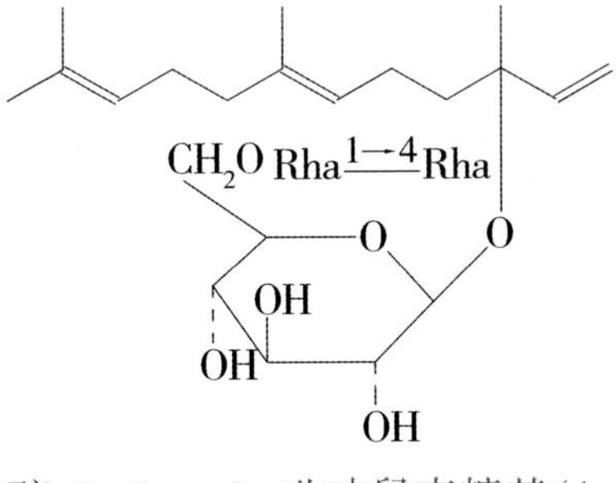

橙花叔醇-3-O-α-L-吡喃鼠李糖基(1→4)-α-L-吡喃鼠李糖基(1→6)-β-D-吡喃葡萄糖苷

[nerolidol-3-O-α-L-rhamnopyranosyl(1→4)-α-L-rhamnopyranosyl(1→6)-β-D-glucopyranoside]

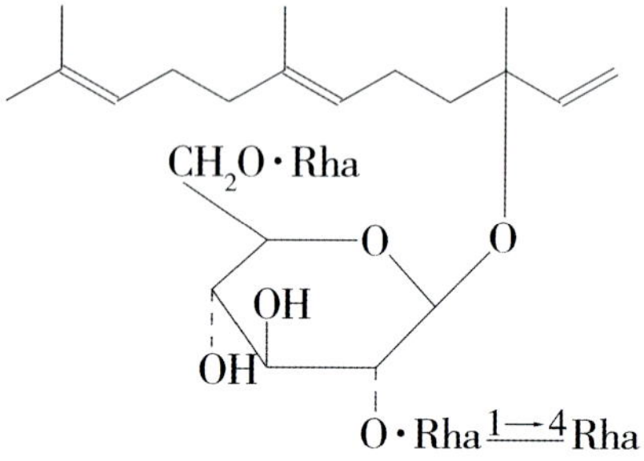

橙花叔醇-3-O-[α-L-吡喃鼠李糖基(1→4)-α-L-吡喃鼠李糖基(1→2)-[α-L-吡喃鼠李糖基(1→6)]-β-D-吡喃葡萄糖苷
{nerolidol-3-O-[α-L-rhamnopyranosyl(1→4)-α-L-rhamnopyranosyl(1→2)-[α-L-rhamnopyranosyl(1→6)]-β-D-glucopyranoside]}

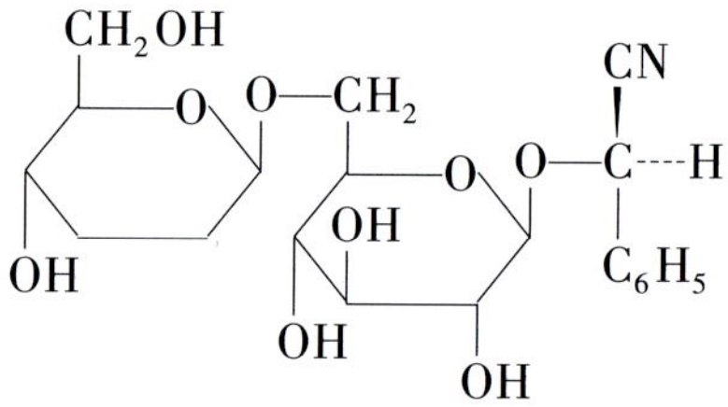

苦杏仁苷（amygdalin）

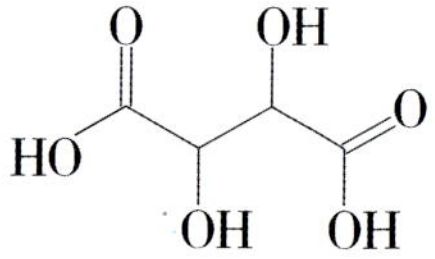

酒石酸（tartaric acid）

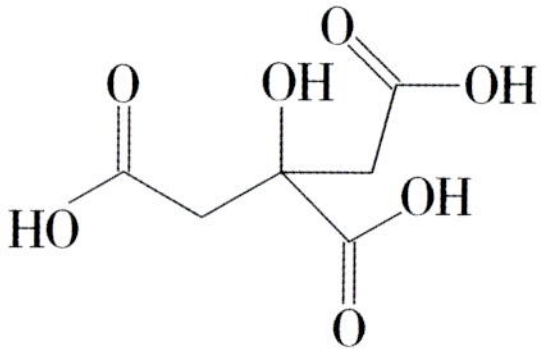

柠檬酸（citric acid）

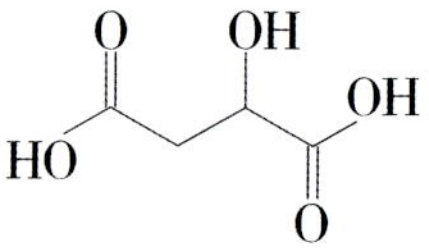

苹果酸（malic acid）

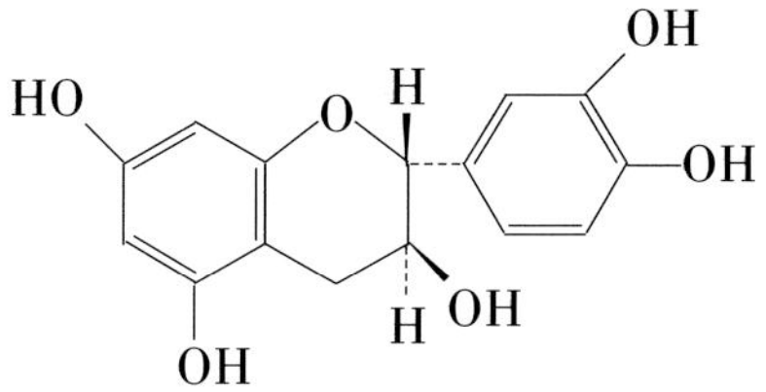

儿茶素（catechin）

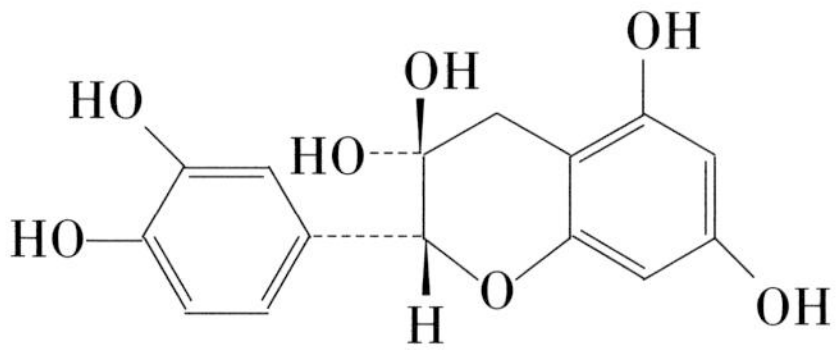

表–儿茶素（epicatechol）

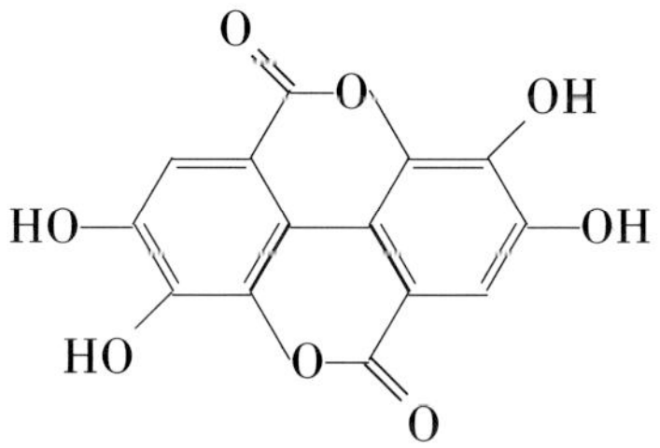

逆没食子酸（ellagic acid）

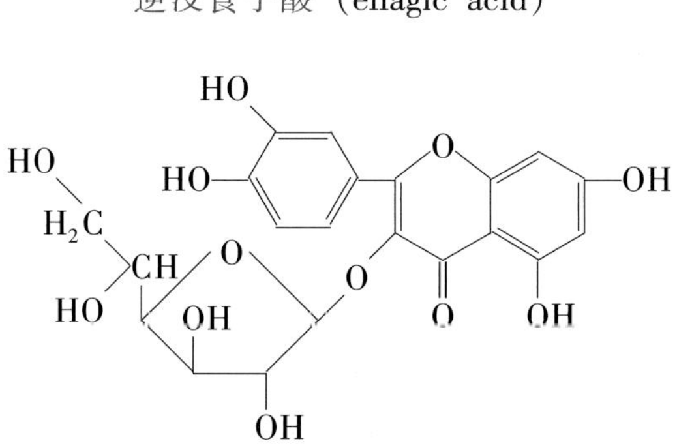

槲皮素–3–葡萄糖苷（quercetin–3–glucoside）

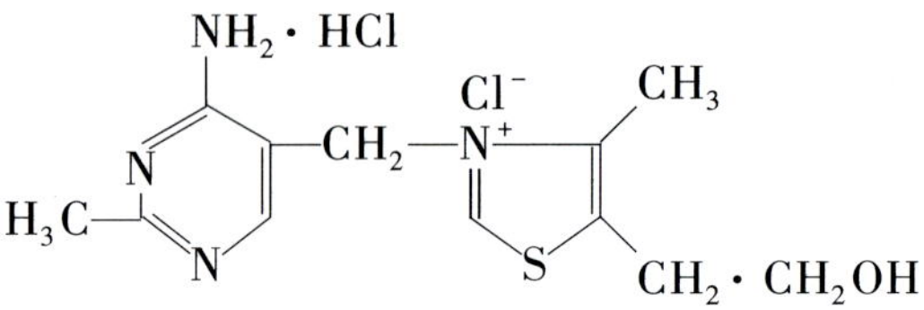

维生素素 B_1 （vitamine B_1）

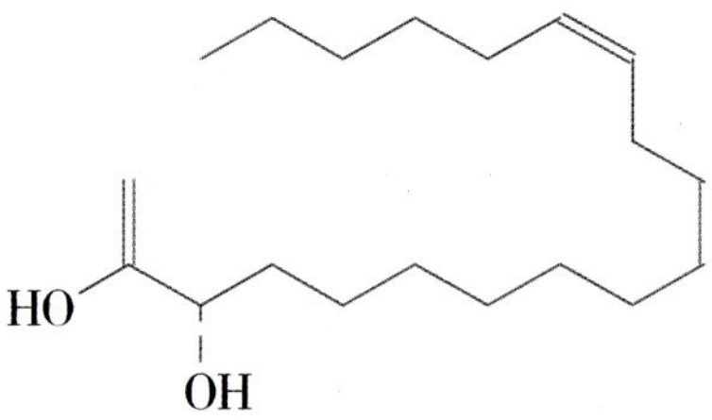

2α–羟基–亚油酸（2α–hydroxylinoleic acid）

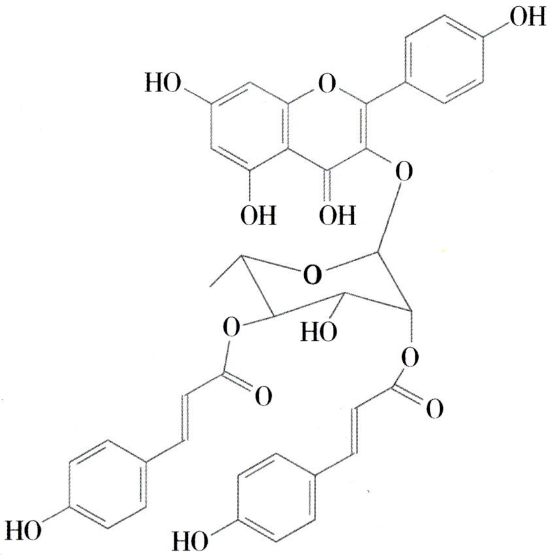

山柰酚–3–O–α–L–(2″,4″–二–E–p–香豆酰)鼠李糖苷
(kaempferol–3–O–α–L–(2″,4″–二–E–p–coumaroyl)rhamnoside

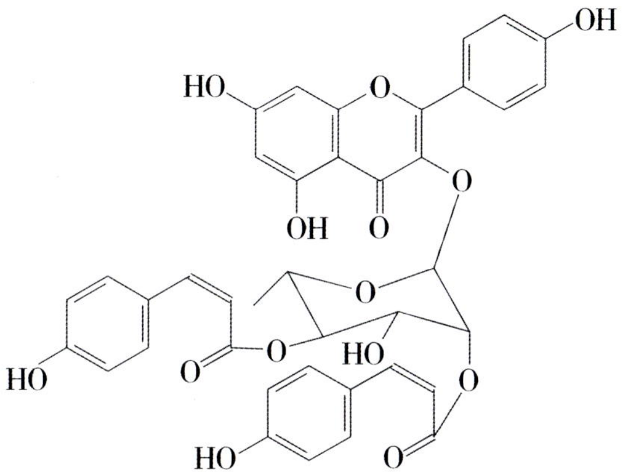

山柰酚-3-O-a-L-(2″,4″-二-Z-p-香豆酰)鼠李糖苷

[kaempferol-3-O-α-L-(2″,4″-二-Z-p-coumaroyl)rhamnoside]

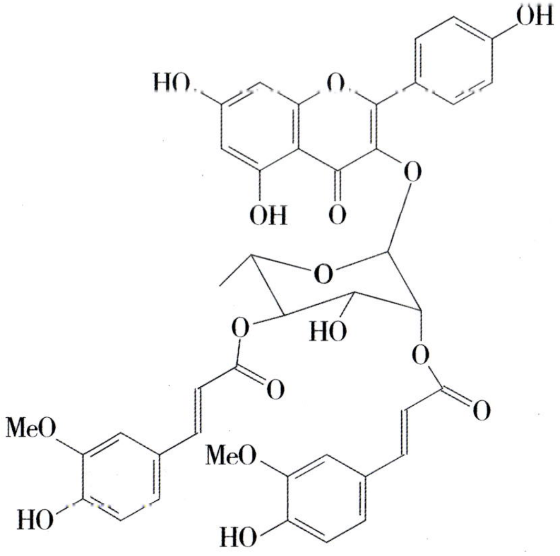

山柰酚-3-O-α-L-(2″,4″-二-E-阿魏酰)-鼠李糖苷

[kaempferol-3-O-α-L-(2″,4″-二-E-Feruloyl)rhamnoside]

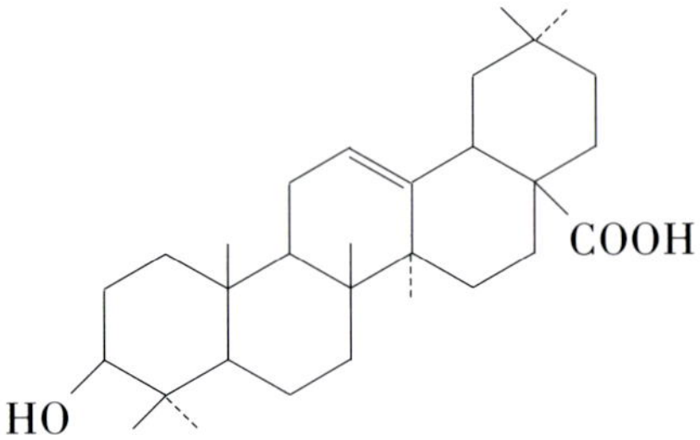

齐墩果酸
（oleanolic acid）

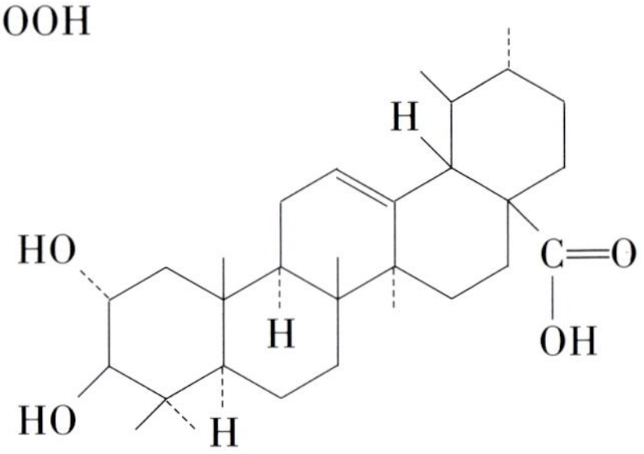

2α-羟基乌苏酸
（2α-hydroxyursolic acid）

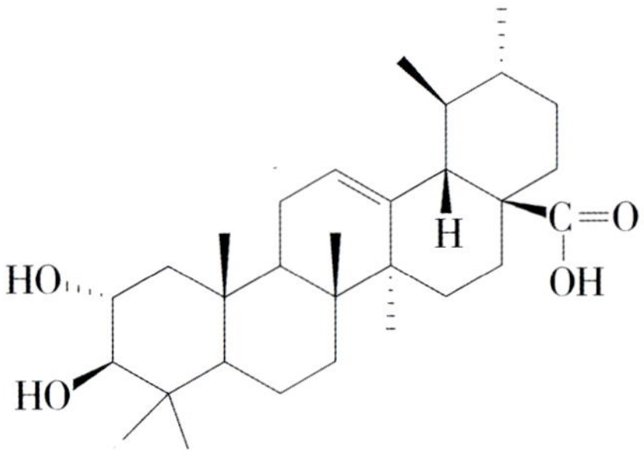

科罗索酸（corosolic acid）

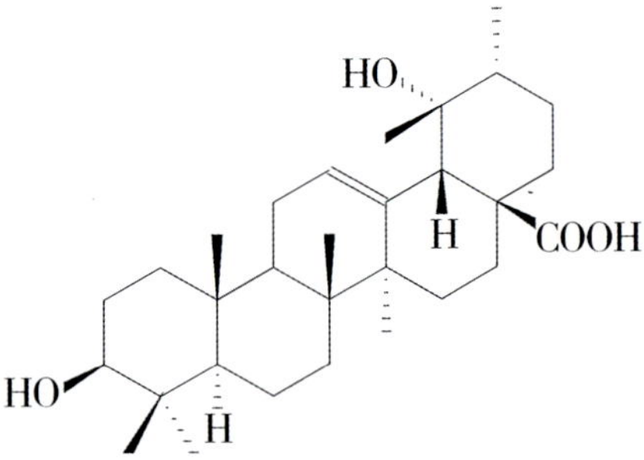

坡模酸（pomolic acid）

【含量测定】

照 2005 年版《中华人民共和国药典》（一部）附录Ⅵ D 高效液相色谱法测定。

色谱条件与系统适用性试验：以十八烷基硅烷键合硅胶为填

充剂；以甲醇-水-冰醋酸-三乙胺（90：10：0.03：0.06）为流动相；流速：0.8 mL/min；检测波长：215 nm。理论塔板数以熊果酸峰计不低于4 000。

对照品溶液的制备：精密称取熊果酸对照品适量置于量瓶中，用甲醇溶解制成含熊果酸每1mL含0.2 mg的溶液。

供试品溶液的制备：精密称取本品粉末（过10目筛）0.50g，置100 mL具塞锥形瓶中，用石油醚（30~60℃）浸泡2次，每次15 mL，倾去石油醚，挥干，加甲醇25 mL冷浸15分钟，超声提取2次，每次40分钟，合并滤液，转移至50 mL量瓶中并定容至刻度。取适量于微孔滤膜过滤，即得。

测定：分别精密吸取对照品溶液与供试品溶液各10μL，注入液相色谱仪，测定，即得[201]。

【现代药理】

1. 止咳祛痰作用

枇杷叶所含的苦杏仁苷在下消化道被微生物酶分解出微量氢氰酸，对呼吸中枢有抑制作用[202]。枇杷叶的乙醇提取物和正丁醇萃取物对枸橼酸喷雾引起的豚鼠咳嗽有明显的止咳作用。枇杷叶能推迟小鼠对浓氨水刺激的咳嗽潜伏期及减少咳嗽次数，增加小鼠支气管酚红的排泌量，且成年枇杷叶比幼年枇杷叶止咳、祛痰效果更佳[203-204]。

2. 抗炎作用

枇杷叶的乙醇提取物和正丁醇萃取物，乌苏酸、2α-羟基齐墩果酸、枇杷苷和总三萜酸对二甲苯引起的小鼠耳肿胀均有明显抑制作用。枇杷叶的乙醚冷浸提取物局部应用对角叉菜胶性浮肿和组胺回肠收缩有强大的抑制作用，抑制率达52%（角叉菜胶注射后2小时）[205]。枇杷叶提取物灌胃给药（50 mg/kg、150 mg/kg、450mg/kg）可不同程度地减轻风湿性关节炎（AA）大鼠原发性及继发性足肿胀程度，体外给药（10^{-6} mol/L、10^{-5} mol/L、10^{-4} mol/L）可增强风湿性关节炎大鼠低下的ConA、LPS诱导的脾淋巴细胞增殖反应[206]。进一步研究显示，枇杷苷Ⅰ熊果酸和总三萜酸是枇杷叶中主要的抗炎作用成分[207]。

3. 降血糖作用

从枇杷叶中分离的三萜酸类成分2α–羟基乌苏酸、3β,6α,19α–三羟基乌苏酸对糖尿病小鼠有降血糖作用，而且能降低正常家兔的血糖水平。枇杷叶的乙醇提取物对正常家兔亦有降糖作用，而对四氧嘧啶糖尿病家兔的降糖作用不明显。枇杷叶提取物与番薯并用于小鼠能缩短产生降糖作用的时间，并可增强降血糖作用[208–209]。

4. 抗肿瘤作用

枇杷叶中的多酚类对人类口腔肿瘤具有细胞毒性作用。枇杷叶中熊果酸成分对各种常见的恶性肿瘤细胞均有不同程度的抑制作用[210]。每天腹腔注射熊果酸10 mg/kg、20 mg/kg，能明显延长荷瘤S_{180}小鼠的生存期，由对照组的13.2天延长至20.0天和28.7天[211]。

5. 抗病原微生物作用

（1）抗菌作用

枇杷叶的醋酸乙酯提取物对白色葡萄球菌、金黄色葡萄球菌、肺炎双球菌、福氏痢疾杆菌等有抑制作用[212]。

（2）抗病毒作用

枇杷叶中的2α,19α–二羟基–3–O–乌苏酸具有抗HIV活性，从中提取的三萜酸类成分对EBV–EA病毒也显示活性[213]。

6. 其他

枇杷叶甲醇提取物有延缓皮肤衰老的作用，起主要作用的是三萜和酚酸类化合物[214]。枇杷叶的水提物和乙醇提取物均能明显改善肾功能，水提物比醇提物的效果好[215]。

【药性】 苦，微寒。归肺、胃经。

【功能与主治】 清肺止咳，降逆止呕。主治肺热喘咳；胃热呕吐呃逆。

【用法用量】 煎服，6~9g。或制膏。生用和胃降逆之功著，炙用止咳化痰之效良。

【临床报道】

1. 治疗小儿急性肾小球肾炎

王柏康采用枇杷叶煎加减治疗小儿急性肾小球肾炎 80 例，早期配合西药抗生素常规治疗 1 周，痊愈率 67.5%，有效率 92.5%[216]。

2. 治疗各种皮肤病

如全身性荨麻疹[217]，过敏性紫癜[218]，湿疹[219]。

3. 用于药膳食疗

具有美容，止痛，降低血糖及调节免疫功能等功效[220]。

【现代制剂】

1. 川贝清肺糖浆（川贝清肺露）

处方：枇杷叶 250g，苦杏仁 50g，川贝母 5g，麦冬 50g，地黄 50g，甘草 50g，桔梗 30g，薄荷 15g。

制法：以上 8 味，苦杏仁加温水浸泡 24 小时，加热蒸馏，蒸馏液导入盛有 90%乙醇的容器中，待馏液量到达 40mL，停止蒸馏，蒸馏液测定苦杏仁苷含量，并稀释至每 100mL 含苦杏仁苷 1.79，薄荷加热蒸馏，收集蒸馏液 100mL，另器保存；其余 6 味与上述 2 种药渣加水煎煮 2 次，每次 2 小时，合并煎液，滤过，滤液静置，取上清液浓缩至适量。另取蔗糖 600g 加水煮沸溶解，滤过，制成单糖浆，加入防腐剂适量与上述浓缩液，混匀，滤过，加入上述苦杏仁水 40mL 和薄荷蒸馏液，加水至 1 000mL，混匀，即得。

质量控制：本品为棕褐色的黏稠液体；气芳香，味甜。检查应符合《中华人民共和国药典》糖浆剂项下有关规定。

临床运用：本品清肺润燥，止咳化痰。用于风热感冒引起的燥咳，咽干，咽痛。口服，15~30mL/次，3 次/日，小儿酌减[75]14。

2. 止咳枇杷冲剂

处方：枇杷叶 391g，白前 125g，桔梗 78g，桑白皮 234g，百部 94g，薄荷脑 2.5g。

制法：以上 6 味，除薄荷脑外，其余 5 味，加水煎煮 3 次，合并煎液，滤过，滤液浓缩至相对密度为1.32（70~75℃）的清膏。取清膏1份，加蔗糖5份，混匀，制成颗粒，干燥，加入薄荷脑，混匀，即得。每袋装10g。

质量控制：本品为棕黄色或棕褐色的颗粒；气香，味甜、微苦。检查应符合《中华人民共和国药典》冲剂项下有关规定。

临床运用：本品清肺、止咳、化痰。用于咳嗽多痰，支气管炎。开水冲服，10g/次，3次/日[75]42。

3. 强力枇杷露

处方：枇杷叶69g，罂粟壳50g，百部15g，白前9g，桑白皮6g，桔梗6g，薄荷脑0.15g。

制法：以上7味，除薄荷脑外，其余6味加水煎煮2次，每次2小时合并煎液，滤过，浓缩至约750mL，加苯甲酸钠2.5g，搅拌使溶解，加蔗糖600g，继续加热至沸，保持20分钟，静置，滤过，加入枸橼酸0.5g、用乙醇溶解的香精适量及薄荷脑，搅拌，混匀，静置，滤过，加水至1 000mL，混匀，即得。

质量控制：本品为淡棕色澄清液体；气香，味甜。检查应符合《中华人民共和国药典》糖浆剂项下有关规定。

临床运用：本品养阴敛肺，镇咳祛痰。用于久咳劳嗽，支气管炎等。口服，15mL/次，3次/日，小儿酌减[75]272。

4. 治咳枇杷露

处方：枇杷叶131g，百部23g，前胡14g，桔梗9g，桑白皮9g，薄荷脑0.16g。

制法：以上6味，除薄荷脑外，其余5味加水煎煮2次，每次2小时，合并煎液，滤过，滤液浓缩至适量，加入蔗糖300g及苯甲酸3g，煮沸使溶解，滤过，滤液加入薄荷脑、柠檬酸0.5g、杏仁香精1.6g、杨梅香精1.2g，随加随搅拌，静置，取上清液加水调整总量至1 000mL，搅匀，即得。120mL/瓶。

质量控制：本品为棕褐色的液体；气香，味甜、凉。检查应符合《中华人民共和国药典》合剂项下有关规定。

临床运用：本品清肺热、止咳、祛痰。用于风热侵肺引起的口干作渴，咳逆痰多及支气管炎咳嗽，兼治儿童伤风呃逆，咳嗽痰盛。口服，20mL/次，3 次/日，小儿减半[221]172。

5. 感冒咳嗽冲剂

处方：金银花 150g，枇杷叶 360g，百部 110g，桔梗 150g，天花粉 50g，桉油 7mL。

制法：以上 6 味，除桉油外，其余 5 味加水煎煮 2 次，每次 2 小时，合并煎液，滤过，浓缩成稠膏状，加乙醇 3 倍量，搅拌，静置 24 小时，滤过，滤液浓缩至约 130mL，加入糖粉适量，混匀，制成颗粒，干燥，喷入桉油，混匀，制成颗粒或压块，干燥，即得。每袋（块）重 10g（相当于原药材 8.2g）。

质量控制：本品为棕黄色的颗粒或长方形块；具桉油气味，味甜，微苦。检查应符合《中华人民共和国药典》冲剂项下有关规定。

临床运用：本品清热解毒，止咳化痰。用于感冒发热，头痛，咳嗽。开水冲服，10g/次，2~3 次/日[18]190。

6. 息咳糖浆

处方：枇杷叶 400g，薄荷 40g，百部 60g，陈皮 60g，麻黄 60g，甘草 60g，苦杏仁 100g。

制法：以上 7 味，枇杷叶加水煎煮 2 次，合并煎液，滤过，滤液浓缩至适量，加乙醇使含醇量约为 50%；百部用 80%乙醇回流提取 2 次；陈皮照渗漉法，用 60%乙醇为溶剂进行渗漉；以上各药提取液回收乙醇，浓缩至适量。麻黄用水温浸 3 次，浸液低温浓缩至适量，加乙醇使含醇量约为 50%，滤过，滤液加盐酸试液调节 pH 呈微酸性，回收乙醇，再用氢氧化钠试液中和，浓缩至适量；甘草加水煎煮 2 次，合并煎液，滤过，浓缩至适量，加氨水适量，搅匀，静置，滤过，浓缩至适量；薄荷提取挥发油；上述各浓缩液混匀，加入杏仁水、薄荷挥发油和蔗糖 650g 制成的糖浆以及防腐剂适量加水使成 1 000mL，搅匀，静置，滤过，即得。

质量控制：本品为棕褐色的澄清液体；气芳香，味甜、微苦辛。检查应符合《中华人民共和国药典》糖浆剂项下有关规定。

临床运用：本品镇咳，祛寒。用于感冒及其他呼吸道感染引起的咳嗽、多痰气急等症。口服，15mL/次，3~4次/日[17]135。

7. 枇杷止咳冲剂

处方：枇杷叶684g，罂粟壳500g，百部150g，白前90g，桑白皮60g，桔梗57g，薄荷脑1.6g。

制法：以上7味，除薄荷脑外，其余6味加水煎煮2次，每次2小时，合并煎液，滤过，滤液静置12小时，滤过，浓缩至适量，加入蔗糖粉，混匀，制粒干燥；另取薄荷脑及香精适量，用少许乙醇溶液，喷入颗粒中，混匀，制成3 000g，即得。本品为黄棕色的颗粒；味甜。重量3g/袋。

质量控制：本品为黄棕色的颗粒；味甜。检查应符合《中华人民共和国药典》冲剂项下有关规定。

临床运用：本品止嗽化痰。用于咳嗽，支气管炎。开水冲服，3g/次，3次/日[75]14。

8. 复方枇杷叶膏

处方：枇杷叶100g，车前草75g，百部15g，苦杏仁15g，桔梗15g，麻黄15g，浙贝母15g，甘草15g。

制法：以上8味，加水煎煮2次，每次2小时，合并煎液，滤过，滤液浓缩至适量，加入饴糖550g与苯甲酸钠1.5g，搅匀，继续浓缩成稠膏，稍冷，加薄荷油0.1mL搅匀，即得。

质量控制：本品为深棕色稠厚的半流体；气微，味甜、微苦。检查应符合《中华人民共和国药典》煎膏剂项下有关规定。

临床运用：本品清肺，止咳，化痰。用于风热咳嗽，咽喉干燥，咯痰不爽。口服，9~15g次，3次日[153]77。

9. 止咳枇杷合剂

处方：枇杷叶391g，白前125g，桑白皮234g，桔梗78g，百部94g，薄荷脑2.5g。

制法：以上6味，除薄荷脑外，其余5味加水煎煮2次，滤过，合并滤液，浓缩至适量，取蔗糖400g，加水煮沸，滤过，与浓缩液合并，浓缩至约 1 000mL，加苯甲酸钠 3g，放冷，加入薄荷脑、香精适量，加水使成 1 000mL，搅匀，即得。

质量控制：本品为棕黑色的澄清液体；气香，味甜、微辛。检查应符合《中华人民共和国药典》合剂项下有关规定。

临床运用：本品功能清肺，止咳，化痰。用于咳嗽多痰，支气管炎。口服，10mL/次，3 次/日[18]35。

10. 止咳枇杷糖浆

处方：枇杷叶 391g，白前 125g，桑白皮 234g，桔梗 78g，百部 94g，薄荷油 3mL。

制法：以上 6 味，除薄荷油外，枇杷叶、桔梗、百部、桑白皮粉碎成粗粉。照渗滤法，用 50%~60% 乙醇为溶剂进行渗滤，收集滤液，回收乙醇，浓缩成 1∶2 的稠膏；白前加水煎煮 2 次，每次 1 小时，合并煎液，滤过，浓缩成 1∶2 的稠膏，放置 12 小时，滤过，加水适量稀释后，加蔗糖 900g、苯甲酸 75g、枸橼酸 0.75g，煮沸使溶解，趁热滤过，加入上述醇浸膏，搅匀，加入薄荷油及香精 4.05mL（溶于适量乙醇），加水至 1 500mL，搅匀，灌装，即得。

质量控制：本品为深棕色的黏稠液体；气香，味甜。检查应符合《中华人民共和国药典》糖浆剂项下有关规定。

临床运用：本品清肺，止咳，化痰。用于咳嗽多痰，支气管炎。口服，15mL/次，3~4 次/日，小儿酌减[18]36。

11. 咳嗽枇杷糖浆

处方：枇杷叶 100g，桔梗 30g，麻黄 30g，百部 30g，甘草 30g，车前子 150g，苦杏仁 30g，薄荷脑 0.135g。

制法：以上 8 味，除薄荷脑外，其余 7 味加水煎煮 2 次，每次 3 小时（苦杏仁在第 2 次煮沸时加入），合并煎液，滤过，滤液浓缩至适量；另取蔗糖 500g 制成单糖浆，与滤液混合，煮沸，滤过，滤液加入防腐剂适量，再加水使全量为 1 000mL，加入用少量乙醇溶解的薄荷脑，混匀，即得。

质量控制：本品为棕褐色液体；气香，味甜、微苦辛。检查应符合《中华人民共和国药典》糖浆剂项下有关规定。

临床运用：本品宣肺化痰，止咳平喘。用于感冒咳嗽，急、慢性支气管炎。口服，15mL/次，3~4 次/日，小儿酌减。肺虚久咳者忌服[18]125。

12. 复方枇杷止咳冲剂

处方：川贝母 35g，枇杷叶 435g，桔梗 130g，薄荷脑 0.8g。

制法：以上 4 味，川贝母粉碎成细粉；枇杷叶、桔梗加水煎煮 2 次，每次 2 小时，合并煎液，滤过，静置，取上清液浓缩至相对密度为 1.38~1.40（75~80℃）的浸膏。取浸膏 1 份，加蔗糖粉 4.5 份和川贝母细粉，混匀，制成颗粒，干燥，加入薄荷脑和香精适量，混匀，即得。每袋装 10g。

质量控制：本品为淡棕色颗粒；气香，味甜、微苦。检查应符合《中华人民共和国药典》冲剂项下有关规定。

临床运用：本品止咳祛痰。用于伤风咳嗽，支气管炎。开水冲服，10~20g/次，3 次/日[76]114。

13. 复方枇杷糖浆

处方：枇杷叶 40g，氯化铵 10g，吐根酊 10mL，复方樟脑酊 5mL，甘草流浸膏 10mL，橙皮酊 1mL，薄荷油 0.25mL。

制法：以上 7 味，取枇杷叶，洗净，切成丝状，加水煎煮 2 次，每次 2 小时，合并煎液，滤过，静置过夜，取上清液浓缩成约 400mL；另取蔗糖 400g，制成单糖浆，加入上述枇杷叶浓缩液，氯化铵（用少量水溶解），吐根酊，复方樟脑酊，橙皮酊，甘草流浸膏，对羟基苯甲酸乙酯（用少量乙醇溶解）、苯甲酸钠、糖精钠、焦糖、橘子香精及薄荷油、搅匀，加水制成 1 000mL，搅匀，即得。

质量控制：本品为红棕色半透明的黏稠液体；气香，味甜。检查相对密度不得低于 1.13，其他应符合《中华人民共和国药典》糖浆剂项下有关规定。

临床运用：本品镇咳祛痰。用于伤风咳嗽。口服，15mL/次，3 次/日[80]121。

三、果实及种子类

岭南本草

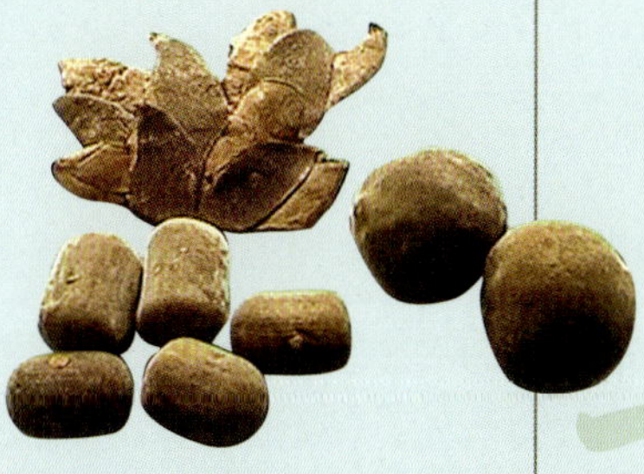

乌 梅

【异名】梅实、黑梅、熏梅、桔梅肉。

【释名】乌梅药材系熏制而成，色黑，故名乌梅、熏梅。

【本草记载】乌梅始载于《神农本草经》，列为中品，原作“梅实”。《名医别录》载：“梅实，生汉中（今陕西南部、四川北部）川谷，五月采，火干。”《本草经集注》云：“此亦是今乌梅也，用当去核……生梅子及白梅亦应相似，今人多用白梅和药。”《本草图经》曰：“今襄汉、川蜀、江湖、淮岭皆有之。”《本草衍义》载：“熏之为乌梅，曝干藏密器中为白梅。”《本草纲目》载：“梅，花开于冬，而实熟于夏……叶有长尖，先众木而花……绿萼梅，枝跗皆绿……红梅，花色如杏。”综上所述，并对照《本草图经》及《本草纲目》附图，古之乌梅即蔷薇科植物梅的近成熟果实经加工而成者[20]162,[22]54,[222]86。

【来源】蔷薇科植物梅 *Prunus mume*（Sieb.）Sieb.et Zucc.的干燥近成熟果实。

【原植物形态】落叶乔木，高约 10m，树皮灰棕色，小枝细长，先端刺状，多分枝。单叶互生，有叶柄长达 1.5cm，被短柔毛；托叶早落；叶基有腺体；嫩枝叶柄基部有线形托叶 2 片；叶片卵形至长圆状卵形，先端长尾尖，基部阔楔形，边缘具细锐锯状齿，沿脉背呈褐黄色，幼时两面被毛，老时近光滑。春季先叶开花，有香气，1~3 朵簇生于 2 年生侧枝叶腋，白色或粉红色；芳香；通常先叶开放；有短梗；苞片鳞片状，褐色；萼筒钟状，裂片 5，基部与花托合生；花瓣单瓣或重瓣，通常 5 片，阔倒卵形；雄蕊多数，生于花托边缘；雌蕊 1，子房密被毛，花柱细长，弯曲。核果球形，一侧有浅槽，被毛，绿色，熟时黄色，核硬，有槽纹，花期 1~2 月；果期 5 月[25]211。

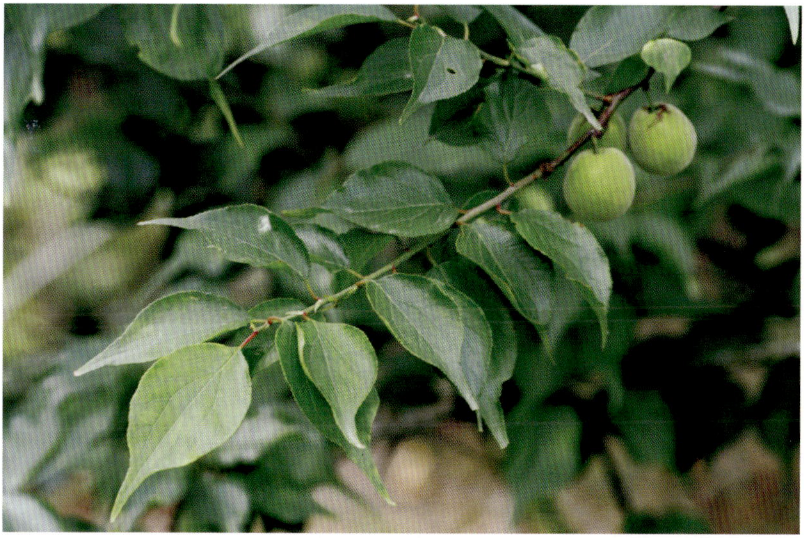

原植物图

【生境分布】 多为栽培。分布于陕西、甘肃、新疆、江苏、安徽、浙江、江西、福建、台湾、广西、广东、四川、贵州和云南等省区。全国各地有栽培[25]211。

【栽培技术】

1. 生物学特性

乌梅喜温暖气候。对土壤要求不严，但以富含腐殖质、排水良好的砂质壤土栽培为好。

2. 繁殖方法

(1) 选地整地

首先应选择紫色土壤（即狗肝土），这种土质含磷、钙成分较多，呈小颗粒状，遇水容易渗透，间有缝隙，透气性好。梅树须根顺隙延伸吸收养分生长快，结的梅果质量好。其次选沿河溪两岸冲积土，土质疏松水分充足。整地时，砍除杂木草丛，就地集中焚烧作为肥料。然后深翻 1 次，打碎土块。整平作畦，准备播种。

（2）育苗繁殖

乌梅用果核繁殖，5~6 月采摘成熟的果实，洗尽果肉，摊放通风处晾干，埋藏于清洁的细砂中贮存。9 月间选择好土质疏松、土层深厚、排水性良好的农田做苗圃，每 667m^2 施足有机腐熟农家肥 5 000kg。精耕细作使土壤充分细碎，土肥混合均匀，然后做成 80cm 宽、30cm 高的畦，播种按株行距 9cm×9cm，深 3cm 进行点播，播后覆土耙平，覆盖稻草，种完后浇 1~2 次水保持泥土湿润，2~3 月梅苗陆续萌芽出土，待苗高 6cm 左右，浇施薄肥催苗，3~4 月施肥 1 次，6~7 月看苗施肥，平时注意松土除草，立春前后苗高 1m 以上即可出圃移栽。培育嫁接苗是在繁殖实生苗期间，于 9 月进行芽接或者插接法，嫁接后到第二年早春才出圃移栽。

（3）移栽

在 1~2 月，将选好的紫色土壤或冲积土挖穴，按株行距实生苗 2m×2m，穴深 1m 左右。每穴施足基肥或塘泥后覆土，每穴栽植 1 株。

3. 田间管理

（1）松土

主产区梅树是与地瓜、豌豆、烤烟等农作物套种。结合种农作物时松土，肥料施于农作物的根部，梅树亦能吸收其养分，成龄树因树冠大无法套种其他作物，只需每年 10 月间松土 1 次，用草皮或塘泥培在根部即可。

（2）树冠整枝修剪

每年 6 月底 7 月间，在梅果采收后，剪除徒长枝及无效枝。

4. 病虫害防治

（1）病害

黑星病（又名疮痂病）是果梅上最主要的病害。

防治方法：休眠期喷洒波美度石硫合剂，落花后半个月开始至 5 月间，每隔 10~15 天喷洒 1 次药剂（以当时湿度和果园发病严重情况而定）。以 10%世高水分散粒剂 3 000 倍液防效达92.31%

为首选，80%大生 M-45 可湿性特剂 600 倍液防效 92.21%，20%粉霉威可湿性粉剂 1 500 倍液防效 71.67%。

(2) 虫害

①蚜虫：

防治方法：常用 40%氧化乐果乳油 2 000 倍液、2.5%溴氧菊酯乳油 4 000 倍液体、灭多威 2 000 倍液或 1.2%烟参碱 1 500 倍液等药剂喷杀。

②天牛：

防治方法：天牛幼虫可用兽用注射器将 40%甲胺磷 5 倍液或 80%敌敌畏 5 倍液直接注入有新鲜虫粪的虫孔中毒杀。

【采收加工】

乌梅以干燥近成熟果实入药。栽后 6~7 年，5~6 月果青黄色时采收，用火炕焙 2~3 昼夜可干，再闷 2~3 天，使色变黑即得。乌梅以个大、均匀、肉厚、外表棕黑色至紫黑色、柔润、不露核、有梅酸烟焦气，味极酸、无杂质为佳[223]。

【药材鉴定】

1. 性状鉴别

核果类球形或扁球形，直径 2~3cm，表面棕黑色至乌黑色，极皱缩，于放大镜下可见毛茸，基部有圆形果梗痕。果肉柔软或略硬，果核坚硬，椭圆形，棕黄色，表面有凹点，内含卵圆形、淡黄色种子 1 粒。具焦酸气，味极酸而涩。一般以个大、肉厚、柔润、味极酸者佳[22]162。

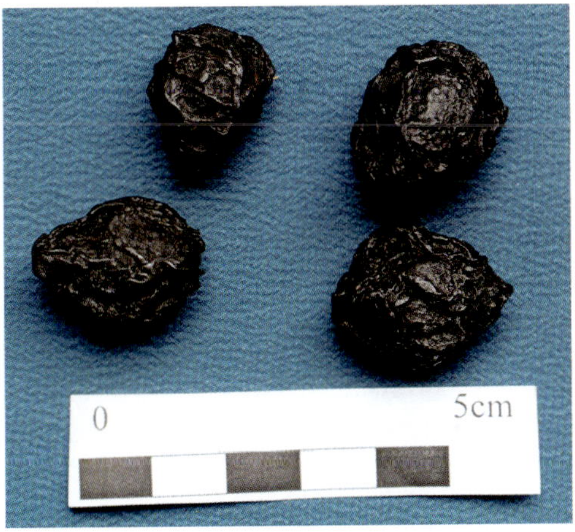

乌梅药材

2. 显微鉴别

粉末特征：本品果肉粉末棕黑色。非腺毛大多为单细胞，少数 2~5 细胞，平直或弯曲作镰刀状，浅黄棕色，长 32~400μm，直径 16~49μm，壁厚，非木化或微木化，表面有时可见螺纹交错的纹理，基部稍圆或平直，胞腔常含棕色物。中果皮薄壁细胞极皱缩，有时含草酸钙簇晶，直径 26~35μm。纤维单个或数个成束散列于薄壁组织中，长梭形，直径 6~29μm，壁厚 3~9μm，非木化或微木化。表皮细胞表面观类多角形，胞腔含黑棕色物，有时

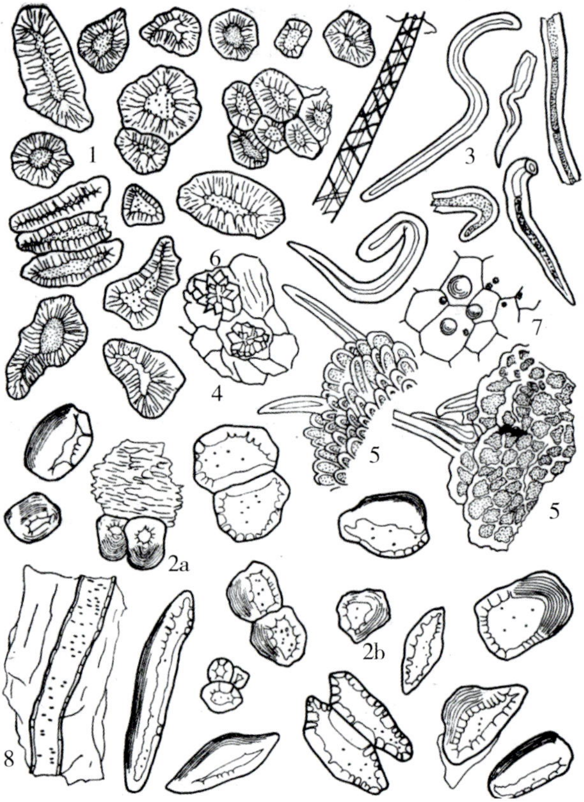

乌梅粉末显微特征图（×220）[33]429

1. 内果皮石细胞　2. 种皮石细胞（a. 侧面观　b. 表面观）　3. 果皮非腺毛　4. 中果皮薄壁细胞　5. 果皮表皮　6. 草酸钙簇晶　7. 子叶细胞　8. 厚壁细胞

可见毛茸脱落后的疤痕。石细胞少见，长方形、类圆形或类多角形，直径 20~36μm，胞腔含红棕色物。

3. 理化鉴别

（1）薄层色谱①

取本品粉末 5g，加甲醇 30mL，超声处理 30 分钟，放冷，滤过，滤液蒸干，残渣加水 20mL 使溶解，移至分液漏斗中，加乙醚振摇提取 2 次，每次 20mL，合并乙醚液，蒸干，残渣用石油醚（30~60℃）浸泡两次，每次 15mL（浸泡约 2 分钟），倾去石油醚，残渣加无水乙醇 2mL 使溶解，作为供试品溶液。另取乌梅对照药材 5g，同法制成对照药材溶液。再取熊果酸对照品，加无水乙醇制成 1mL 含 0.5mg 的溶液，作为对照品溶液。吸取上述三种溶液各 1~2μL，分别点于同一硅胶 G 薄层板上，以环己烷-三氯甲烷-乙酸乙酯-甲酸（20∶5∶8∶0.1）为展开剂，展开，取出，晾干，喷以 10%硫酸乙醇溶液，在 105℃加热至斑点显色清晰。供试品色谱中，在与对照药材色谱及对照品色谱相应的位置上显相同颜色的斑点。

（2）薄层色谱②

取本品粗粉 0.1g，加蒸馏水 5mL，沸水浴中煮 20 分钟，滤过。滤液于水浴中蒸干，以乙醇 1mL 溶解供点样。柠檬酸和苹果酸醇溶液为对照品。分别点样于同一硅胶 G 薄层板上，以醋酸丁酯-甲酸-水（4∶2∶2）上层液展开，用 0.1%溴甲酚绿醇溶液显色。供试品色谱中，在与对照品色谱的相应位置上，显相同的黄色斑点[20]54,[222]86。

【炮制】

1. 乌梅

取原药材，除去杂质，洗净，干燥。

2. 乌梅肉

取净乌梅，水润使软或蒸软，去核。

3. 乌梅炭

取净乌梅，按炒炭法，炒至皮肉发泡鼓起，表面呈焦黑色，取出晾凉，筛去碎屑。

【商品规格及质量】

1. 商品规格

规格等级　干货。

2. 质量评价

乌黑色，肉厚，味酸，无干枯、无霉变。

3. 伪品

(1) 李

蔷薇科植物李 *Prunus salicina* Lindl.的干燥果实。果实略小，直径 1~1.5cm。表面灰黑色至红黑色。果核表面不具凹入小点。气微，味酸涩。

(2) 山杏

蔷薇科植物山杏 *Prunus armeniaca* L. var. *ansu* Maxim.的干燥果实。表面棕褐色，略皱缩，果肉质硬而薄，不易剥离；果核棕褐色，表面呈细网状，一侧边缘较锋利。气微，味酸涩。

【化学成分】 枸橼酸（citric acid）；苹果酸（malic acid）；草酸（oxalic acid）；琥珀酸（succinic acid）和延胡索酸（fumaric acid）。5–羟甲基–2–糠醛（5–hydroxymethyl–2–furaldehyde）；苯甲醛（benzaldehyde）62.40%；4–松油烯醇（terpinen–4–ol）3.97%；苯甲醇（benzylalcohol）3.97%；十六烷酸（palmitic acid）4.55%；苦杏仁苷（amygdalin）约 0.5%；苦味酸（picric acid）；超氧化物歧化酶（SOD）[222][86]；戊酸；异戊酸；对异丙基甲烷；顺式–3–乙烯–1–醇；反式/顺式氧化沉香醇；糠醛；沉香醇（linalool）；5–甲基–2 糠醛；2，3–二甲基马米酐；正己酸；愈疮木酚；o–甲酚；p–甲酚；丁子香酚和 C_{11}~C_{24} 的脂肪酸；乙醛；乙醇；丙醇；乙酸甲酯；乙酸乙酯；乙酸丙酯；丙酸乙酯和丙酸丙酯；亚油酸（linoleic acid）；油酸（oleic acid）；棕榈酸（palmitic acid）；甘油三酸酯；游离甾醇酯；甾醇酯；1,2–甘油二酸酯；1,3–甘油二酸酯及游离脂肪酸；5–羟甲基糠醛；蔗糖（sucrose）；果糖 三梨糖醇；葡萄糖（glucose）；果胶和粗纤维；豆甾醇（stigmasterol）；

β-谷甾醇（β-sitosterol）；菜油甾醇（campesterol）[224]；柠檬素-3-0-鼠李糖苷（rhamnocitrin-3-0-rhamnoside）；山柰酚-3-0-鼠李糖苷（kaempferol-3-0-rhamnoside）；鼠李素-3-0-鼠李糖苷（rhamnefin-3-0-rhamoside）；槲皮素-3-0-鼠李糖苷（quercetin-3-0-rhamnoside）[225]。

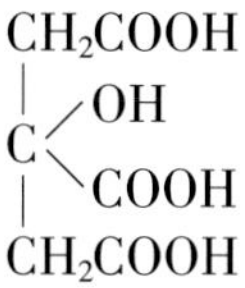

枸橼酸
（citric acid）

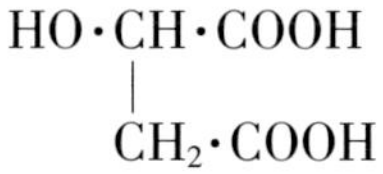

苹果酸
（malic acid）

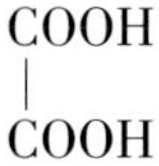

草酸
（oxalic acid）

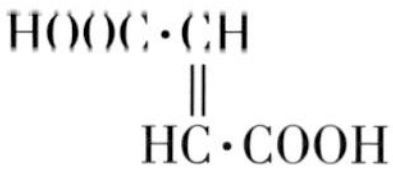

延胡索酸
（fumaric acid）

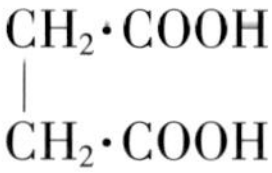

琥珀
（succinic acid）

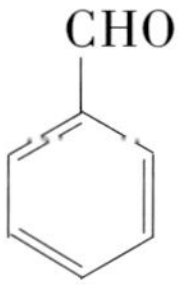

苯甲醛
（benzaldehyde）

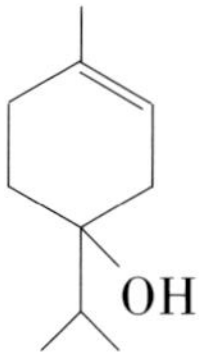

4 松油烯醇
（terpinen-4-ol）

$CH_3\cdot[CH_2]_{14}\cdot COOH$

十六烷酸
（palmitic acid）

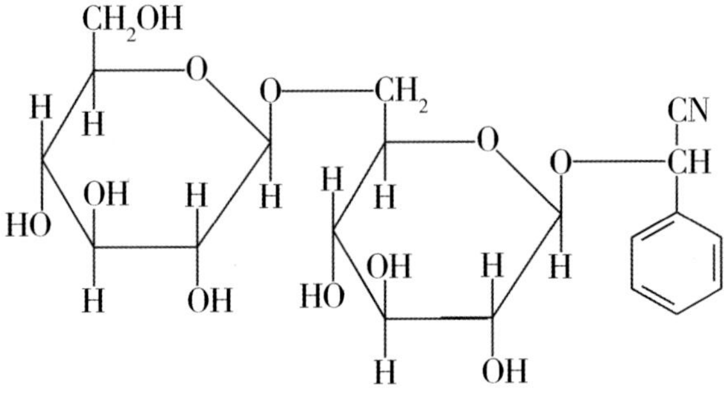

苦杏仁苷（amygdalin）

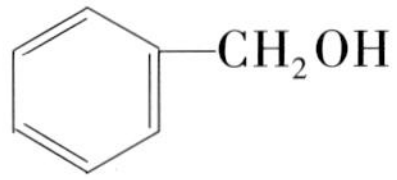

苯甲醇
（benzylalcohol）

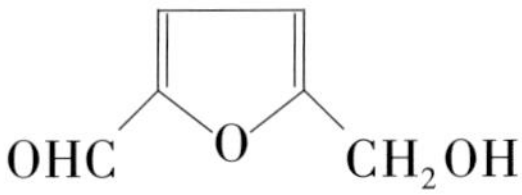

5-羟甲基-2-糠醛
（5-hydroxymethyl-2-furaldehyde）

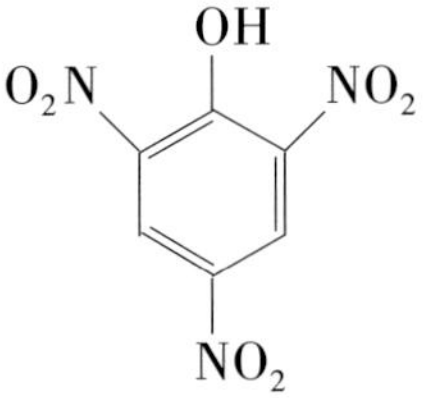

苦味酸（picric acid）

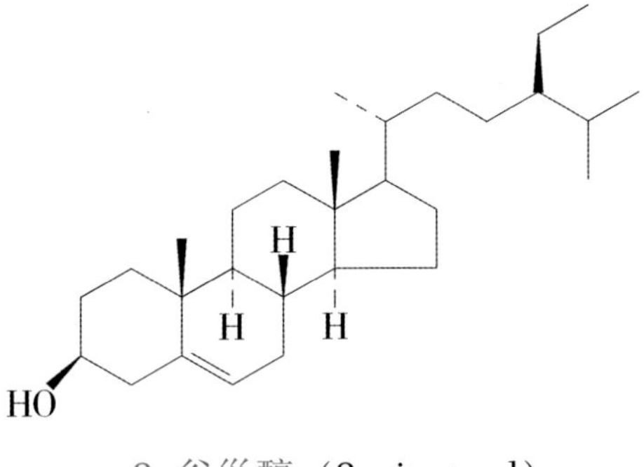

β-谷甾醇（β-sitosterol）

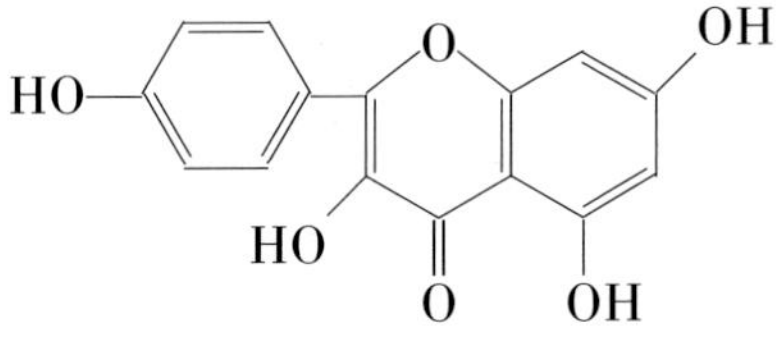

山柰酚（kaempferol）

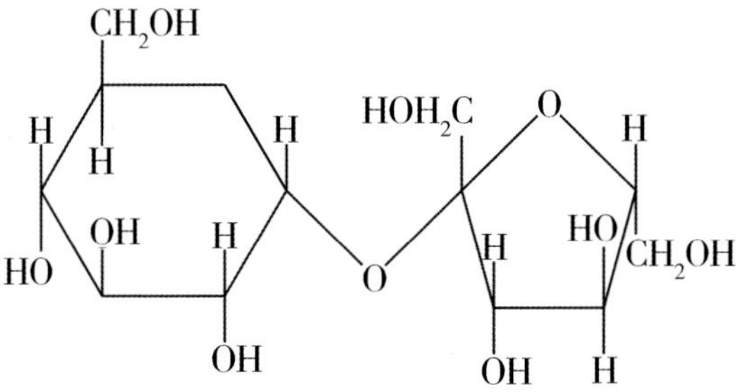

蔗糖（sucrose）

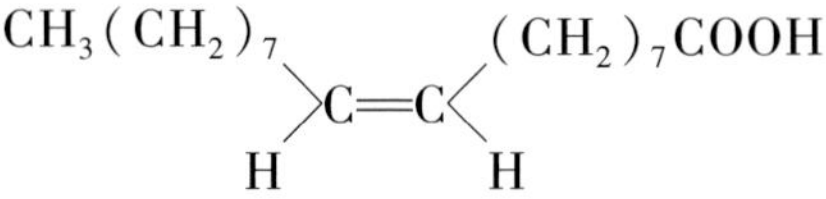

油酸（oleic acid）

$$CH_3 \cdot [CH_2]_{14} \cdot COOH$$

棕榈酸（palmitic acid）

$$CH_3—(CH_2)_4—CH=CH—CH_2—CH=CH—(CH_2)_7—COOH$$

亚油酸（linoleic acid）

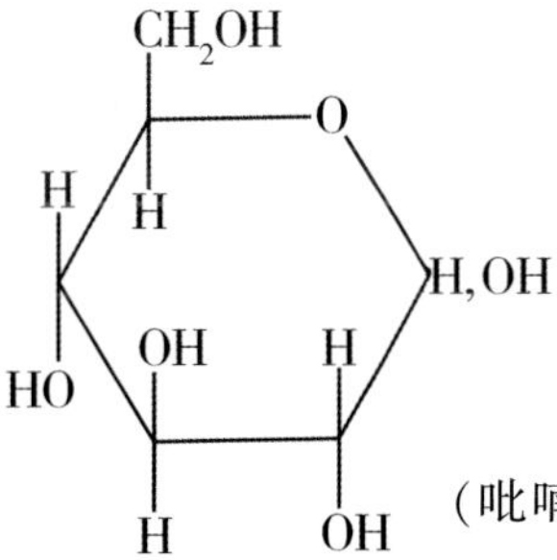

（吡喃式）

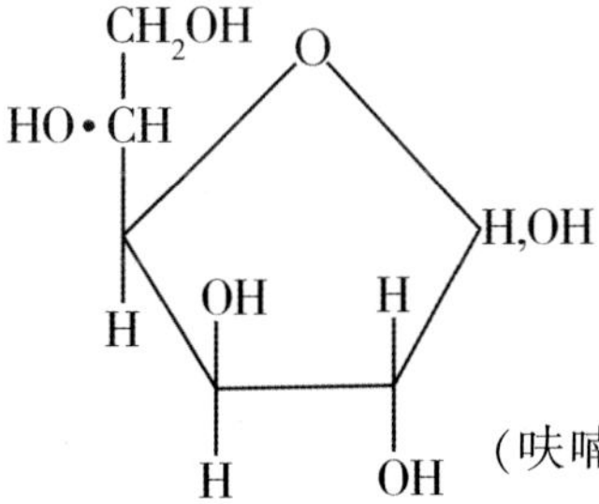

（呋喃式）

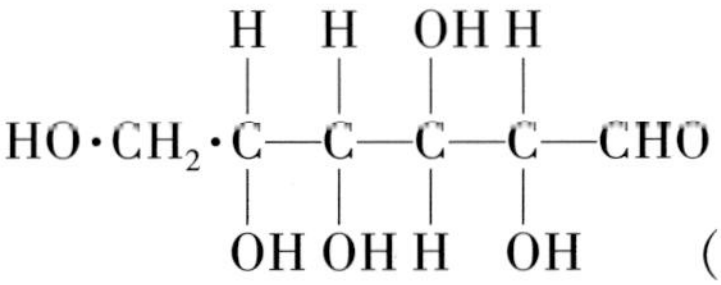

（开链式）

葡萄糖（glucose）

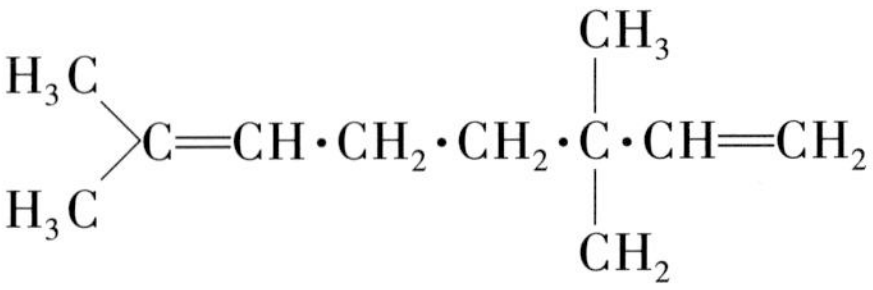

沉香醇（linalool）

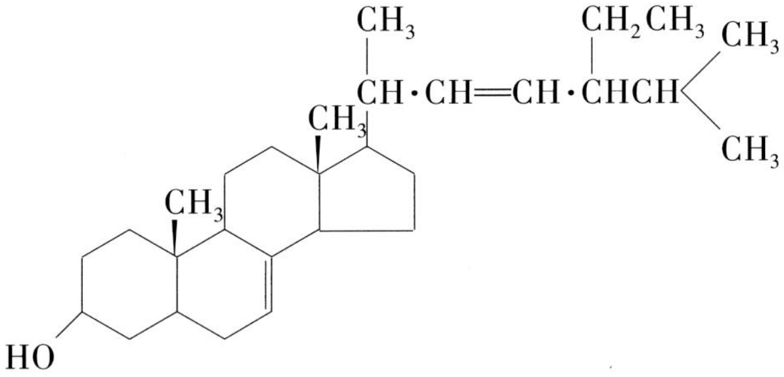

豆甾醇（stigmasterol）

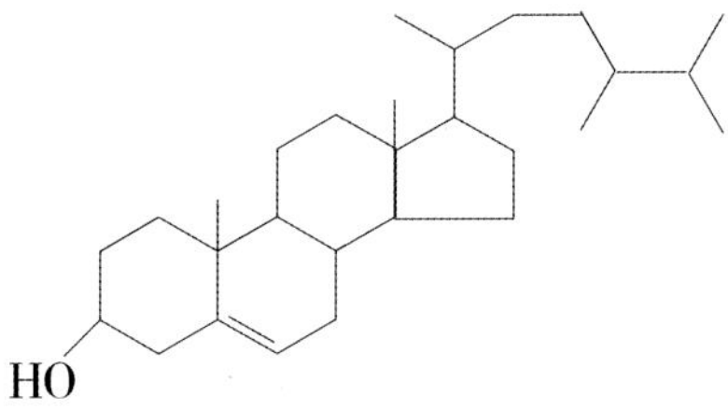

菜油甾醇（campesterol）

【含量测定】

取本品最粗粉约4g，精密称定，置锥形瓶中，精密加水100mL，加热回流4小时，放冷，滤过，收集续滤液。精密量取续滤液20mL，加水至80mL，照2005年版《中华人民共和国药典》（一部）附录Ⅷ A电位滴定法，用氢氧化钠滴定液（0.1mol/L）滴定。1mL氢氧化钠滴定液（0.1mol/L）相当于6.404mg的枸橼酸（$C_6H_8O_7$）。

本品按干燥品计算，含有机酸以枸橼酸（$C_6H_8O_7$）计，不得少于15.0%。

【现代药理】

1. 驱虫，收缩胆囊

以乌梅为主的复方，对蛔厥及胆管蛔虫症的报道较多。如乌梅汤（乌梅、川椒、干姜、细辛、当归、黄连）或其加减汤对蛔厥有一定的疗效；安蛔汤（乌梅、金钱草、槟榔、川椒）在治疗196例胆管蛔虫症中，痊愈率81%，显效率19%；乌梅承气汤在对31例蛔虫性肠梗阻治疗中收效较好；乌梅丸对胆管蛔虫病的治疗也有其独特的疗效。而以乌梅醋为主治疗的胆管蛔虫症见效更快，50例中48例2小时内即治愈；同样，单味药乌梅煎剂、乌梅胶囊对胆管蛔虫治疗收到满意效果[224]。

经分析，这种驱蛔作用与其酸性及其收缩胆囊有关，酸性较强的乌梅能使虫体麻痹，同时使胆汁pH下降，趋于酸性，奥狄氏括约肌松弛扩张，达到驱虫目的。而药理作用又表明乌梅有明显直接收缩胆囊的作用而达到排除胆管蛔虫的目的。乌梅不但驱蛔虫，而且对其他寄生虫也有一定作用，曾报道对390例血吸虫病人治疗中，痊愈242例，显效28例，好转25例，无效24例；乌梅川芰榔片煎剂对绦虫病有一定疗效；乌梅水煎剂对支睾吸虫有显著的抑制作用[224]。

2. 抗菌作用

乌梅提取液在体外对大肠杆菌、痢疾杆菌、伤寒杆菌、副伤寒杆菌、霍乱杆菌、百日咳杆菌、变形杆菌、炭疽杆菌、白喉杆菌、类白喉杆菌、人型结核杆菌、脑膜炎球菌、金葡球菌、肺炎球菌、溶血性链球菌等均有抑制作用[224]，其醇浸提液对沙门氏菌、绿脓杆菌作用敏感，其MBC为0.015 g/mL[226]。乌梅水煎液对临床分离得到的28株肠球菌有很好的抑制作用，其MIC_{90}为1∶320[227]。研究发现乌梅对脑膜炎球菌有较强的体外抑菌作用[228]。对某些致病性真菌如须疮癣菌、絮状表皮癣菌、石膏样小芽孢菌等也有抑制作用[222]86。

3. 对平滑肌的作用

单味乌梅对豚鼠胆囊的作用表现为双向性反应–即低浓度的

乌梅对胆囊肌条表现为抑制作用，而高浓度乌梅对胆囊肌条有轻度的兴奋作用。关于乌梅对胆囊作用机理，周旭等研究发现六羟季氨、消炎痛、心得安、L-NNA、雷尼替丁均未阻断乌梅对胆囊活动的影响，表明其作用没有胆碱能神经受体参与，也没有经前列腺素受体、肾上腺素能 β 受体、NO 介质以及组胺 H 受体的途径实现，故推测可能是对平滑肌细胞的直接作用[229]。乌梅煎液能增强豚鼠离体膀胱逼尿肌肌条的张力，增加膀胱逼尿肌肌条的收缩频率和收缩波平均振幅，其作用机理可能与兴奋细胞膜膜上 L 型 Ca 通道作用有关[230]。乌梅可明显增强未孕和早孕大鼠的子宫肌电活动，这表明子宫平滑肌的兴奋性和子宫收缩振幅的提高，表明乌梅有抗早孕、抗着床的药理作用[231]。此外，乌梅还可收缩肠壁，促进肠蠕动和消除肠道炎症[232]。

4. 抗肿瘤作用

乌梅煎剂对小鼠肉瘤 S_{180} 艾氏胶水瘤有抑制作用，体外试验对人子宫颈瘤 JTC-26 株的抑制率在 90%以上[233]。体外抗肿瘤及体外免疫调节试验结果表明，乌梅水提液、醇提液具有抑制人原始巨核白血病细胞和人早幼粒白血病细胞生长的作用，对这两种细胞的克隆形成都有不同程度的抑制作用，呈一定的量效关系。乌梅对 HL40 细胞的作用机制之一是抑制了细胞 DNA 合成，并使细胞停滞于 G/M 期。低浓度乌梅水提液和醇提液对小鼠免疫器官和体液免疫无明显影响，而高浓度（10g/kg）乌梅水提液则能明显减轻小鼠胸腺、脾脏、肝脏的重量。但对体液免疫影响不明显。提示乌梅抗肿瘤作用通过整体免疫调节而达到的可能性较小，可能以对肿瘤的直接作用为主，乌梅的抗肿瘤作用与其 pH 无关，所含熊果酸具有一定作用，但非主要成分[234]。

5. 抗生育作用

乌梅煎液对未孕和早孕大鼠子宫平滑肌均有兴奋作用，妊娠子宫对其尤为敏感，有明显的抗着床、抗早孕作用[231]。乌梅有较强的杀精子作用，其主要有效成分为乌梅枸橼酸，其杀精子机理为破坏精子的顶体、线粒体及膜结构，最低有效浓度为 0.09%。

同时乌梅枸橼酸具有良好的阻抑精子穿透宫颈黏液的作用，精子经不同浓度乌梅枸橼酸作用后，运动能力明显减弱，精子穿透宫颈黏液管的距离与精子受乌梅枸橼酸作用的浓度呈负相关[235]。

6. 抗过敏作用

用100%单味乌梅煎剂口服，对豚鼠蛋清过敏性休克和组织胺休克均具对抗作用，对组织胺所致豚鼠支气管哮喘不具对抗作用[236]。乌梅配伍路路通治疗变态反应性皮肤病和过敏性哮喘，临床效果良好[237]。乌梅的抗过敏机理可能是非特异性刺激产生的游离抗体，中和侵入体内的过敏原[176]464 的结果。有人认为其作用机理可能与乌梅含有的 Ca^{2+}拮抗活性中的5-羟甲基糖醛[238] 有关。

7. 抗氧化作用

乌梅对邻苯三酚及肾上腺素氧化系统产生的氧自由基有很强的清除能力，并在垂直凝胶电泳中表现出抑制氮蓝四唑（NBT）光化还原的能力[239]。将乌梅加工成汁喂养小鼠，能显著降低成年小鼠肝、血 LOP 水平和提高小鼠脑、血 SOD 活性[240]。体外试验表明，乌梅果浆有明显抗氧化溶血和抗肝匀浆脂质过氧化作用，且抑制率和剂量呈正相关[241]。

8. 解毒作用

乌梅所含柠檬酸可使体液保持弱碱性，使血液中酸性有毒物质分解以改善血液循环[238]。乌梅所含琥珀酸是重金属及巴比妥类药物中毒的解毒剂，枸橼酸可做碱中毒的解毒剂[233]。章铨荣报道，乌梅配合甘草可解颠茄碱类药物中毒[242]。

9. 抗疲劳作用

乌梅中所含柠檬酸可将血液疲劳物质乳酸分解为 CO_2 和 H_2O 排出体外，避免与肌肉蛋白结合；并可使葡萄糖效力增加约10倍，从而释放更多能量以消除疲劳[238]。

10. 其他

未成熟乌梅果肉含有氢氰酸，成熟乌梅所含苦杏仁苷在体内也可分解产生微量氢氰酸，对呼吸中枢产生镇静作用。乌梅能使唾液腺分泌更多的腮腺激素（Parein），可促进皮肤细胞新陈代谢，并能促进激素分泌物的活性，从而起到抗衰老的作用。乌梅还可使放射性Sr尽快排出体外，产生抗辐射的作用[238]。乌梅具有保肝作用，对病毒性肝炎患者有降低谷转氨酶及黄疸、改善症状和体征等作用[243]。此外，有报道认为乌梅提取物具有抑凝血抗纤溶活性的作用[244]。临床用乌梅治疗白癜风具有较好疗效[245]。亦有文献报道乌梅具有钙离子拮抗作用，有较强的拮抗由钾离子引起的豚鼠结肠带收缩的活性[222]86，综合先前乌梅对膀胱逼尿肌兴奋细胞膜上L形钙离子通道机制，可以看出乌梅对钙离子具有双向调节作用。

【药性】 酸、涩，平。归肝、脾、肺、大肠经。

【功能与主治】 敛肺止咳，涩肠止泻，生津止渴，安蛔止痛。主治肺虚久咳；久泻、久痢；虚热消渴；蛔厥腹痛，呕吐。

【用法用量】 煎服，6~12g；或入丸、散。外用适量，烧存性，研末撒或调敷患处。

【使用注意】 表邪未解或内有实热积滞者均不宜服。

【临床报道】

1. 治疗内痔

以乌梅配制成每毫升含0.4g生药的注射剂，每取5~20mL，最多不超过30mL，肛门常规消毒（侧卧位）局麻后，使痔核脱出于肛门外，行痔核中部黏膜下层注射，至痔体肿大变色为止。共治各型内痔、混合痔110例，取得良好效果[246]。

2. 治疗病毒性肝炎

乌梅40~50g，加水500mL，浓煎至250mL，顿服或分2次服，每日1剂。同时口服维生素C、维生素B等，治疗74例，显效66例，有效7例，无效1例。有良好的降酶、退黄及改善症状的作用[243]。

3. 治疗婴幼儿腹泻

1岁以下用乌梅粉1g、苏打0.25g，1岁以上用乌梅粉1.5g、苏打0.25g。均为口服。3天为一疗程。治疗67例，痊愈65例，显效1例，无效1例，总有效率98.5%[247]。

【现代制剂】

1. 乌梅丸

处方：乌梅肉 120g，青椒（去目）12g，细辛 18g，黄连 48g，黄柏 18g，干姜 30g，附子（炙）18g，桂枝 18g，人参 18g，当归 12g。

制法：以上 10 味，粉碎成细粉，过筛，混匀。每 100g 粉末加炼蜜 125g，制成大蜜丸，即得。每丸重 3g。

质量控制：本品为黑色的大蜜丸；味微甜、苦、酸。检查应符合《中华人民共和国药典》丸剂项下有关规定。

显微鉴别：取本品，置显微镜下观察：果皮表皮细胞淡黄棕色，细胞表面观类多角形，壁稍厚，表皮布有单细胞非腺毛或毛茸脱落后的痕迹。糊化淀粉粒团块类白色。纤维束鲜黄色，壁稍厚，纹孔明显。纤维鲜黄色，直径 16~38μm，常成束，周围细胞含草酸钙方晶，形成晶纤维。含晶细胞木化增厚。薄壁细胞纺锤形，壁略厚，有极微细的斜向交错纹理。

临床运用：本品温脏安蛔。用于治疗蛔厥，久痢，厥阴头痛，或脾胃虚引起之胃脘痛，肢体瘦弱。口服，2 丸/次，2~3 次/日。孕妇忌服[107]50。

2. 梅苏丸

处方：乌梅肉 200g，紫苏叶 30g，薄荷叶 80g，葛根 20g，檀香 5g，豆蔻 5g，柿霜 240g。

制法：以上 7 味，粉碎成细粉，另取蔗糖 4800g 粉碎成细粉，过筛，再与上述粉末配研，过筛，混匀。用水泛丸，低温干燥，即得。每 10 粒重 1.56g。

质量控制：本品为褐色的水丸；味甜、微酸。检查应符合《中华人民共和国药典》丸剂项下有关规定。

显微鉴别：取本品，置显微镜下观察：叶肉组织中有细小草酸钙簇晶，直径 4~8μm。橙皮苷结晶稍带黄色，存在于叶肉组织中；栅栏细胞中尤多。纤维成束，周围细胞中含草酸钙方晶，形成晶纤维；含晶细胞的壁木化增厚。含晶细胞方形或长方形，壁厚，木化，胞腔含草酸钙方晶。

临床运用：本品清热解暑，生津止渴。用于中暑风热，头昏目眩，口干舌燥，津液不足。含化，30g/次，2~3次/日[16]153。

3. 冬白梅片

处方：天冬83g，麻黄（蜜制）42g，乌梅83g，防风62g，五味子83g，黄芩83g，白果仁83g，平贝母83g。

制法：以上8味，将半量黄芩与白果仁、平贝母粉碎成细粉，另半量黄芩和其余5味加水煎煮3次，第1次2小时，第2、3次各1小时，合并煎液，滤过，滤液浓缩成稠膏，加入上述粉末，混匀，干燥，制成颗粒，压制成1 000片，包糖衣，即得。

质量控制：本品为糖衣片，除去糖衣后显棕褐色；气微，味微苦、酸。检查应符合《中华人民共和国药典》片剂项下有关规定。

临床运用：本品敛肺定喘，止咳化痰。用于气管炎咳痰黄白相兼，肺寒化热，寒热错杂者。口服，3片/次，3次/日，饭后服用[248]58。

4. 梅苏冲剂

处方：乌梅肉96g，薄荷112g，紫苏叶32g，葛根16g。

制法：以上4味，取薄荷、紫苏叶用水蒸气蒸馏，得初馏液约800mL，再重蒸馏，收集馏液约200mL，滤取蒸馏后的水溶液另器收集。乌梅肉、葛根加水煎煮2次，每次1.5小时，滤过。合并滤液，滤液与上述水溶液合并，浓缩至相对密度为1.20左右的清膏，与蒸馏液合并，加蔗糖2 560g及适量乙醇制成颗粒，60℃以下干燥，即得。每袋装10g。

质量控制：本品为土黄色或着色的颗粒；味甜、微酸。检查应符合《中华人民共和国药典》冲剂项下有关规定。

临床运用：本品清解暑热，生津止渴。用于感冒发热引起的口渴、咽干，胸中满闷，头目眩晕。口服，10g/次，3~4次/日[19]157。

5. 冰梅上清丸

处方：冰片 8g，乌梅肉 96g，儿茶 600g，桔梗 184g，诃子 123g，山豆根 30g，浆粉 120g，硼砂 100g，芒硝 20g，甘草 82g，薄荷 80g。

制法：以上 11 味，取儿茶 60g 备用，将甘草、薄荷共粉碎成细粉，过筛，混匀；剩余儿茶及其余 8 味共粉碎成细粉，过筛，混匀。上述 2 种细粉交替用水泛丸，低温干燥。备用儿茶加水适量，加热溶化，滤过，滤液浓缩至适量，与薄荷脑细粉（每 640g 干丸加 1g 薄荷脑）煎，晾干，即得。每 30 粒重 1g。

质量控制：本品为黑褐色的水丸；气香，味涩、微苦、略辛凉。检查应符合《中华人民共和国药典》丸剂项下有关规定。

临床运用：本品清热退火。用于上焦积热，喉肿疼痛，鼻干口苦，口舌生疮。口服，3g/次；噙化，1g/次；小儿减半。阴虚火旺者忌用[15]66。

6. 润喉丸

处方：甘草 393g，乌梅（去核）550g，蝉蜕 26g，玄明粉 26g，食盐 26g，马蹄粉 210g，薄荷脑 4g。

制法：以上 7 味，将薄荷脑研细，乌梅肉打成浆，甘草粉碎成粗粉，加入乌梅浆、蝉蜕、玄明粉、食盐、马蹄粉，混匀，干燥，粉碎成细粉，过筛，加入薄荷脑粉，混匀。每 100g 粉末加炼蜜 45~55g 与水适量，泛丸，干燥，用甘草炭包衣，干燥，打光，即得。每丸重 0.5g。

质量控制：本品为黑色的包衣蜜丸，除去包衣后显棕褐色；气香，味甜、酸、微咸。检查应符合《中华人民共和国药典》丸剂项下有关规定。

显微鉴别：取本品，置显微镜下观察：外果皮表皮细胞呈类多角形，胞腔内含黑棕色物。纤维成束，四周厚壁细胞含草酸钙方晶，形成晶纤维。不规则块状半透明，有顺直纹理。单粒淀粉众多，直径 3.5~10μm，一端具鸟喙状突起，脐点不明显。

临床运用：本品润喉生津，开音止痛，疏风清热。用于急、慢性咽炎及喉炎所致的疼痛，亦用于喉痒咳嗽，声音嘶哑等症的辅助治疗。含服，1~2 丸/次，一日数次[76]155。

7. 固肠止泻丸（结肠炎丸）

处方：乌梅或乌梅肉，黄连，干姜，木香，罂粟壳，延胡索。

制法：以上 6 味，取乌梅洗净，用水煎煮 2 次（1.5 小时、1 小时），滤过，合并滤液，浓缩至相对密度为 1.10（60℃），备用；其余 5 味粉碎成细粉，用上述浓缩液和适量水泛丸，烘干，包炭衣，打光，即得。或将乌梅肉与其余 5 味，粉碎成细粉，用水泛丸，干燥，即得。每 9 粒重 1g（浓缩丸）；每 12 粒重 1g（水丸）。

质量控制：本品为包衣浓缩丸或水丸，呈黄褐色（浓缩丸除去包衣）；味苦、微辣。检查应符合《中华人民共和国药典》丸剂项下有关规定。

显微鉴别：取本品，置显微镜下观察：纤维束鲜黄色，壁稍厚，纹孔明显。淀粉粒长卵形、广卵形或形状不规则，有的较小端略尖凸，直径 25~32μm，长约 50μm，脐点点状，位于较小端。厚壁组织碎片绿黄色，细胞类多角形或略延长，壁稍弯曲，有的连珠状增厚，纹孔细密。菊糖团块形状不规则，有时可见微细放射状纹理，加热后溶解。

临床运用：本品调和肝脾，涩肠止痛。用于肝脾不和，泻痢腹痛，慢性非特异性溃疡性结肠炎见上述证候者。口服，4g/次（浓缩丸）或 5g/次（水丸），3 次/日。忌食生冷、辛辣、油腻等刺激性食物[221]165。

化橘红

【异名】 化皮、化州橘红、柚皮橘红、柚类橘红、兴化红、毛柑、毛化红、赖橘红。

【释名】“化”者，言其产于化州。因本品与橘相类似，为外层果皮，故有化橘红、化州橘红诸名。化州柚果皮密被柔毛，故又称毛柑、毛化红等[249]156。

【本草记载】橘红一词始出于元王好古《汤液本草》：“橘皮以色红日久者为佳，故曰红皮、陈皮。去白者曰橘红也。”这是最早出现有关橘红的记载，但很显然是指橘皮去白者，亦即今日商品橘红。

柚出自《本草经集注》。《神农本草经》仅载有橘柚。唐苏恭《唐本草》载：“柚皮厚味甘，不似橘皮薄，味辛而苦。其肉有亦如橘，有甘有酸。”宋苏颂《图经本草》载：“橘柚今江浙、荆襄（均在湖北省境内）、湖岭（湘粤境内）皆有之。木高一二丈，叶与枳无辨，刺出茎间。夏初生白花，六七月成实，至冬黄熟。”“闽中、岭外、江南皆有柚，比橘黄白色而大。”宋·寇宗奭《本草衍义》载：“橘、柚自是两种。……惟郭璞所言，乃真识橘、柚者。若不如此分别，误以柚皮为橘皮，是贻无穷之患矣。”

柚的果皮在《本草纲目》柚项下提到化痰作用，但未见到“橘红”的名称。直到清赵学敏《本草纲目拾遗》始有化州橘红之名。在清代《植物名实图考》卷三十二果类收载橘红，吴其睿曰：“橘红产广东化州，大如柚，肉甜，刮制其皮为橘红。以城内产者为佳，然真者极难得。俗谓化州出滑石，树生石，故化痰有殊功。”20世纪80年代实地调查表明，化州城内由于植物株数较少，因而产量不大。市售正品毛橘红（果皮有毛，多加工成七爪形，故又称为毛绿七爪），原植物为化州柚。柚的果皮在当时亦有代用，但非正品（因果皮无毛）。由于化州橘红产量小，其他地区皆以柚皮加工成七爪形，称为光橘红或光七爪，有的地区也称之为化橘红，沿用已久[22]51,[222]902。

【来源】芸香科植物化州柚 *Citrus grandis*（L.） Osbeck var. *tomentosa* Hort.或柚 *Citrus grandis*（L.） Osbeck 的未成熟或近成熟的干燥外层果皮。前者习称毛橘红，后者习称光七爪、光五爪或光橘红[22]51。化州柚加工成的毛橘红功效与柚加工成的药材光橘红功效虽然近似，临床上也通用，但一般认为毛橘红的质量较好，功效最佳[250]。胡毓寰认为，祛痰止咳的功效，柚皮远远赶不上化州橘红[251]。陈晓颖等通过不同栽培地的化橘红、沙田柚及其近缘种柑橘的 rDNA ITS 序列测定，探讨品种间的 DNA 序列变异关系及其规律，为化橘红优良品种的鉴别和种质资源提供研究基础，结果发现化橘红与其近缘品种 rDNA IST 序列有明显的差异[252]。

【原植物形态】

1. 化州柚 *Citrus grandis* （L.） Osbeck var. *tomentosa* Hort.

常绿小乔木，高 3~3.5m。枝条粗壮斜生，幼枝被浓密柔毛，并有微小针刺。叶互生；叶柄的叶翼倒心脏形；有毛，主脉及叶翼边缘尤多；叶片长椭圆形，长 8~13cm，宽 3~6cm，先端浑圆或微凹入，基部圆钝，边缘浅波状，两面主脉上均有柔毛；叶质肥厚柔软。花极香，单生或腋生花序；萼 4 浅裂；花瓣白色，矩圆形；雄蕊 20~25；子房圆形，花柱柱状，柱头极大。果实圆形或略扁，一般高 10~15cm，宽 11~13cm，柠檬黄色，油室大而明显，

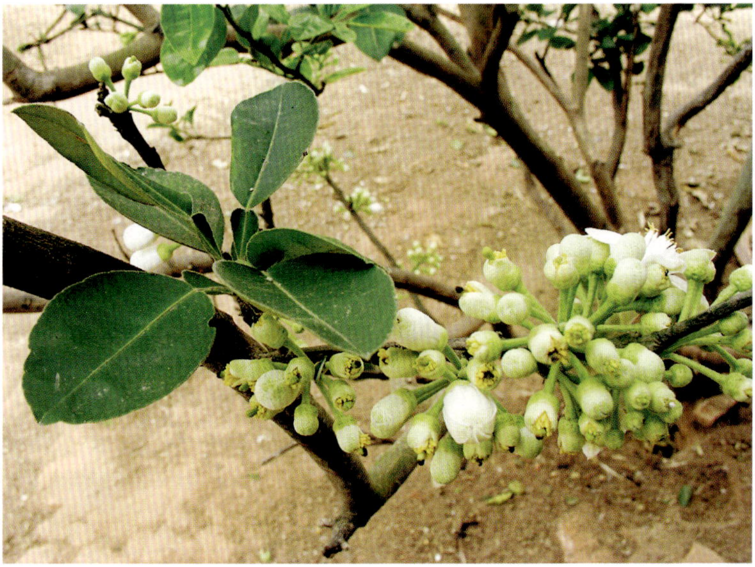

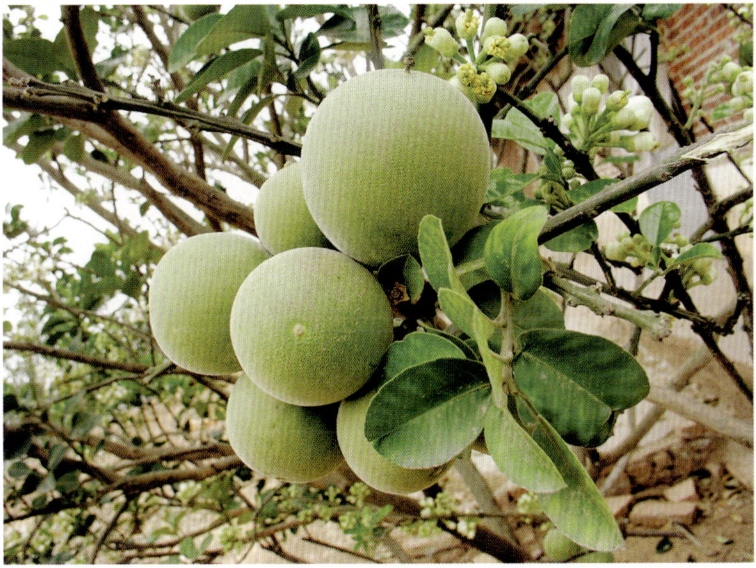

化橘红原植物图

幼果密被白色绒毛；果顶圆钝，顶端内凹，果蒂四周略有棱状突起；果皮不易剥离，厚约 2cm；瓤囊 16 瓣，中心柱充实，果肉浅黄色，汁胞长人似纺锤形，味极酸。种了 80 粒以上，扁圆形。花期 3 月。果期 8~9 月[176]460。

2. 柚 *Citrus grandis* (L.) Osbeck

常绿乔木，高达 8m，偶有细瘦软棘刺，小枝绿色，嫩枝被短柔毛。单身复叶，叶长圆形至椭圆形，长 10~20cm，宽 2~5cm，先端圆或有凹缺，基部阔圆形，边缘有圆锯齿，上面暗绿色，有光泽，下面有稀疏毛；叶柄有阔翼，倒心脏形。花单生或簇生于叶腋，或生枝顶；花大，长 1.8~2.5cm，萼 4 浅裂，花瓣 4，白色，矩圆形，向外翻卷，芳香；雄蕊 20~25，花药大，线形；子房上位，着生于花盘上，胚珠多数，花柱圆柱形，柱头头状。柑果甚大，长 10~25cm，梨形或扁圆形，顶端圆，基部尖圆或圆形；果皮光滑，厚 10~15mm，黄色，油腺密生；瓤囊 12~18 瓣，心皮薄或厚，强韧，易于分离；果肉淡黄色或淡红色，砂瓤粒大，甜或酸。种子多数，扁而厚，长 1cm[176]460。

【生境分布】 化州柚广东（化州）、广西（玉林）有栽培。柚分布广东、广西、福建、台湾、浙江、四川、江西、陕西等地[176]1504。

有资料称，药材以广东化州橘红最为著名，辛香之味最为醇厚，是特产药材；广西玉林、宜山、横县等地亦有栽培[253]。

【栽培技术】

1. 生物学特性

化橘红对温度适应性较强，具一定耐寒和耐高温的能力。15℃低温或短期霜冻对生长影响不大。生长温度为 10~35℃，最适温度为 22~26℃。化橘红属全光照植物，日照要求 7~8 小时，全年总光照不少于 2 200 小时。生长期中，均不宜荫蔽，开花结果期光照尤为重要。化橘红对水分要求较严，既不耐旱，也不耐涝，要求年均降雨量 1 600~1 800mm，且分布均匀。化橘红适宜生长在肥沃、湿润、富含有机质的酸性土壤[254]。

2. 繁殖方法

（1）种子繁殖

于 11~12 月在苗床上按行株距 25cm×20cm 点播，播后覆土盖草。出苗后，每月施 1~2 次稀人、畜粪水或氮肥。1~2 年，苗高 80~100cm 时即可移栽。

（2）高压繁殖

11 月至翌年 1 月，在母树上选择健壮枝条，在枝条基部环剥皮宽 4~5cm，隔 2 天后用塘泥和稻草包捆，外面再用塑料薄膜包扎，经常浇水保湿，至 6~7 月萌发不定根时剪下假枝。假枝成活后随时可以移植。

（3）嫁接繁殖

用切接法，在 2~3 月选健壮、茎粗 1~2cm 的实生苗作砧木，选高产无病虫的母树枝条作接穗进行嫁接。嫁接苗于翌年早春移植。

3. 移栽定植

（1）整地

选土层深厚的平地，全垦，深耕后耙碎整平，造宽约 1m，高 15cm 的畦，长短不限[27]。

（2）定植

定植宜在春秋阴雨天进行，回第一层土时要淋足水，至土壤成泥浆状，定植时苗木的根系要舒展，分层回土压实，淋足定根水，穴周围 1m 范围内盖草，厚 10~15cm[254]。

4. 田间管理

（1）施肥

施基肥：定植前用表土回穴，每穴施混合有机肥料 6kg（花生麸：过磷酸钙：鸡粪=1：1：10，混匀堆沤腐熟）。

追肥：1~2 年生幼苗于 2 月、4 月、6 月、8 月、10 月结合除草松土各施肥 1 次，每株施混合有机肥 3kg，尿素 25g。2 年生以上幼树，每株施混合有机肥 5kg，尿素 50g。

每年开花前 2 个月施促花保花肥，每株施混合有机肥 12.5kg；3~4 月施保果肥，每株施沤制的花生麸 0.5kg、过磷酸钙 1kg；秋末冬初 9~10 月施过冬肥，每株施火烧土、土杂肥 12.5kg。苗期、干旱季节可施水肥。

施肥方法：离树茎基部 1.0~1.5m 根幅密集处开穴施。

（2）修枝整形

每年冬春之间修去枯、老、病及徒长枝，以利通风透光、树冠平衡、矮化、早产、高产[254]。

5. 病虫害防治

（1）病害

化橘红的病害很少，田间发现有炭疽病、煤烟病、疮痂病、细菌性溃疡病，但为害都很轻。

（2）虫害及螨害

化橘红的虫害严重，发生数量多且为害严重的有潜叶蛾、柑橘红蜘蛛、凤蝶，其次为介壳虫、天牛、蚜虫类害虫。

①潜叶蛾：又名鬼画符，是化橘红嫩叶期重要害虫。

为害状：幼虫蛀入嫩叶、嫩茎表皮取食叶肉，留下表皮，形成弯弯曲曲的银白色虫道。受害叶片皱缩、变硬、降低光合作用，甚至叶片脱落。受害卷曲叶片是螨、蚧、蚜虫类害虫越冬场所。

发生规律：每年 11 月至翌年 2 月以蛹或少数幼虫在卷曲的叶片上越冬，3~4 月气温回升时，蛹开始羽化，卵产于未展开的嫩梢上，多在叶背中脉附近，呈透明小水滴状。幼虫孵出后潜入嫩叶取食。5 月开始为害，6~9 月高温高湿季节有利于卵孵化和幼虫入侵为害，也有利于化橘红枝芽萌发，故夏、秋受害严重，是为害高峰期。夏季气温 36℃ 以上会抑制虫体繁殖。春梢一般不受害。年发生 15 代，世代重叠严重。

防治方法：潜叶蛾幼虫潜食于叶肉中，药剂难以渗透叶表皮发挥触杀作用；害虫田间世代重叠严重，目前还没有同时杀伤各种虫态的高效药剂，再加上该虫已对多种药剂产生耐药性，因此，防治难度大。为有效控制潜叶蛾为害，必须进行综合治理。

——农业技术措施：加强肥水管理，在株行间间种豆科白花灰叶豆绿肥，提高土壤肥力，增强植株抗虫能力；合理修剪，使树冠内部通风透光，减少虫害。适时抹芽控梢，减少虫源是防治潜叶蛾的关键措施。具体做法：摘除过早或过迟抽发的不整齐嫩梢，集中烧毁，以减少害虫食源，消除产卵场所，降低虫口基数。配合水肥管理，在潜叶蛾发生低峰期统一放梢，使夏、秋梢萌发整齐，利于集中喷药护梢，可有效控制潜叶蛾的发生。放梢时间应视气候、植株生长情况及害虫发生规律而定，以避开害虫盛发期为佳，夏梢为 5~6 月，秋梢为 8~11 月。清洁田园：及时清理受害的残枝枯叶，集中烧毁，消灭残留害虫；冬季清园并全园喷一次 1 波美度石硫合剂，减少越冬虫源。

——喷药防治：抹芽控梢植株 5~7 天开始喷药保护，连喷 2~3 次，每次间隔 5~7 天。未抹芽控梢的植株采用挑株喷药防治，当萌芽率 20%以上时喷药。常用药剂：2.5%敌杀死乳油 2 000~

3 000 倍液；2.2% 阿维·吡乳油 1 000~1 500 倍液；100 亿 BT·阿维菌素可湿性粉剂（蛾速尽）1 500~3 000 倍液；10.6%三唑磷·阿维菌素乳油 800~1 000 倍液。药液中添加高效渗透剂、增效剂可提高药效。

——生物防治：潜叶蛾的发生受到多种幼虫寄生蜂的制约，喷药时注意保护寄生蜂。推广使用生物农药、对天敌安全的化学农药，减少农药对寄生蜂的杀伤力，保持生态平衡。

——科学合理使用农药：喷药要抓早，于幼虫潜叶前或潜叶幼期适时喷药，傍晚喷药效果好。保证喷药质量：喷药要均匀不漏喷，否则害虫会更加猖獗；不连续多次使用一种化学农药，混合、轮换交替使用不同杀虫机制的农药，避免或延缓害虫产生抗药性、提高杀虫效果、延长药剂的使用寿命。

②柑橘红蜘蛛：是化橘红产区普遍发生且为害严重的害虫。

为害状：为害叶片、嫩梢、果实，以叶片受害最甚。红蜘蛛吸食叶片汁液，叶片被害后，产生许多灰色的小斑点，叶绿素含量降低，失去光泽，光合作用减弱，引起落叶（花、果）、梢枯。

发生规律：若螨或成螨在潜叶蛾为害的僵叶叶缘及叶背上越冬。繁殖力强，年发生 12 代以上，世代重叠严重。每年有 2 个发生高峰期，第 1 次出现在 4~5 月，为害春梢，第 2 次出现在 9~10 月，为害秋梢。春秋干旱天气有利于害虫的发生；夏季炎热或暴雨不利于红蜘蛛发生。红蜘蛛在树内分布具中心虫株，喜光趋嫩，在树冠外围中上部、山地丘陵地的阳坡、光线充足部位发生多，常从老叶转移到嫩叶枝梢为害，故幼树、幼苗的虫口密度大，受害重。

防治方法：红蜘蛛虫体小、习性隐蔽、繁殖力强，田间喷药次数多，因而对毒剂适应迅速，目前对常规的药剂已产生抗性，就是一种新的杀螨剂连续使用数次也就很快产生耐药性，降低防治效果。因此，防治难度大。红蜘蛛的防治必须贯彻“预防为主、综合防治”的原则，根据害虫发生特点与外界环境的关系，综合、协调地运用各种有效的防治措施，综合治理。

——农业技术措施要点：提高栽培管理水平，增强植株的抗虫能力。

——加强预测预报：抓住三个关键的防治时期及时喷药，控制虫口密度。冬季清园剪除潜叶蛾为害严重的僵叶、枯枝，清除地面的枯枝、落叶，集中烧毁，全园喷石硫合剂铲除越冬虫源。在春梢和秋梢叶片转绿前，定期查虫情及时喷药防治，控制第1、2次害虫高峰期的形成。非害虫高峰期进行挑株防治。

——喷药防治：选用能同时杀卵、成虫、若虫的农药连喷2~3次，每次间隔5~7天。保证喷药质量，整个树冠喷均匀、湿润、不漏喷，否则残留的害虫迅速繁殖会更加猖獗；混用或轮换交替使用农药提高杀虫效果。高效杀螨剂：73%克螨特乳油2 000~3 000倍液；34%金牌速螨锉乳油800倍液；10.6%三唑磷·阿维菌素乳油（超力）800~1 000倍液；20%甲氯氰·三唑磷乳油（螨力克）800~1 200倍液，喷雾使用。

——生物防治：推广使用生物农药，保护和利用天敌，控制其生长密度。红蜘蛛的天敌有捕食螨、草蛉幼虫、食螨瓢虫等，结合栽培管理，在化橘红园合理间作，创造有利于天敌的生态环境保护天敌。选用对天敌安全的化学农药合理喷药；挑治中心虫株，避免盲目全园喷药，减少对天敌的杀伤力。人工繁殖和在园内放养捕食螨，人为调节昆虫种群结构，利用益螨捕食害螨。

③凤蝶：

为害状：幼虫咬食嫩叶，食量大，严重时新梢仅残留叶柄和主脉。

发生规律：以蛹在树上较隐蔽的枝梢越冬，翌年4~5月羽化，卵产在嫩梢上，孵化出的幼虫取食为害嫩叶。夏、秋梢嫩叶受害严重。

防治方法：人工捕杀巡田，发现卵、蛹及低龄幼虫立即捕杀，集中处理。或者采用喷药防治，定期调查嫩梢虫情，于幼虫发生高峰期、幼虫3龄前喷药。常用药剂：80%敌敌畏乳油2 000倍液；青虫菌（100亿/克）1 000~2 000倍液；13%三唑磷·高效氯氰乳油（果虫灭）1 000~1 500 倍液喷雾。可结合防治潜叶蛾进行。

④介壳虫类：

为害状：若虫、成虫聚集在叶片、枝条、果蒂部吸食汁液，叶片褪绿变黄、枝梢枯萎、落叶（果）、整株死亡。其排泄物污染叶片诱发煤烟病，降低光合作用。

发生规律：初孵幼蚧具活动能力，一旦固定便终生在一处刺吸取食，并分泌蜡质物覆盖虫体，形成各种介壳，虫龄增大介壳增厚。喜隐蔽环境，枝叶过密利于生存繁殖。若虫、成虫越冬后，3~4 月气温回升，虫口上升，出现幼蚧发生高峰期，第 2 个高峰期在 7~8 月。世代重叠明显，从 4~11 月均可见到各种生育期虫态。

防治方法：

——农业措施：建立苗木检疫制度，严禁使用有介壳虫苗木，苗木用前进行必要的消毒处理。冬季清园结合喷药减少越冬虫源。修剪过密枝、病虫严重枝，使树冠通风透光。

——适时喷药防治：掌握 1~2 龄幼蚧盛发期适时喷药防治。高效药剂：40%速扑灭乳油 1 000~1 500 倍液，高龄幼蚧、成蚧使用 700~800 倍液；28%蚧宝乳油 800~1 000 倍液；5%蚧螨灵机油乳剂 250~300 倍液；连喷 2 次，每次间隔 15 天。

⑤天牛类：

为害状：幼虫为害树干、枝条、根系，造成许多通道，影响水分和养分的输送，枝条或植株枯死。

发生规律：幼虫在树干或主根木质部越冬，翌年 4~5 月化蛹、羽化，5~6 月产卵盛期，幼虫期长达 10 个月。幼虫先在树干基部及主根皮下咬食韧皮部，数月后钻入木质部为害。

防治技术：

——清除中间寄主如松树、杂木及树头等。

——毒杀未钻入木质部的低龄幼虫是防治的关键：及时刮除树干基部虫卵及毒杀初孵幼虫。常用药剂：4.5%阿锐宝乳油

1 500~3 000 倍液；20%赛虫特乳油 1 500~3 000 倍液，喷药或涂抹使用。

——毒杀钻入木质部的幼虫：挖净洞口虫粪及木屑，洞口塞蘸有 80%敌敌畏或 40%乐果乳油 10 倍液棉花球，黄泥封口，熏蒸杀死幼虫。也可用生半夏块塞洞口毒杀幼虫。

⑥蚜虫类

为害状：为害植株嫩梢，吸食汁液，造成叶片皱缩卷曲、畸形，排泄的蜜露诱发煤烟病。

发生规律：虫体小、繁殖迅速、群集于嫩梢上为害，叶背为害更甚。主要为害春梢、秋梢、冬梢。冬季干旱有利其发生，夏季高温为害轻些。

防治方法：

——掌握喷药适期合理使用农药：在发生高峰期前及早防治，喷药均匀湿润，重点喷叶背面，连续喷 2~3 次，每次间隔 5~7 天。

——选择内吸性好，又兼具强烈触杀和熏蒸作用的药剂防治，混用、轮换或交替使用农药。常用药剂：5%吡虫啉乳油（蓟蚜敌）1 500 倍；3%啶虫脒乳油（敌蚜虱）1 500~2 000 倍；19%克蚜宝乳油 2 000~2 500 倍[255]。

【采收加工】

幼果：每年 4~5 月收集疏果或刚脱落的幼果，加工生产成橘红珠。将幼果置沸水中烫片刻，置 CO_2 烘干机烘至六成干，用木槌轻打至有弹性，碾成圆柱形，两端打压成平面，阴干或烘干，以大小均匀，绒毛多者为佳。

青熟果：每年 6~7 月采收，加工成化橘红片。将青果置于 80℃热水浸至果皮柔软，捞起晾干，用薄利刀将果皮割为七瓣（七爪），去果肉，对折，压结，碾压实，再置烘干机烘至干燥。用麻线扎实，每扎十个，以青绿色，绒毛密茂者为佳。

花：每年 2~3 月采收新鲜橘红花，晒干或烘干，制成橘红茶，以花朵完整，色黄者为佳[254]。

【药材鉴定】

1. 性状鉴别

(1) 化州柚

呈对折的七角形或展平的五角星状，单片呈柳叶形。完整者展平后直径 15~28cm，厚 0.2~0.5cm。外表面黄绿色，密布茸毛，有皱纹及小油室；内表面黄白色或淡黄棕色，有脉络纹。质脆，易折断，断面不整齐，外缘有 1 列不整齐的下凹的油室，内侧稍柔而有弹性。气芳香，味苦、微辛。

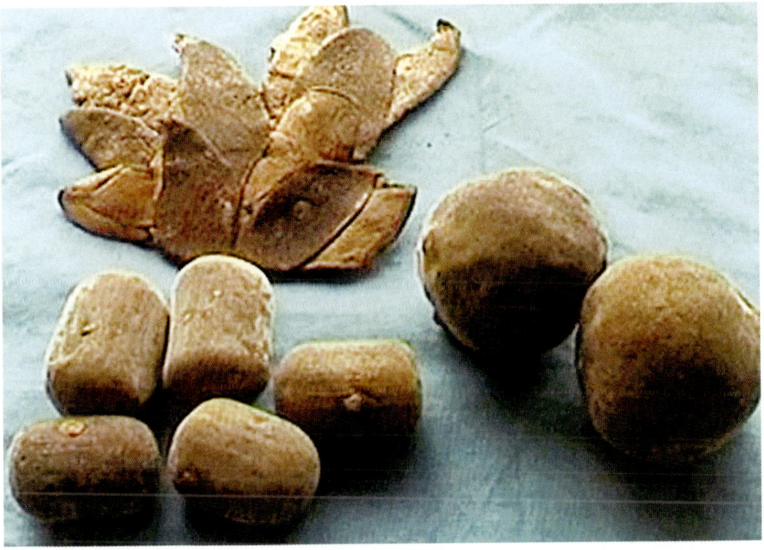

化橘红药材

(2) 柚

呈五角星、六角星或七角星状，五爪橘红和六爪橘红先端向内折叠，七角星状者多对折。直径 10~30cm，厚 1.5~6.5mm。外表绿色或绿黄色，密布圆形凹点（油室），内侧略似海绵状。气香，味苦、微涩。

一般以片薄均匀，气味浓者为佳。

2. 显微鉴别

（1）果皮横切面

①光橘红表皮为一列类方形细胞，外被角质层，有气孔。中果皮细胞类圆形，排列较疏松，外侧有大型油室，不规则地排成1~2列，油室长圆形，径向长380~1 220μm，切向长285~810μm。草酸钙方晶主要存在于外侧薄壁细胞中，长至18μm。

②毛橘红表皮有时可见1~5个细胞的非腺毛，长至110μm。油室径向长90~365μm，切向长490~980μm。

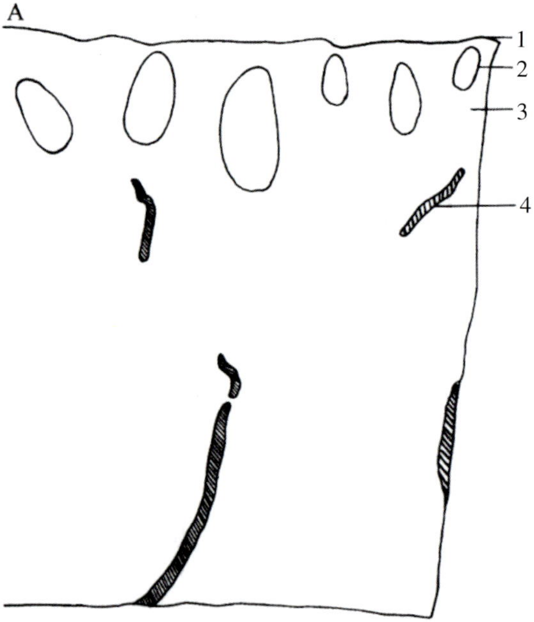

化橘红果皮横切面组织简图[249]160

1. 表皮 2. 油室 3. 中果皮 4. 维管束

（2）粉末特征

本品粉末暗绿色至棕色。

①表皮细胞多角形或类方形，垂周壁增厚，气孔类圆形或长圆形，直径18~31μm，副卫细胞5~7个，侧面观外被角质层，靠外方的径向壁增厚。

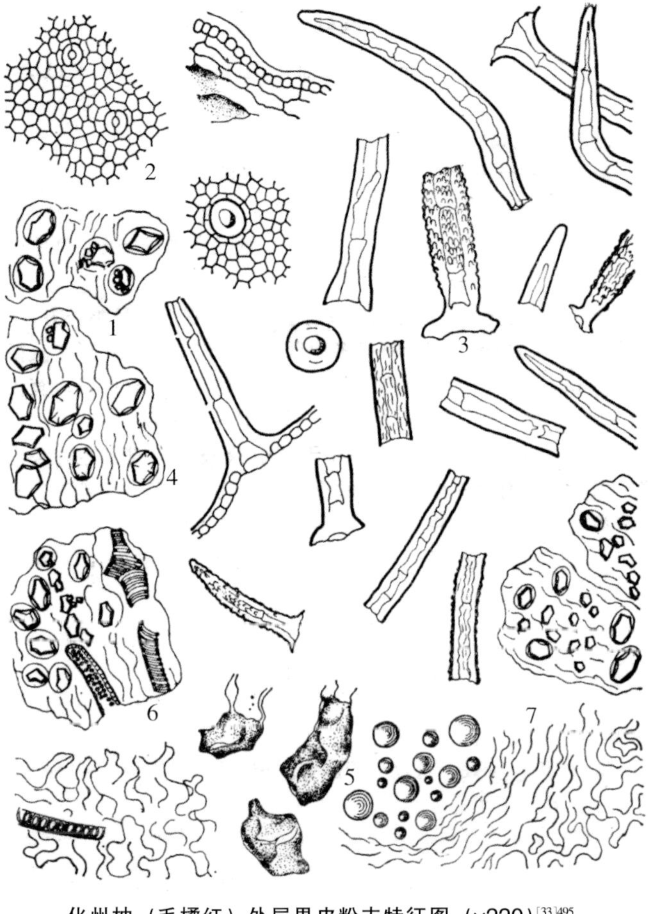

化州柚（毛橘红）外层果皮粉末特征图（×220）[33]495

1. 中果皮薄壁组织　2. 果皮表皮　3. 非腺毛　4. 草酸钙方晶

5. 棕色块及油滴　6. 导管及管胞　7. 油室碎片

②中果皮细胞形状不规则，壁不均匀增厚，有的作连珠状或在角隅处特厚。

③草酸钙方晶多见，长 9~18μm。

④偶见碎断的非腺毛，碎段细胞多至十数个，最宽处直径约 33μm，具壁疣或外壁光滑、内壁粗糙，胞腔内含淡黄色或棕色颗粒状物。

⑤导管为螺纹和网纹，直径 6~17μm。

⑥油室碎片中有时可见油滴，分细胞扁长形。

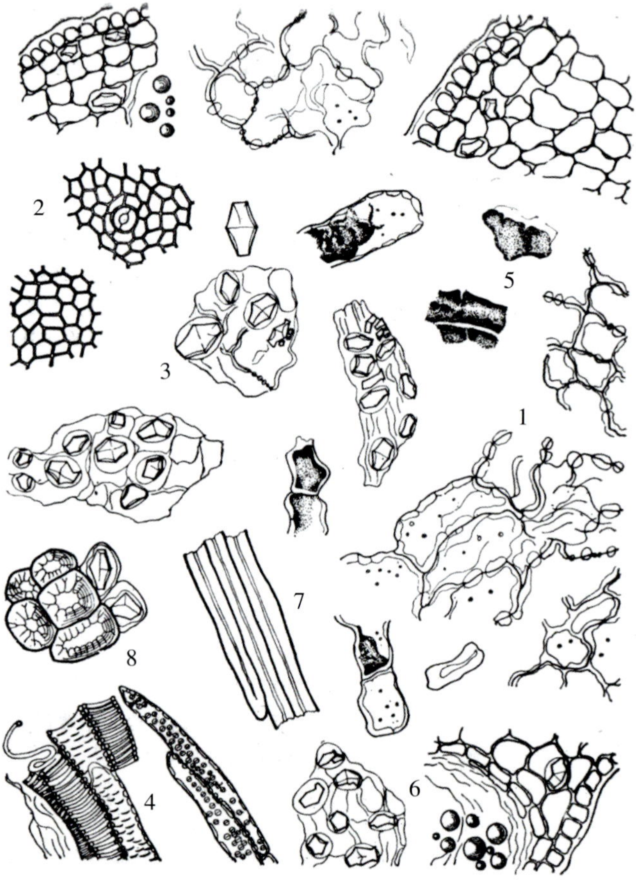

柚（光橘红）外层果皮粉末特征图(×220)[33]497

1. 中果皮薄壁组织　2. 果皮表皮　3. 草酸钙方晶

4. 导管及管胞　5. 棕色块　6. 油室碎片　7. 纤维　8. 石细胞

3. 理化鉴别

(1) 检查二氢黄酮类成分

取本品粉末 1g，加甲醇 10mL，加热回流 20 分钟，放冷，滤过。取滤液 1mL，加四氢硼钾约 5mg，摇匀，加盐酸数滴，即显樱红色或紫红色。

(2) 薄层色谱

取上述滤液作为供试品溶液。另取柚皮苷对照品，加甲醇制成每毫升含 0.4mg 的溶液，作为对照品溶液。吸取上述两种溶液各 10μL，分别点于同一硅胶 G 薄层板上，以乙酸乙酯–甲醇–水（10∶2∶3）的上层溶液为展开剂，展开，晾干，喷以三氯化铝溶液，置紫外光灯（365nm）下检视。供试品色谱中，在与对照品色谱相应的位置上，显相同颜色的荧光斑点[22]51,[222]902。

【炮制】 取原药材，除去杂质，洗净，闷润，切丝或块，干燥。

【商品规格及质量】

1. 商品规格

橘红药用品种的历史衍变，在《中华人民共和国药典》历次版本中也可看出，1963 年版收载药名为橘红，来源有芸香科植物柑橘、化州柚或柚。前者商品名“橘类橘红”，后者称“柚类橘红”。1977 年版收载药名为橘红，来源为化州柚或柚，删去了柑橘薄皮的橘红。1985 ~2005 年版收载药名分开化橘红、橘红两种药，前者来源为化州柚或柚，后者来源为橘及其栽培变种品。

现按药材行业商品经营实际，分为毛橘红、光橘红两个品别编述。

(1) 毛橘红

别名：化州橘红、化州毛红、毛红、毛爪红。

规格等级：化州毛橘红商品出现距今约 200 多年，过去分有赖家园、李家园等名牌规格，每片用朱色印明标志，其果形较细，七爪红的直径不到 10cm，毛极密茂，果皮薄，质坚气浓香。建国后已无牌号之分，改为正毛橘红一二等，副毛橘红一二等，均按毛绒茂密程度及只头大小来分级，论扎计价。20 世纪 70 年代改为按重量计价，只分为正毛七爪与副毛七爪两规格，不再分等级。

六爪红一直为统庄销售，近年多喜欢七爪红规格，故六爪红已较少生产。

（2）光橘红

别名：柚皮橘红。

规格等级：建国初期之前，光七爪红是以每扎（10只）计价的，当时加工的规格果皮较薄而均匀，根据只头大小分为一二两个等级。20世纪70年代改为按重量计价，全为统庄，不分等级，同时加工也较粗，有的为了增加重量，中果皮留白很厚。大五爪和尖化红均为统庄，按重量计价。

除以上规格外，光青、光黄、大五爪及尖化红所加工裁剪下来的边料亦作药用，商品称“橘红边”。

2. 质量评价

近代医疗药用证明橘红以化州所产正毛橘红疗效高，质量好，副毛橘红为化州柚的引种品，质量虽不及化州正毛橘红，但疗效也好，故为全国药用主流品种。光青、光黄橘红属一般柚的未成熟者，质量明显次于化州柚橘红，但比用完全成熟柚子皮加工的大五爪，尖化红优胜得多，大五爪及尖化红本身实是柚皮，故渐为医药部门所淘汰。

3. 其他

橘红（芸皮）：橘皮类橘红薄皮即药材行业所称的芸皮，虽然古代应用已久，但因疗效不如化橘红，故现今只有四川及华东部分地区作药用。

【化学成分】

柚皮苷（naringin）；野漆树苷（rhoifolin）。新橙皮苷（neo-hespridin）；枳属苷（poncirin）；水苏碱（stachydrine）；β谷甾醇葡萄糖苷（β-sitosterol-glucoside）；二十九烷（nonacosane）；尼克酸（nicotinic）；胡萝卜素（carotene）；维生素 B_1（vitamin B_1）；维生素 B_2（vitamin B_2）；维生素C（vitamin C）；isosakurantin-7-β-nehesperidoside；枸橼醛（citral）；牻牛儿醇（geranial）；芳樟醇（linaool）；邻氨基苯甲酸甲酯（methyl anthranilate）；伞形花内酯（umbellife-rone）；葡萄柚内酯（aurapeen）；环氧丁香烯

(caryophyllene)；橙花醇（nerol）；紫苏醛（perillad-enhyde）；辛醛（octanl）；松油醇-4（tenpineol-4）；α-松油醇（α-tenpineol）；丁香烯氧化物（cary-ophyllene oxide）；芳樟醇单氧化物（linalool monoxide）；顺式-3-己烯醇（cis-3-hexenol）；荜澄茄烯（cadinene）；二戊烯（dipentene）；福橘素（tangeretin）；川陈皮素（nobiletin）；5,7,4′-三甲氧基黄酮（5,7,4′-trime-thoxy flavone）；5,6,7,3′,4′-五甲氧基黄酮（5,6,7,3′,4′-pentamethoxy flavone）；5,7,8,3′,4′-五甲氧基黄酮（5,7,8,3′,4′-pentamethoxy flavone）；5,7,8,4′-四甲氧基黄酮（5,7,8,4′-tetramethoxy flavone）；橙皮油内酯（aurapten）；腐胺（putrescine）；焦性儿茶酚（pyrocatechol），番茄烃（lycopene）；甘氨酸（glycine）；蛋白质；脂肪；糖类；烟酸；钙；磷；铁；β-蒎烯（β-Pinene）；对聚伞花素（P-Cymene）；γ-松油烯（γ-terpinene）；顺-芳樟醇氧化物（cis-Linalool Oxide）；反-芳樟醇氧化物（trans-Linalool Oxide）；β-松油醇（β-tenpineol）；隐酮（Cryptone）；葛缕醇（tarved carveol）；[+]-藏茴香酮；顺-香叶醇（cis-Geraniol）；δ-榄香烯（δ-Elemene）；乙酸香叶酯（geranyl acetate）；β-榄香烯（β-Elemene）；异石竹烯（iso-cryophy-llene）；γ-衣兰油烯（γ-muurolene）；α-衣兰油烯（α-muurolene）；γ-荜澄茄烯（γ-cadinene）；橙花叔醇（nerolidol）；石竹烯氧化物（caryophyllene-oxide）；tau-衣兰油烯（tau-muurolene）；荜澄茄烯（β-cubebene）；棕榈酸（palmitic acid）；亚油酸（linoleic acid）；油酸（oleic acid）；γ-terpinene；benzoic；γ-cadinene；epi-bi-cyclos-esquiphellandr；germacrene；δ-cadinene；nerolidol；hexadecanoic acid methylester；7,11,15-trime-thyl-3-methylene-hexa；柠檬烯(limonene 28.35%)；β-月桂烯（β-myreene13.68%）；α-蒎烯（α-Pinene 1.19%）；柠檬醛（citral 1.88%）；十五烷酸（pentadecanoic acid）；十六烷酸（palmitic acid）；十八烷酸（stearic acid）；十九烷酸乙酯（nonadecanoic acid ethyl ester）；7,11-二甲基-3-亚甲基-1,6,10-十二碳三烯；11,14-二十碳二烯酸甲酯（11,14-eicosadienoic acid methyl ester）；9–十八碳烯醛；2–辛基环丙烯–庚醇；D–木糖（D–galactose）；D–半乳糖（D–xylose）；L–阿拉伯糖（L–arabinose）；D–甘露糖（D–mannitose）；莰烯（camphene）；1,3–二甲基–2–乙基苯；异松油烯；顺–4,11,11–三甲基–8–亚甲基二环［7,2,0 十一烯–4］松油醇–4；β–愈创烯（β–guaiene）；γ–杜松油烯（γ–terpinene）；广藿香烯（patchoulene）；α–榄香烯（α–elemene）；金合欢醇（farnesol）；柏木烯醇（cedrenol）[34,253,256–258],[222]902。

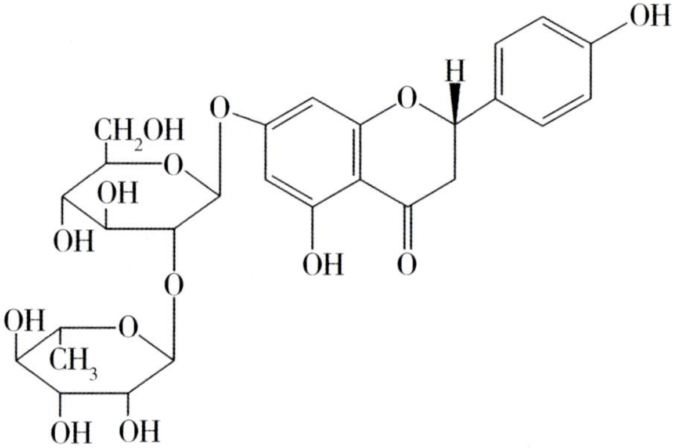

柚皮苷（naringin）

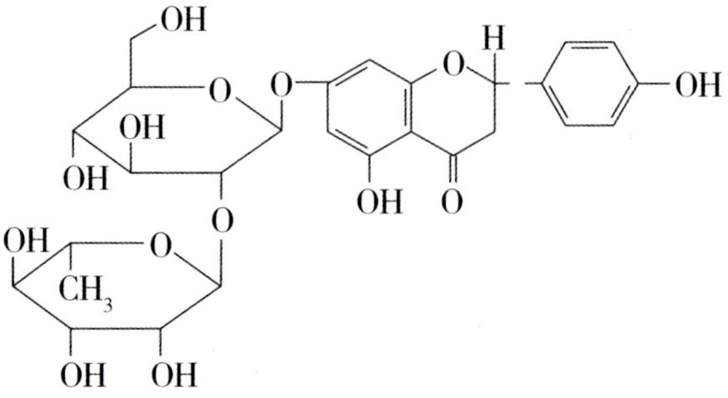

野漆树苷（rhoifolin）

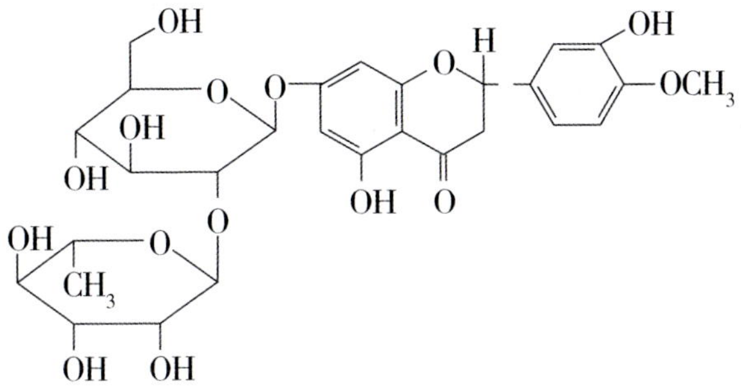

新橙皮苷（neohespridin）

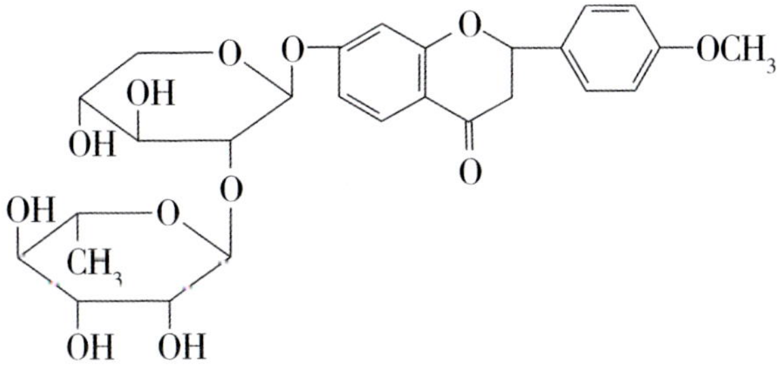

枳属苷（poncirin）

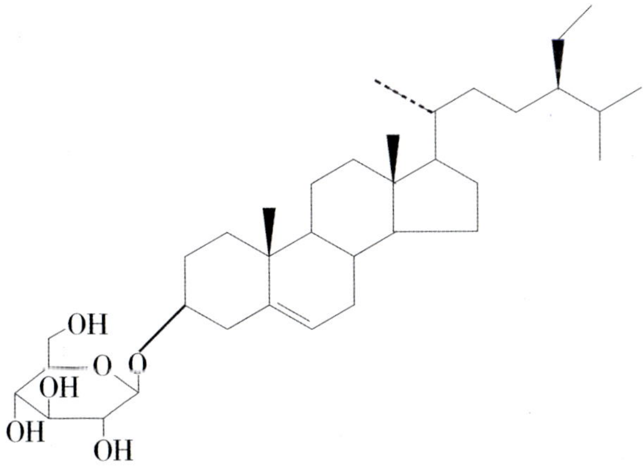

β谷甾醇葡萄糖苷（β-sitosterol-glucoside）

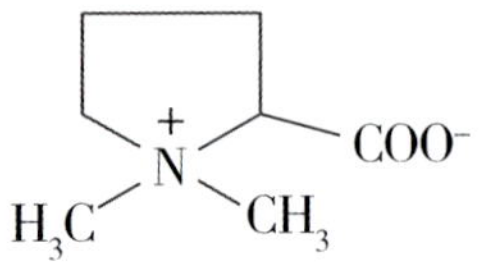

水苏碱（stachydrine）

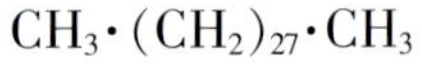

尼克酸（nicotinic）

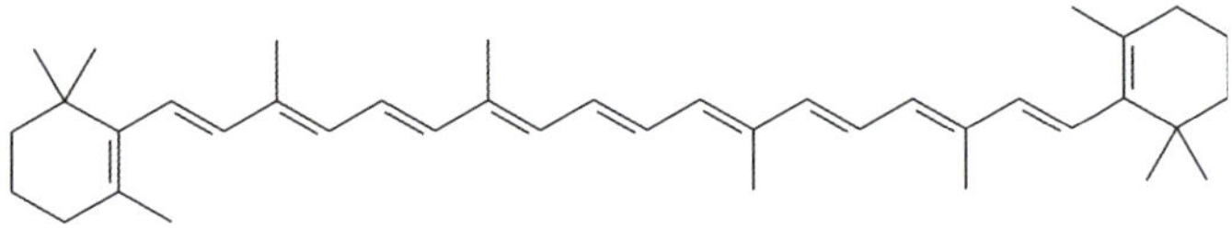

β-胡萝卜素（β-carotene）

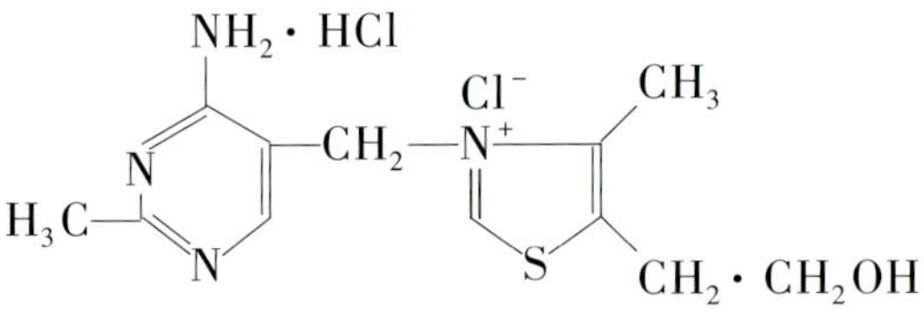

维生素 B_1 （vitamin B_1）

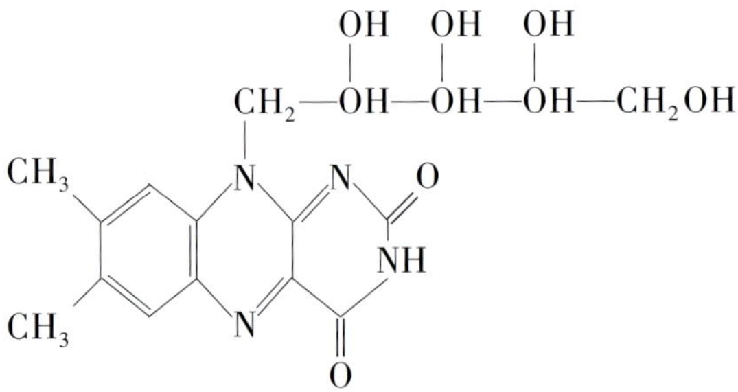

维生素B_2（vitamin B_2）

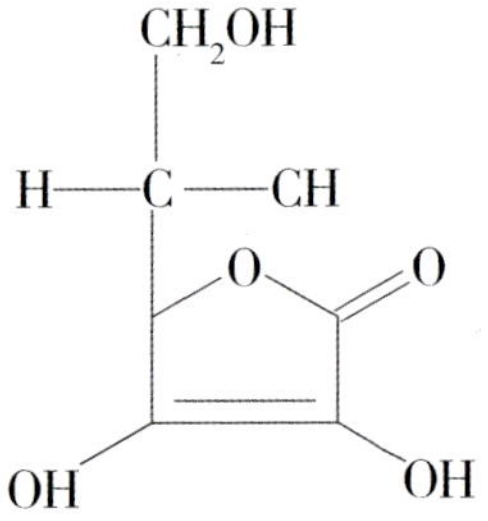

维生素 C（vitamin C）

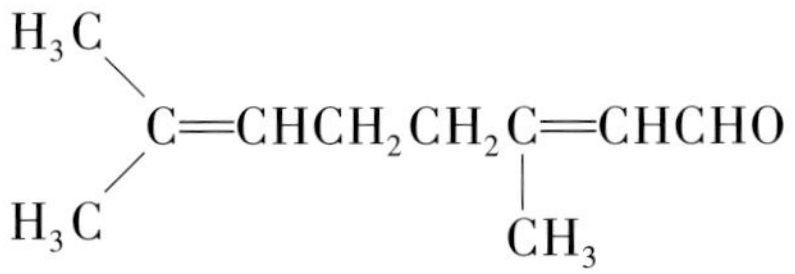

枸橼醛

(citral)

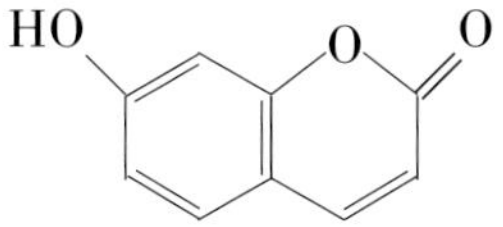

伞形花内酯

(umbellife-rone)

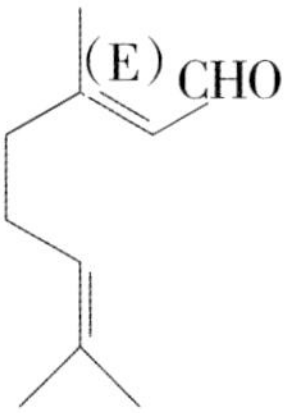

牻牛儿醇

(geranial)

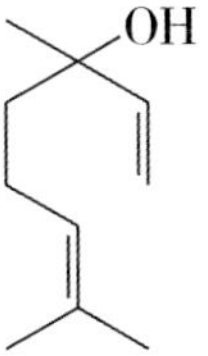

芳樟醇

(linaool)

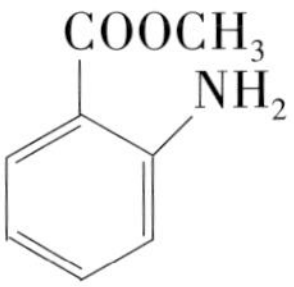

邻氨基苯甲酸甲酯

(methyl anthranilate)

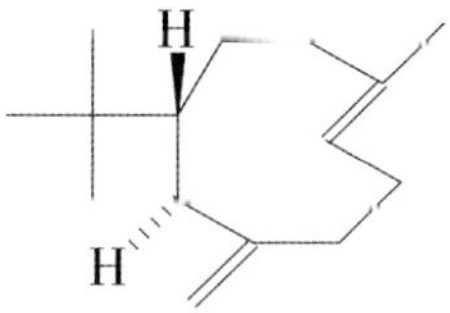

环氧丁香烯

(caryophyllene)

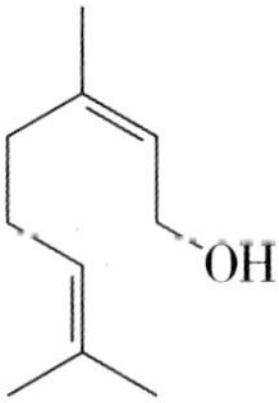

橙花醇

(nerol)

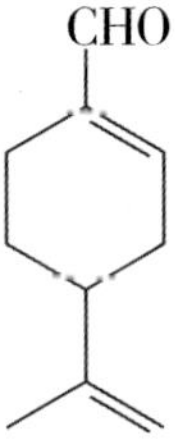

紫苏醛

(perillad-enhyde)

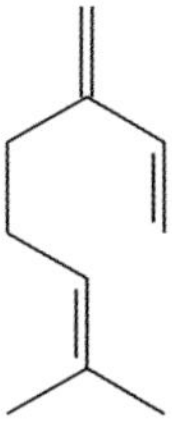

β-月桂烯

(β-myreene)

$CH_3\cdot(CH_2)_6\cdot CHO$

辛醛

(octanl)

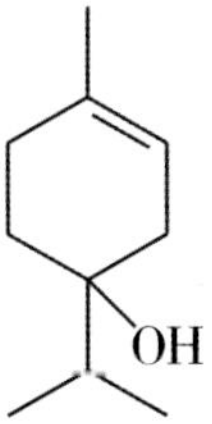

松油醇-4

(tenpineol-4)

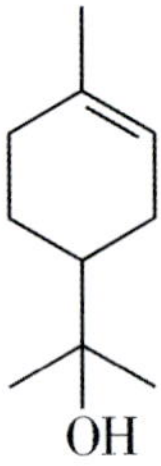

α-松油醇
(α-tenpineol)

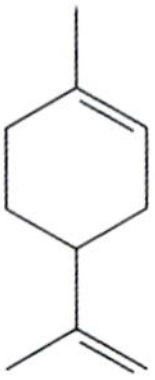

柠檬烯
(limonene)

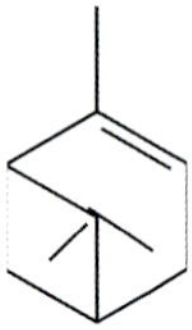

α-蒎烯
(α-Pinene)

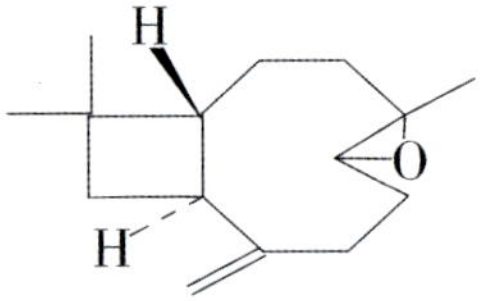

丁香烯氧化物
(cary-ophyllene oxide)

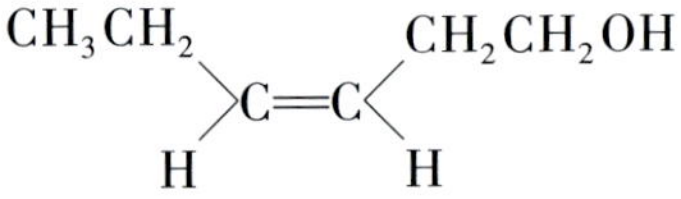

顺式-3-己烯醇
(cis-3-hexenol)

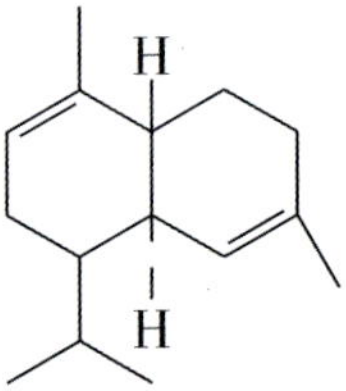

荜澄茄烯
(cadine-ne)

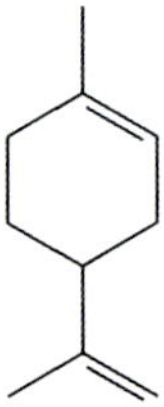

二戊烯
(dipentene)

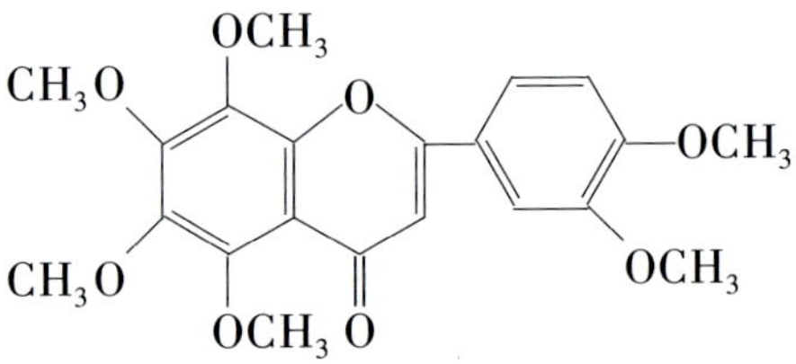

福橘素（tangeretin）

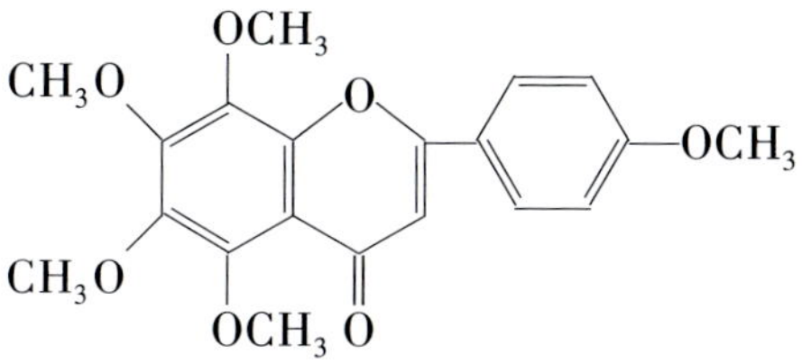

川陈皮素（nobiletin）

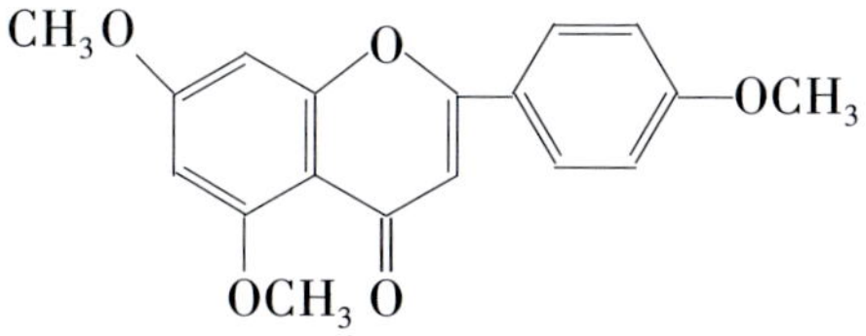

5,7,4′-三甲氧基黄酮（5,7,4′-trime-thoxy flavone）

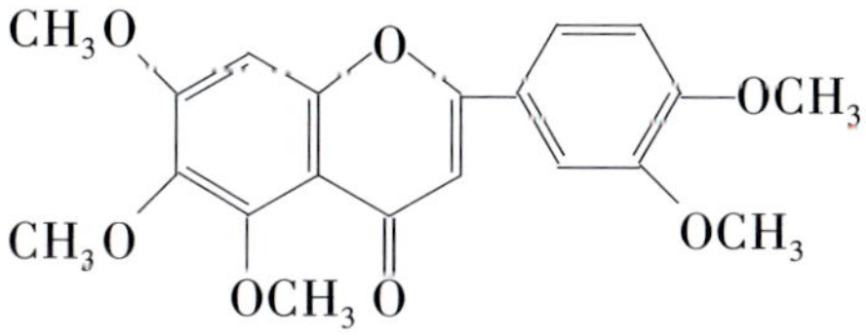

5,6,7,3′,4′-五甲氧基黄酮

（5,6,7,3′,4′-pentamethoxy flavone）

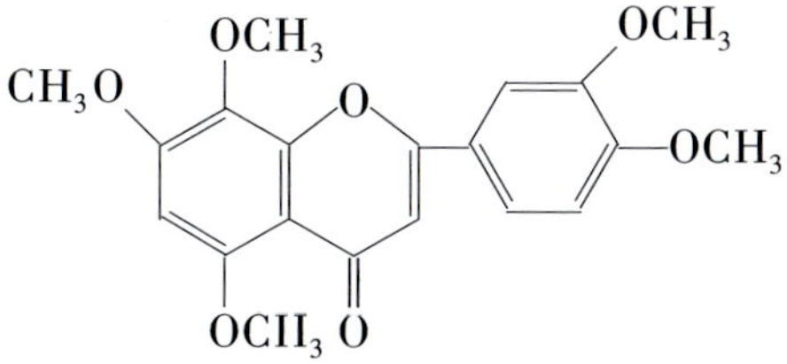

5,7,8,3′,4′-五甲氧基黄酮

（5,7,8,3′,4′-pentamethoxy flavone）

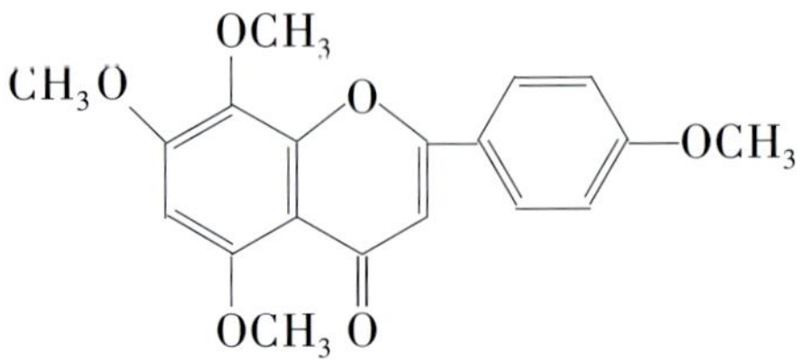

5,7,8,4′-四甲氧基黄酮

(5,7,8,4′-tetramethoxy flavone)

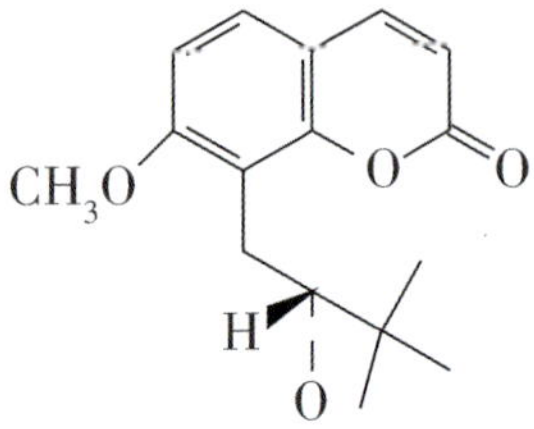

橙皮油内酯

(aurapten)

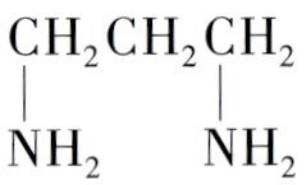

腐胺

(putrescine)

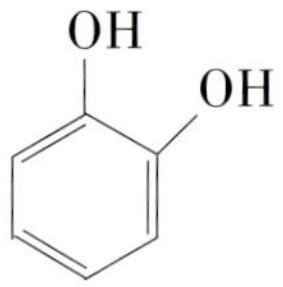

焦性儿茶酚

(pyrocatechol)

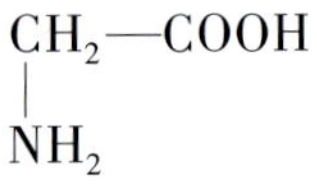

甘氨酸

(glycine)

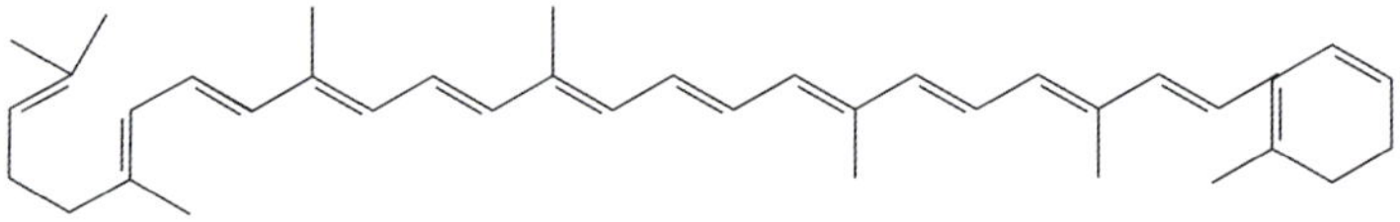

番茄烃（lycopene）

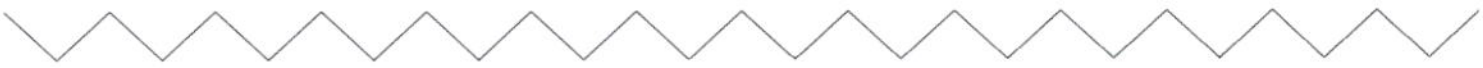

二十九烷（nonacosane）

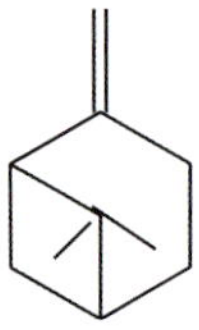

β–蒎烯

(β–Pinene)

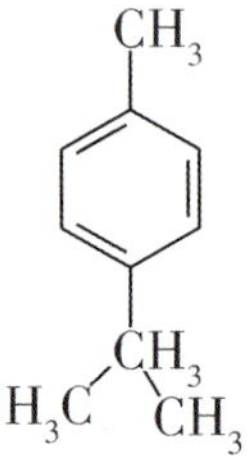

对聚伞花素

(P–Cymene)

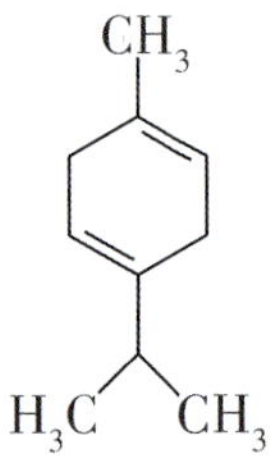

γ–松油烯

(γ–terpinene)

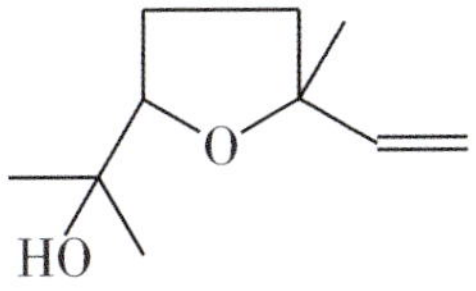

顺–芳樟醇氧化物

(cis–Linalool Oxide)

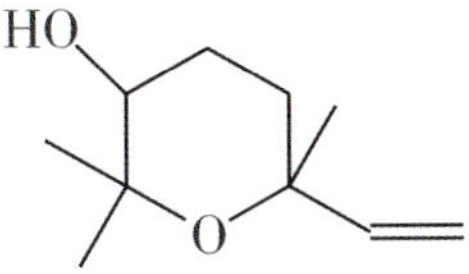

反–芳樟醇氧化物

(trans–Linalool Oxide)

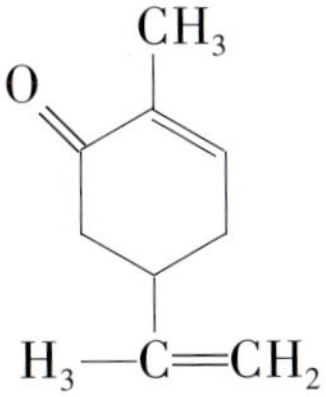

葛缕醇

(tarved carveol)

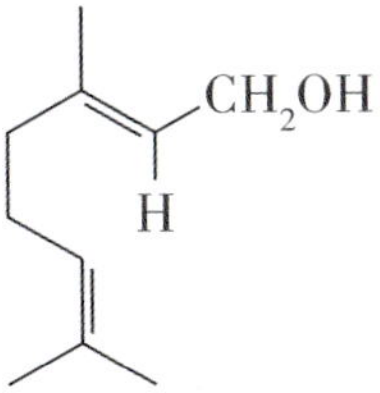

顺–香叶醇

(cis–Geraniol)

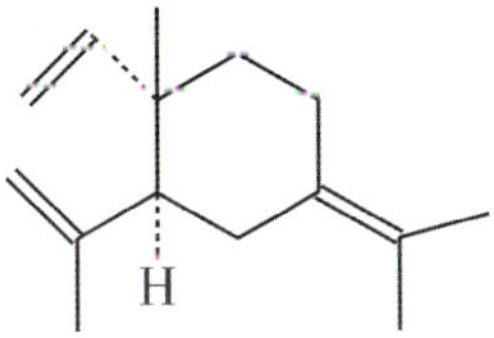

δ–榄香烯

(δ–Elemene)

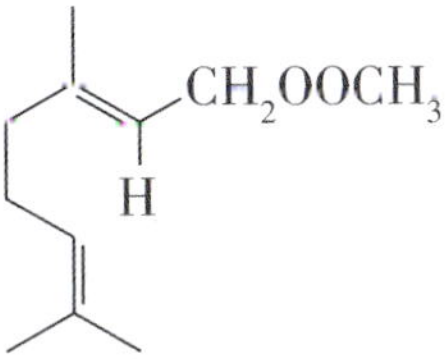

乙酸香叶酯

(geranyl acetate)

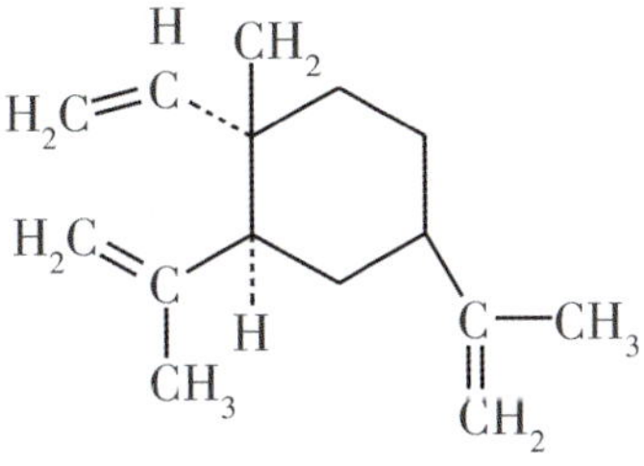

β–榄香烯

(β–Elemene)

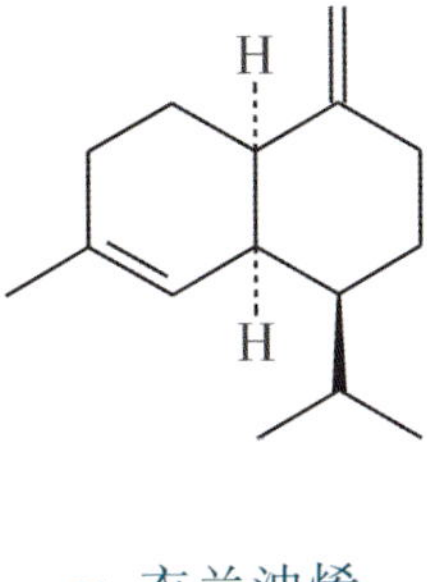

γ–衣兰油烯

(γ–muurolene)

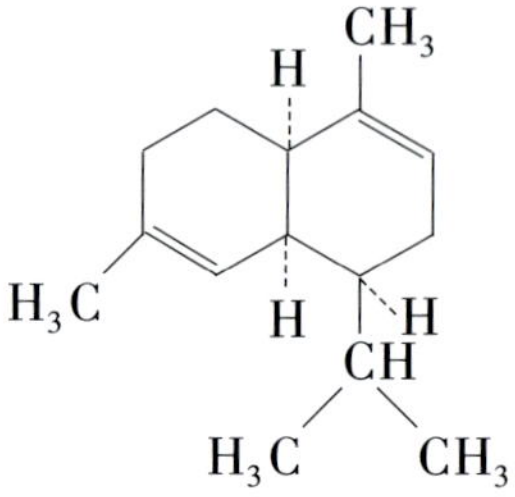

α-衣兰油烯
（α-muurolene）

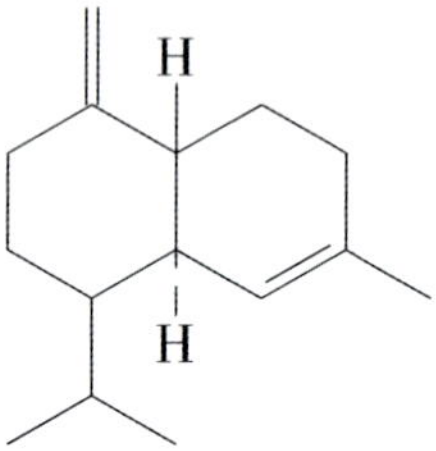

γ-荜澄茄烯
（γ-cadinene）

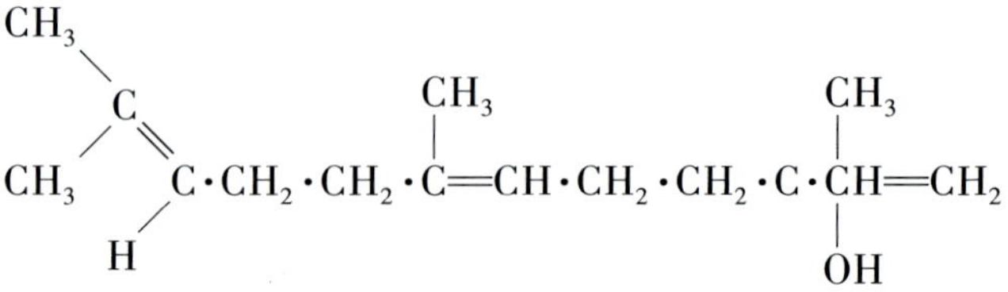

橙花叔醇（nerolidol）

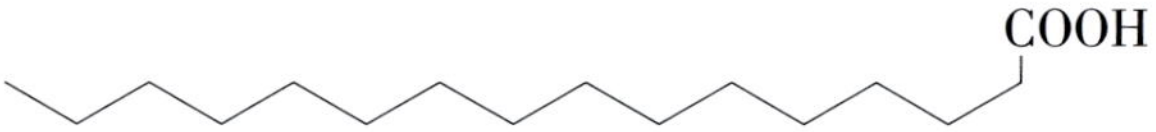

棕榈酸（palmitic acid）

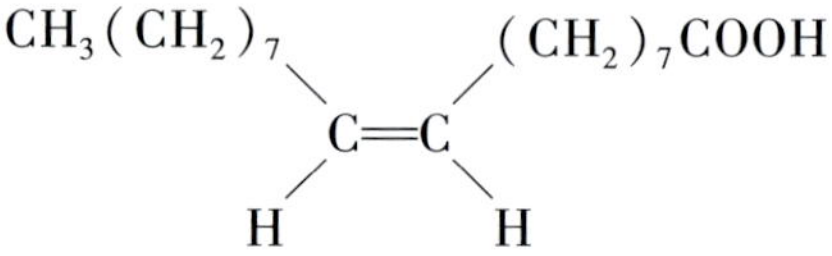

油酸（oleic acid）

$$CH_3—(CH_2)_4—CH═CH—CH_2—CH═CH—(CH_2)_7—COOH$$

亚油酸（linoleic acid）

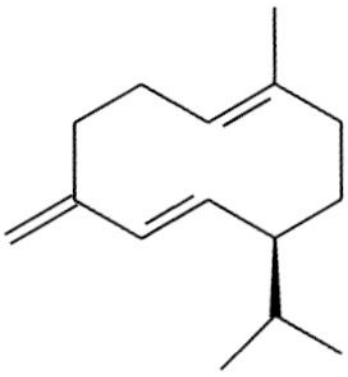

germacrene

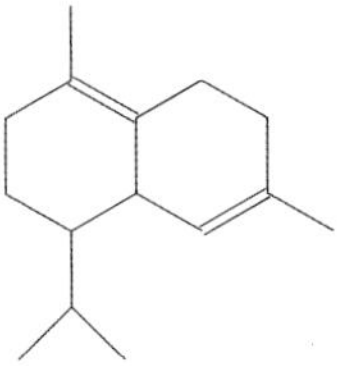

δ-cadinene

$CH_3(CH_2)_{14}COOCH_3$

hexadecanoic acid methylester

$CH_3\cdot(CH_2)_{13}\cdot COOH$

十五烷酸

(pentadecanoic acid)

$CH_3\cdot(CH_2)_{16}\cdot COOH$

十八烷酸

(stearic acid)

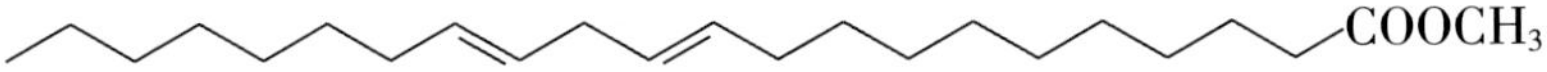

11,14-二十碳二烯酸甲酯

(11,14-eicosadienoic acid methyl ester)

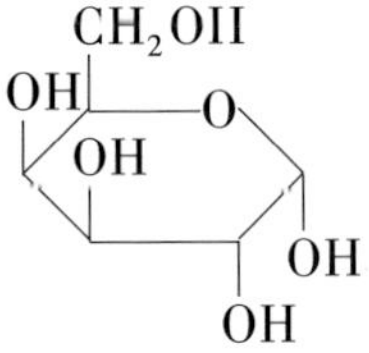

D-木糖

(D-galactose)

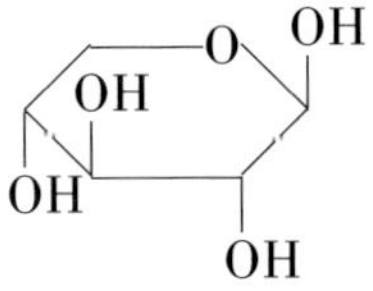

D-半乳糖

(D-xylose)

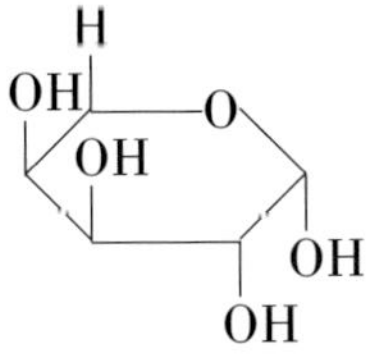

L-阿拉伯糖

(L-arabinose)

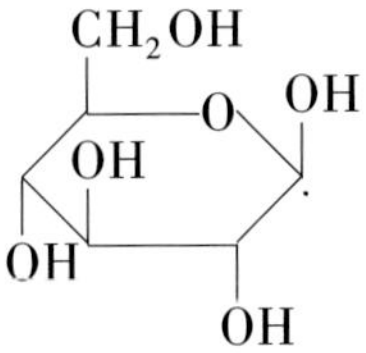

D-甘露糖

(D-mannitose)

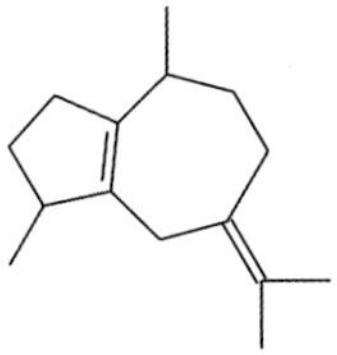

β-愈创烯

(β-guaiene)

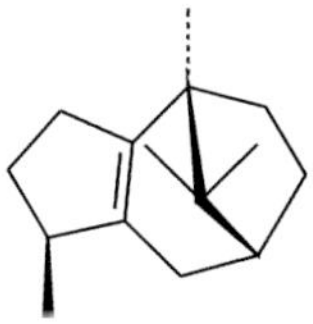

广藿香烯

(patchoulene)

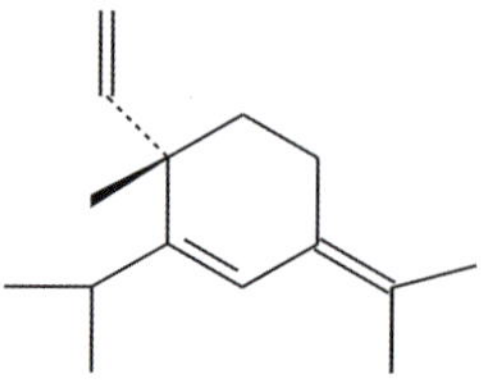

α–榄香烯
（α–elemene）

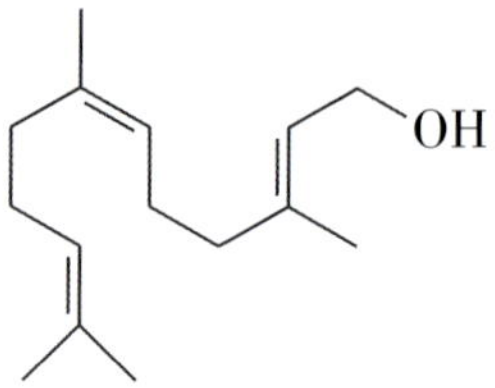

金合欢醇
（farnesol）

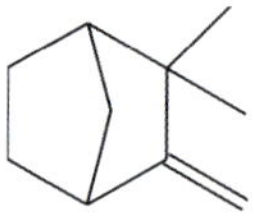

莰烯
（camphene）

$CH_3\cdot(CH_2)_{17}COO\cdot CH_2CH_3$

十九烷酸乙酯
（nonadecanoic acid ethyl ester）

【含量测定】

（1）柚皮苷

照 2005 年版《中华人民共和国药典》（一部）附录Ⅵ D 高效液相色谱法测定。

色谱条件与系统适应性试验：以十八烷基硅烷键和硅胶为填充剂；以甲醇–醋酸–水（35∶4∶61）为流动相；检测波长为 283nm。理论板数按柚皮苷峰计算应不低于 1 000。

对照品溶液的制备：精密称取柚皮苷对照品 20mg，置 100mL 量瓶中，加甲醇至刻度，摇匀；精密量取 3mL，置 10mL 量瓶中，加甲醇制成每毫升含柚皮苷 0.06mg 的溶液，即得。

供试品溶液的制备：取本品粗粉约 1g，精密称定，置索氏提取器内，加石油醚（60~90℃）80mL，热回流提取 2~3 小时，弃去石油醚，药渣挥去石油醚，加甲醇 80mL，加热回流 3 小时至提取液无色，放冷，滤过，滤液置 100mL 量瓶，用少量甲醇分次洗涤容器，洗液滤于同一量瓶中，加甲醇至刻度，摇匀，精密量取 5mL，置 25mL 量瓶中，加甲醇定容至刻度，摇匀，滤过，取续滤液，即得。

测定法：分别精密吸取对照品溶液 5μL 与供试品溶液 20μL，注入液相色谱仪，测定，即得。

本品按干燥品计算，含柚皮苷（$C_{27}H_{32}O_{10}$）不得少于 1.5%[24]51。

（2）野漆树苷

照 2005 年版《中华人民共和国药典》（一部）附录ⅥD 高效液相色谱法测定。

色谱条件与系统适应性试验：以十八烷基硅烷键和硅胶为填充剂；以甲醇–醋酸–水（35∶4∶61）为流动相；检测波长为 345nm。理论板数按柚皮苷峰计算应不低于 2 000。

对照品溶液的制备：精密称取野漆树苷对照品适量，加甲醇制成每毫升含野漆树苷 0.816mg 的溶液，即得。

供试品溶液的制备：取本品粗粉 1g，精密称定，置索氏提取器内，加石油醚（60~90℃）80mL，热回流提取 2~3 小时，弃去石油醚，药渣挥去石油醚，加甲醇 80mL，加热回流 3 小时至提取液无色，放冷，滤过，滤液置 100mL 量瓶，用少量甲醇分次洗涤容器，洗液滤于同一量瓶中，加甲醇至刻度，摇匀，精密量取 5mL，置 25mL 量瓶中，加甲醇定容至刻度，摇匀，滤过，取续滤液，即得。

测定法：分别精密吸取对照品溶液与供试品溶液各 10μL，注入液相色谱仪，测定，即得。

本品按干燥品计算，含野漆树苷（$C_{26}H_{33}O_{14}$）不得少于 0.20%[259]。

【现代药理】

1. 对呼吸系统的作用

化橘红柠檬烯和蒎烯吸入可使麻醉兔呼吸道分泌物变多变稀，故有祛痰作用[222]902。小鼠酚红法也证明柠檬烯有良好的祛痰作用；小鼠氨水喷雾引咳法还证明柠檬烯有显著的镇咳作用。小鼠灌服化州橘红多糖 5.4mg/kg，对氨雾吸入法引起的咳嗽有明显止咳作用；酚红排泌法证明有明显祛痰作用[260]。

2. 镇静作用

小鼠口服化橘红芳樟醇可使自发活动明显减少[222]902。

3. 抗炎、解热、镇痛作用

吴宋夏研究了化橘红黄酮苷的药理作用，证实其对角叉菜胶性足跖水肿、由组织胺和5-羟色胺引起的微血管通透性增加、炎症性白细胞游走等均有明显的抑制作用。对棉球肉芽肿也有抑制作用，对腹腔注射醋酸引起的化学性腹膜炎致痛和角叉菜胶性足跖水肿定压刺激致痛均有镇痛作用，但对热刺激引起的疼痛无效[261]。

4. 抗微生物作用

柠檬烯在体外对肺炎链球菌、甲型链球菌、卡他球菌和金黄色葡萄球菌有很强的抑制作用，但体内试验不能保护小鼠免受肺炎链球菌感染[262]。小鸡口服牻牛儿醇或芳樟醇可使鸡淋巴瘤和生成白细胞的组织增生的病毒ES4感染后生命延长。两者也有抗菌和抗真菌作用[222]902。

5. 毒性

对狗每日灌胃柠檬烯240mg/kg，连续53天，其一般状态、体重、肝肾功能和病理组织切片检查无明显改变[262]。

【药性】 辛、苦，温。归肺、脾经。

【功能与主治】 理气宽中，燥湿化痰。主治湿痰或寒痰咳嗽，食积呕恶，胸闷等。

【用法用量】 煎服，3~9g。

【现代制剂】

1. 止咳橘红丸

处方：化橘红396g，陈皮264g，法半夏198g，茯苓264g，甘草132g，紫苏子（炒）198g，苦杏仁（去皮炒）264g，紫菀198g，款冬花132g，麦冬264g，瓜蒌皮264g，知母132g，桔梗198g，地黄264g，石膏264g。

制法：以上15味，粉碎成细粉，过筛，混匀，每100g粉末加炼蜜90~110g制成大蜜丸，即得。每丸重6g。

质量控制：本品为黄褐色的大蜜丸；味微甘、苦。检查应符合《中华人民共和国药典》丸剂项下有关规定。

显微鉴别：取本品，置显微镜下观察：不规则分枝状团块无色，遇水合氯醋液溶化；菌丝无色或淡棕色，直径 4~6μm。果皮表皮细胞淡黄色，表面观类多角形，内含草酸钙方晶。纤维束周围薄壁细胞含草酸钙方晶，形成晶纤维。薄壁组织灰棕色至黑棕色，细胞多皱缩，内含棕色核状物。种皮细胞类圆形，长圆形或形状不规则，壁网状增厚，似花纹样。花粉粒球形，直径约至 32μm，外壁有刺，较尖。下皮细胞长方形，垂周壁波状弯曲，有的含紫色色素。不规则片状结晶无色，有平直纹理。

临床运用：本品清肺润燥，止嗽化痰。用于肺热燥咳，痰多气促，口苦咽干。口服，2 丸/次，2 次/日。忌食辛辣油腻物[75]44。

2. 橘红梨膏

处方：化橘红 300g，梨 1 500g，川贝母 5g，天冬 150g，麦冬 300g，苦杏仁 150g，枇杷叶 150g，五味子 150g。

制法：以上 8 味，川贝母粉碎成细粉，梨洗净后切成小块，压榨取汁，滤过，梨渣与其余 6 味加水煎煮 2 次，每次 2 小时，合并煎液，滤过，静置 24 小时，取上清液与梨汁混合，浓缩至相对密度为 1.20（80℃）的清膏，滤过，另取蔗糖 2 500g，加水适量溶解，滤过，与上述清膏混合，浓缩至相对密度为 1.35（80℃），趁热加入川贝母粉，搅匀，即得。每瓶装 200g。

质量控制：本品为棕红色稠厚的半流体；味甜微苦。检查应符合《中华人民共和国药典》煎膏剂项下有关规定。

临床运用：本品养阴清肺，止咳化痰。用于肺胃阴虚，口干咽燥，久咳痰少。口服，10~15g/次，2~3 次/日[16]204。

3. 橘红枇杷片

处方：化橘红 14g，陈皮 76g，枇杷叶 222g，桔梗 21g，紫苏子 69g，甘草 14g。

制法：以上 6 味，陈皮、化橘红先提取挥发油，药渣与其余 4 味混合，加水煎煮 2 次，合并煎液，滤过，滤液浓缩成稠膏，加蔗糖 200g 各辅料适量，混匀，制成颗粒，干燥，喷加陈皮等挥发油，混匀，压制成 1 000 片，即得。

质量控制：本品为灰白色的片；气芳香。味甜微苦。检查应符合《中华人民共和国药典》片剂项下有关规定。

临床运用：本品止咳祛痰。用于咳嗽痰多。口服，2~3 片/次，3~4 次/日[248]216。

4. 橘红痰咳煎膏

处方：化橘红，百部（蜜炙），茯苓，半夏（制），白前，甘草，苦杏仁，五味子。

制法：略。每瓶装 100g；180g；200g；250g。

质量控制：本品为棕色的半流体；气芳香，味甜、微苦。检查相对密度不得低 1.34；其他应符合《中华人民共和国药典》煎膏剂项下有关规定。

临床运用：本品理气祛痰，润肺止咳。用于治疗感冒，支气管炎、咽喉炎引起的痰多咳嗽，气喘等症。口服，10~20g/次，3 次/日；小儿减半[263]384。

5. 橘红痰咳颗粒

处方：化橘红 300g，百部（蜜炙）30g，苦杏仁 100g，茯苓 30g，水半夏（制）30g，五味子 20g，白前 50g，甘草 10g。

制法：以上 8 味，化橘红、苦杏仁用水蒸气蒸馏，收集馏出液，药渣与其余 6 味，加水煎煮 2 次，滤过，合并滤液，浓缩至稠膏状，加入乙醇，使含醇量达 75%~80%，静置，取上清液回收乙醇，浓缩至适量，加入适量柠檬酸、蔗糖及糊精，喷加化橘红、苦杏仁馏出液，制成颗粒，低温干燥，制成 1 000g，即得。重量 10g/袋。

质量控制：本品为淡棕黄色的颗粒；味甜、微苦。检查应符合《中华人民共和国药典》颗粒剂项下有关规定。

临床运用：本品理气祛痰，润肺止咳。用于感冒、支气管炎、咽喉炎引起的痰多咳嗽，气喘。开水冲服，10~20g/次，3 次/日[19]199。

6. 橘红痰咳液

处方：化橘红 300g，百部（蜜炙）30g，茯苓 30g，半夏（制）30g，白前 50g，甘草 10g，苦杏仁 100g，五味子 20g。

制法：以上 8 味，化橘红、苦杏仁用水蒸气蒸馏，收集蒸馏液 80mL，药渣与其余 6 味，加水煎煮 2 次，每次 2 小时，合并煎液，滤过，滤液浓缩至相对密度为 1.25~1.35（80℃）的清膏，加乙醇使含醇量为 75%~80%，静置 24 小时，取上清液，回收乙醇并浓缩至相对密度为 1.18~1.20（80℃）的清膏，加蔗糖 400g、蜂蜜 100g、苯甲酸钠 3g、羟苯乙酯 0.3g，搅拌使溶解，加入上述蒸馏液，混匀，滤过，放冷，加香精和薄荷脑适量，加水至 1 000mL，搅匀，即得。重量 10mL/支。

质量控制：本品为棕色的液体；气芳香，味甜、微苦。检查相对密度应不低于 1.16；pH 应为 4.0~6.0；其他应符合《中华人民共和国药典》合剂项下有关规定。

薄层鉴别：

鉴别对象	供试品溶液	对照品溶液	层析条件	检视与结果
化橘红	本品加乙酸乙酯提取，分取乙酸乙酯液，蒸干，残渣加无水乙醇溶解	化橘红对照药材甲醇回流，滤过，滤液蒸干，残渣加无水乙醇溶解	硅胶 G 薄层板，以甲苯－乙酸乙酯－甲酸－水（2:3:0.3:0.3）为展开剂	喷以 3%三氯化铝乙醇溶液，置 365nm 紫外光灯下检视。供试品与对照药材色谱相应的位置上，显相同颜色的荧光斑点

高效液相色谱法含量测定：

测定成分	供试品溶液	对照品溶液	测定条件	含量要求
柚皮苷	本品加乙酸乙酯提取，挥干，残渣加甲醇溶解	柚皮苷对照品的甲醇溶液	十八烷基硅烷键合硅胶为填料；甲醇-水-冰醋酸（70:130:3）为流动相；检测波长为283nm	本品每1mL含化橘红以柚皮苷（$C_{27}H_{32}O_{14}$）计，不得少于1.0mg

临床运用：本品理气祛痰，润肺止咳。用于治疗感冒、支气管炎、咽喉炎引起的痰多咳嗽、气喘等症。口服，10~20mL/次，3次/日。风热者忌用[263]382。

7. 清金宁肺丸

处方：陈皮96g，法半夏384g，化橘红240g，甘草240g，麻黄384g，苦杏仁（炒）240g，曼陀罗叶144g，茯苓24g，五味子（醋炙）240g，桂枝240g，白芥子（炒）144g，瓜蒌子（蜜炙）384g，川贝母384g，浙贝母96g，沉香48g，桔梗240g，厚朴（姜炙）96g，款冬花96g，百部240g，白及384g，地骨皮96g。

制法：以上21味，粉碎成细粉，过筛，混匀，用水泛丸，干燥。每1 000g丸药用滑石粉250g包衣，打光，即得。每100粒重6g。

质量控制：本品为白色光亮的水丸，除去包衣后显黄褐色；味微苦。检查应符合《中华人民共和国药典》丸剂项下有关规定。

显微鉴别：取本品，置显微镜下观察可见不规则分枝团块无色，遇水合氯醛液溶化；菌丝无色或淡棕色，直径4~6μm。纤维束周围薄壁细胞含草酸钙方晶，形成晶纤维气孔特异，保卫细胞侧面观呈哑铃状。石细胞分枝状，壁厚，层纹明显。种皮表皮石细胞淡黄棕色表成观类多角形，壁较厚，孔沟细密，胞腔含暗棕色物。花粉粒球形，直径约至32μm，外壁有刺，较尖。

临床运用：本品祛痰、止嗽、定喘。用于肺失清肃白痰，胸满气喘，睡眠不安，精神疲倦。口服，1 次 3~6g，2 次/日。孕妇及感冒咳喘者慎服[78]171。

8. 复方春砂颗粒（冲剂）

处方：砂仁叶油 10mL，化橘红 300g，白术 300g，枳壳 200g。

制法：以上 4 味，取化橘红、白术、枳壳 3 味，加水煎煮 2 次，第 1 次 3 小时，第 2 次 2 小时，合并煎液，滤过，滤液浓缩至密度约为 1.29，加入砂仁叶油与蔗糖适量，混匀，制成颗粒，干燥，制成 1 000g，即得。每袋装 10g。

质量控制：本品为棕色或棕褐色的颗粒；热水溶解后具砂仁香气，味甜、微苦。检查应符合《中华人民共和国药典》颗粒剂项下有关规定。

临床运用：本品行气温中，健脾开胃，止痛消胀。用于脾胃虚寒引起的胃脘痛和消化不良。开水冲服，10g/次，3 次/日[79]136。

龙眼肉

【异名】龙眼、益智、比目、荔枝奴、亚荔枝、木弹、骊珠、燕卵、鲛泪、圆眼、蜜脾、桂圆、元眼肉、龙眼干。

【释名】龙眼，《本草纲目》云："龙眼，龙目，象形也。"荔枝奴，《岭表录异》云："荔支方过，龙眼即熟，南人谓之荔支奴，以其常随后也。"益智，《开宝本草》云："一名益智者，盖甘味归脾而能益智。"木弹、燕卵、圆眼等亦由形似而得名[249]183。

【本草记载】龙眼肉始载于《神农本草经》，名为龙眼，列为中品。《名医别录》载："龙眼生南海山谷。"《图经本草》谓："今闽、广、蜀道出荔枝处皆有之，木高一二丈，似荔枝而枝叶微小，凌冬不凋，春末夏初，开细白花，七月实熟，壳青黄色，文作鳞甲，形圆，大如弹丸，核若无患而不坚，肉薄于荔枝，白而有浆，其甘如蜜，实极繁，每枝二三十颗，作穗如蒲桃，”并载：“荔枝才过，龙眼即熟，故南人目为荔枝奴。”《本草纲目》将其自木部移入果部，并附图曰：“龙眼正圆，别录、苏恭比之槟榔，殊不类也，白露后方可采摘，晒焙令干，成杂干者名龙眼锦。”《植物名实图考》亦附图。由历代本草文图可知，传统之龙眼即为今所用的龙眼果实无异[22]65,[2]109。

【来源】 无患子科植物龙眼 *Dimocarpus longan* Lour. 的假种皮[22]65,[2]109,[109]879。

【原植物形态】 龙眼肉的原植物别名圆眼、桂圆、羊眼果树，为常绿乔木，高通常 10m 以上，间有高达 40m，胸茎达 1m，具板根的大乔木；小枝粗壮，被微柔毛，散生苍白色皮孔。偶数羽

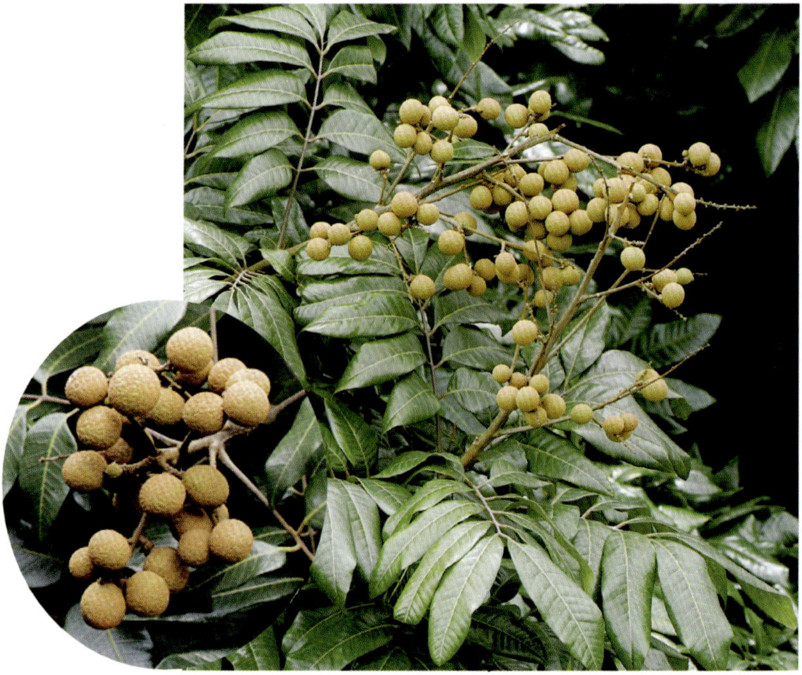

原植物图

状复叶，互生；叶连柄长15~30cm或更长；小叶4~5对，很少3对或6对，薄革质，长圆状椭圆形至长圆状披针形，两侧常不对称，长6~15cm，宽2.5~5cm，顶端短尖，有时稍钝头，基部极不对称，上侧阔楔形至截平，几与叶轴平行，下侧窄楔尖，腹面深绿色，有光泽，背面粉绿色，两面无毛；侧脉12~15对，仅在背面凸起；小叶柄长通常不超过5mm。花序大型，多分枝，顶生或近枝顶腋生，密被星状毛；花梗短；萼片近革质，三角状卵形，长约2.5mm，两面均被褐黄色绒毛和成束的星状毛；萼片、花瓣各5，花瓣乳白色，披针形，与萼片近等长，仅外面被微柔毛；雄蕊8，花丝被短硬毛。果近球形，核果状，不开裂，直径1.2~2.5cm，通常黄褐色或有时灰黄色，外面稍粗糙，或少有微凸的小瘤体；种子茶褐色，光亮，全部被肉质的假种皮包裹。花期春夏间，果期夏季[264]。

由于长期的地域性栽培及农业生产的发展，形成了不同的、具有较稳定表现性状的生态居群（栽培型），种类较为繁多。

【生境分布】 我国西南部至东南部栽培很广，以福建、台湾最盛，广东次之，多栽培于堤岸和园圃，广东、广西南部及云南亦见野生或半野生于疏林中。亚洲南部和东南部也常有栽培。

【栽培技术】

1. 生物学特性

龙眼性喜湿热，较耐干旱瘠薄。生长环境要求海拔1 000m以下，无霜或霜期短。绝对最低温大于0℃，年均温度20~22℃，年降雨量≥700mm。龙眼对土壤条件要求不严，在丘陵、低山和平地均能良好生长[265]。

2. 繁殖方法

龙眼一般采用种子和嫁接方法繁殖。因种子繁殖结果时间晚且品质易变异，故生产上多用嫁接繁殖。嫁接繁殖有分枝腹接法、舌接法和芽片贴接法3种。其中以芽片贴接法简易。

(1) 砧木苗的培育

将剥离果肉的种子，按行距20~25cm、株距10~13cm点播于苗床。播后经常保持土壤湿润可提高发芽率。幼苗长出 3~4 片真叶后，每月施 1 次稀薄水肥。嫁接前 20~30 天施 1 次农家肥。嫁接前 5~7 天灌溉 1 次，以利嫁接时易剥皮，有利愈合。

（2）嫁接方法

于 4~5 月，选 2~3 年生砧木，在离地面 13~17cm 处的树皮上开舌状芽接位，长约 3cm、宽约 1cm，将皮层撕开仅留基部一小段（约 1/4）以便放芽片。然后选 1~2 年生健枝作接穗，用刀削取芽片，修削成略小于芽接位，一般宽 0.7~1cm，长 1.7~2cm（芽片的木质部要撕去）。最后将芽片放在砧木芽位的中央，用薄膜带缚扎，使芽片封闭良好。一般嫁接 25~30 天愈合，此时可解缚。接芽成活后，将距芽接位顶端 2cm 以上的砧木主干剪去，促使接芽萌发。至翌年春天，嫁接苗萌发前或老熟后即可出圃定植。

3. 移栽定植

（1）整地

苗圃地宜选择靠近水源，灌溉便利和土壤疏松，肥力较强的地方。于 7~8 月果熟前选好地，以使种子随采随播，培育砧木。

生产园地可选择在丘陵山地栽培，若冬季有重霜的地区，宜选南向或东南向；常有台风的地区，选西南向建园。或结合绿化选村前屋后、庭院周围、河畔塘边、道路两旁种植。于冬季按行株距 8m×5m 挖穴，穴宽、深各 1m，每穴施入 10~50kg 土杂肥，混施少量骨粉或过磷酸钙、石灰[27]。

（2）定植

扦插苗木 3 个月后大量长根即可移栽入苗圃，移栽苗地应选肥力中上、无病虫土壤或配制营养土。营养土主要按壤土：腐熟有机肥：化肥：火土为 100∶30∶1∶100 的比例配制，并拌以适量的防虫、防霉剂，混合均匀。最好装营养袋以便定植时提高成活率。移栽的时间选择阴天全天或晴天下午 17:00 以后日照强度不大的时间进行。移栽以后要搭遮光棚，遮光 1 个月，要定期进行喷雾、叶面施肥和土壤施肥。移植一年后由高达 60cm 以上时即可出圃移栽建园[265]。

4. 田间管理

结果前植株每年抽新梢5~6次，每次抽梢时结合中耕除草施人畜粪水1次。结果植株每年在开花前、幼果期和收果后分别施农家肥1次。冬季修剪枯枝、阴枝、病枝。

5. 病虫害防治

主要虫害为荔枝蝽象，为害嫩叶、枝条和花果。

防治方法：可于冬季把抖落在叶背、树干上的成虫，收集烧死。幼虫期用90%敌百虫300~1 000倍液喷杀。

【采收加工】

于7~9月果实成熟时采收。果肉鲜吃或加工成圆肉。果核洗净晒干即可[27]。

【药材鉴定】

1. 性状鉴别

假种皮呈不规则块片或圆筒块片，常数片相互黏结成团，长1~1.5cm，宽2~4cm，厚约0.1cm。棕褐色，半透明，一面皱缩不平，一面光亮而有细纵皱纹。质柔润，有黏性。气微香，味甜。一般以片厚、柔润、色棕褐、甜味浓者为佳。

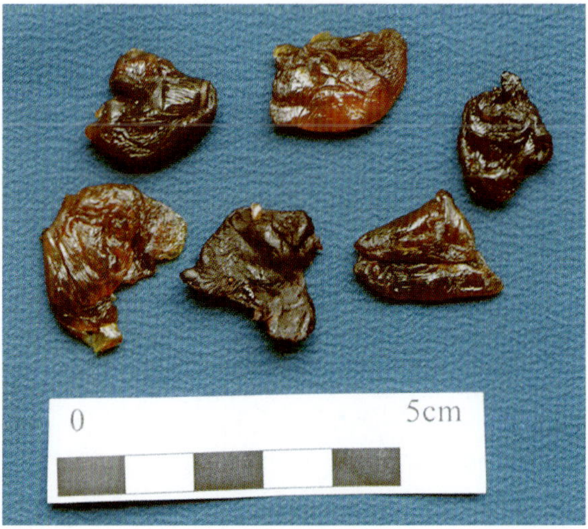

龙眼肉药材

2. 显微鉴别

假种皮横切面：外表皮细胞1列，呈类方形。内表皮细胞1列，壁稍厚，外被较厚的角质层。内外表皮间为多列大型条状薄壁细胞，直径约148μm，中央的薄壁细胞不规则径向排列。薄壁细胞及表皮细胞中有时含细小草酸钙结晶，呈杆状、棒状、针状、菱形或不规则形，有的细胞中含淡黄色团块及脂肪油滴。

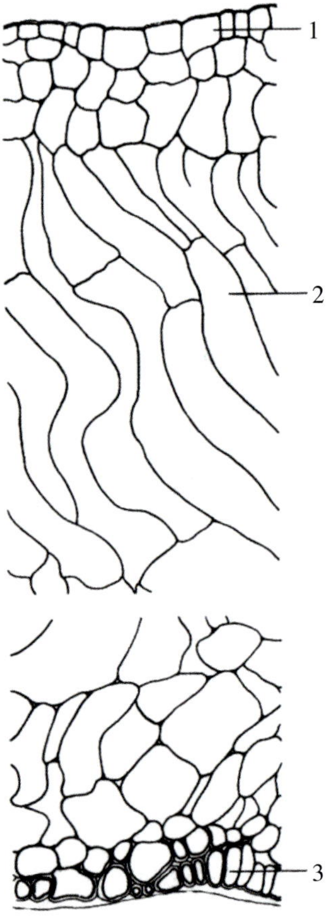

龙眼肉假种皮横切面组织详图（×144）[249]184

1. 外表皮　2. 薄壁细胞　3. 内表皮

3. 理化鉴别

薄层色谱：取本品0.1g，加70%乙醇1mL振摇，浸泡20分钟，放置，取上清液作供试液，另取葡萄糖、蔗糖为对照品。分别点样于硅胶G-1%CMCNa薄层板上，用正丁醇-冰醋酸-水（4∶1∶5）上层液展开10cm，重复1次。喷以邻苯二甲酸苯胺溶液，加热后葡萄糖显棕色；α-萘酚硫酸液，加热后蔗糖显蓝紫色[22]65,[2]109。

【炮制】 取原药材，烘干或晒干，剥去果皮，取其假种皮；或将果实入开水中煮10分钟，捞出摊放，使水分散失，再烤一昼夜，然后剥取假种皮，干燥。

【商品规格及质量】

本品在采收加工方法上，各地略有不同，其品质亦相应区分好次，主要是分生晒与火焙两种，商品分别称为生晒元肉和火焙元肉。

1. 商品规格

规格等级：生晒元肉或制元肉（火焙元肉）均不分等级，按商品质量情况售价。

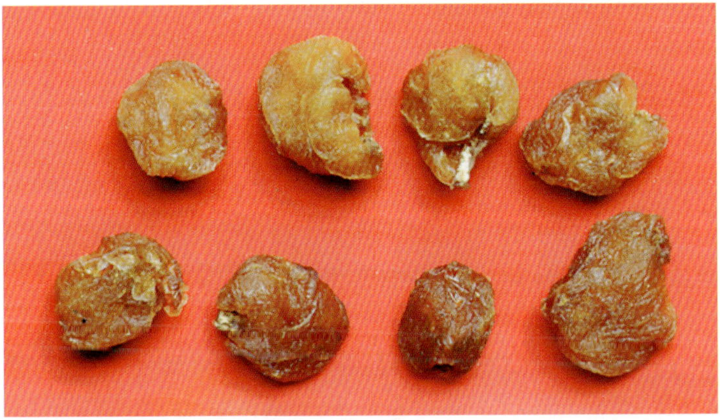

生晒元肉

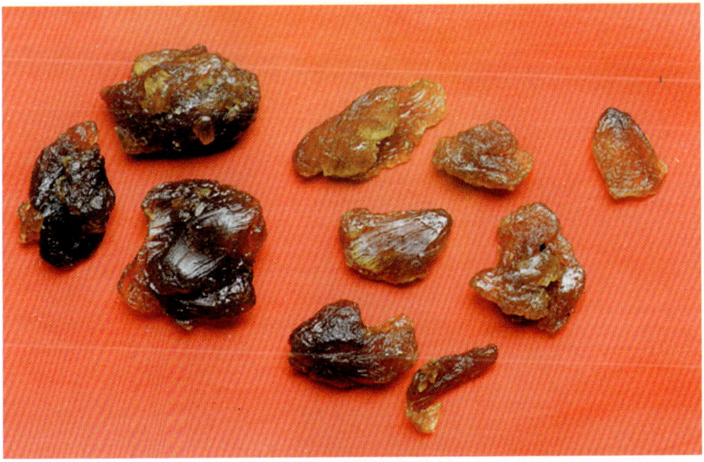

制元肉

2. 质量评价

龙眼肉以色金黄，肉厚，干结起糖砂样，气香，味清甜，嚼之“起砂”者为佳。生晒元肉优于火焙元肉。色棕褐，黏润成团，味带火烟臭，口感韧性，黏牙者为次。

3. 伪品

荔枝肉为无患子科植物荔枝 *Litchi chinensis* Sonn.的假种皮。本品形似龙眼肉，长 2~2.5cm。黑褐色，不透明，外面皱缩不平，内面光亮且有较宽细纵皱纹，较干硬，柔润感差。气微香，味微甜、略酸。

【化学成分】 葡萄糖（glucose）26.91%；可溶性部分 79.77%；不溶性物质 19.39%；灰分 3.36%。其可溶性部分含蔗糖（sucrose）0.22%；酸类（以酒石酸计）1.26%；腺嘌呤（adenine）；胆碱（choline）；蛋白质 5.6%；脂肪 0.5%；维生素 B_1（vitamin B_1）；维生素 B_2（vitamin B_2）；维生素 P（vitamin P）；维生素 C（vitamin C）等[2]110。

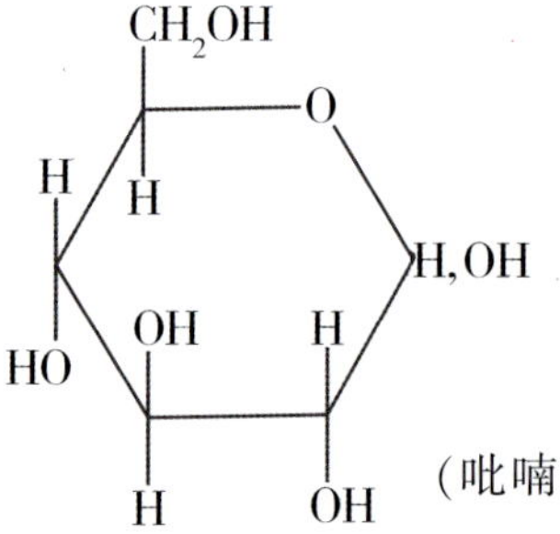

（吡喃式）

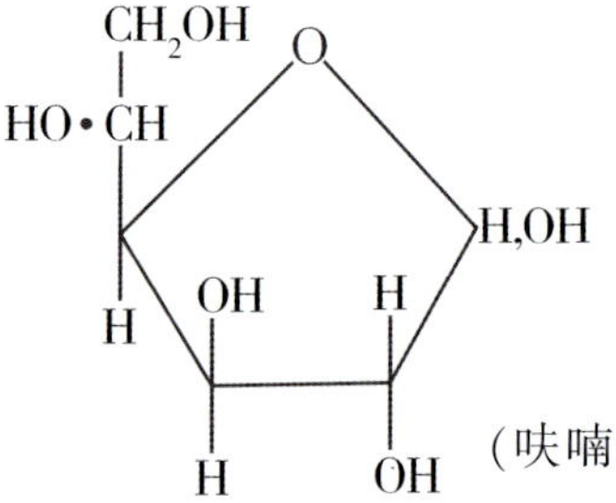

（呋喃式）

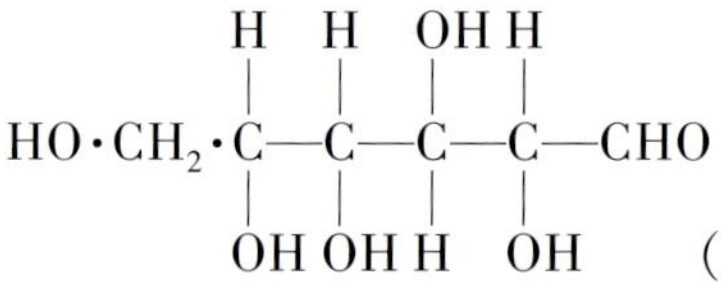

（开链式）

葡萄糖（glucose）

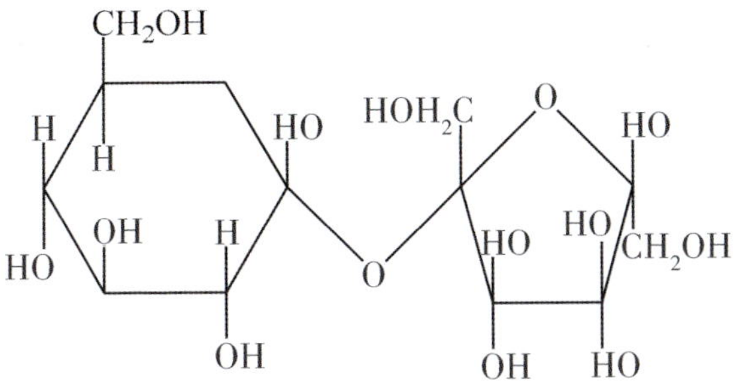

蔗糖（sucrose）

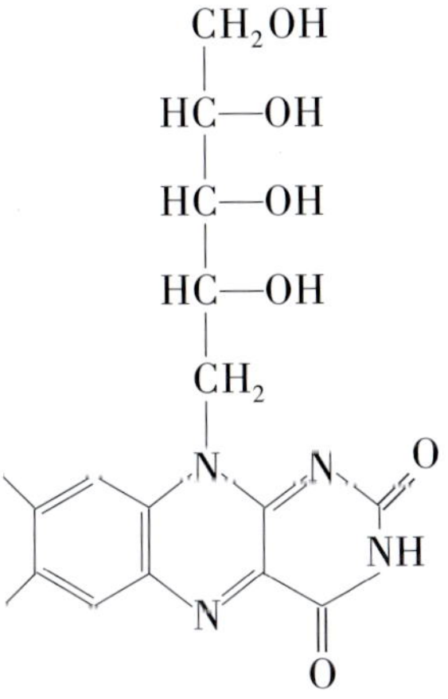

维生素 B_2（vitamin B_2）

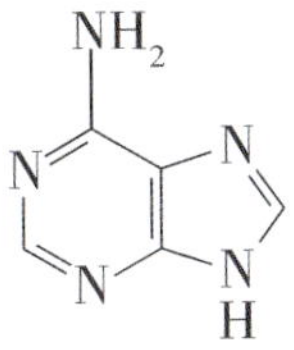

腺嘌呤（adenine）

$(CH_3)_3\overset{+}{N}CH_2CH_2OH$，$OH^-$

胆碱（choline）

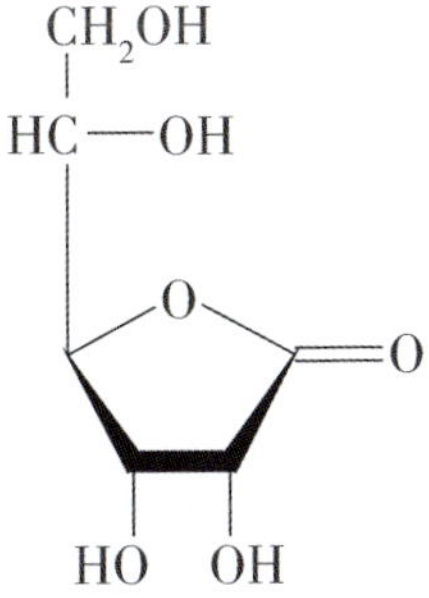

维生素 C

（vitamin C）

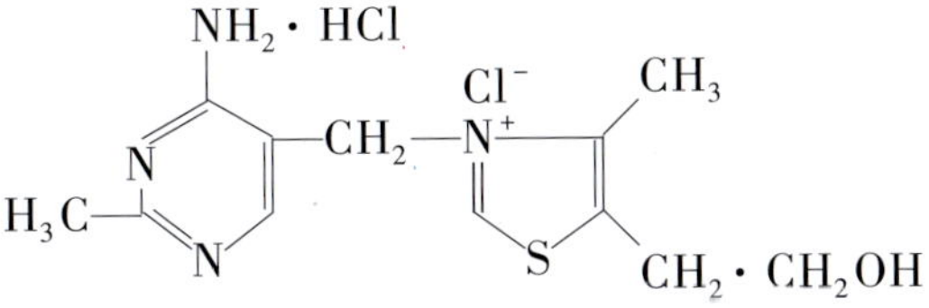

维生素 B_1

（vitamin B_1）

【含量测定】

多糖的含量测定

对照品溶液的制备：精密称取105℃干燥至恒重的无水葡萄糖对照品50mg，置500mL容量瓶中，加水溶解并稀释至刻度，摇匀，即得（每毫升含无水葡萄糖100μg）。

标准曲线的制备：精密量取对照品溶液0.20mL、0.30mL、0.40mL、0.50mL、0.60mL、0.70mL，分别置10mL棕色量瓶中，加蒸馏水至2.00mL，分别加5%苯酚溶液1. 0mL，混匀，迅速加入硫酸6.0mL，即刻摇匀，放置5分钟，置沸水浴中加热15分钟，取出，加水至10 mL，放冷水中冷却30分钟。以相应试剂为空白，照2005年版《中华人民共和国药典》（一部）附录Ⅴ A紫外–可见分光光度法，在490nm的波长处测定吸光度，以吸光度为纵坐标，浓度为横坐标，绘制标准曲线。

测定法：取龙眼肉样品50g，精密称定，置圆底烧瓶中，加水500mL，提取3次，每次1小时，残渣水洗涤3次，过滤，合并滤液浓缩至相对密度1.10（60℃），加乙醇使含醇量达50%，冷藏12小时，过滤，滤液回收乙醇至无醇味，冷藏12小时，过滤，滤液加水稀释至100mL，备用。取0.5mL至1 000mL量瓶中，稀释至刻度，得样品供试液。精确量取2mL样品供试液，置10mL棕色量瓶中，照标准曲线的制备项下的方法，自“加5%苯酚溶液1.0mL”起，依法测定吸光度，从标准曲线上读出供试品溶液中无水葡萄糖的重量（mg），计算，即得。

本品按干燥品计算，含多糖以葡萄糖（$C_6H_{12}O_6$）计，不得少于16.0%[266]。

【现代药理】

1. 调节内分泌及神经系统

龙眼肉乙醇提取物可明显影响大鼠垂体—性腺轴的内分泌机能。龙眼肉的乙醇提取物大、小剂量均可明显降低雌性大鼠血清中催乳素的含量，而对雌二醇和睾丸酮只在大剂量才显著减少，但是明显增加孕酮和促卵胞刺激素的含量，而对促黄体生成素无影响[267]。

小鼠冲突缓解实验评价抗焦虑活性的实验，发现龙眼肉提取物在 2g/kg 剂量时具有明显活性[268]。在脂多糖不存在的情况下，龙眼肉水提物有促进 PGE2 生成的作用，且与剂量有关；在脂多糖存在的情况下，酯提物对由脂多糖诱导的 PGE2 生成有增强作用[269]。

2. 抗衰老作用及增强免疫力

龙眼肉提取液具有一定的抗自由基损伤作用，使机体 GSH-Px 活性升高，使体外肝匀浆 LPO 含量下降并可使胸腺、淋巴结组织 T 细胞检出率增加，即具有增强细胞免疫功能的作用[270]。

另外，龙眼肉的乙醇提取物含有腺苷、腺嘌呤、尿苷及多种磷脂等生物活性物质，可增强小鼠的碳廓清率，对小鼠受高温、低温、缺氧等刺激下有明显的保护作用[271]。

3. 抗突变作用

在抗突变和致突变同步快速实验中，龙眼肉对丝裂霉素 C 引起的致突变作用有拮抗效应[272]。

4. 抑菌作用

龙眼肉水浸剂（1∶2）在试管内对奥杜小芽孢癣菌有抑制作用，煎剂对痢疾杆菌有抑制作用[176]636。

【药性】 甘，温。归心、脾经。

【功能与主治】 补益心脾，养血安神。主治思虑过度，劳伤心脾，惊悸怔忡，失眠健忘。

【用法用量】 煎服，9~15g；大剂量 30~60g。

【使用注意】 湿盛中满或有痰火者忌服。

【临床报道】 治疗乳糜尿：龙眼肉 20g，山茱萸 10g，大米 50g，盐适量。先用水煮粥如常法，将熟，放入龙眼肉、山茱萸煮熟，加入少许盐作早餐。下午加泡龙眼肉 20g 当茶喝。忌食油，连续服食 1~3 个月。共治 16 例，全部治愈[273]。

【现代制剂】

1. 升气养元糖浆

处方：党参125g，黄芪125g，龙眼肉50g。

制法：以上3味，加水煎煮2次，第1次2小时，第2次1小时，合并煎液，滤过，静置，取上清液浓缩至适量，加蔗糖500g，加水适量，溶解，煮沸，加入防腐剂适量，搅匀，滤过，加水使全量为1 000mL，即得。

质量控制：本品为棕褐色的澄清液体；味甜。检查pH应为4.0~5.5；相对密度应不低于1.18；其他应符合《中华人民共和国药典》糖浆剂项下有关规定。

临床运用：本品补益元气，健脾养血。用于气血不足，脾胃虚弱，血虚萎黄，四肢乏力。口服，20mL/次，2次/日[18]39。

2. 乌鸡桂圆补酒

处方：龙眼肉20g，乌鸡（去毛、爪、内脏）20g，香加皮4g，黄芪10g，玉竹8g，当归2g。

制法：以上6味，取乌鸡、龙眼肉加白酒加热回流2次，第1次2小时，第2次1小时，合并回流液，滤过，滤液备用；滤渣经烘干后与其余4味及蔗糖适量一起粉碎成粗粉，用白酒浸渍2个星期，滤过，滤液与上述回流液混匀，放置澄清，取上清液，用白酒配制成1 050mL，即得。

质量控制：本品为棕红色的液体；气香，味辛、微甜。检查pH应为5.5~6.5；乙醇量应为38~48%；其他应符合《中华人民共和国药典》酒剂项下有关规定。

临床运用：本品养阴益心脾，和血通络。用于心悸怔忡，健忘失眠，月经不调，筋骨痹痛。口服，15~30mL/次，2次/日[18]41。

芡 实

【异名】 鸡头米、鸡头、鸡头果。

【释名】 芡可济俭歉，故谓之芡，药用为其果仁，故名芡实。

【本草记载】 芡实始载于《神农本草经》，列为上品。明李时珍《本草纲目》载：芡实《别录》曰：鸡头实生雷泽池泽。八月采之。保升曰：苗生水中，叶大如荷，皱而有刺。花子若拳大，形似鸡头。实若石榴，其皮青黑，肉白如菱米也。颂曰：处处有之，生水泽中。其叶俗名鸡头盘，花下结实。宗奭曰：天下皆有之。临水居人，采子去皮，捣仁为粉，蒸炸作饼，可以代粮。时珍曰：芡茎三月生叶贴水，大于荷叶，皱纹如縠，蹙衄如沸，面青背紫，茎、叶皆有刺。其茎长至丈余，中亦有孔有丝，嫩者剥皮可食。五六月生紫花，花开向日结苞，外有青刺，如猬刺及栗球之形。花在苞顶，亦如鸡喙及猬喙。剥开内有斑驳软肉裹子，累累如珠玑。壳内白米，状如鱼目。深秋老时，泽农广收，烂取芡子，藏至囷石，以备歉荒。其根状如三棱，煮食如芋。明卢之颐《本草乘雅半偈》曰：芡实出雷池池泽，处处亦有，武林者最胜。土人善纪孕实时日，如期采取，则壳柔肉糯，早则壳烂肉未凝，迟则壳坚肉梗老矣。三月生苗，茎在水中，叶贴水面，茎叶多有芒刺，茎长丈余者，中必有孔有丝，软者剥皮可食。叶似荷而大，皱纹如縠，蹙衄如沸，面青背紫。五六月作花紫色，花开向日。向日结苞，外有青刺如猬，形如栗球，花出苞顶，形如鸡喙，剥之内有斑驳软肉裹子，累累如珠玑。壳内有白米，状如鱼目。上述文献所记载的芡实生长情况、植物形态特征与今所用芡实一致[22]112,[274]396。

【来源】 睡莲科植物芡 *Euryale ferox* Salisb. 的干燥成熟种仁[22]112,[274]396,[109]1491。本植物的叶（芡实叶）、花茎（芡实茎）、根

(芡实根）亦供药用。

【原植物形态】芡实的原植物别名：鸡头米（东北、河北、山东、江苏），鸡头莲（山东、江苏、河南、江西、四川、广西），鸡头荷（江西），刺莲藕（广西），假莲藕、湖南根（广西）。为一年生大型水生植物，多刺；根状茎粗壮，茎不明显。叶二型：初生叶为沉水叶，次生叶为浮水叶。沉水叶箭形式椭圆形，长 5~10cm，两面无刺，叶柄无刺；浮水叶革质，圆形或稍带心脏形，直径 10~150cm，全缘，边缘向上折呈盘状，上面绿色多皱下面紫色，叶柄和花梗有刺。花紫红色，单生于花梗顶端，直径 3~5cm，萼片 4，披针形，宿存，外面绿色而密生钩状刺，里面紫色；花瓣多数，矩圆状披针形或条状椭圆形，向内渐变成雄蕊，雄蕊多数，心皮 8，8 室，子房下位，柱头盘凹入，边缘和萼筒愈合，每室有少数胚珠。浆果球形，直径 3~5cm，海绵质，污紫红色，密生有刺，种子 20~100，球形，直径约 1cm，有浆质假种皮及黑色厚种皮，具粉质胚乳。花期 6~7 月，果期 8~9 月[275]。

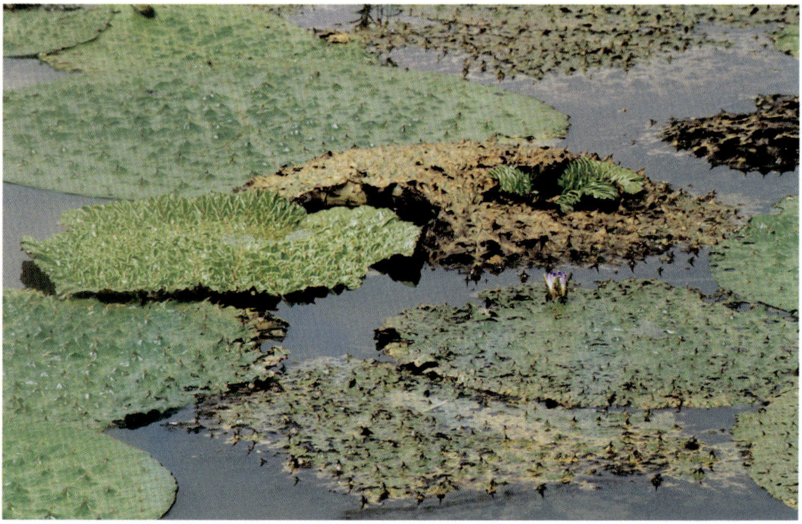

原植物图

【生境分布】分布于我国南北各省区，生于池塘、湖沼及水田中。俄罗斯、朝鲜、日本及印度也有分布。主产于江苏、山东、安徽、湖南、湖北等地。

【栽培技术】

1. 生物学特性

芡实喜气候温暖，阳光充足，对气温适应性强，适宜温度为15~30℃，花果期温度低于15℃果实不能成熟。适宜水深在50~100cm，土层要求肥沃松软，含有机质多，贫瘠的砂土、硬坂土不适芡实生长。我国南北均有野生，常生于池沼湖泊中[27,276]。

2. 繁殖方法

种子繁殖：春秋两季都可播种，但以秋季9~10月播种较好，用当年采收的新鲜种子撒播。春播于3月下旬至4月上旬，用贮藏成熟和颗粒饱满的种子，播种前，每2~3粒种子用较黏的泥土包成泥团，行株距瘦塘按1.2m×1.2m，肥塘按1.5m×1.5m投入种子，自然沉入水底，于4月下旬出苗，30~40天后幼苗已有小叶2~3片，6月后，植株进入旺盛生长期。一般瘦塘每667m^{2}约400株；肥塘每667m^2 200株左右。每667m^{2}用种量1~2kg[27]。

3. 移栽定植

(1) 选地与整地

选阳光好，水源正常，水不流动或流动少的池塘、水库、沟渠，土壤宜中等肥沃的紫色夹沙泥和疏松淤泥。进行清除杂草，整平池底泥土，即可栽培。水深在30~100cm为好。

(2) 定植

移栽栽时要用干黄土加入腐熟粪尿拌成手捏成团的肥泥，包在秧苗根部栽植于穴中。以栽稳苗，不漂动为准。一般每667m^{2}定植130~140株，定植时水不宜太深，以叶面能浮于水面为好，秧苗成活后必须保持40cm水层[277]。

4. 田间管理

(1) 补苗

当幼苗浮出水面时，适当移密补稀，多余的苗移栽芡田。

（2）除草

杂草影响幼苗生长，将杂草拔去，塞入泥土中作肥料，一般除草 4~5 次。

（3）调节水位

不同生长发育期，对水深要求不一致，掌握“春浅、夏深、秋放、冬蓄”的原则。春浅可提高土温；夏深使土温、水温不致太高；秋放促进果实成熟；冬蓄水保温，使种子在水底安全越冬。

5. 有害生物的防治

（1）病害

①芡实刺盘孢炭疽病：

病原：为睡莲刺盘孢菌。分生孢子盘浅盘状，刚毛周生，短刺状，直或稍弯，黑褐色，末端尖钝。具 2~3 个分隔，大小为（37.5~55.0）μm×（41~5.9）μm，基部连着一个近球状的膨大细胞，分生孢子短棒状，中具 1~2 个近透明的油球，孢子大小为（12.8~18.9）μm×（4.4~5.5）μm，以 14.5μm×4.9μm 居多，单孢，无色。

症状：主要为害叶片，也可为害花梗叶斑圆形至椭圆形，直径 2~7mm，后扩大并连合呈不规则斑块，病斑褐色至红褐色，中部色较淡而略下陷，边缘色较深而稍隆起，斑面出现明显或不明显的轮纹，其上散生小黑点，为此病的病征。花梗病斑呈椭圆形或菱形，褐色稍下陷。

发病规律：此病在芡实生长中后期普遍发生。为害较重，通常 5 月始发，7 月盛见，并可一直延至 11 月生育末期，致叶片病斑密布，甚者相互连合为褐色斑块而腐烂，产量损失一般可达 15%~20%，严重者高达 40%以上。

②芡实拟叉梗霉斑腐病：

病原：为睡莲拟叉梗霉，旧称睡莲角卷霉。分生孢子梗线状，单生或数枝丛生，直立，少分枝，顶端稍膨大，具 2~4 叉的突起，近无色至淡色；分生孢子细长，多分隔，分隔处明显缢缩，上部弯曲或卷曲成“发条”状，孢壁不平滑，具微小刺突；

孢子橄褐色，大小为 10~18μm×112~232μm。

症状：叶片病斑圆形、多角形至不定形。初呈水渍状湿腐，后呈黑褐色软腐，斑面生淡灰褐色薄霉层，病部易破裂或脱落，致叶片残缺不整，甚者叶片大部分变黑腐烂；花梗受害则呈黑褐枯萎。

发病规律：此病通常与炭疽病并发，发生时期与炭疽相同，但为害比炭疽病更甚，常造成叶片大部分变黑腐烂。

（2）虫害

①芡实头虫：

为害状：主要以幼虫集中根部为害，咬食须根，致植株生长缓慢，叶片失去光泽，大叶明显减少，花小，果苞长大缓慢，内结籽粒少而小。严重时植株根系被毁，因难于固着泥土而全株浮出表面。其花柄不能伸长，果苞即使授粉也无法在水中发育长大，造成严重减产。一般减产 20%~30%，甚者减产 80%以上。

②芡实蚜虫：称睡莲缢管蚜，属同翅目蚜科缢管蚜属害虫。

为害状：成若蚜群集叶片、花柄吸汁为害，严重时叶片枯黄卷缩，花梗凋萎。

（3）螺害

①福寿螺：又名大瓶螺、苹果螺、金宝螺等。

为害状：该螺从叶背或叶缘啮食芡实叶片，造成叶片穿孔或缺刻，甚者叶片大部分被啮食掉，不能进行充分的光合作用，致芡实果苞发育受阻，籽粒不充实而减产。除为害叶片外，也为害芡实的花。该螺适应性强，繁殖快，生长迅速，当地有的芡实塘螺密度大，芡实收获时大量螺体随植株被捞起，其重量竟相当于或超过所收的芡实果苞湿重。

②椎实螺：椎实螺分类上属腹足纲基眼目椎实螺科。因其用肺呼吸，故分类上又归肺螺类，而其眼睛长在触角基部，故又归入基眼类。

为害状：椎实螺主要啮食芡实嫩叶、嫩芽，影响芡实正常生长，但其为害远不如福寿螺严重。

(4) 鼠害

为害芡实的害鼠有黄毛鼠，褐家鼠和板齿鼠。黄毛鼠为广东分布最广、数量最多的优势鼠种。而板齿鼠在数量和分布上仅次于黄毛鼠，为珠江三角洲地区体形最大的鼠种。褐家鼠则兼营室内和野外生活，既是农作物害鼠又是养禽业的害鼠。在芡实近成熟至收获期前，穴居塘基的老鼠，从基边向塘面有芡实果苞处游去，把果苞拉至芡实叶盘上，啮食果苞内乳或成熟的籽实，吃掉种仁，把剩下的果苞和种壳碎屑撒在叶盘上，严重受害的芡实塘，叶盘上的碎屑远看好像被人为撒上粗大的砂粒。据芡农反映，老鼠的危害不亚于虫害[278]。

【采收加工】

芡实以种子入药。9~10 月果实陆续成熟，当果皮呈红褐色时即可采收。果实采回后，击破果皮，用水洗净晒干或阴干。每 $667m^2$ 收种子 100~150kg。干种出米率一般为 62%~66%[29]。

【药材鉴别】

1. 性状鉴别

药材呈类球形，多为破粒，完整者直径 5~8mm。表面有棕红色内种皮，一端黄白色，约占全体 1/3，有凹点状的种脐痕，除

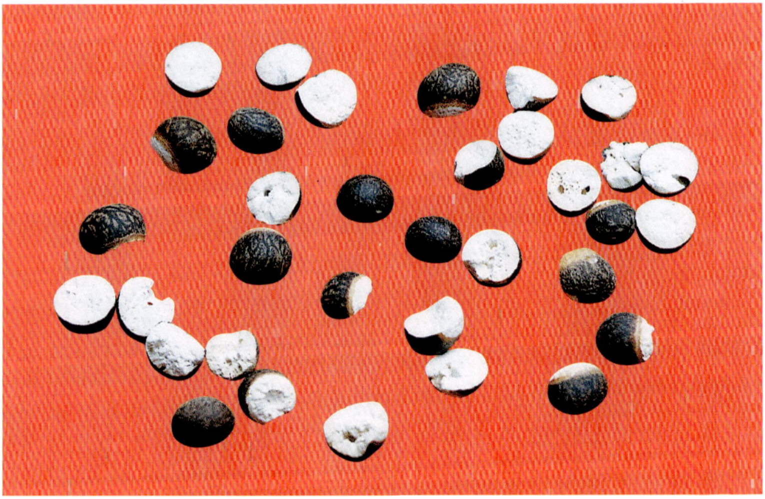

去内种皮显白色。质较硬，断面白色，粉性。无臭，味淡。一般以饱满、断面白色、粉性足、无碎末者为佳。

2. 显微鉴别

粉末：类白色。主为淀粉粒，单粒类圆形，直径 1~4μm，大粒脐点隐约可见；复粒多数由百余分粒组成，类球形，直径 13~35μm，少数由 2~3 粒组成。

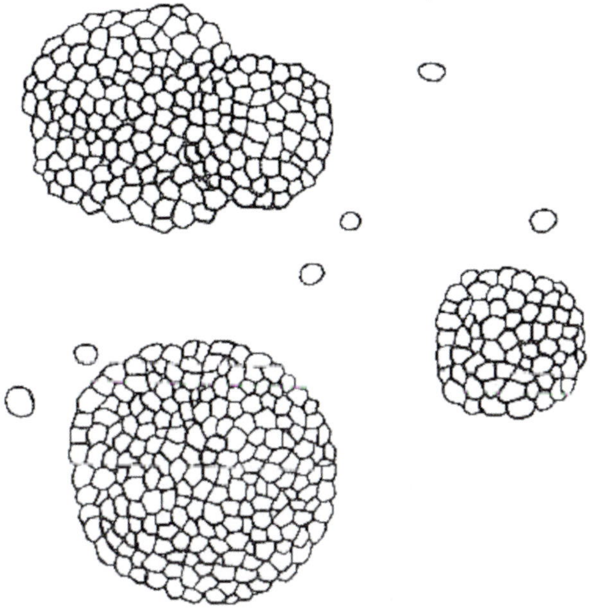

芡实药材粉末显微特征图[249]272

3. 理化鉴别

薄层色谱：取本品粉末 2g，加乙醇 10mL，加热回流 40 分钟，放冷，滤过，作为供试品溶液。另取齐墩果酸对照品，加乙醇制成 1mg/mL 的对照品。吸取上述两种溶液适量，分别点于同一硅胶 G 薄层板上，以石油醚–乙醚–乙醇（10∶10∶1）为展开剂，展开，取出，晾干，以 25%的磷钼酸乙醇溶液显色，115℃加热 5 分钟。供试品色谱中，在与对照品色谱相应的位置上，显相同颜色的斑点[24]112,[274]396。

【炮制】

1. 芡实

取原药材，除去杂质。

2. 麸炒芡实

取净芡实，按麸炒法，炒至微黄色。

【商品规格及质量】

1. 商品规格

规格等级：统庄。

2. 质量评价

以粒大、破碎少、表面淡红色者为佳。

【化学成分】 钾、钠、钙、铁、锌、碘、锰等多种矿物质[279]。芡实的种子含多量淀粉；蛋白质；脂肪；碳水化合物；粗纤维；硫胺素（vitamin B_1）；核黄素（vitamin B_2）；菸酸（nicotinic acid）；维生素C（vitamin C）及胡萝卜素（beta Carotene）；皂苷[280]；维生素 B_6（vitamin B_6）；维生素E（vitamin E）；硒；氨基酸包括：天冬酸（aspartic acid）；谷氨酸（glutamic acid）；丝氨酸（serine）；甘氨酸（glycine）；组氨酸（histidine）；精氨酸（arginine）；苏氨酸（threonine）；丙氨酸（alanine）；脯氨酸(proline)；酪氨酸（tyrosine）；缬氨酸（valine）；蛋氨酸（methionine）；半胱氨酸（cysteine）；异亮氨酸（isoleucine）；亮氨酸（leucine）；色氨酸；苯丙氨酸（phenylalanine）；赖氨酸（lysine）[281]。还含环(脯–丝)；环（异亮–丙）；环（亮–丙）；5,7,4′–三羟基二氢黄酮；5,7,3′,4′,5′–五羟基二氢黄酮；异落叶松树脂醇–9–O–D–吡喃葡萄糖苷；α–生育酚；β–生育酚和δ–生育酚[282]。芡实挥发油中含有：萘；十三烷；十六烷；十五烷；2,6–二叔丁基对甲酚；2,6,10–三甲基–十五烷；6,9–十七（碳）二烯；8–十七烯；十七烷；2–甲基–1–癸醇；二十烷；2,6,10,14–四甲基–十六烷；二十一烷；二十四烷；四十四烷；2,6,10,15,19,23–六甲基–二十四烷；2,2′,5,5′–四甲基–(1,1′)–联二苯；3,4–二乙基–(1,1′)–联二苯；十六酸甲酯；十六酸；十六酸乙酯；9,12–十八碳二烯酸甲酯；9–十八碳烯酸甲酯；z–9,12–十八碳二烯酸；9–十八碳烯酸；9,12–十八碳二烯酸乙酯；十八酸；9–二十二碳烯酸；2,6,10,14,18,22–六甲基–2,6,10,15,19,23–二十四碳六烯；3–(3,7,16,20–四甲基–3,7,11,15,19–二十一碳五烯)–2,2–二甲基环氧乙烷；3–(3,7,12,16,20–五甲基–3,7,11,15,19–二十一碳五烯)–2,2–二甲基环氧乙烷[283]。

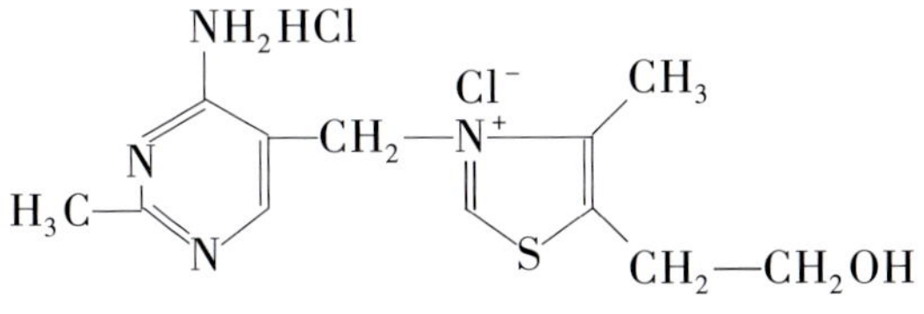

硫胺素（维生素 B_1）

（vitamin B_1）

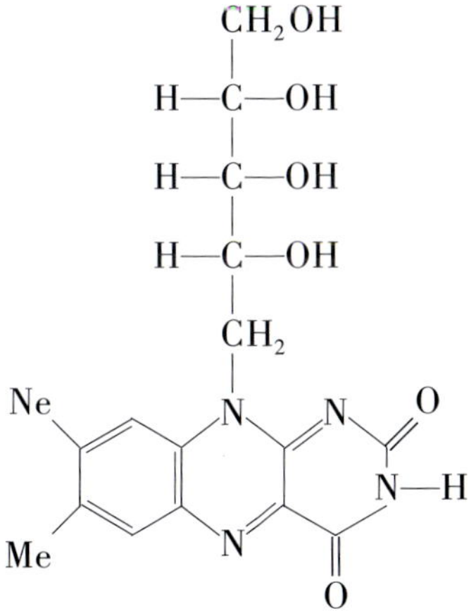

核黄素

（维生素 B_2）

（vitamin B_2）

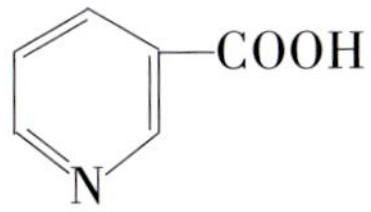

菸酸

（nicotinic acid）

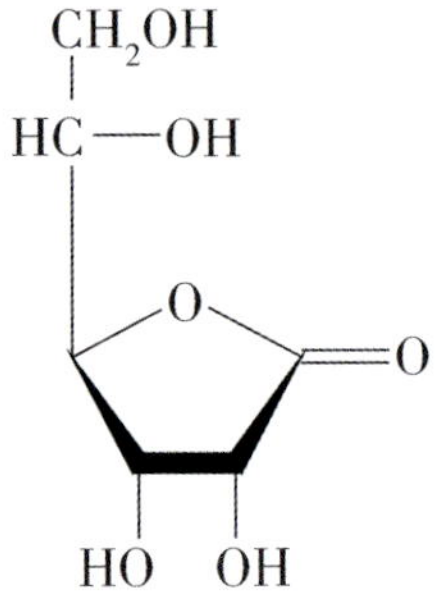

维生素 C
（vitamin C）

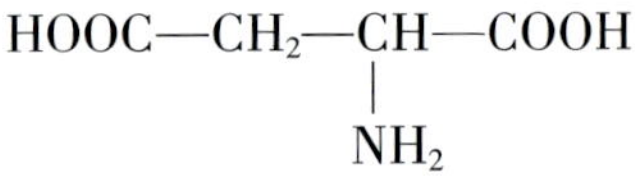

天冬酸
（aspartic acid）

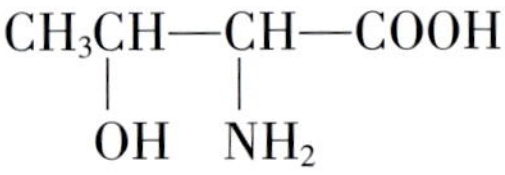

苏氨酸
（threonine）

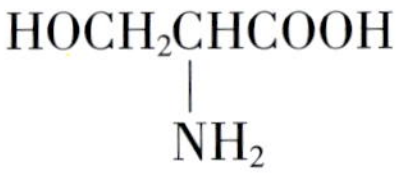

丝氨酸
（serine）

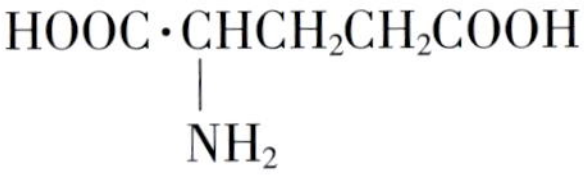

谷氨酸
（glutamic acid）

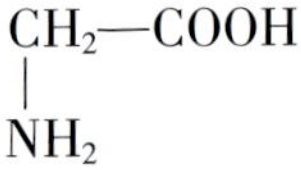

甘氨酸
（glycine）

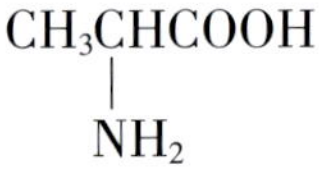

丙氨酸
（alanine）

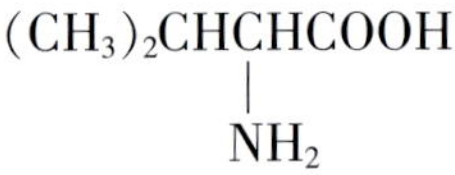

缬氨酸
（valine）

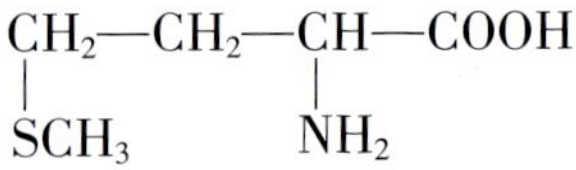

蛋氨酸
（methionine）

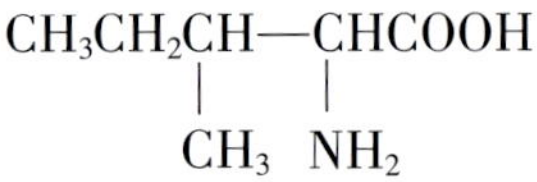

异亮氨酸（isoleucine）

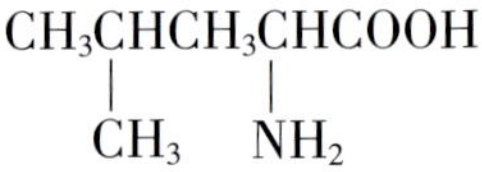

亮氨酸（leucine）

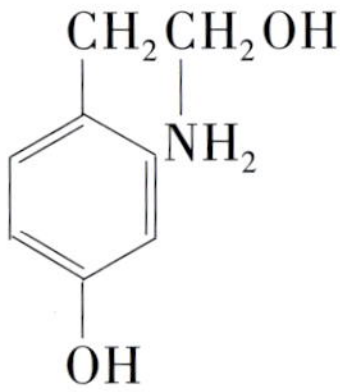

酪氨酸（tyrosine）

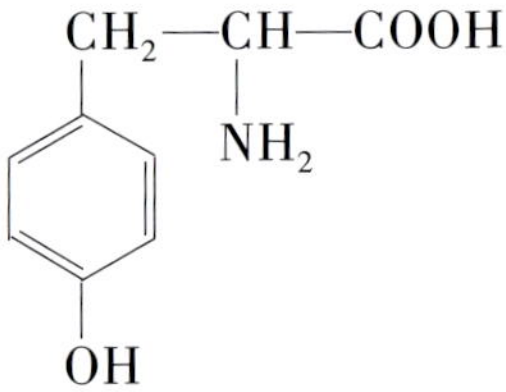

苯丙氨酸（phenylalanine）

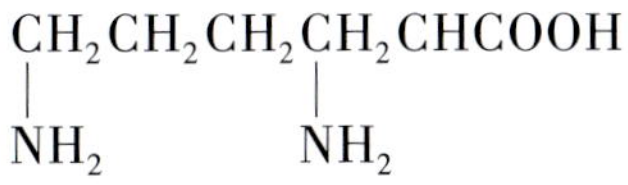

赖氨酸（lysine）

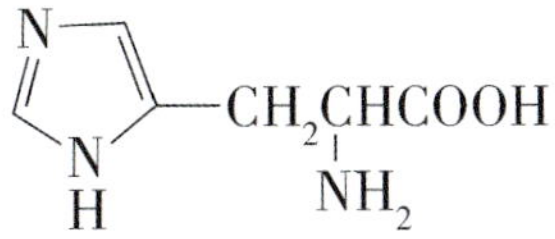

组氨酸（histidine）

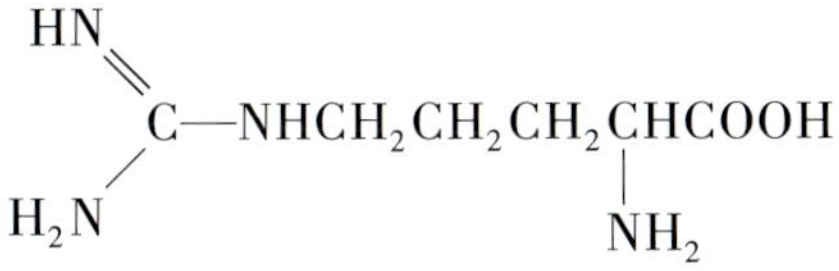

精氨酸（arginine）

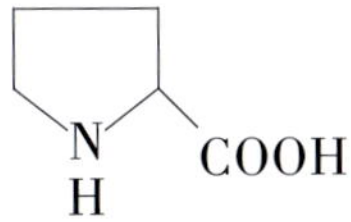

脯氨酸（proline）

【含量测定】

样品的处理：准确称取样品 1g，置于 100mL 烧杯中，加入 4mL HNO_3 和 6mL $HClO_4$ 静置过夜，将烧杯置于电炉加热至尽干，再加入 5mL 1∶1 HNO_3 煮沸，冷却，定容，摇匀，同法制备空白溶液。

仪器工作条件：将标准贮备液用 1% HNO_3 稀释成标准系列。用原子吸收分光光度法测定各个元素的最佳仪器条件。

样品测定：在最佳仪器条件下，将处理好的样品溶液用原子吸收分光光度法测定其中的金属元素，即得[279]。

【现代药理】

1. 治疗肾功能不全

芡实合剂能改善患者肾功能、血脂紊乱和营养状况，并为胱抑素-C（Cys-C）早期诊断慢性肾功能不全提供临床理论依据[284]。

2. 抗氧化作用

芡实的总提取物具有较强的清除自由基（DPPH）的作用（IC_{50} 5.6μg/mL）及增强中国仓鼠肺成纤维细胞（V79-4）对氧化剂存活能力。对于总的乙酸乙酯和丁醇提取部分具有更强的对 DPPH 自由基的清除能力和抑制脂质过氧化活性。总提取物、乙酸乙酯提取物和丁醇提取物都以剂量依赖的方式增强 V79-4 细胞的超氧化物歧化酶（SOD）、过氧化氢酶（catalase）和谷胱甘肽过氧化物酶（glutathione peroxidase）活性的作用，而谷胱甘肽过氧化物酶的活性最大[285]。

【药性】 甘、涩，平。归脾、肾经。

【功能与主治】 益肾固精，补脾止泻，祛湿止带。主治遗精，滑精，小便白浊；久泻；带下。

【用法用量】 煎服，9~15g；或入丸、散。亦可适量煮粥食，为食疗佳品。

【使用注意】 大小便不利者慎服；食滞不化者慎服。

【临床报道】

1. 治疗遗精

采用复方刺猬皮散（由刺猬皮、金樱子、芡实组成）结合中医辨证治疗遗精，疗效显著[286]。

2. 治疗妇女带下、产后小便失禁、产后泄泻

采用金锁固精丸（蒺藜、芡实、莲子、莲须、龙骨、牡蛎）治疗妇科疾病，疗效颇佳[287]。

3. 治疗大肠癌

将芡实洗净，晒干或烘干，研成细粉。粳米洗净后入锅，加水适量，大火煮沸后加芡实粉，搅匀，改用小火煨煮成稠粥。治疗大肠癌有一定疗效[288]。

【现代制剂】

1. 水陆二味丸

处方：芡实 500g，金樱子 500g。

制法：以上 2 味，金樱子加水煎煮 2 次，第 1 次 3 小时，第 2 次 2 小时，合并煎液，滤过，滤液浓缩，芡实粉碎成细粉，过筛，用上述浓缩液泛丸，干燥，即得。每 12 粒重 1g。

质量控制：本品为灰棕色的浓缩丸；味淡。检查应符合《中华人民共和国药典》丸剂项下有关规定。

临床运用：本品涩精，止带。用于肾虚，精关不固，男子滑

精，妇女白带。口服，9g/次，2次/日。忌食刺激性物[107]。

2. 水陆二味片

处方：金樱子肉600g，芡实600g。

制法：以上2味，取芡实60g粉碎成细粉，另置；剩余芡实粉碎成粗粉，照渗滤法，用60%乙醇作溶剂，缓缓渗滤，收集滤液，回收乙醇，另置；金樱子肉加水煎煮2次，每次3小时，合并煎液，滤过，滤液与上述芡实滤液合并，浓缩至稠膏状，加入上述芡实细粉，混匀，干燥，过筛，制成颗粒，压制成1 000片，包糖衣，即得。

质量控制：本品为糖衣片，除去糖衣后显棕黑色；味苦。检查应符合《中华人民共和国药典》片剂项下有关规定。

临床运用：本品涩精，止带。用于肾虚，精关不固，男子滑精，妇女白带。口服，4~6片/次，3次/日[17]39。

3. 宝儿康散

处方：太子参550g，芡实410g，薏苡仁410g，茯苓480g，白扁豆（炒）410g，甘草（炙）130g，白术（炒）280g，麦芽（炒）350g，山楂350g，北沙参410g，山药200g，陈皮200g，石菖蒲200g，莲子410g。

制法：以上14味，山药、芡实粉碎成细粉，过筛，取约550g细粉备用；剩余约60g与其余12味加水煎煮2次，第1次2小时，第2次1.5小时，合并煎液，滤过，滤液浓缩成稠膏状，加入上述细粉，混匀，干燥，粉碎成细粉，过筛，制成1 000g，即得。每瓶装1g。

质量控制：本品为褐棕色的粉末；气微，味酸、甘。检查应符合《中华人民共和国药典》散剂项下有关规定。

显微鉴别：取本品，置显微镜下观察：淀粉粒多为复粒，多数由百余粒组成，类球形，直径13~35μm。草酸钙针晶束存在于黏液细胞中或散在，多碎断，长80~240μm，针晶粗2~5μm。

临床运用：补气健脾，开胃消食，渗湿，止泻。用于小儿脾胃虚弱，消化不良，食欲不振，大便异常，精神困倦，睡眠不安，夜惊、夜啼等症。开水冲服，周岁小儿0.25g/次，2~3岁0.5g/次，4~6岁1g/次，2次/日[76]96。

4. 金锁固精丸（大蜜丸）

处方：沙苑子（炒）60g，芡实（蒸）60g，莲须60g，龙骨（煅）30g，牡蛎（煅）30g，莲子120g。

制法：以上6味，粉碎成细粉，过筛，混匀。每100g粉末加炼蜜120~125g制成大蜜丸，即得。每丸重9g。

质量控制：本品为棕褐色的大蜜丸；味甘。检查应符合《中华人民共和国药典》丸剂项下有关规定。

临床应用：本品固肾涩精。用于肾虚不固，遗精滑泄，神疲乏力，四肢酸软，腰痛耳鸣。淡盐水送服，1丸/次，2次/日[79]115。

陈皮

【异名】广陈皮、橘子皮、新会皮、橘皮。

【释名】橘皮陈久者为佳，故名陈皮。

【本草记载】陈皮以橘皮之名始载于《神农本草经》，列为上品。历代本草著作中，多将陈皮收到载于橘或橘皮项下。明李时珍《本草纲目》载：《别录》曰：橘、柚，生江南及山南山谷，十月采。恭曰：柚之皮厚味甘，不似橘皮味辛苦。其肉亦如橘，有甘有酸。酸者名胡柑。今俗谓橙为柚，非矣。案：郭璞云：柚似橙而实酢，大于橘。孔安国云：小曰橘，大曰柚，皆为柑也。颂曰：橘、柚，今江浙、荆襄、湖岭皆有之。木高一、二丈，叶与枳无辨，刺出茎间。夏初生白花，六、七月成实，至冬黄熟。旧说小为橘，大为柚。今医家乃用黄橘、青橘，不言柚。岂青橘是柚之类乎？宗奭曰：橘、柚自是两种。《本草》云：一名橘皮。后人误加柚字，妄生分别。且青橘、黄橘治疗尚殊，况柚为别种乎？惟郭璞所言，乃真识橘、柚者。若不如此分别，误以柚皮为橘皮，是贻无穷之患矣。时珍曰：橘、柚，苏恭所说甚是。苏颂不知青橘即橘之未黄者，乃以为柚，误矣。夫橘、柚、柑三者相类而不同。橘实小，其瓣味微酢，其皮薄而红，味辛而苦。柑大于橘，其瓣味甘，其皮稍厚而黄，味辛而甘。柚大小皆如橙，其瓣味酢，其皮最厚而黄，味甘而不甚辛。如此分之，即不误矣。按：《事类合璧》云：橘树高丈许，枝多生刺。其叶两头尖，绿色光面，大寸余，长二寸许。四月着小白花，甚香。结实至冬黄熟，大者如杯，包中有瓣，瓣中有核也。宋韩彦直著《橘谱》三卷甚详，其略云：柑橘出苏州、台州，西出荆州，南出闽、广、抚州，皆不如温州者为上也。柑品有八，橘品十有四，多是接成。惟种成者，气味尤胜。黄橘，扁小而多香雾，乃橘之上品也；朱橘，小而色赤如火；绿橘，绀碧可爱，不待霜后，色味已佳，隆冬采之，生意如新；乳橘，状似乳柑，皮坚瓤多，味绝酸芳；塌橘，状大而扁，外绿心红，瓣巨多液，经春乃甘美；包橘，外薄内盈，其脉瓣隔皮可数；绵橘，微小，极软美可受，而不多结；沙橘，细小甘美；油橘，皮似油饰，中坚外黑，乃橘之下品也；早黄橘，秋半已丹；冻橘，八月开花，冬结春采；穿心橘，实大皮光，而心虚可穿；荔枝橘，出衡阳，肤理皱密如荔子也。俗传橘下埋鼠，则结实加倍。故《物类相感志》曰：橘见尸而实繁。《涅槃经》云：如橘见鼠，其果实多。《周礼》言：橘逾淮而北：变为枳，地气然也。余见柑下。时珍曰：橘皮，下气消痰，其肉生痰聚饮，表里之异如此，凡物皆然。今人以蜜煎橘充果食甚佳，亦可酱菹也。弘景曰：橘皮疗气大胜。以东橘为好，西江者不如。须陈久者为良。好古曰：橘皮以色红日久者为佳，故曰红皮、陈皮。去白者曰橘红也。斅曰：凡使勿用柚皮、皱子皮，二件用不得。凡修事，须去白膜一重，锉细，以鲤鱼皮裹一宿，至明取用。宗奭曰：《本草》橘、柚作一条，盖传误也。后世不知，以柚皮为橘皮，是贻无穷之患矣。此乃六陈之一，天下日用所须。今人又多以乳柑皮乱之，不可不择也。柑皮不甚苦，橘皮极苦，至熟亦苦。或以皮之紧慢分别，又因方土不同，亦互有紧慢也。时珍曰：橘皮，纹细色红而薄，内多筋脉，其味苦辛；柑皮，纹粗色黄而厚，内多白膜，其味辛甘；柚皮，最厚而虚，纹更粗，色黄，内多膜无筋，其味甘多辛少。但以此别之，即不差矣。橘皮性温，柑、柚皮性冷，不可不知。今天下多以广中来者为胜，江西者次之。然亦多以柑皮杂之。柑皮犹可用，柚皮则悬绝矣。凡橘皮，入和中理胃药则留白，入下气消痰药则去白，其说出于《圣济经》。上述橘皮即今之所用陈皮，柑皮即今之所用广陈皮，柚为不同上述两者的其他种[22]132,[222]885。

【来源】 芸香科植物橘 *Citrus reticulata* Blanco 及其栽培变种的干燥成熟的果皮[22]132,[222]885,[109]200。

【原植物形态】 小乔木。分枝多，枝扩展或略下垂，刺较少。单生复叶，翼叶通常狭窄，或仅有痕迹，叶片披针形，椭圆形或

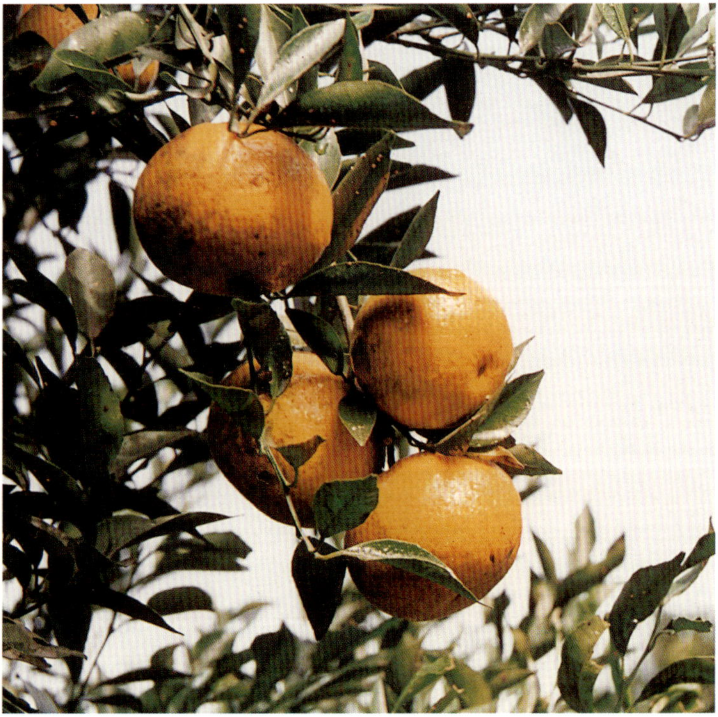

原植物图

阔卵形，大小变异较大，顶端常有凹口，中脉由基部至凹口附近成叉状分枝，叶缘至少上半段通常有钝或圆裂齿，很少全缘。花单生或2~3朵簇生；花萼不规则5~3浅裂；花瓣通常长1.5cm以内；雄蕊20~25枚，花柱细长，柱头头状。果形种种，通常扁圆形至近圆球形，果皮甚薄而光滑，或厚而粗糙，淡黄色，朱红色或深红色，甚易或稍易剥离，橘络甚多或较少，呈网状，易分离，通常柔嫩，中心柱大而常空，稀充实，瓢囊7~14瓣，稀较多，囊壁薄或略厚，柔嫩或颇韧，汁胞通常纺锤形，短而膨大，稀细长，果肉酸或甜，或有苦味，或另有特异气味；种子或多或少数，稀无籽，通常卵形，顶部狭尖，基部浑圆，子叶深绿、淡绿或间有近于乳白色，合点紫色，多胚，少有单胚。花期4~5月，果期10~12月[289]。

【生境分布】 全国各地栽培于丘陵、低山地带，江河湖泊沿岸或平原。

【栽培技术】

1. 生物学特性

橘喜温暖、湿润气候，怕严霜。适宜种植于肥沃、疏松、深厚的微酸性土壤。我国长江以南各省（区）广泛栽培。

2. 繁殖方法

（1）种子繁殖

于11月选成熟种子与湿沙混合贮藏。2~3月播种，撒播种子每粒相距3cm，每667m^{2}用种25kg，覆土后保持湿润。出苗后除草，施人畜粪水3~4次。生长1年后分栽1次，行株距为20cm×25cm，培育2~3年移栽。

（2）空中压条繁殖

选3~4年生，直径1.5cm左右的健壮枝条，早春在枝条基部外侧横锯约2/5，然后把枝条向里扳弯，使它从锯口处向上开裂成为两片，裂口长约6cm。然后把裂开的一片插到有节的竹筒或小瓦罐里，用棕绳扎稳，再填入肥土，常浇水，经1~2年，即可锯下栽种。

(3) 嫁接繁殖

用酸橙、柚子等种子，播种育苗2~3年后作砧木。取红橘枝条，在2~3月枝接，或在9~10月芽接。培育2年后即可移栽。

3. 移栽定植

(1) 整地

选择向阳、肥沃、微酸性、砂质壤土。全垦深翻，使土壤耕作深达60cm，施腐熟堆肥。耙平整细，做1.2m宽的畦。

(2) 定植

幼苗移栽前，先把幼苗加以适当修剪，疏去部分叶片，使其容易成活。选阴天或雨天移栽，浇定根水。

4. 田间管理

(1) 中耕除草

每年2月、10月各除草1次。

(2) 追肥

移栽后分别于2~3月、5~6月、12月各追肥1次。肥料用人畜粪水、饼肥、过磷酸钙等，重施冬肥。施肥时挖浅环状沟施入，施后盖土。

(3) 修剪

每年修剪2次。第1次在4~5月，剪去徒长枝；第2次在冬季，剪去病枝、枯枝、过密枝及枝干上的棘刺，使树冠外圆内空，通风透光。

5. 虫害、螨害防治

红蜘蛛和蚜虫为害叶片时，可用40%乐果乳剂1 000倍液喷杀。介壳虫为害时，可用马拉硫磷1 000倍液喷杀。

【采收加工】 以橘皮入药。栽后5~6年结果，10~11月果实成熟时采收，剥下果皮，晒干[27]。

【药材鉴别】

1. 性状鉴别

(1) 陈皮

药材常剥成数瓣，基部相连，有的呈不规则的片状，厚1~

4mm。外表面橙红色或红棕色，有细皱纹及凹下的点状油室；内表面浅黄白色，粗糙，附黄白色或黄棕色筋络状维管束。质稍硬而脆。气香，味辛、苦。

（2）广陈皮

药材常 3 瓣相连，形状整齐，厚度均匀，约 1mm 。点状油室较大，对光照视，透明清晰。质较柔软。

上述两者均以片大、香气浓者为佳。

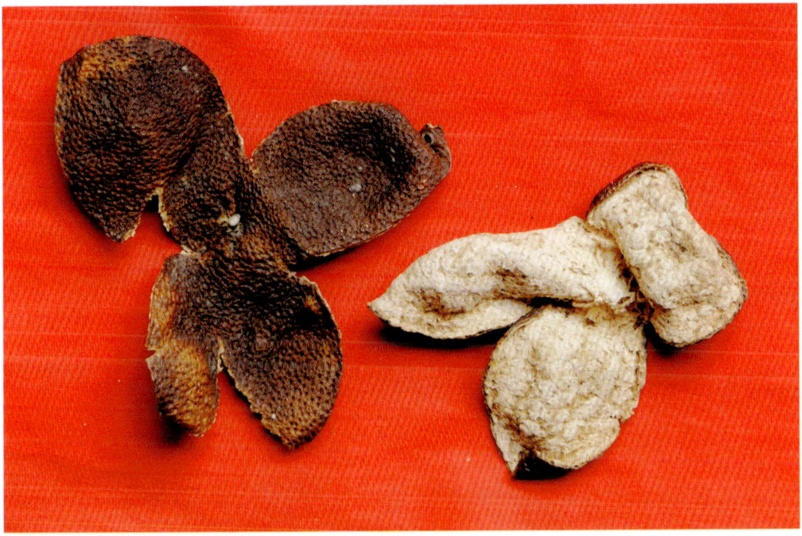

广陈皮药材

2. 显微鉴别

粉末：黄白色至黄棕色。中果皮薄壁组织众多，细胞形状不规则，壁不均匀增厚，有的作链珠状。果皮表皮细胞表面观多角形、类方形或长方形，垂周壁增厚，气孔类圆形，直径 18~26μm，副卫细胞不清晰；侧面观外被角质层，靠外方的径向壁增厚。草酸钙方晶成片存在于中果皮薄壁细胞中，呈多面形、菱形或双锥形，直径 3~34μm，长 5~53μm，有的一个细胞内含有由两个多面体构成的平行双晶或 3~5 个方晶。橙皮苷结晶大多存在于薄壁细胞中，黄色或无色，呈圆形或无定形团块，有的可见放射状条纹。螺纹、孔纹和网纹导管及管胞较小。

3. 理化鉴别

薄层色谱：取本品粉末 0.3g，加甲醇 10mL，加热回流 20 分钟，滤过，取滤液 5mL，浓缩至约 1mL，作为供试品溶液。另取橙皮苷对照品，加甲醇制成饱和溶液，作为对照品溶液。吸取上述两种溶液各 2μL，分别点于同一用 0.5%氢氧化钠溶液制备的硅胶 G 薄层板上，以醋酸乙酯-甲醇-水（100∶17∶13）为展开剂，展开约 3cm，取出，晾干，再以甲苯-醋酸乙酯-甲酸-水（20∶10∶1∶1）的上层溶液为展开剂，展至约 8cm，取出，晾干，喷以三氯化铝试液，置紫外光灯（365nm）下检视。供试品色谱中，在与对照品色谱相应的位置上，显相同颜色的荧光斑点[222]885。

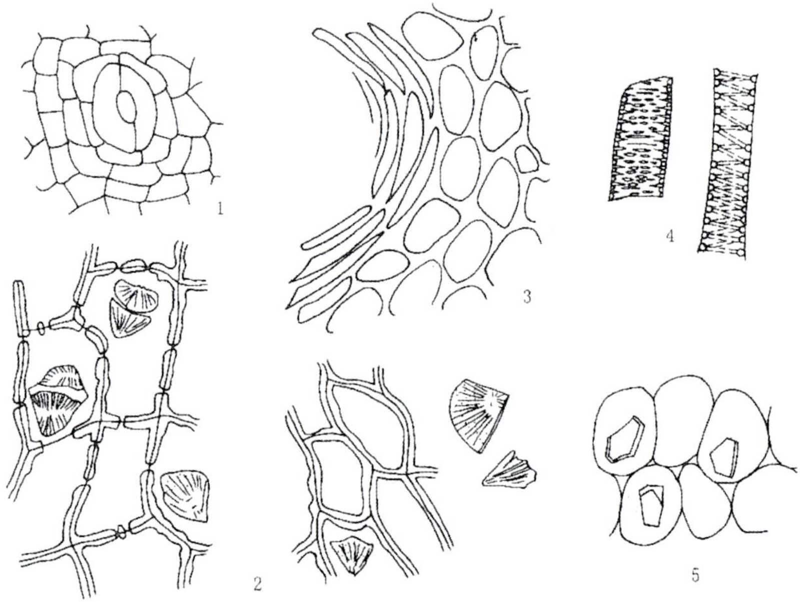

陈皮粉末显微特征图（×360）[249]348

1. 气孔及表皮细胞　2. 中果皮细胞及橙皮苷结晶　3. 油室
4. 导管　5. 薄壁细胞及草酸钙结晶

【炮制】 取原药材，除去杂质，喷淋水，润透，切丝，阴干。

【商品规格及质量】

1. 商品规格

陈皮一药，古代来源已有多种。《中华人民共和国药典》1963 年版陈皮来源只收载芸香科植物柑橘的干燥成熟果皮。品别分为陈皮、广陈皮。此后，《中华人民共和国药典》1985~2005 年版对陈皮来源明确为芸香科植物橘 *Citrus reticulata* Blanco 及其栽培变种的干燥成熟果皮。并在陈皮项下附注：栽培品变种主要有茶枝柑 *Citrus reticulata* ‘Chachi’（广陈皮）、大红袍 *Citrus reticulata* ‘Dahongpao’、温州蜜柑 *Citrus reticulata* ‘Unshiu’、福橘 *Citrus reticulata* ‘Tangerina’。

《七十六种药材商品规格标准》陈皮项下，品别分为广陈皮、橘皮。备注说明，橘皮是指各地所产橘子果皮，在广东中药行业称这类果皮为“混合陈皮”。“广陈皮”以新会茶枝柑为主，四会柑果与茶枝柑果相比，不论果皮厚薄，色泽，果肉（瓤囊）味

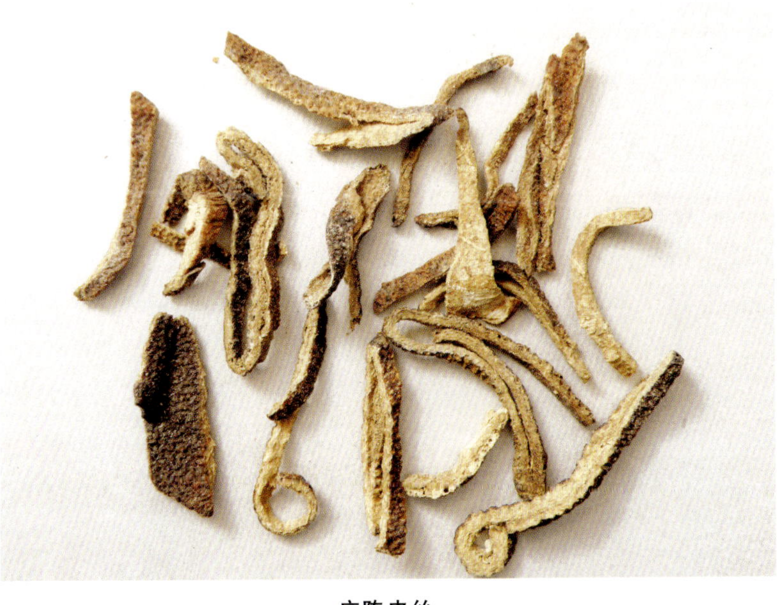

广陈皮丝

道两者甚为相近，1950 年起列为广陈皮新的来源。

现有些中医生开方时使用橘皮名称，配方时用广陈皮、陈皮皆可。

（1）广陈皮

过去陈皮规格等级视柑果采摘时节及剥下来的果皮色泽，片张大小，厚薄而定。剥取果皮时开成三瓣，与底部相连。1995 年前分为七个等级，具体标准如下：

特级：即旧规格的罔州皮，为农历冬至前上市的柑果，个大，果皮红色，果皮厚，片张大。但这种商品不多，上市时间很短，约半个月。故果皮外表面朱红色，内表面洁白，果皮每个重 10~15 克。

一级：即旧规格的头红皮，为农历 10 月底至 11 月上旬上市的柑果，果皮色红，果瓤饱满，味甜，果皮厚。故果皮外表面全红，张大，皮厚。

二级：即旧规格极红皮，是收购时从三级规格中拣选红多黄少的果皮拨入二级，故果皮红多黄少。

三级：即旧规格的苏红皮，为农历 10 月中、下旬上市的柑果，由黄色转浅红色。故果皮红黄兼有，但果皮比四五级稍厚。

四级：即旧规格的二红皮，是收购时从五级规格中拣选黄色多绿色少的果皮。故果皮黄多绿少。

五级：即旧规格的拣红皮，为农历 9 月底、10 月初上市的柑果。故果皮黄、绿各半，果皮薄。

六级：即旧规格的早水皮，为农历 9 月上旬首次上市的柑果。故果皮绿多黄少，果皮很薄。

初上市的柑果皮多绿黄色，中期多为黄红色，后期多为红色，果皮以红色为佳。

建国前小贩卖柑果是"卖肉（瓤囊）回皮"，故多收购自卖柑果的小贩摊档。另外也有一些掮客上街向小贩收购，集中后转售药行。

此外，还有经营专业户，从罔州皮中再拣选好的果皮运销上海，此种规格称为“字号皮”当时有“刘财兴”、“林恒利”、“伍合兴”、“何履来”、“兴记”、“昌记”等商号。

《七十六种药材商品规格标准》广陈皮分为三个等级，其规格标准如下：

一等：干货。剖成 3~4 瓣。裂片多向外反卷。表面橙红色或棕红色，显皱缩，有无数大而凹入的油室。内面白色，略呈海绵状。质柔，片张较厚，断面不齐。气清香浓郁，味微辛，不甚苦。无杂质、虫蛀、霉变、病斑。

二等：干货。剖成 3~4 瓣和不规则的片张，裂片多向外反卷。表面橙红色或红棕色，有无数大而凹入的油室。内表面白色，较光洁。质较韧，皮张较薄，余与一等同。

三等：干货。剖成 3~4 瓣，裂片多向外反卷，皮薄而片小。表面红色或带有青色，有无数凹入的油室。内表类白色，质坚而脆，余与一等同。

出口规格要求基本与一等果皮标准同。

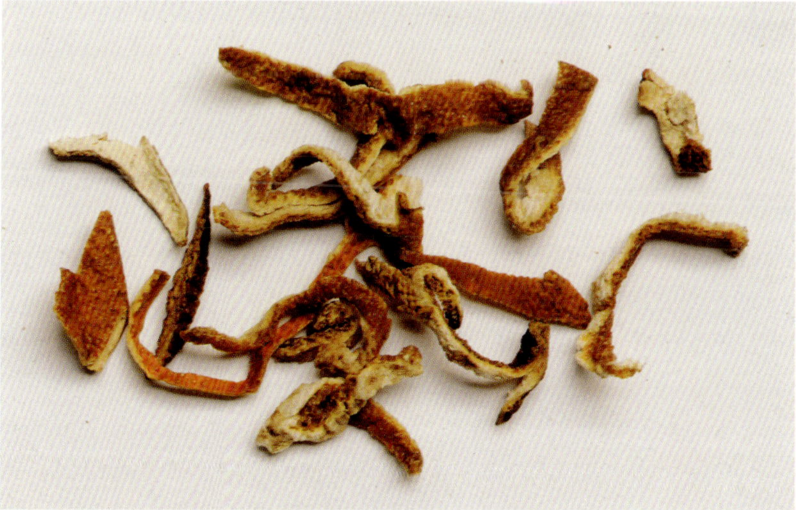

混合陈皮丝

(2) 混合陈皮

过去，各种陈皮按产区固有流通渠道外调，其所产的果皮，亦是按产地而称。四川产的商品称“川果皮”，福建产的称“建橘皮”，浙江产的蜜橘称“台橘皮”，江西产的称“江西橘皮”，湖南产的称“湘橘皮”，广东潮州产的蕉柑称“潮橘皮”等。而今产区多将原个果实运销各地，柑橘果皮来货锐减，甚至无货供应，果皮多自产自销。现城市收购柑橘果皮的果种来自四面八方，收购时混集一起。广东对这些陈皮称之为“混合陈皮”。广陈皮由于规格质量好，现仍保持品质优势。

《七十六种药材商品规格标准》陈皮项的橘皮分为二个等级，标准如下:

一等：干货。呈不规则片状，片张较大。表面橙红色或红黄色，有无数凹入的油点，对光照视清晰，内表面白黄色。质稍硬而脆，易折断。气香，味辛苦。无杂质、虫蛀、霉变、病斑。

二等：干货。呈不规则片状，片张较小，间有破块。表面黄色或黄红色，暗绿色，内表面类白色或灰黄色，较松泡，余与一等同。

2. 质量评价

陈皮以陈旧为好，品质以广陈皮最佳。广陈皮对光透视油室点清晰明显，质柔而韧，气清香而纯，久煎不易溶烂。混合陈皮对光透视油室点模糊不清，质硬脆，油性少，气香不清，煎之易溶烂。广陈皮药效优于“混合陈皮”，但广陈皮产量有限，除出口外，可供国内数量不多。

按《中华人民共和国药典》（2005 年版）规定，本品按干燥品计算，含橙皮苷不得少于 3.5%。

3. 其他

据有关资料报道，宋末元初新会县已有大面积种植柑橘，至今约有 700 年历史。李时珍谓“今天下多以广中来者为胜”，推算广陈皮使用约有 600 年历史之久。

广陈皮贮藏时间越长越好，价格越贵。过去广州陈李济、保滋堂两家药店兼制造丸散膏丹，每年都贮存一定数量，推陈存新，永续盘存。居1956年公私合营时保滋堂一位50岁老药工回顾，鸦片战争时（1840年）曾将店存果皮运往佛山保存，事后又运回广州，其所存果皮时间长达100年左右。

陈皮以陈为好，历来以存放年限越长、质越好、价亦越高。但存放了100多年的陈皮其橙皮苷含量将大为降低，功效是否下降，有待研究解释。

【化学成分】 橙皮苷（hesperidin）3.4%~7.2%；辛弗林（synephrine）0.058%；川陈皮素（nobiletin）；新橙皮苷（neohesperidin）；福橘素（tangeretin）；二氢川陈皮素（cieromitin）；右旋柠檬烯（D–limonene）；枸橼醛（citral）；5–羟基–6,7,8,3′,4′–五甲氧基黄酮（5–hydroy–6,7,8,3′,4′–pentamethoxyflavone）；5,6,7,8,4′–五甲基黄酮（5,6,7,8,4′–hexamethoxyflavone）；5,6,7,8,3′,4′–六甲氧基黄酮(5,6,7,8,3′,4′–hexamethoxyflavone)；β–谷甾醇（β–sitosterol）；另含挥发油1.5%~2.0%，其化学成分分别为α–蒎烯（α–pinene）；β–蒎烯（β–pinene）；α–侧柏烯（α–thujene）；柠檬烯（limonene）；对聚伞花烯（P–cymene）；α–松节油烯（α–terpinene）；β月桂烯（β–myrcene）；桧烯（sasbinene）；辛醛（octanal）；α–罗勒烯（α–ocimene）；γ–松油烯（γ–terpinene）；4–蒈烯（4–carene）；芳樟醇（linalool）；乙酸芳香酯（linalyacetate）；松油醇–4（tenpineol–4）；香茅醇（citronellol）；紫苏醛（perilladenhyde）；香芹酚（carvacrol）；香茅醛（citronellal）；橙花醇（nerol）；α–金合欢烯（α–farnesene）；苯甲醇（henzylacohol）；异松油烯（terpinolene）；香桧烯（sabinene）；橙皮醛（neral）；3,7–二甲基–7–辛烯醛（3,7–dimethyl–7–octenal）；癸醛（decarnal）等；甜橙素（sinensetin）；黄姜味草醇（xanthomicrol）；米橘素（citromitin）；柠檬苦素（limonin）；阿魏酸（ferulic acid）；α–松油醇（α–terpineol）；α–石竹烯（humulene）[34]202,[222]886。

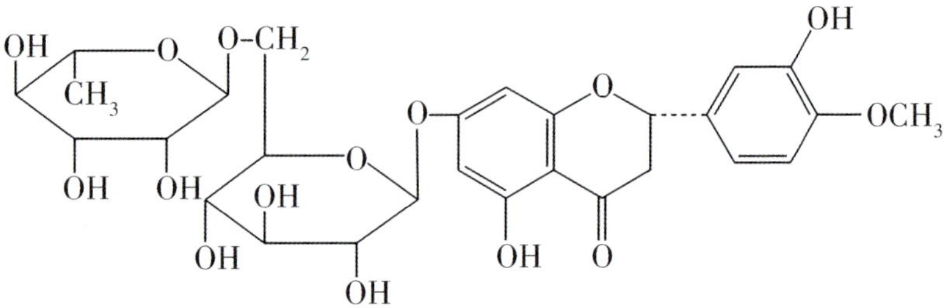

橙皮苷（hesperidin）

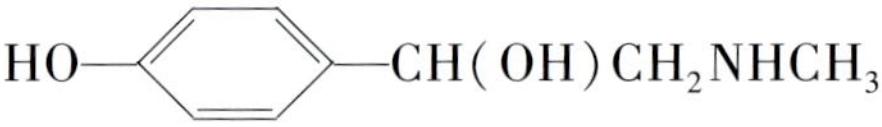

辛弗林（synephrine）

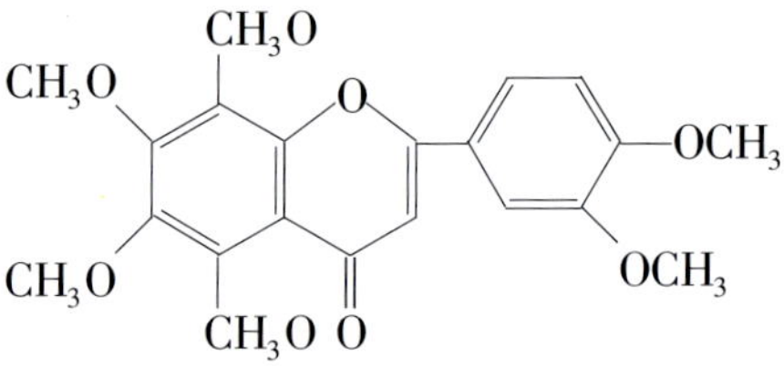

川陈皮素（nobiletin）

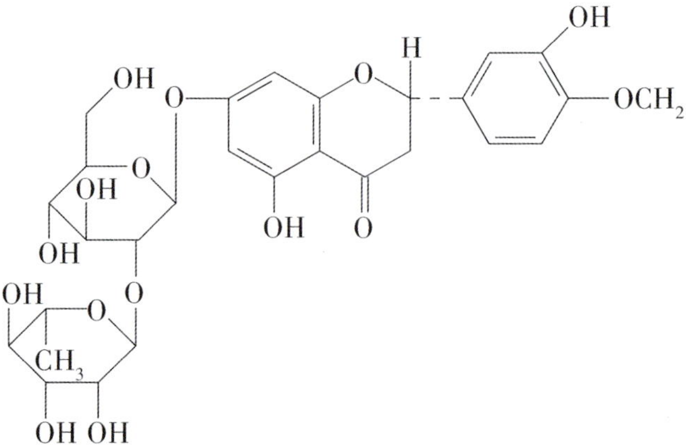

新橙皮苷（neohesperidin）

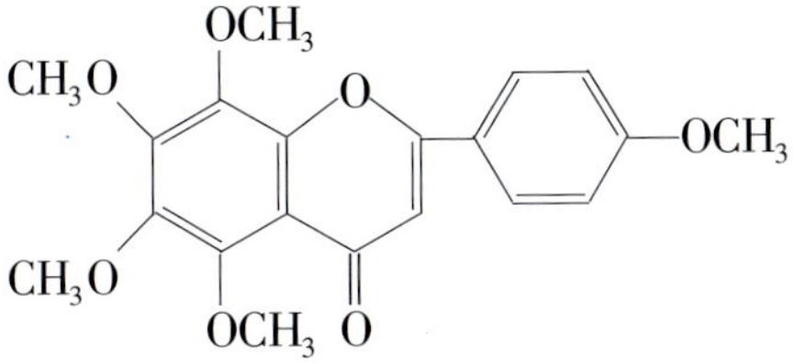

福橘素（tangeretin）

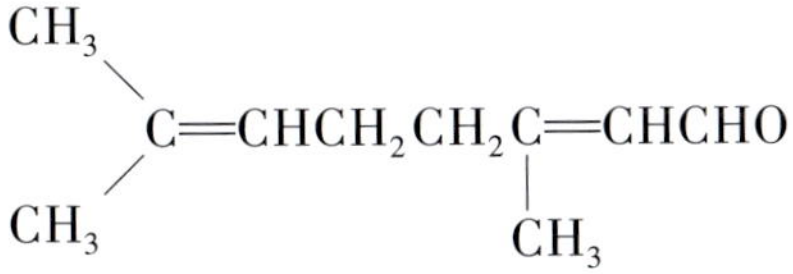

枸橼醛（citral）

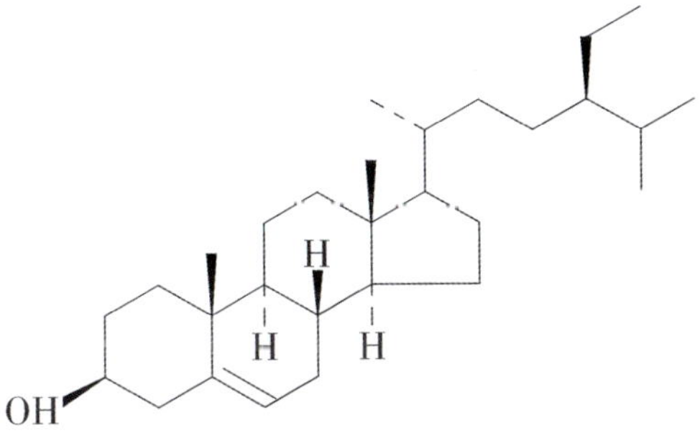

β-谷甾醇（β-sitosterol）

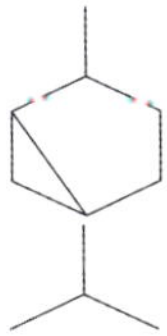

α-侧柏烯（α-thujene）

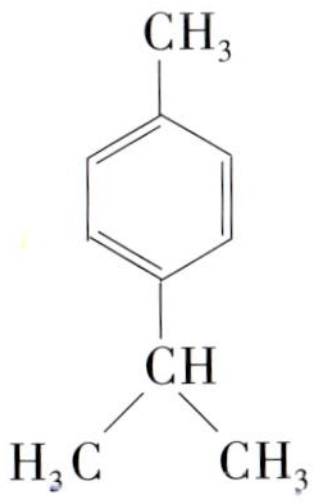

对聚伞花烯

（P-cymene）

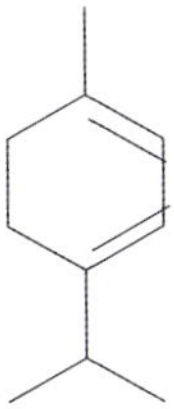

α-松节油烯

（α-terpinene）

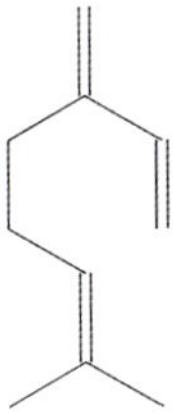

β-月桂烯

（β-myrcene）

$CH_3(CH_2)_6CHO$

辛醛
（octanal）

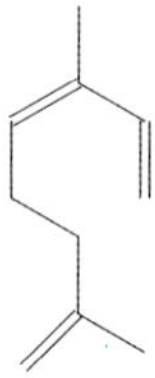

α–罗勒烯
（α–ocimene）

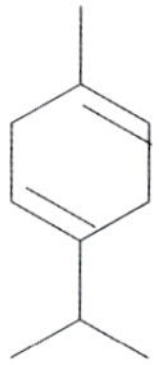

γ–松油烯
（γ–terpinene）

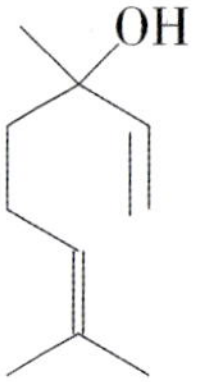

芳樟醇
（linalool）

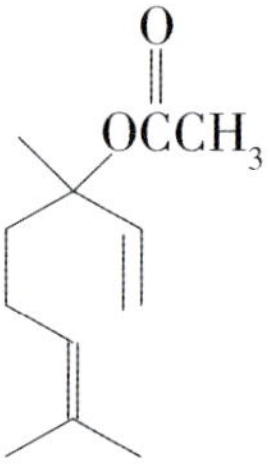

乙酸芳香酯
（linalyacetate）

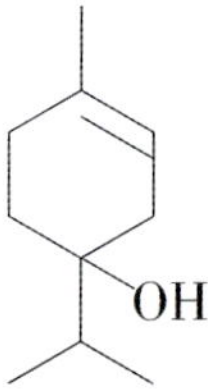

松油醇–4
（tenpineol–4）

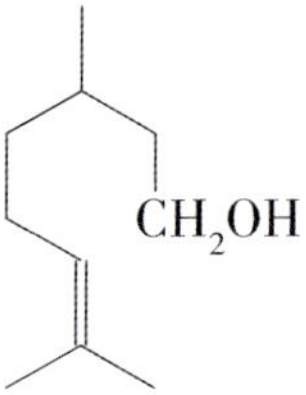

香茅醇
（citronellol）

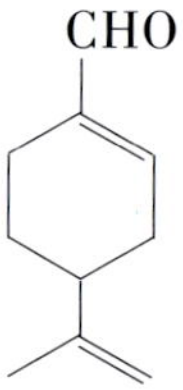

紫苏醛
（perilladenhyde）

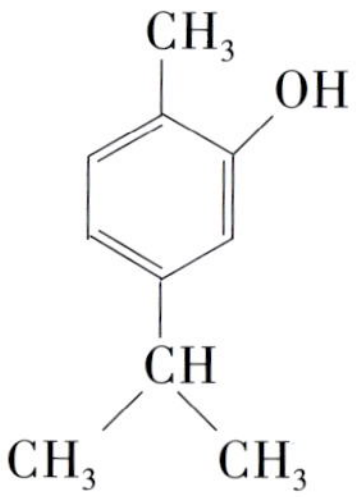

香芹酚
（carvacrol）

$CH_3—CH_2(CH_2)_4CH_2—CHO$

癸醛
（decarnal）

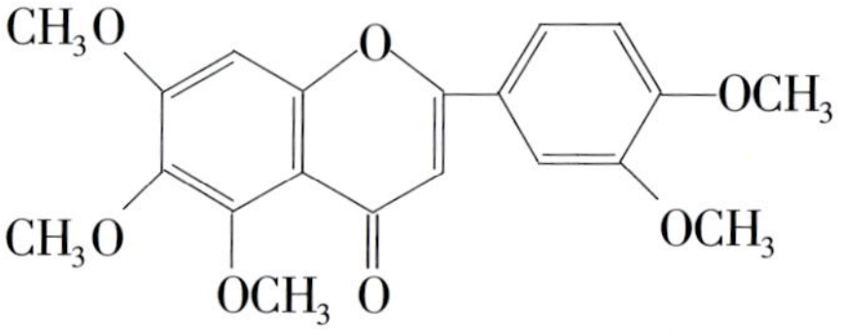

甜橙素（sinensetin）

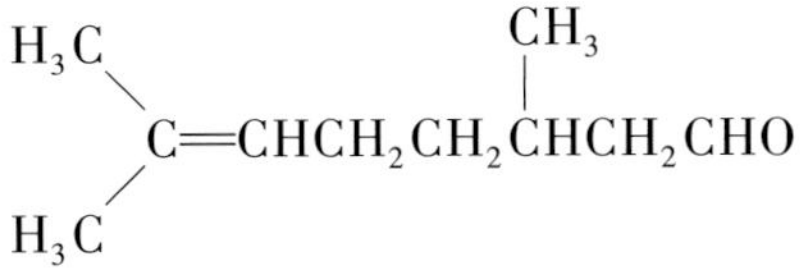

香茅醛（citronellal）

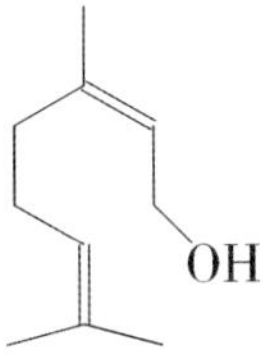

橙花醇
（nerol）

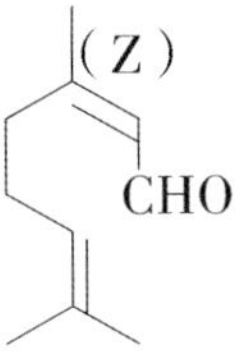

橙皮醛
（neral）

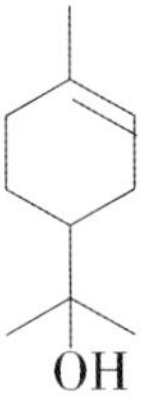

α-松油醇
（α-terpineol）

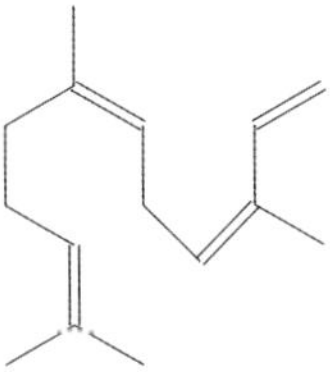

α-金合欢烯
（α-farnesene）

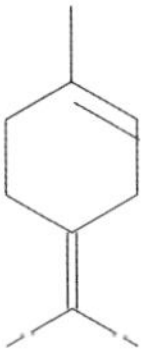

异松油烯
（terpinolene）

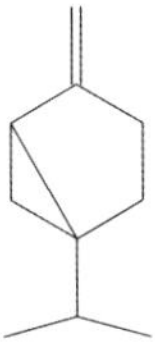

香桧烯
（sabinene）

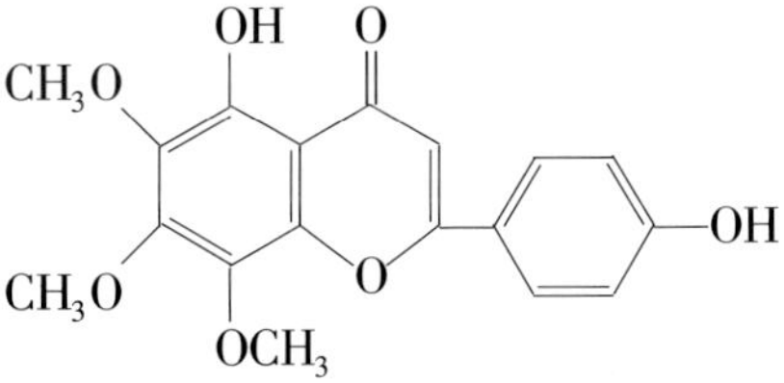

黄姜味草醇（xanthomicrol）

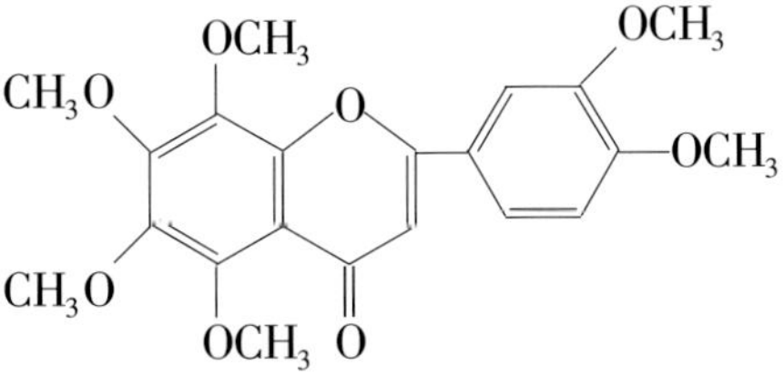

米橘素（citromitin）

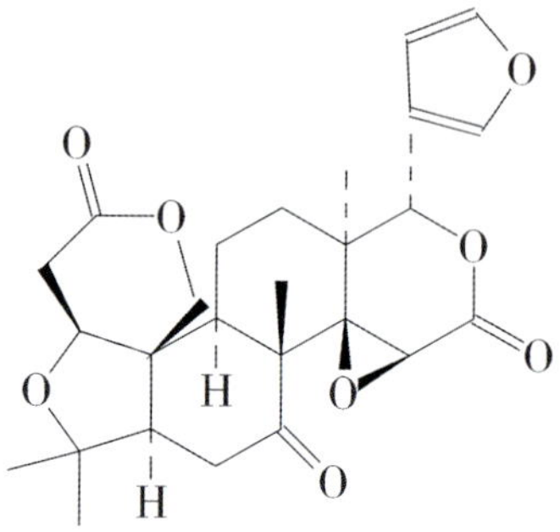

柠檬苦素（limonin）

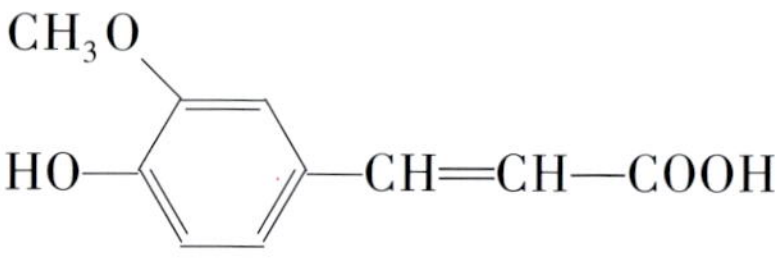

阿魏酸（ferulic acid）

【含量测定】

橙皮苷的含量测定：按照2005年版《中华人民共和国药典》（一部）附录ⅥD高效液相色谱法测定。

色谱条件与系统适用性试验：以十八烷基硅烷键合硅胶为填充剂；以甲醇–醋酸–水（35∶4∶61）为流动相；检测波长为283nm；理论板数按橙皮苷峰计算应不低于2 000。

对照品溶液的制备：精密称取陈皮苷对照品适量，加甲醇制成1mL含0.4mg的溶液，即得。

供试品溶液的制备：取本品粗粉约1g，置索氏提取器中，加石油醚（60~90℃）80mL，加热回流2~3小时，弃去石油醚，药渣挥干，加甲醇回流至提取液无色，放冷，滤过，滤液置100mL量瓶中，用少量甲醇分数次洗涤容器，洗涤液滤入同一量瓶中，加甲醇至刻度，摇匀，即得。

测定法：分别精密吸取对照品溶液与供试品溶液各5μL，注入液相色谱仪，测定，即得。

本品按干燥品计算，含陈皮苷不得少于3.5%[22]132。

【现代药理】

1. 对心血管系统作用

（1）强心、抗休克作用

以陈皮中的微量元素硒 9.5×10^{-4} mol/L给豚鼠心室灌流，可使心肌动作电位幅度、动作电位时程明显延长，还可拮抗 F-灌流引起的心肌细胞膜电位降低、兴奋性降低、复极时间缩短等生理异常现象[290]。以陈皮注射剂对家猫静脉注射给药后，可以显著增加其心输出量和心脏收缩幅度，增加脉压差，升高左室内压及其最大上升速率，减少左室舒张末期压，增加每搏心排出量，提高心脏指数、心搏指数、左室做功指数，并可短暂地增加心肌耗氧量和总外周血管阻力，使血压显著升高，维持升压 4 分钟，心率在给药 20 秒内明显减小，2 分钟后则显著增加，并在约 10 分钟后恢复正常血压，从而达到抗休克、抗厥脱、回阳救逆的治疗效果[291]。

(2) 抗动脉硬化、抗高脂血作用

陈皮苷高剂量时可抑制家兔胸主动脉平滑肌细胞凋亡，可用于预防动脉粥样硬化[292]。陈皮还有明显抑制大鼠血小板聚集和红细胞聚集的作用，其抑制血小板功能亢进作用可用于治疗高脂血症、动脉硬化和血栓病[293]。

(3) 强化毛细血管功能

陈皮中苷类成分能抑制透明质酸酶活性，从而降低毛细血管通透性和毛细血管壁的脆性，可用于治疗多种疾病，如水肿、出血、高血压、糖尿病、慢性静脉功能不全、痔疮、坏血病、各种溃疡和血管挫伤等。给胸膜炎、肺结核、格雷夫斯氏病和脚气病患者每日补充 30mg 的橙皮苷能降低毛细血管通透性，缓解症状[294]。

2. 对消化系统的作用

(1) 抗胃溃疡作用

对大鼠结扎幽门形成胃溃疡模型，于实验前或实验中皮下注射甲基橙皮苷能明显抑制溃疡的发生，并能抗病理性胃液分泌增多，如合并维生素 C 及维生素 K_4，可使作用加强[294]。

(2) 对消化液分泌作用

陈皮挥发油能促进大鼠正常胃液的分泌，有助于消化。陈皮水煎液体外实验证明，能使人唾液淀粉酶活性增高。将陈皮水煎液与正常人唾液的生理盐水稀释液等量混合，采用比色法测定唾液淀粉酶的活性，通过 22 例实验观察，表明陈皮水提液对离体唾液淀粉酶活性有明显的促进作用，陈皮的理气健脾作用有实验依据[295]。

（3）利胆作用

给麻醉大鼠皮下注射甲基橙皮苷，可增加胆汁及胆汁内固体物的排泄量。合并用维生素 C 及维生素 K_4 可增强利胆效果。另外从鲜橘皮中提取的橘皮油具有较强的溶解胆固醇结石的作用。陈皮对家犬肝细胞脂质分泌有显著影响，可使分泌物中胆固醇比例以及胆固醇饱和指数（CSI）显著下降，且与溶石剂鹅去氧胆酸的效应近似。其作用机制为陈皮挥发油中的左旋宁烯为胆固醇的强烈溶解剂，能降低胆固醇饱和度和胆汁的成石指数，从而抑制结石形成[296]。陈皮提取物或陈皮黄酮类混合物（橙皮苷和柚皮苷）可降低鼠血浆和肝胆固醇、肝甘油三酯水平及 3-羟基-3 甲基-戊二酰辅酶 A（HMG-CoA）还原酶和酰基辅酶 A 胆固醇转移酶（ACAT）的活性，同时动物排泄物的中性胆固醇含量也明显减少，排泄物的中性胆固醇减少原因可能是对 HMG-CoA 还原酶及 ACAT 活性受到抑制引起的肝内胆固醇生物合成减少的一种代偿[297]。其舒肝泄气的功能与促进胆汁分泌有关。

3. 对平滑肌的作用

（1）主动脉平滑肌

陈皮水煎剂能显著提高兔离体主动脉肌条张力，且有明显剂量效应关系。10^{-7} mol/L 酚妥拉明、10^{-5} mol/L 异搏定及无钙 Krebs 液温育均可明显减弱其作用，但 10^{-6} mol/L 苯海拉明对其无明显影响。去除内皮细胞后，10^{-7} mol/L 阿托品可部分阻断其作用。其收缩主动脉平滑肌作用机制可能与激活平滑肌细胞膜上的肾上腺素能 α 受体、胆碱能 M 受体及异搏定敏感 Ca^{2+}通道有关，并对胞外 Ca^{2+}有一定的依赖性，但与平滑肌细胞膜上的组胺 H_1 受体无关[298]。

（2）支气管平滑肌

陈皮挥发油（167mg/L）能松弛豚鼠离体支气管平滑肌，其水提物和挥发油均能阻断氯化乙酰胆碱（2 186mg/L），磷酸组胺（100mg/L）引起的支气管平滑肌收缩痉挛。挥发油（0.1g/kg）对豚鼠药物性哮喘有保护作用[299]。

（3）胃肠平滑肌

pH 为 5.8 的酸性陈皮可明显减小大鼠离体小肠各部位纵行肌条的收缩波平均振幅，而中性陈皮只减弱十二指肠纵行肌条的自发活动，使收缩力降低，紧张性下降，不影响其他肌条的收缩活动，且呈量效反应关系。陈皮水煎剂（30g/kg，40g/kg）可促进小鼠小肠推进作用，对阿托品所致的肠推进抑制有拮抗作用，但对去甲肾上腺素和异丙肾上腺素所致的肠推进抑制无明显作用。陈皮水煎剂可部分拮抗乙酰胆碱，$BaCl_2$，5-HT 对离体肠管的抑制作用，且抑制作用比阿托品、肾上腺素、多巴胺强。其作用机制主要通过胆碱能 M 受体、5-HT 受体介导或对平滑肌直接作用[300-302]。陈皮水煎剂（40g/kg）还可促进小鼠胃排空，对胃复安所致的胃排空加强作用及阿托品所致胃排空抑制作用无明显影响；其促进胃排空作用可能与胆碱能 M 受体无关，而促进肠推进作用可能与胆碱能 M 受体有关。陈皮可明显减弱大鼠离体胃体纵、环行肌条的收缩波平均振幅，还可降低胃体纵行肌条的张力，但不影响胃体肌条的收缩频率[303]。陈皮可使绵羊空肠回肠移行性运动复合波（MMC）周期的时程缩短，并同时使 MMCI 相的慢波负载峰电的百分率显著增强，使 MNMCⅡ相的发生率提高，诱发小肠的位相性收缩，有效改善小肠的消化功能[304]。

4. 祛痰作用

对呼吸系统的影响以挥发油作用明显[299]。陈皮所含挥发油有刺激性祛痰作用，其有效成分为柠檬烯。不同贮存期的陈皮祛痰和理气作用研究表明[305-306]，祛痰作用以贮期短者好；理气作用机体正常时，贮期短者强于长者，病态下结果相反，因而治病理气陈久者良。

5. 对免疫系统的作用

（1）促进免疫

陈皮对豚鼠血清溶血酶含量、血清血凝抗体滴度、T淋巴细胞E玫瑰花环形成率均有显著增强作用，促进体液及细胞免疫[307]。丁光等研究了陈皮对草鱼淋巴细胞转化率的影响，并证实陈皮作为饲料添加剂可非常明显提高草鱼的免疫功能，添加量以0.12%最佳[308]。

（2）抗过敏作用

陈皮水提物和挥发油均有抗过敏作用，可能是通过抑制过敏介质释放的某个环节或是直接对抗过敏介质而发挥作用[299]。

6. 抗氧化作用

陈皮提取液可延长果蝇寿命和增强其飞翔能力，提高果蝇头部超氧化物歧化酶（SOD）活性，降低过氧化脂质含量，提示陈皮提取液具有延缓果蝇衰老及提高生命活力的作用，可能与抗氧化有关[309]。橘皮苷具有强烈的清除活性氧的能力，并有降低过氧化物酶活性的作用[294]。通过柚皮、甜橙皮渣、红橘皮的水、70%乙醇、正丁醇、乙酸乙酯提取液对过氧化氢（H_2O_2）清除作用的研究，表明水提液有较强的清除作用，而正丁醇、乙酸乙酯提取液基本无清除作用[310]。用不同浓度的甲醇和乙醇作为溶剂，提取橘皮中的黄酮化合物，80%甲醇和70%乙醇提取的黄酮化合物清除自由基的效果最好，清除率分别是36.50%和36.40%[311]。柑橘皮中主要含有黄酮类化合物等食用和药用成分，体外实验表明，柑橘皮渣提取物对抑制猪油的自动氧化、清除羟自由基（·OH）等都具有较强的作用；体内实验表明，柑橘皮水提液对小鼠脑、心、肝组织的脂质过氧化具有较强的抑制作用，还可明显增强SOD酶的相对活性[312]。·OH能引起红细胞膜脂质过氧化，丙二醛（MDA）含量显著升高，而橙皮苷可使膜MDA含量明显减少，显著提高膜脂流动性和膜重封闭能力，对膜氧化损伤有一定的保护作用；橙皮对·OH有明显的清除作用，且呈浓度依赖关系。陈皮提取物可清除次黄嘌呤–黄嘌呤氧化酶系统产生的超氧阴离子自由基和 Fenton 反应产生的·OH，抑制氧自由基发生系统诱导的小鼠心肌匀浆组织过氧化作用，表明陈皮具有抗氧化作用[313]。陈皮素及橙皮苷不能直接减少四氮唑蓝（NBT），不能清除由无酶的 PMS/NADH（PMS，吩嗪硫酸甲酯；NADH，烟酰胺腺嘌呤二核苷酸）系统产生的超氧阴离子自由基，提示陈皮素及橙皮苷可能不是陈皮抗氧化的主要成分[314]。

7. 抗肿瘤作用

陈皮提取物对小鼠移植性肿瘤 S_{180}、Heps 具有明显的抑制作用，使癌细胞增殖周期 G2M 细胞减少，使 G0G1 期细胞增多，同时具有促使癌细胞凋亡的作用。另外，采用四氮唑蓝快速比色法（MTT）法观察到陈皮提取物对人肺癌细胞、人直肠癌细胞和肾癌细胞最敏感，提示陈皮提取物是一种有开发前景的抗肿瘤中药提取物[315]。川陈皮素、橙皮油素等能减少复制的 DNA 合成而诱导细胞凋亡作用，可能通过诱导细胞凋亡和/或细胞增殖发挥预防肿瘤的作用，而橙皮苷等在细胞发育、死亡及 DNA 合成方面只有极小的调节作用[316]。

8. 抗炎作用

橙皮苷与甲基橙皮苷均有维生素 P 样作用，可降低毛细血管通透性，防止微血管出血。可以拮抗组胺、溶血卵磷脂或蝮蛇毒素引起的小鼠血管通透性增加及制止蝮蛇毒素所致小鼠皮下出血。橙皮苷皮下注射对小鼠巴豆油性肉芽囊肿的炎症反应有抑制作用，使囊内渗出液明显减少。磷酰橙皮苷尚有抑制透明质酸酶的作用。此外，橙皮苷给家兔口服，能减轻氯乙烷造成的耳部冻伤[317]。

9. 抑菌、杀虫作用

利用管碟法进行陈皮提取液抗菌实验，并与制霉菌素的抗菌效果进行比较，结果证明，陈皮提取液有较好的抗菌能力，在室温条件下储存 1 年后仍有一定的抗菌活力。另外，试管内抑菌实验发现，25%陈皮对常见浅部真菌有抑菌作用[307]。

据孙红祥对一些中药及其挥发性成分抗霉菌活性研究中，采用液体小培养法测定中药和中药挥发性成分对饲料中某些霉菌的最低抑菌浓度，结果表明，陈皮等中药的抗霉菌活性较强[318]。

据樊瑛等报道，陈皮、橘皮各种提取物对胡萝卜微管蚜、豆蚜、红花指管蚜和桃蚜及截形叶螨、山楂叶螨均有较强的杀虫活性。石油醚提取物的活性优于乙醇提取物，说明活性成分主要在脂溶性部分，杀螨活性优于杀蚜活性，同一种提取物在相同浓度下对不同蚜虫的毒力差异较大，可能与虫体大小或敏感程度有关[319]。

10. 其他作用

（1）避孕

陈皮中苷类成分能抑制精细胞的透明质酸酶活性，使精子在与卵细胞结合时不能水解卵泡上的透明质酸，阻止其进入卵细胞而达到避孕的目的。陈皮中苷类成分不仅无毒副作用，且在停止服用 48h 后可恢复怀孕。阴道给药与口服同样能取得较好的效果[294]。

（2）抗血小板聚集作用

陈皮在内的 11 种调脂中药均能抑制大鼠血小板聚集，并具有降低红细胞聚集的作用[293]。陈皮在体外具有抗人血小板聚集作用，其作用与阿司匹林相当[320]。

此外，陈皮乙醇提取物中的蜜橘黄素和红橘素可抑制人黑素瘤细胞生成黑色素[321]。陈皮能显著延长小鼠游泳时间，并能使小鼠运动后 50min 血乳酸明显降低，表现出抗疲劳作用[322]。

【药性】 辛、苦，温。归脾、肺经。

【功能与主治】 理气健脾，燥湿化痰。主治脾胃气滞证，呕吐、呃逆；湿痰、寒痰咳嗽；胸痹。

【用法用量】 煎服，3~9g。

【临床报道】

1. 治疗急慢性咽炎

陈皮配伍半夏，用米醋浸泡半夏、陈皮，饮用时徐徐下咽，令药液滋润咽喉痛处，疗程为 7 天[323]。

2. 治疗顽固性呃逆

复方陈皮合剂（陈皮酊、姜酊、颠茄酊、单糖浆（糖尿病人禁用）加蒸馏水，混合备用，每日 3 次口服，也可根据体质及病情增减用量。治疗顽固性呃逆有效[324]。

【现代制剂】

1. 百咳静糖浆

处方：陈皮 96g，麦冬 48g，前胡 48g，苦杏仁（炒）48g，清半夏 48g，黄芩 96g，百部（蜜炙）72g，黄檗 96g，桑白皮 48g，甘草 48g，麻黄（蜜炙）48g，葶苈子（炒）48g，紫苏子（炒）48g，天南星（炒）32g，桔梗 48g，瓜蒌仁（炒）48g。

制法：以上 16 味，紫苏子、瓜蒌仁粉碎成粗粉，装入药袋内，其余 14 味加水煎煮 2 次，第 1 次 2 小时，第 2 次 1 小时，合并煎液，滤过，静置，取上清液浓缩成相对密度为 1.0 的清膏（60℃），另取蔗糖 650g 制成单糖浆，与上述清膏混匀，加入防腐剂、香精适量，搅匀，加水至 1 000mL，混匀，即得。

质量控制：本品黑褐色的液体；气香，味微苦涩。检查相对密度应为 1.22~1.32；pH 应为 4.0~5.0；其他应符合《中华人民共和国药典》糖浆剂项下有关规定。

临床运用：本品清热化痰、平喘止咳。用于百日咳，感冒及急慢性气管炎引起的咳嗽。口服，1~2岁 5mL/次；3~5 岁 10mL/次；成人 20~25mL/次，3 次/日[75]。

2. 蛇胆陈皮化痰散

处方：陈皮（蒸）3 859g，蛇胆汁 8g，朱砂 772g。

制法：每瓶装 0.6g。

质量控制：本品为棕红色或棕褐色的粉末；气香，味甘、微苦。检查应符合《中华人民共和国药典》散剂项下有关规定。

显微鉴别：取本品，置显微镜下观察：导管碎片网纹或螺纹。体壁碎片无色，表面有极细的菌丝体。肌纤维成层，无色，微黄色或淡棕色，微波状弯曲，有时呈垂直交错排列。不规则细小颗粒暗棕红色，有光泽，边缘暗黑色。不规则碎块淡黄绿色或黄棕色，透明或半透明。

临床运用：本品功能祛风化痰，消热安神。用于痰热发狂，神志不宁，咳痰喘促。用开水或清茶送服，0.6g/次，未满4岁的儿童服0.3g/次；2~3次/日。忌烟、酒及油腻、油炸、生冷食品[18]180。

3. 蛇胆陈皮散

处方：蛇胆汁100g，陈皮（蒸）600g。

制法：以上2味，陈皮粉碎成细粉，与蛇胆汁混匀，干燥，粉碎，过筛，即得。每瓶装0.3g；0.6g。

质量控制：本品为黄棕色至红棕色的粉末；气微香，味甘、辛、微苦。检查应符合《中华人民共和国药典》散剂项下有关规定。

显微鉴别：取本品，置显微镜下观察，草酸钙方晶成片存在于薄壁组织中。

临床运用：本品理气化痰，祛风和胃。用于痰浊阻肺，胃失和降，咳嗽，呕逆。口服。0.3~0.6g/次，2~3次/日[22]597。

4. 清金理嗽丸

处方：陈皮250g，黄芩250g，胆南星250g，枳壳125g，桔梗125g，桑白皮（制）125g，苦杏仁125g，知母（制）62.5g，麦冬62.5g，百部（制）62.5g，甘草62.5g，朱砂39.1g。

制法：以上12味，除朱砂水飞或粉碎成极细粉外，其余11味粉碎成细粉，过筛，混匀，每100g粉末加炼蜜80~95g制成小蜜丸或大蜜丸。用朱砂包衣，干燥，即得。小蜜丸每6丸重1g；大蜜丸每丸重3g。

质量控制：本品为暗红色的小蜜丸或大蜜丸；味甘，微苦。检查应符合《中华人民共和国药典》丸剂项下有关规定。

临床运用：本品功能清热，祛痰，止咳。用于肺热咳嗽，痰多，气急呕吐，口燥。口服，小蜜丸6g/次；大蜜丸2丸/次，2次/日[76]172。

5. 二陈合剂

处方：陈皮 325g，半夏（姜制）325g，茯苓 195g，甘草（蜜炙）97.5g，生姜 65g。

制法：以上 5 味，半夏照渗滤法，用 70%乙醇作溶剂，时行渗滤，滤液回收乙醇；陈皮蒸馏提取挥发油；药渣与其余 3 味加水煎煮 3 次，合并煎液，滤过，滤液浓缩至适量，与滤液合并。静置，滤过，再浓缩至约 1 000mL，加入防腐剂适量，放冷，加入上述挥发油，加水至 1 000mL，搅匀，即得。

质量控制：本品为棕褐色的澄清液体；气香，味苦、微甘、辛。检查相对密度应不低于 1.03。其他应符合《中华人民共和国药典》合剂项下有关规定。

临床运用：本品功能燥湿化痰，理气和胃。用于咳嗽痰多，胸脘胀闷，恶心呕吐。口服，10~15mL/次，3 次/日，用时摇匀[15]2。

6. 二陈丸（浓缩丸）

处方：陈皮 250g，半夏（制）250g，茯苓 150g，甘草 75g，生姜 50g。

制法：以上 5 味，取陈皮、生姜以 70%乙醇为溶剂，半夏及茯苓 80g 以 45%乙醇为溶剂，照渗滤法分别浸渍 24 小时后，进行渗滤，收集滤液，回收乙醇，浓缩成相对密度为 1.30~1.35（20℃）的浸膏；将甘草制成部分细粉及浸膏；将剩余的茯苓粉碎成细粉，与上述甘草细粉及浸膏及各浸膏混匀，加入饴糖适量，混匀，制成浓缩丸，上墨灰衣，打光，即得。每 8 丸相当于原生药 3g。

质量控制：本品为包衣浓缩丸，除去包衣后显深棕色；气微香，味甘、微辛。检查应符合《中华人民共和国药典》丸剂项下有关规定。

显微鉴别：取本品，置显微镜下观察：不规则分枝状团块无色，遇水合氯醛液溶化，菌丝无色或淡棕色，直径 4~6 μm 。纤维束周围薄壁细胞含草酸钙方晶，形成晶纤维。

临床运用：本品功能同“二陈合剂”。口服，12~16 丸/次，3 次/日[78]4。

佛　手

【异名】佛手柑、手柑、佛手橘。

【释名】具数个指状的裂瓣如人之手指，故名佛手[249]304,[24]124。

【本草记载】佛手始载于明李时珍《本草纲目》，以异名列枸橼项。《本草纲目》载：“藏器曰：枸橼生岭南，柑、橘之属也。其叶大，其实大如盏，味辛酸。颂曰：今闽广、江南皆有之，彼人呼为香橼子。形长如小瓜状，其皮若橙而光泽可爱，肉甚厚，白如萝卜而松虚。虽味短而香芬大胜，置衣笥中，则数日香不歇。寄至北方，人甚贵重。古作五和糁用之。”时珍曰：“枸橼产闽广间。木似朱栾而叶尖长，枝间有刺。植之近水乃生。其实状如人手，有指，俗呼为佛手柑。有长一尺四、五寸者。皮如橙柚而厚，皱而光泽。其色如瓜，生绿熟黄。其核细。其味不甚佳而清香袭人。南人雕镂花鸟，作蜜煎果食。置之几案，可供玩赏。”《异物志》云：“浸汁浣葛纻，胜似酸浆也。”上述文献所记载的枸橼生长情况、果实特征与今所用佛手一致，即为一物。

【来源】芸香科植物香橼（枸橼）的变种佛手 *Citrus medica* L. var. *sarcodactylis* Swingle 的干燥果实。佛手的香气比香橼浓，久置更香。药用佛手因产区不同而名称有别，产浙江的称兰佛手（主产地在兰溪县），产福建的称闽佛手，产广东和广西的称广佛手，产四川和云南的，分别称川佛手与云佛手或统称川佛手[22]124,[222]911,[109]1597。花朵和花蕾亦入药，称佛手花。

【原植物形态】佛手的原植物佛手别名佛手柑、五指柑、十指柑、五指香橼等。为不规则分枝的灌木或小乔木。新生的嫩枝、芽及花蕾均暗紫红色，茎枝多刺，刺长达 4cm。单叶，稀兼有单身复叶，则有关节，但无翼叶；叶柄短，叶片椭圆形或卵状椭圆形，长 6~12cm，宽 3~6cm，或有更大，顶部圆或钝，稀短尖，叶缘有浅钝裂齿。总状花序有花达 12 朵，有时兼具腋生单花；花两性，有单性花趋向，则雌蕊退化；花瓣 5 片，长 1.5~2cm；雄蕊 30~50 枚；子房圆筒状，花柱粗长，柱头头状，子房在花柱脱落后即行分裂，在果的发育过程中成为手指状肉条，果

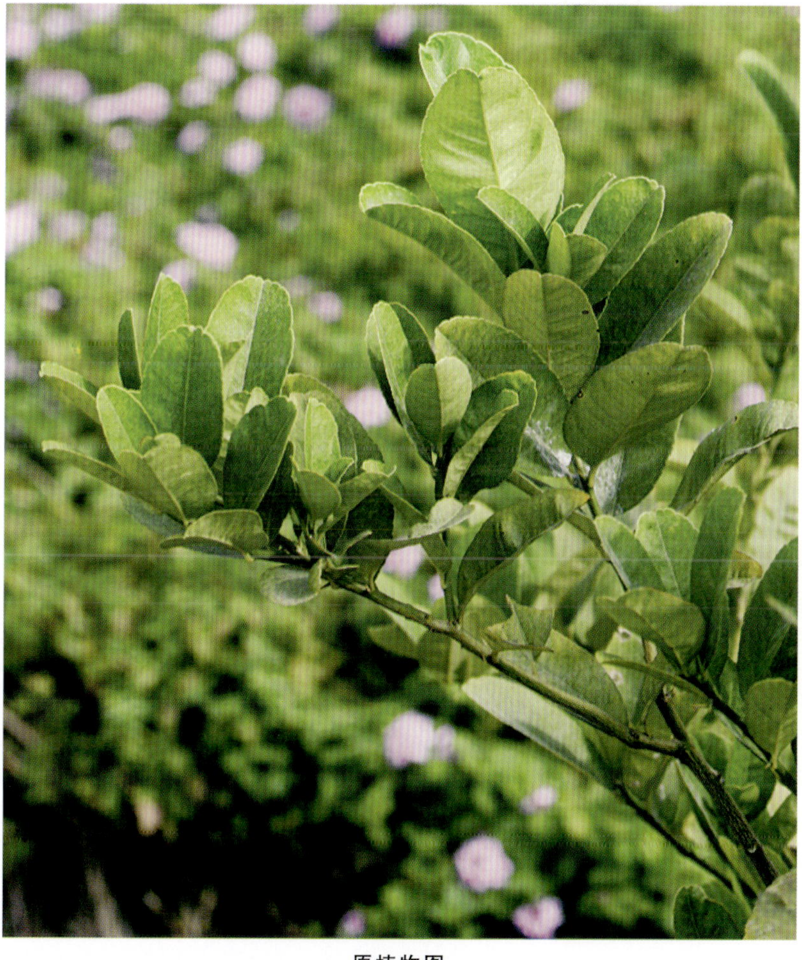

原植物图

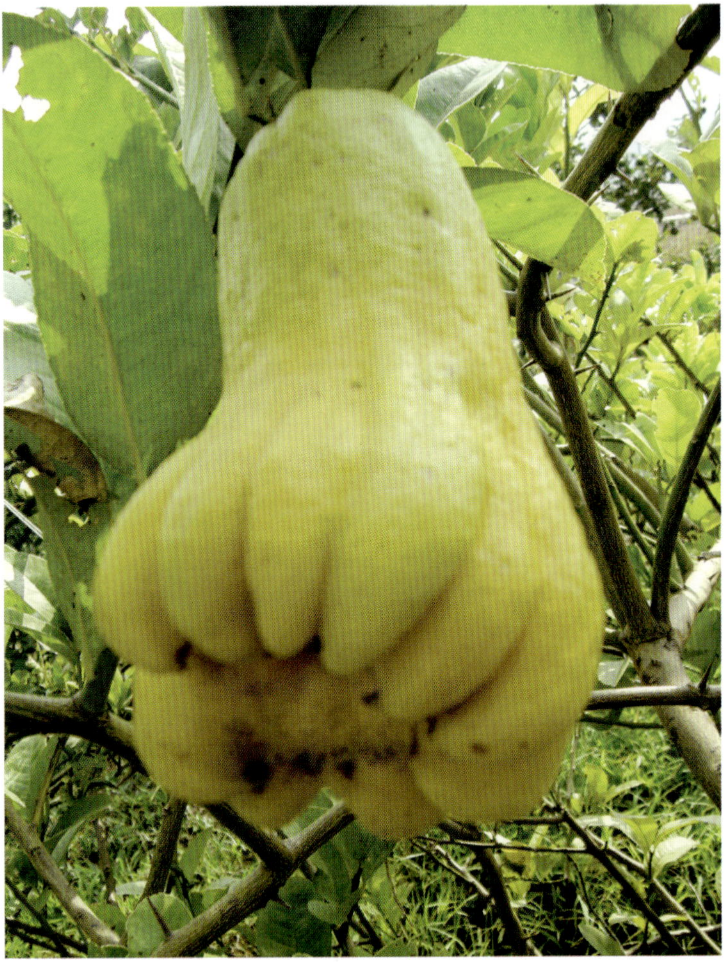

果实图

皮淡黄色，粗糙，甚厚，难剥离，内皮白色或略淡黄色，棉质，松软，果肉几乎完全退化。果实橙黄，极为芳香，手指肉条挺直或斜展的称开佛手，闭合如拳的称闭佛手，或称合拳，或拳佛手或假佛手，也有在同一个果上其外轮肉条为扩展性，内轮肉条为拳状的。通常无种子。一年开花 3~4 次，夏季盛花，果熟期 11~12 月[325]。

【生境分布】长江以南各地有栽种。习惯认为四川产的佛手品种最优。川佛手主产于四川合江、江津、泸县、犍为，云南易门、宾川等地。广佛手主产于广东高要，其次产于广西凌乐、灌阳[222]911,[109]1597。

【栽培技术】

1. 生物学特性

佛手为热带、亚热带植物，喜温暖湿润、阳光充足的环境，不耐严寒、怕冰霜及干旱，耐阴，耐瘠，耐涝。最适生长温度22~24℃，越冬温度5℃以上，能忍受极端最低温度-7~-8℃。年日照时数1 200~1 800小时为宜，年降水量以1 000~1 200mm最适宜。适合在土层深厚、疏松肥沃、富含腐殖质、排水良好的酸性壤土、砂壤土或黏壤土中生长。

广东省主产区高要市及德庆县，年平均气温22℃，最冷月（1月）平均气温为13.2℃，极端最低气温为-1℃，最热的7月平均气温为28.6℃，年平均降水量为1 600mm左右，全年日照时数为1 815小时。在排水良好、肥沃的稻田，土壤呈微酸性时，生长良好，产量较高、较稳。

四川省主产区合江县，年平均气温18.2℃，相对湿度82%，全年降雨量1 020mm，日照时数全年约1 200小时，佛手生长好，产量较高。

2. 繁殖方法

（1）扦插繁殖

苗圃宜选择排灌方便、土壤质地肥沃、结构疏松的旱土或稻田。圃地选好后，要提早深翻、细耙，除尽杂草，然后每667m^2施入充分腐熟的有机肥2 000kg以上作基肥。做成宽1.2m，高20cm的苗床。

插条应选7~8年以上、生长健壮、无病虫害、产量较高而稳定的植株作为母树，从中挑选去年没有挂果的春梢或秋梢，也可选择当年生春梢（作为秋插），且生长粗壮的青绿色枝条为插穗。

按 18~20cm（3~5 个芽）为一段剪取，剪去叶片一半和刺，下端的剪口在节下，以利发根。用锋利的刀，将下端插口，按 45°削成马耳形。插穗应随剪随削随插，以利提高成活率。

扦插时间以春梢萌发前（3 月）为好，也可在 8~9 月高温多雨季节进行。扦插方法：按行株距 20cm×6cm 扦插，注意不可倒插。每 667m² 插 1.2 万~1.5 万株。插后覆土压紧，使先端 1 个苞芽露出土面，插后用手将周围泥土压实，使土壤与穗条吻合、密接，有利生根。扦插后，需搭棚防晒，注意淋水防旱，如果久雨不晴，则要疏通沟渠，排除积水。及时除草，适时施肥，追施稀薄人畜粪尿水，每 667m² 用 100kg，对水 500~750L，加速根系生长，以后每月 1 次，浓度可由稀到浓。

（2）嫁接繁殖

嫁接一般在夏至前后、高温多雨季节进行。多采用亲和力强，生长良好的香橼或柠檬作砧木。砧木可用扦插苗或种子培育的实生苗，以实生苗为好，根系发达，抗逆性强。嫁接方法主要有劈接法。于 3 月上中旬，将砧木在地面以上 3~6cm 处剪平，选光滑的侧面稍带木质处削斜切面，深 1~1.5cm。接穗须留 2~3 个芽，并将下端削成长 1~1.5cm 的楔形削面，然后将接穗切皮的一边与砧木切口的一边相对直，紧密地插入砧木的切口内，对准形成层用塑料薄膜缚扎，约 2 周愈合并抽芽生长，45~60 天，接株开始抽梢，此时将包扎物除去，否则新株易长弯曲。

3. 移栽定植

整地

选择阳光充足、排灌方便的带黑砂泥的沙质壤土，15°以内的缓坡地，或平地也可。在头年秋冬深翻，经风化、熟化，并开好四周排水沟，做成高 30~40cm，宽 1.3~1.4m 的畦，按株行距（2~2.5)m×(2.5~3.0)m，在畦上挖深、宽各 50~60cm 见方的大穴，把心土、表土分开堆放，施入腐熟有机肥 30~40kg 作基肥，拌匀待植。

春秋两季均可定植，但以 2~3 月气温回升，新芽即将萌发时移植较好，过早有春寒，过迟苗已萌芽，成活率低。扦插或嫁接苗培育 1 年后，选高 50cm 以上、粗壮无病虫害的苗木，将分枝剪去，只留一主干，根长不要超过 20cm。栽种时，将穴中挖出的表土先放入穴下，再加入栏肥、堆肥等作基肥，拌和后再入少量泥土。每穴栽苗 1 株，扶正，使须根向四周扩展，用细土培根踩实，最后覆土稍高于地面，栽种后浇水，再培些土。

4. 田间管理

（1）中耕除草

松土除草一般每月 1 次，根据佛手侧根和主根入土浅之特点，中耕不宜深挖，以免伤根。有草及时拔除，以免消耗养分。

（2）灌排水

伏天耗水很多，容易产生生理落果，这时要及时淋水防旱，条件好的最好沟灌，使水渗透植地，效果更好。但雨季要严防积水，防止病虫害发生。

（3）施肥

一般生长的第 1~3 年，每年施肥 6 次，以人畜粪尿水为主，或速效氮素化肥，每 667m^2 400~500kg，浓度不宜高，以稀为好。已结果的大树，1 年追肥 3 次。春肥在 2 月现蕾前，夏肥在夏至前后，肥料一般以人畜粪水与菜子饼为主，每 667m^2 还可施尿素 0.25kg 加过磷酸钙 0.5kg 混合加水 100 倍液，根外施，促进树势旺盛和果实肥大。冬肥在 10~11 月广佛手采收后，以菜子饼、猪牛粪、过磷酸钙堆沤之后施用最好。

（4）整枝修剪

整枝修剪宜在 3 月萌芽前和冬季采完果实后进行。剪去衰弱枝、病枝和枯枝。秋分后生出的新梢，须适当留养，以备第 2 年结果。广佛手树上刺很多，也应剪去。

（5）弯枝

弯枝是在株高 1m 左右时进行。用竹篾片一端缚在树枝上，用力慢慢向下弯，至主干向下离地 0.6m 高时，将竹片的另一端插入土中。以后凡有向上生长的枝条都如此进行弯枝。但在花芽分化期和开花结果时，不宜进行，否则会造成大量的落花落果。

5. 病虫害防治

（1）病害

①黄龙病：

病原：为原核生物界薄壁菌门韧皮部杆菌属中的一种细菌，学名为 *Liberobacter asiaticum*.。

症状：初被害时，逐渐在一个枝条或几个枝条叶片开始失绿，色泽均匀地渐渐黄化，一般从树顶端或其外围开始先受害，手摸受害叶片有粗糙，似皮革样硬质感觉，质硬且脆，容易脱落，叶脉呈肿胀状突起，逐步使全株黄化，大小根系腐烂，直至全株枯黄死亡。

发病规律：以秋冬干旱季节发病最多，幼树更易发生全株性病害。柑橘木虱的成虫和高龄若虫能传播此病，也可通过嫁接传病。

防治方法：杀灭柑橘木虱，烧毁病株，以杜绝传染源。病害初期，可用烟叶 500g 水 5L 浸出液，加入辣椒水（500g 辣椒加水 50L 浸出液）、15g 氯霉素、901 农用展着增效剂 15mL 混合过滤后，隔 5~7 天喷 1 次，可抑制黄龙病蔓延扩展。

②炭疽病：

病原：一种弱寄生性真菌。

症状：植株被害后叶片上出现黄色小斑，后扩大成不规则大斑，略下陷，边缘黄褐色，微隆起，中间散布同心轮状排列的小黑点，后期于部分病斑处穿孔。

发病规律：4 月下旬开始发病，6~8 月盛发，10 月后停止。

防治方法：冬季清园后，在园内喷洒 1∶1∶150 的波尔多液，或者 0.8~1.0 波美度石硫合剂，减少和消灭越冬病原菌。在嫩叶期，喷 0.3 波美度石硫合剂（加 1%洗衣粉），或 0.5%等量波尔多液，或 50%多菌灵 800~1 000 倍液，或 50%甲基托布津 1 000~1 500 倍液。

③溃疡病：

病原：黄单孢杆菌属的一种细菌 *Xanthomonas campestris* pv. *citri*（Hasse）Dye.。

症状：叶片、枝梢、果实均表现病斑，开始出现黄色或暗黄绿色针头大小的油浸状斑点，逐渐扩大成为隆起的米黄色至暗黄色近圆形病斑。

发病规律：高温、高湿环境条件有利于发病。潜叶蛾等害虫为害严重时，造成大量伤口，都有利于病菌侵入，使发病严重。

防治方法：清洁田园，减少越冬病原菌。药剂防治方面，可选用 1∶1∶100~150 的波尔多液，15%络氨铜水剂（消病灵）500 倍液；45%代森铵水剂 500 倍液，10%增效双效灵水剂 250~500 倍液等。

（2）虫害蜘蛛害

①柑橘红蜘蛛：

学名：*Panonychus citri*（McG.）。

为害状：幼苗和大树都能受害。受害叶片初呈灰白色斑点，危害严重时逐渐转黄脱落，使幼苗生长不良。

发生规律：柑橘红蜘蛛每年发生 14~17 代。春夏繁殖最快，秋季次之，冬季最慢。在高温干旱的条件下发生严重。

防治方法：冬季清园，减少害虫虫源。药剂防治，可在佛手萌发前喷 1~2 波美度石硫合剂 1~2 次；夏季再补喷 0.2~0.5 波美度石硫合剂 1~2 次，或 40%乐果乳剂 1 000 倍液喷洒。

②柑橘潜叶蛾：

学名：*Phyllocnistis citrella* Stainton.。

为害状：该虫以幼虫在嫩梢、嫩叶表皮下钻蛀危害，形成银白色的弯曲隧道。受害叶片卷缩可变硬，易于脱落。

发生规律：1 年发生 12~15 代。气候、食料、栽培措施和天敌等因素，均影响潜叶蛾的发生数量变化和为害程度。

防治方法：可用 25%杀虫双水剂 200~300 倍液，24%万灵水剂 1 000~2 000 倍液，或 20%杀灭菊酯乳油 3 000~4 000 倍液喷洒。此外，潜叶蛾寄生蜂及捕食性天敌种类较为丰富，应加以保护利用。

③柑橘粉虱：

学名：*Dialeurodes citri* (Ashemead)。

为害状：多以幼虫密集于叶背面吸食汁液，导致枝条纤弱，又因幼虫排泄蜜露，诱发煤烟病，枝叶发黑，生长减弱，抽梢减少，造成树势衰退，产量剧减。

发生规律：柑橘粉虱1年可发生5~6代，以幼虫及蛹在叶背越冬。

防治方法：在若虫盛发期，可选用90%敌百虫800~1 000倍液，80%敌敌畏乳油1 500倍液，40%杀扑磷乳油1 500倍液或松碱合剂15~20倍液。保护利用天敌，粉虱座壳孢菌（又叫赤座霉）对柑橘粉虱有显著的控制作用。

【采收加工】 佛手果实成熟期在9~10月，当果实表皮由青绿渐渐变成黄白色时，有的颜色金黄，表皮细胞消失，皮色嫩薄呈现亮光，并有特殊芳香气味，说明已近成熟，必须及时采收。采收时用枝剪从果实基部剪下。做到先熟先采、分期分批采收。

佛手采收回来后，摊开晾3、4天后，待水分略为蒸发，便可加工。把它纵切成5~8 mm的薄片，及时摊晒至干，或者用低温烘干（防止烘焦）。加工最好用刨刀，刨片厚薄均匀，工效较高[6]。

【药材鉴别】

1. 性状鉴别

药材为类椭圆形或卵圆形薄片，常皱缩或卷曲。长6~10cm，宽3~7cm，厚0.2~0.4cm。顶端稍宽，常有3~5个手指状裂瓣，基部略窄，有的可见果梗痕。外皮黄绿色或橙黄色，有皱纹及油点。果肉浅黄白色，散有凹凸不平的线状或点状维管束。质硬而脆，受潮后柔韧。气香，味微甜后苦。一般以皮黄肉白、香气浓郁者为佳。

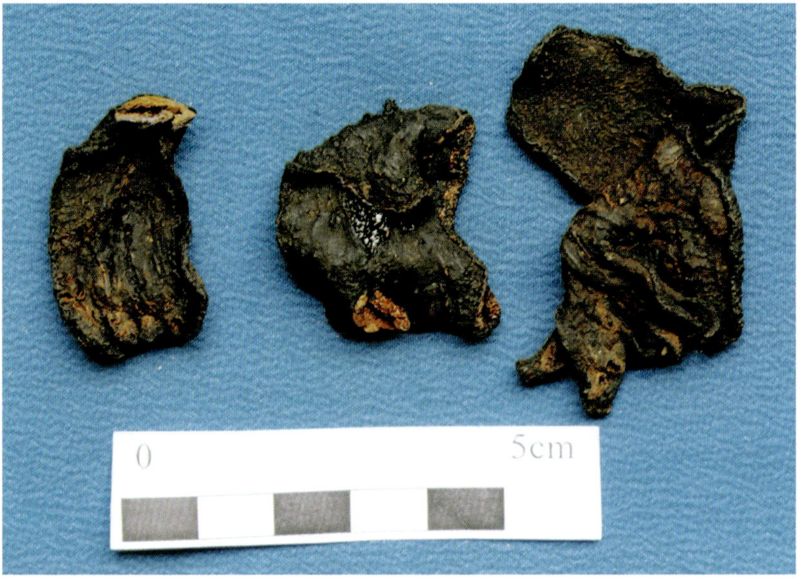

佛手药材

2. 显微鉴别

粉末：淡棕黄色。中果皮薄壁组织众多，细胞呈不规则形或类圆形，壁不均匀增厚。果皮表皮细胞表面观呈不规则多角形，偶见类圆形气孔。草酸钙方晶成片存在于多角形的薄壁细胞中，呈多面形、菱形或双锥形。

3. 理化鉴别

薄层色谱：取本品粉末 1g，加无水乙醇 10mL，超声处理 20 分钟，滤过，滤液浓缩至干，加无水乙醇 0.5mL 使溶解，作为供试品溶液。另取佛手对照药材 1g，同法制成对照药材溶液。吸取上述两种溶液各 2μL，分别点于同一硅胶 G 薄层板上，以环己烷–醋酸乙酯（3∶1）为展开剂，展开，取出，晾干，置紫外光灯（365nm）下检视。供试品色谱中，在与对照药材色谱相应的位置上，显相同颜色的荧光斑点[24]124。

【炮制】 取原药材，除去杂质；或喷淋清水，稍润，切碎，干燥。

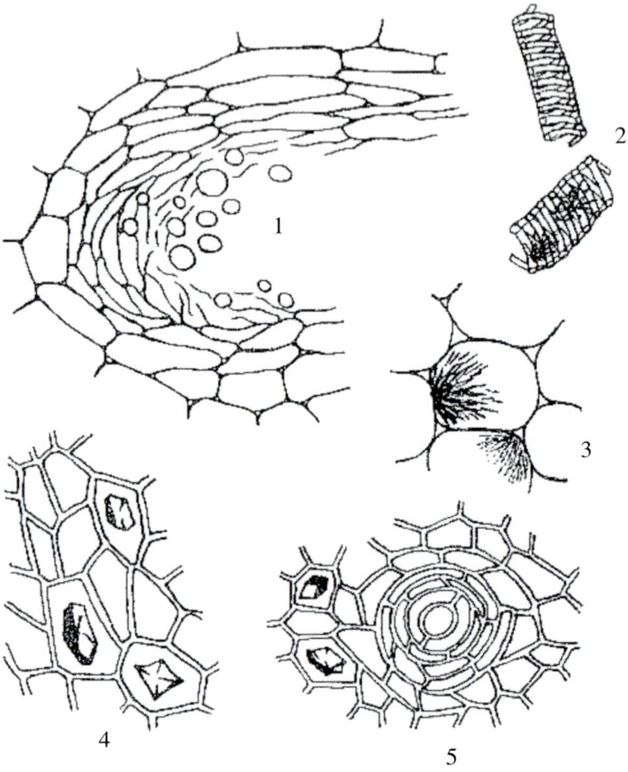

佛手粉末显微特征图[249]306

1. 油室　2. 导管　3. 薄壁细胞（含橙皮苷结晶）　4. 草酸钙棱晶　5. 气孔

【商品规格及质量】

1. 广佛手

为纵切（刨）成薄片状，大小不一，晒干后常皱缩卷曲，平展后呈手掌状，上端有数手指形的分裂，下端近圆形，有的基部有果柄痕。长 6~14cm，宽 4~5cm。因果肉白色，边缘橙黄色，誉称“金边白肉”。存放日久，渐渐变成黄白色至暗灰黄色。新鲜时可见皮下圆形凹点（油室）排列，中央无果瓤和种子。质地松软，可见维管束纵横散在中心处的果柄一端，开始维管束呈条状向上延展，粗而明显。切面可见有颗粒状凸起。味甜微苦。

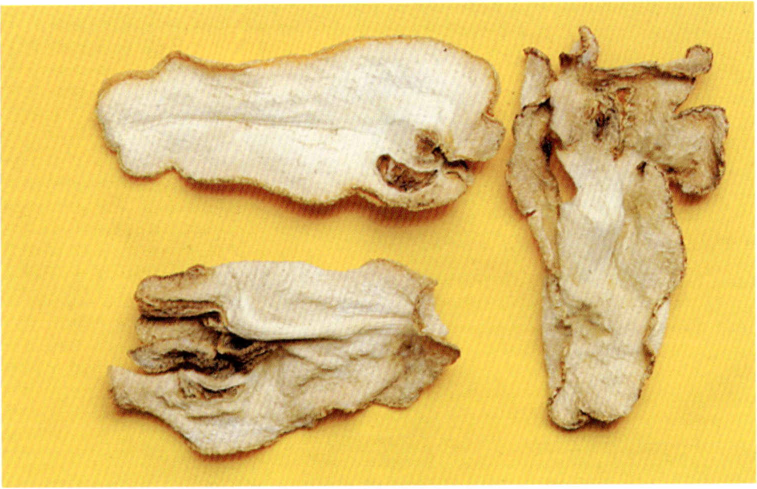

广佛手

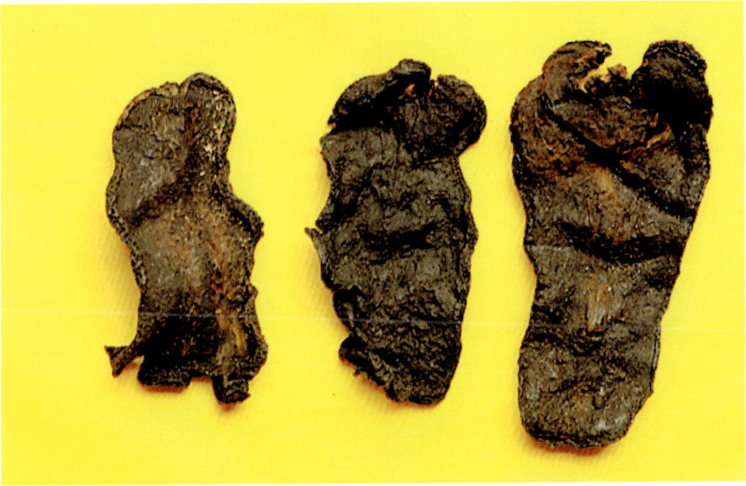

制佛手

2. 川佛手

以幼嫩果实纵切成厚片，果端具指状分枝，狭果具果柄或圆形果柄痕，长 5~6cm，宽 2~4cm，厚 4~8mm。表皮绿褐色或黄绿色，密布小凹点状油室和皱纹，切面黄白色或淡黄褐色。显露切断后的维管束点状凸起。果瓤退化或偶在分枝处显露出退化的瓤瓣，但无种仁。质坚硬，不易折断。气微香、味微苦酸。

3. 广西佛手

与川佛手相同。

【化学成分】 柠檬内酯（limettin）0.007%；香叶木苷（diosmim）；橙皮苷（hesperidin）6,7-二甲氧基香豆素（6,7-dimethoxy coumarin）；3-[α] 顺式-头-尾-3,3′,4,4′-柠檬油素二聚体（cis-head-to-tail-lemittin dimmer）；顺式-头-头-3,3′,4,4′-柠檬油素二聚体（cis-head-to-head-lemittin dimmer）；对羟基苯丙烯酸（p-hydroxyphenylpropenoic acid）；棕榈酸（palmitic acid）；琥珀酸（succinic acid）；3,5,8-三羟基-3′,4′-二甲氧黄酮（3,5,8-trihydroxy-3′,4′-dimethoxy flavone）；香叶木苷(diosmin)；诺米林（nomilin）；柠檬苦素（limenin）；β-谷甾醇（β-sitosterol）；柠檬黄酮（citflavanone）；厄特哥（etrogol）；瓦伦酸（valencic acid）；3,5,6-三羟基-4′,7-二甲氧基黄酮（3,5,6-trihydroxy-4′,7-dimethoxy flavone）；3,5,6-三羟基-3′,4′,7-三甲氧基黄酮（3,5,6-trihydroxy-3′,4′,7-trimethoxy flavone）；柠檬油素（limettin）；胡萝卜苷（daucosterol）；挥发油中含柠檬烯(limonene)；蒈烯（carene）；苎烯（d-Limonene）；萜品油烯；β-蒎烯（β-pinene）；β-月桂醇；γ-松油烯（γ-terpinen）；顺式香叶醇；松油醇-4（terpinenol-4）；α-松油醇（α-terpineol）；十六烷酸（palmitic acid）；亚麻油酸（linoleic acid）；1-甲基-2-（1-甲乙基）-苯；3-羟基-3,7-二甲基-1,6-辛二酸；3-环己醇-1-甲基-α,α,4-三甲基-乙酸酯[34]185,[222]911。

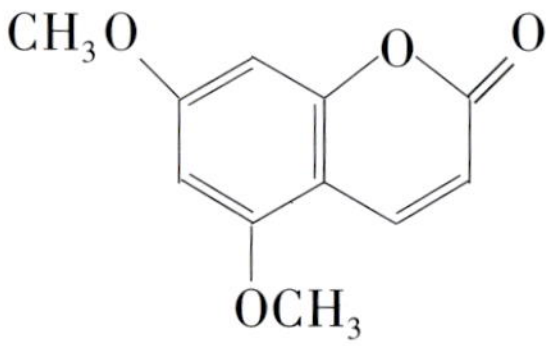

柠檬内酯（limettin）

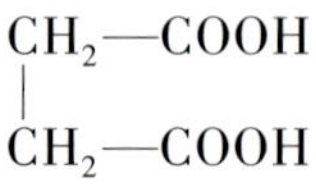

琥珀酸（succinic acid）

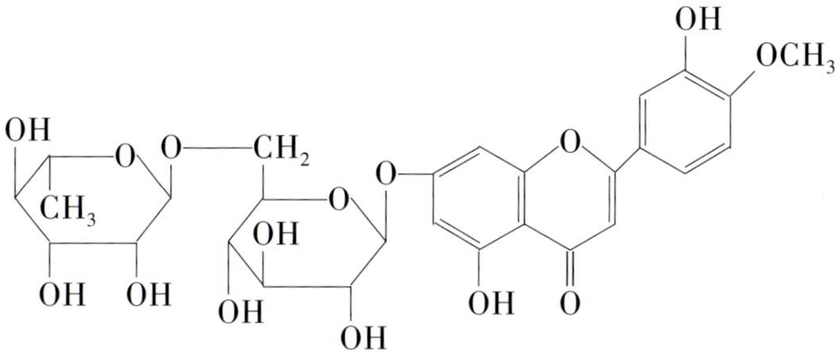

香叶木苷（diosmin）

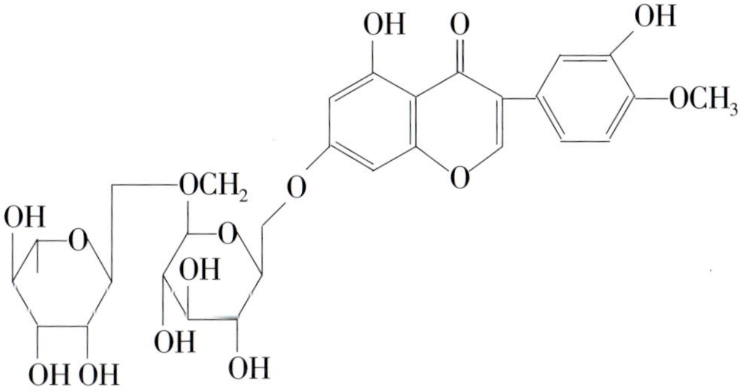

橙皮苷（hesperidin）

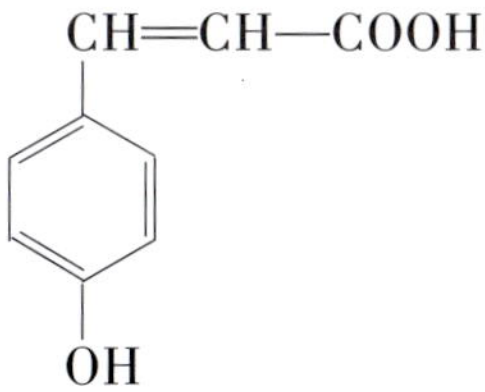

对羟基苯丙烯酸（p-hydroxyphenylpropenoic acid）

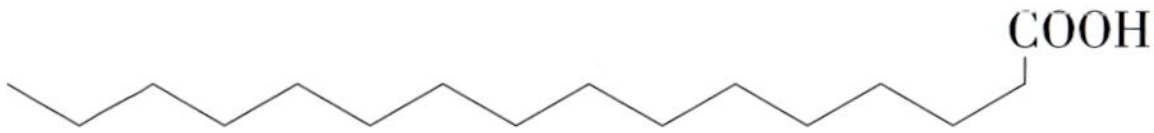

棕榈酸（palmitic acid）

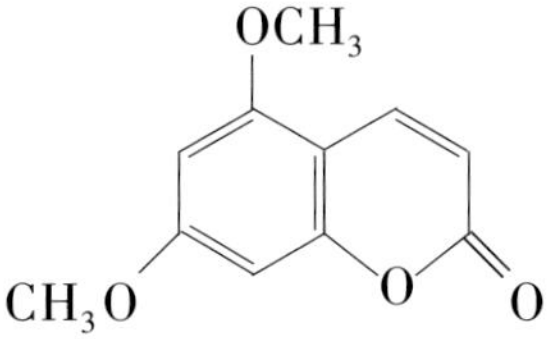

柠檬油素（limettin）

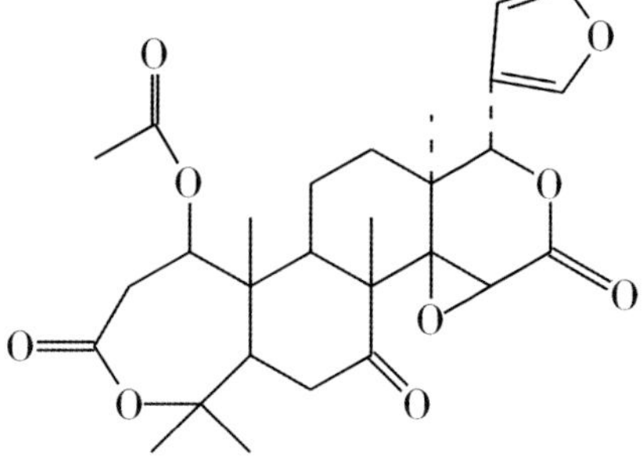

诺米林（nomilin）

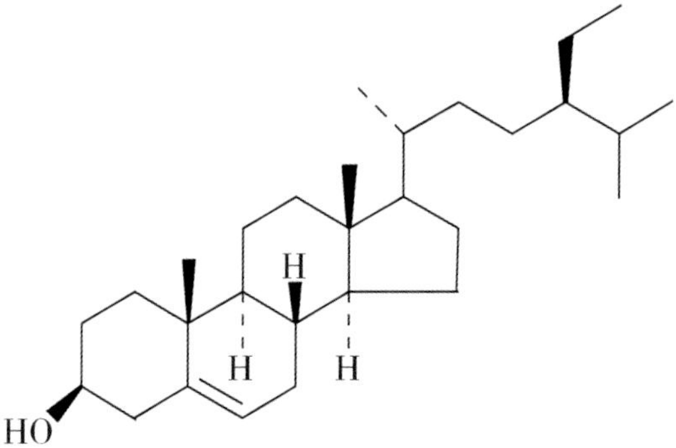

β-谷甾醇（β-sitosterol）

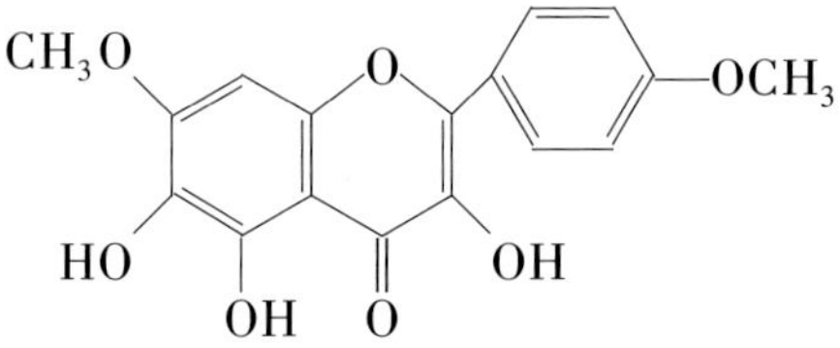

3,5,6-三羟基-4′,7-二甲氧基黄酮

（3,5,6-trihydroxy-4′,7-dimethoxy flavone）

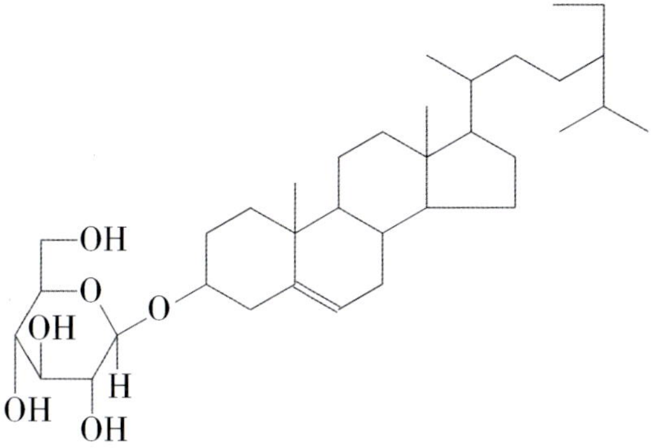

胡萝卜苷（daucosterol）

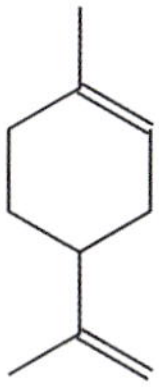

柠檬烯（limonene）

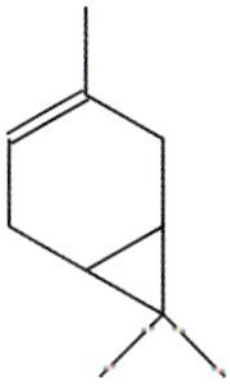

蒈烯
（carene）

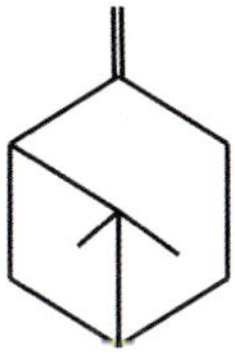

β–蒎烯
（β–pinene）

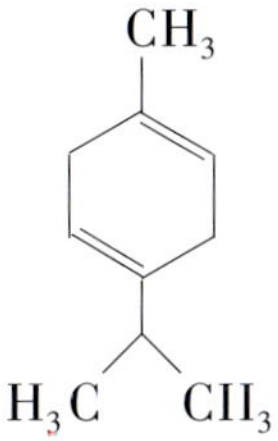

γ–松油烯
（γ–terpincn）

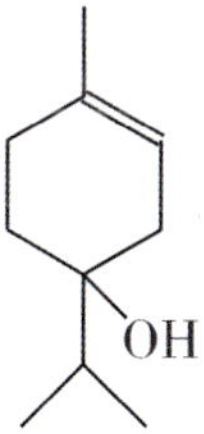

松油醇–4
（terpinenol–4）

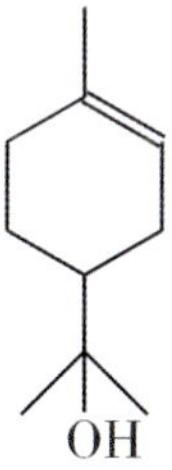

α–松油醇
（α–terpineol）

$$CH_3(CH_2)_5CH{=}CH(CH_2)_7COOH$$

十六烷酸
（palmitic acid）

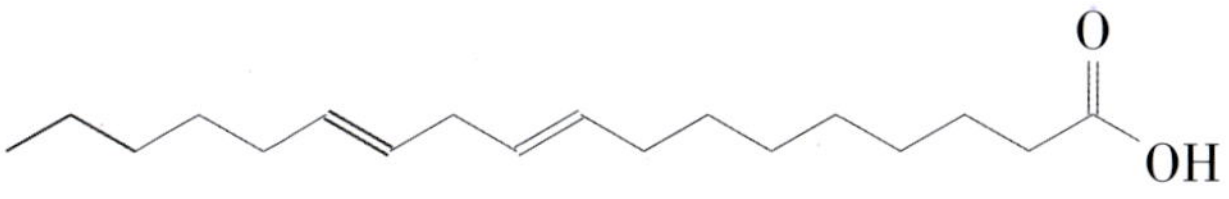

亚麻油酸（linoleic acid）

【含量测定】

照2005年版《中华人民共和国药典》（一部）附录Ⅵ D高效液相色谱法测定。

色谱条件与系统适用性试验：色谱柱为Kromasil C_{18}（200mm×4.6mm，5μm）；流动相为甲醇:醋酸:水（35∶4∶61）；检测波长为283nm；流速为1mL/min；外标法定量。

对照品溶液的制备：取橙皮苷对照品适量，用甲醇配成0.4mg/mL的溶液，即得。

供试品溶液的制备：取广佛手样品适量，60℃烘干，粉碎，精密称取5g，加石油醚（60~90℃）80mL，加热回流提取3小时，弃去石油醚，药渣挥干，置索氏提取器中，加甲醇80mL，加热回流提取至无色，放冷，滤过，溶液浓缩至干，用甲醇定容至10mL，即得。

测定法：分别吸取对照品溶液5μL，供试品溶液20μL，注入液相色谱仪，测定，以外标法计算样品中橙皮苷的含量。

本品按干燥品计算，橙皮苷含量0.205 1mg/g[326]。

【现代药理】

1. 止咳平喘作用

川佛手煎剂浓度为3.16%时，可对抗组织胺引起的豚鼠离体气管收缩达10分钟之久，而广佛手的作用稍弱；川佛手的平喘疗效较好[327]。施长春等对以金佛手为君药的复方金佛手口服液进行药效学研究，结果表明，该口服液15mL/kg、5mL/kg组可显著延长氨水所致小鼠咳嗽潜伏期，显著减少小鼠咳嗽次数并增加气管酚红排泌量，提示有镇咳祛痰作用，其30mL/kg组能显著延长豚鼠哮喘潜伏期，提示有平喘作用。同时该口服液还能提高机体耐缺氧能力，且无明显毒副作用[328]。

2. 对心血管系统的作用

佛手乙醇提取物能扩张动物的冠状动脉，对大鼠因垂体后叶素引起的心肌缺血有保护作用，并使豚鼠因结扎冠状动脉引起的心电图变化有改善，对氯仿-肾上腺素引起的心律失常也有预防作用[329]。从广佛手中提到有效成分佛手甾醇苷，发现其为一个肾上腺素能β受体阻滞剂，能显著延长家兔和猫因静脉注射肾上腺素所致的升压作用，对抗异丙肾上腺素对猫的降压作用，对抗离体和在体心脏因异丙肾上腺素所致的兴奋作用及组胺引起的豚鼠过敏性休克，能阻断β受体兴奋剂异丙肾上腺素对心脏的正性肌力作用和正性频率作用，也能阻断异丙肾上腺素的舒张血管作用，对血压下降作用不明显，且佛手无明显的抑制心脏作用[330]。

3. 免疫调节作用

通过佛手多糖高、中、低剂量（400mg/kg，200mg/kg，100mg/kg）对小鼠连续灌胃给药7天，结果显示，可明显提高环磷酰胺所致免疫功能低下小鼠腹腔巨噬细胞吞噬百分率和吞噬指数，促进溶血素和溶血空斑的形成以及淋巴细胞转化，并明显提高外周血T淋巴结细胞比率。采用放射免疫法对广佛手的佛手多糖免疫调节作用进行研究，结果表明，佛手多糖浓度在4mg/mL，2mg/mL可提高巨噬细胞外低下的IL–6水平，显示佛手多糖具有一定的免疫作用。佛手多糖体外作用对环磷酰胺所致免疫低下小鼠巨噬细胞分泌细胞因子的影响，发现佛手多糖可协同脂多糖增加巨噬细胞分泌IL–6，但对巨噬细胞内IL–6无影响[331]。

4. 抗肿瘤作用

叶加等以佛手等理气药为药组对荷瘤小鼠进行研究，结果发现，理气药能较好地诱导荷瘤机体产生肿瘤坏死因子（TNF），提高TNF活性，促进荷瘤机体自然杀伤细胞活性上升，提高机体非特异性免疫功能，抑制 C_{67}BL小鼠Lewis肿瘤的局部肺转移，抗转移率为33.89%，改善血小板聚集，调节 TXA_2–PGI_2 平衡，改善荷瘤机体的高凝状态和提高荷瘤机体的免疫功能，有一定地抑制小鼠肿瘤（S_{180}，Lewis）肿瘤生长，增强荷瘤小鼠IL–2活性和调整T细胞亚群的功能，从而起到抗肿瘤作用[332-334]。观察佛手多糖对小鼠移植性肝肿瘤 HAC_{22} 的作用，以佛手多糖高、低剂量（1.6g/kg、0.8g/kg）连续给药10天，结果显示高剂量组对 HAC_{22}

有较好的抑制作用，低剂量组也有一定的抑制作用，且给药后体重明显增加，说明佛手多糖对小鼠移植性肝肿瘤具有抑制作用，且基本无毒或毒性很小[335]。

5. 对胃肠平滑肌的作用

佛手乙醇提取物对大鼠、兔离体肠管有明显的解痉作用，静脉给药对麻醉猫、兔在体肠管也有抑制作用，醇提物2.25g/kg静注，能迅速缓解氨甲酰胆碱所致的麻醉猫胃肠和胆囊的张力增加[336]。金佛手醇提液能明显增强家兔离体回肠平滑肌的收缩，其作用能被阿托品拮抗；能明显抑制家兔离体十二指肠平滑肌的收缩，对乙酰胆碱引起的家兔离体十二指肠痉挛有显著的解痉作用；对小鼠小肠运动有明显推动作用，提示金佛手醇提液对家兔离体小肠不同部位有不同作用；能促进小鼠小肠推进[337]。

6. 对中枢神经系统的作用

徐丽珊等给小鼠每天3g/kg，6g/kg佛手醇提取液，连续15天，观察小鼠行为、学习记忆能力、脑单胺类神经递质（DA、5-HT、NA）含量，实验结果表明，小鼠在新环境中自发活动显著减少，学习记忆能力显著增强，脑内去甲肾上腺素、多巴胺和五羟色胺含量显著提高，提示金华佛手醇提取液能改善小鼠的学习记忆能力[338]。

小鼠腹腔注射佛手醇提取物20g/kg，自发活动明显减少并维持2小时。同剂量可显著延长小鼠戊巴比妥钠睡眠时间，并能延长小鼠士的宁惊厥的致死时间和戊四氨或咖啡因引起的惊厥时间和致死时间，且降低其死亡率。并能明显抑制酒石酸锑钾和电刺激引起的痛觉反应，可见扭体反应次数减少和嘶叫的痛觉反应时间延长，显示有一定的镇痛作用[222]。

7. 抗炎作用

佛手所含香叶木苷腹腔注射时，对角叉菜胶引起的大鼠足趾肿胀有消肿作用，其ED_{50}为100mg/kg[222]933。

8. 其他

广佛手挥发油中的柠檬烯除具有行气平喘、祛痰镇惊和抗菌作用，还有很强的溶胆结石作用。另外，佛手挥发油应用于化妆品，具有增加皮肤的通透性从而促进皮肤对营养物质的吸收的功效。金华佛手水提液涂抹于小鼠脱毛皮肤部位，能显著提高小鼠皮肤中 SOD 活性，增加皮肤中胶原蛋白的含量，明显减少脂质过氧化产物丙二醛的含量，促进毛发的生长[339]。

9. 毒性

柠檬油素小鼠口服观察 24 小时的 LD_{50} 为 3.95g/kg。香叶木苷小鼠口服的 LD_{50} 为 10g/kg，腹腔注射 LD_{50} 为 4g/kg[222]913。

【药性】 辛、苦，温，归肝、脾、胃、肺经。

【功能与主治】 疏肝解郁，理气和中，燥湿化痰。主治肝郁胸胁胀痛；气滞脘腹疼痛；咳嗽痰多，胸闷作痛等。

【用法用量】 煎服，3~9 g。

【临床报道】

1. 治疗褥疮

用纱布蘸佛手活络酒（配制：取岷当归、川芎、红花、益母草、黄檗、黄连等各一定量，浸泡于 50%酒精内 1 周，用纱布过滤，取其清液使用）于患处揉搓按摩 5~10 分钟或敷。对褥疮已形成者，在伤口周围揉搓按摩，切勿使药液侵入疮面，治疗褥疮有效[340]。

2. 治疗早期肝硬化

加味佛手散随症加减，每日 1 剂，水煎分 2 次饭后服。治疗早期肝硬化有效[341]。

【现代制剂】

1. 和胃平肝丸

处方：沉香 309g，佛手 150g，木香 240g，檀香 30g，砂仁 240g，豆蔻仁 180g，枳壳（麸炒）300g，厚朴（姜炙）240g，川楝子 450g，延胡索（醋炙）300g，陈皮 40g，片姜黄 300g，白芍 360g，茯苓 300g。

制法：以上 14 味，粉碎成细粉，过筛，混匀。每 100g 粉末加炼蜜 200~210g 制成大蜜丸，即得。每丸重 6g。

质量控制：本品为棕褐色的大蜜丸；气香，味甜、微苦。检查应符合《中华人民共和国药典》丸剂项下有关的各项规定。

临床运用：本品功能舒气平肝，和胃止痛。用于肝胃不和，气郁结滞引起的两胁胀满倒饱嘈杂，气逆作呕，胃脘刺痛，饮食无味。口服，2 丸/次，1~2 次/日[153]88。

2. 金佛酒

处方：佛手 200g，黄精 100g，丹参 100g，白术 5g。

制法：以上 4 味，粉碎成粗粉。照渗滤法，用白酒作溶剂，浸渍 48 小时后，以每分钟 1~3mL 速度缓缓渗滤，收集滤液；另取蔗糖 1 000g，用适量白酒溶解后加入渗滤液中，搅匀，滤过，制成 10 000mL，即得。

质量控制：本品为棕红色的澄清液体；气香，味甜。检查乙醇量应为 30%~37%，应符合《中华人民共和国药典》酒剂项下有关规定。

临床运用：本品理气解郁，宽胸活血，养血健胃。用于脘闷胁胀，食欲减退，睡眠不佳。口服，20~40 mL/次，1~2 次/日[153]89。

3. 小儿进食片

处方：佛手 90g，石斛 90g，麦芽 90g，枳壳 64.3g，龙胆 64.3g，山楂 64.3g，六神曲 64.3g，苍术 38.5g，九香虫 38.5g，石菖蒲 38.5g。

制法：以上 10 味，佛手、麦芽、六神黄粉碎成细粉，其余7味加水煎煮 2 次，第 1 次 3 小时，第 2 次 2 小时，滤过，合并滤液，滤液浓缩成膏，与上述粉末混合，干燥，粉碎，过筛，加辅料适量，混匀，制成颗粒，干燥，压制成 1 000 片，包糖衣即得。

质量控制：本品为糖衣片，除去糖衣后显灰黄色；味苦。检查应符合《中华人民共和国药典》片剂项下有关规定。

显微鉴别：取本品，置显微镜下观察，表皮细胞纵列，常有 1 个长细胞与 2 个短细胞相间连接，长细胞壁厚，波状弯曲，木化。

临床运用：本品健脾消食。用于小儿食积，厌食。口服，小儿 6 个月至 1 岁 0.5 片/次；1~2 岁 1 片/次；2~3 岁 1.5 片/次；3 岁以上 2 片/次；2 次/日[78]88。

4. 胃益胶囊

处方：佛手 60g，砂仁 30g，黄檗 60g，川楝子 120g，延胡索 120g，山楂 120g。

制法：以上 6 味，取佛手、砂仁、黄檗共粉碎成细粉，其余 3 味加水煎煮 2 次，第 1 次 3 小时，第 2 次 2 小时，合并煎液，滤过，滤液浓缩至适量，加入上述粉末混匀，干燥，粉碎成细粉、装胶囊，制成 580 粒，即得。每粒重 0.25g。

质量控制：本品为胶囊剂，内容物为棕褐色粉末；味苦。检查应符合《中华人民共和国药典》丸剂项下有关规定。

显微鉴别：取本品内容物，置显微镜下观察：黄色纤维大多成束，周围薄壁细胞含草酸钙方晶，形成晶纤维。内种皮石细胞黄棕色、棕红色，表面观类多角形，壁厚，胞腔含硅质块。油室多破碎。

临床运用：本品疏肝理气，和胃止痛，健脾消食。用于肝胃气滞，脘胁胀痛，食欲不振，嗳气呃逆，及萎缩性胃炎见上述表现者。口服，7 粒/次，3 次/日，饮后 2 小时服用[78]113。

砂　仁

【异名】缩沙密，缩砂仁，缩砂密。

【本草记载】本品始载《药性论》，谓：“缩沙密出波斯国（今伊朗）。”《海药木草》云：“今按陈氏，生西海（今印度洋、波斯湾、地中海等地）及西戎诸国……多从安东道来。”《本草图经》曰：“缩沙蜜生南地，今淮岭南山泽间有之。苗茎似高良姜，高三四尺，叶青，长八九寸，阔半寸已来。三月、四月开花在根下，五六月成实，五七十枚为一穗，状似益智，皮紧厚而皱，如粟纹，外有刺，黄赤色。皮间细子一团，八漏可四十余粒，如黍米大，微黑色。”综上所述，古代砂仁产地就有国产、进口之分；进口者即今之绿壳砂仁；产岭南者即今阳春砂仁。[249]304

【来源】姜科植物阳春砂 *Amomum villosum* Lour.、绿壳砂 *Amomum villosum* Lour. var. xanthioides T. L. Wu et Senjen 或海南砂 *Amomum longiligulare* T. L. Wu 的干燥成熟果实。阳春砂药农在长期的生产实践中将阳春砂分为两个栽培品种，即长果型和圆果型[342]。

【原植物形态】

1. 阳春砂 *Amomum villosum* Lour.

多年生直立草本，株高 1.2~2m；根茎圆柱形，匍匐于地面，节上鞘状膜质鳞片。芽鲜红色，锥状。茎直立，圆柱形。叶无柄或近无柄；叶舌半圆形，长 3~5mm，棕红色或有时绿色；叶 2 列，叶片狭长椭圆形或披针形，长约 15~40cm、宽 2~5cm，先端尾尖、基部渐狭或近圆形，全缘，两面无毛或有时下面有微毛。花葶从根茎上抽出，长 7~15cm，总花梗长 3~10cm，被细柔毛；鳞片膜质，椭圆形，褐色或绿色，长 0.8~2.5cm，先端钝圆，基部常联合成管状，穗状花序椭圆形，总苞片膜质，长椭圆形，长约 1.8cm；苞片管状，长约 1.1cm，膜质，先端 2 裂；花萼管状，白色，长约 1.7cm，先端具三浅齿；花冠管长，白色，长 1.8~2.0cm；唇瓣圆匙形，白色，长宽 1.6~2.0cm，中央部分稍加厚，呈淡黄色或黄绿色，间有红色斑点，先端 2 浅裂，反卷；侧生退化雄蕊 2，位于唇瓣的基部，呈乳头状突起；雄蕊 1，长约 1cm，花药长约 6mm，药隔附属体 3 裂，花丝扁平，较花药略短；子房被白色柔毛。蒴果椭圆形，长约 1.5~2cm、直径约 1.5cm，具不分枝的软刺，棕红色。种子多数，聚成一团，有浓郁的香气。花期 3~5 月，果期 7~9 月。

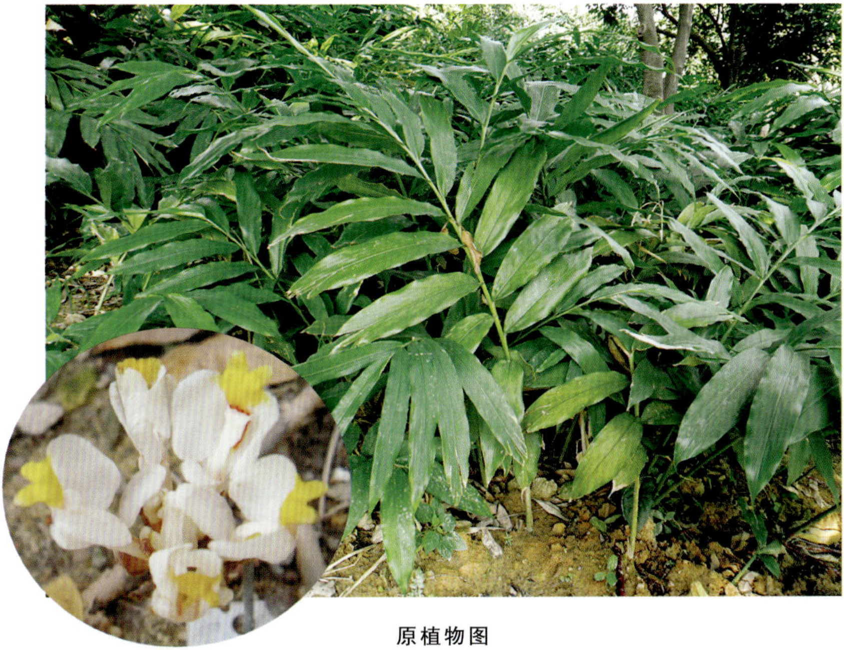

原植物图

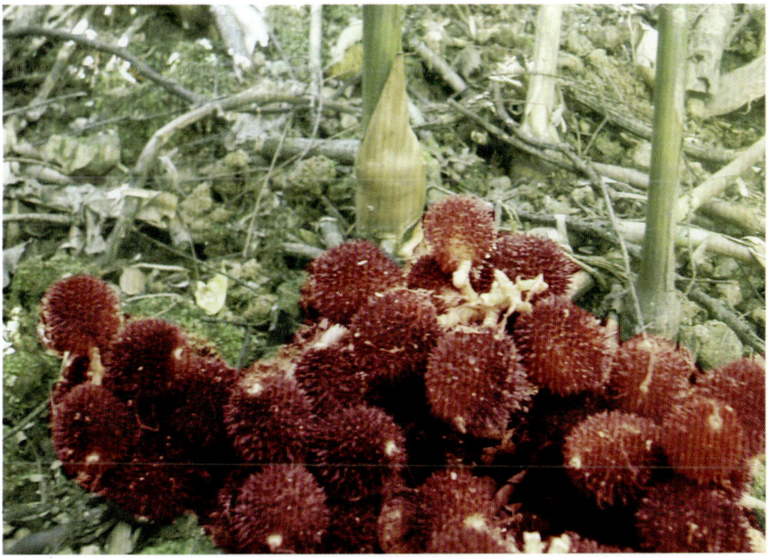

阳春砂果实图

2. 绿壳砂 *Amomum villosum* Lour. var. *xanthioides* T. L. Wu et Senjen

与阳春砂的区别是：根茎先端的芽、叶舌多呈绿色，果实成熟时亦为绿色。花期 4~5 月，果期 7~9 月。

3. 海南砂 *Amomum longiligulare* T. L. Wu

叶舌极长，长 2~4.5cm。果具明显钝 3 棱，果皮厚硬，被片状、分裂 的柔刺，极易识别。花期 4~6 月，果期 6~9 月。

【生境分布】

1. 阳春砂

生于气候温暖、潮湿、富含腐殖质的山沟林下阴湿处。原产于广东省阳春县，为著名道地药材，现在阳春种植面积不大，1998 年仅 2 000kg 左右。除了阳春，在广东高州、信宜、广宁、罗岗、佛冈一带均有栽培阳春砂，但产量不大。中国医学科学院药用植物研究所云南分所于 1963 年从广东省阳春县引种阳春砂。现在云南南部西双版纳、德宏、思茅、红河、文山、临沧等州县均有栽培。由于云南自然气候、地理条件优越，引种的阳春砂植株高、果实大、单位面积产量高。1989 年统计全省栽培面积达 6 533 公顷左右，占全国砂仁种植总面积的 38.55%，年产量达 43 万 kg，占全国砂仁总产量的 65.5%[242]。

2. 绿壳砂

生于海拔 600~800m 的山沟林下阴湿处或栽培。分布于云南南部。

3. 海南砂

生于山谷密林中。海南省是海南砂的道地产区。海南砂在海南省境内广泛分布，野生与栽培均有。海南砂花期较长，不需人工授粉，自然结实率高，在海南省境内广泛使用，并以“海南壳砂”之名销往全国。现在野生的海南砂亦被破坏很多[343]。

【栽培技术】

仅叙阳春砂的栽培技术。

1. 生物学特性

阳春砂生长的适宜温度为22~28℃，能忍受0℃的短暂低温，但较长时间的0℃或有严重霜冻，直立茎受冻死亡。喜湿、怕涝、忌旱，一般要求空气相对湿度在75%~90%，孕蕾期至开花结果期空气相对湿度90%以上；土壤最适含水量为25%~27%。阳春砂为半阴生植物，喜欢漫射光，忌阳光直射，1~2年生苗要求荫蔽度70%~80%，3年后植株进入开花结果期，荫蔽度以50%~60%为宜。阳春砂对土壤要求不甚严格，一般的砂质壤土或多种类型的壤土均可种植，甚至混有石砾的土壤都能种植，但森林壤土以底土为黄泥，表土层肥沃、疏松、富含腐殖质、保水保肥力强、并夹有小石砾的黑砂泥土壤为好。阳春砂生长发育的立地环境，一般要求在中间有水流的两山间谷地，或一面开旷、三面环山的粪箕形山窝地。坡向东南而背面北，坡度在30°以下，立地四周有数倍于植地面积的森林杂树，且水源条件好。由于各地的气候条件、海拔以及植被等生态环境有一定的差异，因此，阳春砂的生长期和产量也有所不同。

阳春地处广东省西部沿海地区，东经111°16′27″~112°09′22″，北纬21°50′36″~22°41′01″，海拔70~500 m。属南亚热带季风气候，气候温和，雨量充沛，光照充足，土壤疏松、湿润，肥沃，年平均气温21~25℃，最冷月平均气温10~14℃，>10℃年积温6 500~8 000℃，年降水量1 500~2 000mm，空气相对湿度在90%以上，年平均日照达2 000小时。阳春县东部天露山延伸山地丘陵海拔500m以下的山坑、山窝，最适宜阳春砂的发展。毗邻阳春的周边县市如信宜、高州、广宁、预南及怀集等，地理位置、地形、地势等自然环境与阳春地区相似，是阳春砂的适宜种植区。

云南西双版纳地区属热带、亚热带季风气候，具有较高覆盖率的原始森林和连绵起伏的高低山脉，形成阳春砂生长的天然荫蔽棚，林下腐殖质层深厚，土壤肥沃，又有多种能够授粉的蜂类和蚂蚁，因此云南南部具有发展阳春砂种植的理想生态环境，适宜引种阳春砂。

广西位于我国南部，西起东经 104°29′，东至东经 112°04′，南起北纬 20°54′，北至北纬 26°20′。属热带亚热带季风气候，山多平原少，山脉环绕边缘分布，具有土层深厚、土质富饶肥沃的冲积平原及盆地。亦是引种阳春砂的理想境地。

2. 繁殖方法

阳春砂繁殖可采用有性繁殖（种子繁殖）和无性繁殖（分株育苗或分株苗直接移栽）。

（1）种子繁殖

①苗圃选择和苗床准备：选择背北向南，通风透光，排灌方便、荫蔽条件良好的山坑两旁新垦地，土壤疏松、肥沃、湿润的砂质壤土为好。播种前 1 个月开垦，把林地全面深翻 30cm 左右，捡尽树根杂草、石块，耕翻时，每亩施土杂肥 1 250~1 500kg 作底肥。整平耙细做床，畦地宽 1m，高 15~20cm，沟宽 35cm，长度视地形而定。苗床要求平坦、疏松，中间略呈龟背形。苗床四周以水管做固定柱，距离地面 1m 高度搭棚，棚顶先以铁网固定好后再盖上一层遮阴网。

②种子苗培育：

选种：选择果粒大，种子饱满，无病虫害的植株作采种母株。当果实由鲜红转为紫红色，种子由白色变为褐色或黑色，有浓烈辛辣味时采收。

种子处理：将选取的鲜果置于较柔和的阳光下，连晒 2 天，每天晒 2~3 小时，然后剥取果皮，用细沙擦薄种皮至有明显的砂仁香气为止，浸在清水中漂去杂质，取出种子，稍晾干后播种。

播种期：随采随播。最好于当年 8 月底或 9 月初播种。

播种方法：按行距 13~17cm 开沟，沟内按株距 5~7cm 点播，深 1~1.5cm，播后均匀地、薄薄地撒上一层细碎火烧土或覆盖一薄层腐熟的干粪，并以树叶遮阴。每 667m^2 播种湿籽 2.5~3kg，相当于鲜果 4~5kg。

③种子苗管理：

遮阴：开始出苗时在荫棚架上加覆盖物，荫蔽度以 80%~90%为好。待幼苗长出 7~8 片叶时，荫蔽度控制在 70%左右。

间苗：当苗长 3~5cm 时，间苗，去弱留强。

施肥：分别在幼苗长有 2 片、5 片和 8~10 片叶时各施稀薄水肥 1 次，以后每半月或每月追肥 1 次。施肥以腐熟的人粪尿为主，开始宜稀，以后逐渐增大。冬季和早春增施腐熟的牛粪、火烧土和草木灰等。

淋水：根据天气情况淋水，保持土壤湿润。寒潮来时，可用尼龙薄膜覆盖，当风处搭设挡风棚。

（2）分株苗繁殖

①母株选择：选择历年丰产、生长健壮、分生能力强、无病虫害、穗大果多的母株。

②分株剪取：从中挑选株高 0.6 m，叶 5~10 片，具 1~2 条新萌发的带有鲜红色嫩芽的匍匐茎的苗，茎秆粗壮，作为繁殖材料。分株苗需剪去 1/2~1/3 的叶片。

（3）组织培养繁殖

①外植体表面消毒：挖取个大饱满的根茎，切去多余的根和假茎部分，留下带芽根茎段约 2cm，再层层剥去叶鞘，注意最内层叶鞘必须保持完好无损，用洗涤剂洗涤后，自来水冲洗 30 分钟，晾干，用 75%酒精浸泡 3~5 秒，再转至 0.11% $HgCl_2$ 溶液浸泡 15 分钟，以无菌水冲洗 3~5 遍，然后切割茎尖生长点接种。

②初代培养和增殖培养：以 1/2MS+1 mg/L IBA+0.5 mg/L IAA 为基本培养基，同时附加 5 ml/L 20%硫代硫酸钠，琼脂均为 7.5 g/L，食用蔗糖 3%；pH 在灭菌前调至 5.8，121℃下灭菌 20 分钟，每天光照 8 小时，光照强度为 2 000 lx，培养温度 25~28℃。初代培养后每隔 1 个月继代转接 1 次。从生芽至少增殖 3 代后切取单芽进行生根培养。

③生根培养和炼苗移栽：当根长至 1cm 时，闭瓶强光（20 000~40 000 lx 自然光）炼苗 15~20 天，后开瓶炼苗 3~5 天，

取出小植株，小心洗去根部培养基，植入装有细沙、土、椰糠为1:1:1的盆钵中，置于温室内生长[344]。

3. 移栽定植

阳春砂种植地一般均远离居民区，可听到水声、风声、雨声、鸟声及虫声，周围森林的荫蔽树种应是阔叶常绿乔木树为主，如水东哥、鸭脚木等，间有少量落叶树种，如楹树等。大气无污染源，根据阳春市环境保护监测站监测，当地大气中的二氧化硫含量平均值为0.008 mg/m^3，二氧化氮年平均值为0.005mg/m^3，总悬浮微粒物和可吸入颗粒物平均值为0.073 mg/m^3，空气质量优于《环境空气质量标准》(GB3095—1996）标准。符合国家要求；经广东省生态环境与土壤研究所检测，土壤质量符合《土壤环境质量标准》(GB15618—1995）中二级质量标准。灌溉水质符合《农田灌溉水质标准》(GB5084—92）中的质量标准。阳春砂生长期分株繁殖为2年，种子繁殖则3年。花期3~5月。果期7~8月。

（1）整地

选择在中间有水流的两山间谷地，或一面开阔，三面环山的坡地，坡度15°~30°，坡向朝南或东南，邻近有昆虫授粉，空气湿度较大，土壤疏松肥沃，排灌方便，并长有阔叶杂木林作荫蔽的山坑、山窝地作种植地。移栽前1个月，清除地内杂草和矮小灌木，砍去过多的荫蔽树，缺时补种。山区根据地形地势开成梯田，全垦；丘陵耕翻做畦，畦宽2m左右，每隔一定的距离开排灌沟。

（2）定植

种植时间：春季3~5月，秋季8~10月，阴雨天进行。

种植密度：70cm×60cm，或70cm×40cm，每667m^2 1 500~2 000株。

种植方法：将种苗的匍匐茎向下或水平放置，使新生匍匐茎顶端露出土面，用松土覆盖。老根茎覆土6~9cm，基部压实，穴面略低于地面。植后淋定水并用落叶覆盖穴面。需长途运输的种苗，应放于阴湿处，经常淋水以免凋萎。分株苗每穴1丛。

4. 田间管理

(1) 除草

定植后 1~2 年，每年除草 2~3 次。第 3 年后每年除草 1~2 次，分别在开花前和收果后进行。

(2) 培土

摘果后用含有机质的表土，火烧土均匀地撒在种植地上，厚度以盖没裸露的根状茎为度。

(3) 调整荫蔽度

种植后 1~2 年荫蔽度为 70%~80%；进入开花结实年龄，荫蔽度以 50%~60% 为宜，但保水力差或缺水源的地段仍应保持 70%左右的荫蔽度。

(4) 清园、防旱排涝

11~12 月割除老株后，立即将园内杂草铲除干净，并清出园外。距园地周围 2~3m 范围内的杂草、灌木也应铲净。新种植株要经常灌水或淋水，遇干旱必须及时淋水。

(5) 补苗与割苗

定植后，发现缺苗及时补种。收果后要进行适当修剪，除割去枯、弱、病残苗外，在苗过密的地方，还应割除部分“春笋”，每平方米保留 40~50 株，即一般山区每 667m^2 留苗 2.5 万株以下，丘陵地区 3 万株以下，而且分布均匀。

(6) 衰退苗群更新

收果后将老、弱、病、枯苗全部割除，清除枯死的匍匐茎，锄松空地，重施有机肥，然后进行补种，到 4~5 月幼笋大量萌发时，及时追施人粪尿。

(7) 人工辅助授粉

采用正向推拉法、反向推拉法或抹粉法。正向推拉法，即花的唇瓣正对授粉人，用人拇指与食指捏住雄蕊与唇瓣，拇指将雄蕊向下轻拉，再向上推，使黏附在唇瓣上的花粉擦在柱头上；反向推拉法，即花的唇瓣背向授粉人，操作时仍以拇指和食指捏住雄蕊和唇瓣，拇指将雄蕊向下轻拉，然后再向上推，操作时用力要适度，太轻授粉效果差，太重则伤害花朵；抹粉法，即先用左手的拇指和中指夹住花冠下部，右手的食指（或用小竹片）挑起雄蕊，并将花粉抹在柱头上。授粉时间宜早上8：00~10：00。阴天授粉时间相应推迟。

（8）保护和引诱传粉昆虫

加强林地管理，创造适宜的环境条件，保护和加速彩带蜂的繁殖。

（9）预防落果

搞好栽培管理，培育壮苗。5月下旬至6月上旬，即幼果大量形成时，采用喷雾式喷雾器或机动喷雾器喷施2，4-D液5 mg/L，以叶片或果不滴水为好。或在幼果大量形成时的下午或阴天进行，喷施3%过磷酸钙、0.1%硫铵浸出液，进行根外追肥。

（10）施肥

每年2月沿田地外围撒施基肥，如绿肥、厩肥、饼肥、杂草、灌木以及各种作物茎秆经腐熟的有机肥，N、P、K复合肥。将厩肥2 000~2 500kg、钙镁磷50~70kg（先与厩肥堆沤）、草皮灰2 500kg或草木灰1 000kg、尿素10kg，混合均匀，分2次施下。

8月下旬采果后施攻苗肥，以有机肥2 500kg，豆麸50kg，过磷酸钙20~25kg；2月下旬至3月上旬施壮花肥，施肥以磷钾肥为主，适施氮肥。每667m^{2}施生物肥150kg，或人粪尿100kg，尿素3~5kg；4月下旬施促花肥，用0.3%磷酸二氢钾和0.01%硼酸混合液喷施叶面、花苞，每667m^{2}用量100kg。

5. 病虫害防治

（1）病害

阳春砂的主要病害有炭疽病、纹枯病、果疫病等。

①炭疽病：

病原：姜炭疽菌 *Colletotrichum zingiberis*（Sunda）Butlaret Risby. 为害幼苗；胶孢炭疽菌 *Colletotrichum gloeosporioides*（Penz.）Sacc. 为害成株。均属真菌半知菌亚门，黑盘菌目。

症状：发生在幼叶和老叶上，病斑多从叶尖、叶缘开始，初为水渍状，暗绿色，后期中央变为灰白色至灰褐色，呈不规则轮纹状，稍凹陷，边缘深褐色，潮湿条件下病斑上呈现许多小黑点(即病菌的分生孢子盘)。天气干燥时病斑中部破裂或脱落成穿孔。病斑可扩大相互融合导致全叶干枯死亡，叶鞘上病斑为圆形或不规则形，中央灰白色，边缘紫色。

发病规律：病菌的菌丝体和分生孢子在种基和病组织残体上越冬，是次年病害的初侵染源。在温、湿度适宜时，分生孢子借风雨、昆虫等传播至健叶上，直接侵入或经气孔侵入。种基上的病菌首先侵入幼苗下部叶片。在发病条件适宜时，病菌连续进行再侵染，造成病害流行。凡高温、多雨、育苗地过于荫蔽，通风不良，小气候湿度大，田间管理不善，植株生长衰弱，病害发生较重。多年重复种植的田块比新生区发病重。

防治方法：加强栽培管理，育苗地播种前 7 天用 2%福尔马林溶液或 3 波美度石硫合剂喷洒畦面消毒；施足基肥，增施磷、钾肥，注意防旱排渍和植株间通风透光，实行轮作，可减轻病害的发生；3~4 月调整荫蔽，搞好排水，增施火烧土、草木灰、石灰和喷药预防；收获后清洁田间，清除杂草、集中烧毁病株残体，收果后割除枯老苗，并注意保持适宜的荫蔽度。初发病期，喷洒 1∶200 波尔多液，或 50%甲基托布津可湿性粉剂 1 000 倍液，每 10 天喷 1 次，连续喷 2~3 次。

②纹枯病：

病原：由 *Rhizoctonia* sp. 引起，属半知菌亚门，丝孢纲，无孢目，无孢科，丝核菌属真菌。

症状：为害叶片、叶鞘，使叶片早枯，花少而小，结实率低，一般鲜果减收 20%~30%，甚至不能开花结果。茎秆枯死，匍匐茎和根系也枯烂。一般从植株基部叶先发病，逐渐向上扩展。初期，病斑长椭圆形，草黄色，边缘褐色。病斑扩大或互相愈合成不规则的云纹状，病部枯死呈灰白色。病害流行时，病斑变水渍状，灰绿色，无明显边缘，迅速愈合成不规则、似开水烫伤状。其上可长出白色菌丝体，结成菌丝团，最后形成菌核。菌核附着病部表面或落入土中越冬。

发病规律：以病残体上病原菌或土中的菌核越冬。当遇适宜的寄主与适宜的环境条件时，即侵入为害。病原菌一般通过牲畜、农具携带以及借流水、风雨进行传播。通常在栽培管理粗放、土质瘠薄、植株缺肥、土壤酸性偏大、种植场地过于曝晒，或长期阴湿、积水，苗群生势差的情况下容易发病，特别是冬季干旱、霜冻后发病尤为严重。

防治方法：选择无病壮苗，合理轮作；选肥沃、疏松、富含腐殖质，有适当荫蔽条件在地块栽培，并注意开好排水沟，保证湿润又不积水的土壤环境；抓好田间管理，保持适宜的荫蔽度，增施草木灰、石灰、过磷酸钙，冬旱期要适时喷水，使植株生势健壮，增强植株抗病能力；收果后，结合清园，把枯老、病株割除，集中烧毁，消灭越冬产所。发病初期用 50%甲基托布津 800~1 000 倍液喷洒，每隔 10 天喷 1 次，连续喷 2~3 次。

③果疫病：

病原：病原菌为 *Physalospora rhodina*（Berk. Et Curt.），无性世代为 *Diplodia natalensis* Evas.。

症状：主要为害果实，造成落果，甚至腐烂。一般减产 20%~30%，严重时达 50%以上。初时在果皮出现淡棕色病斑，后扩大至整个果实，使之变黑、变软、腐烂，果梗受害后呈褐色软腐状。在潮湿环境下，患部表面生有白色绵毛状菌丝。

发病规律：多发生于高温多雨季节，植株密度大，荫蔽度高，低洼积水，养分积累不足的情况下发生严重。

防治方法：抓好管理，春季注意排水，增施草木灰、石灰，增强果实抗病力；冬季及时清园，减少病菌越冬场所；幼果期，把苗群分隔出通风道，改善通风条件；当病果开始蔓延时，及时把病果采摘，进行加工，减少病原菌的传播。5 月、6 月、7 月、8 月，用 50%可湿性粉剂多菌灵 1 000 倍液喷雾，连续喷洒 2~3 次，间隔期为 10 天。大连产好谱牌高效生物免疫杀菌剂 50 mL/次，稀释倍数为 800~1 500，连续喷洒 3 次，间隔期为 7 天；

2.5%鱼藤精乳油稀释 800~1 000 倍喷洒，连续喷洒 2~3 次，间隔期 7~10 天。

（2）虫害、鼠害

阳春砂的虫害主要有黄潜蝇、鼠害等。

①黄潜蝇：

症状：以幼虫蛀食阳春砂细笋的生长点，使生长点停止生长或腐烂，造成枯心，俗称“枯心病”。被害的“幼笋”先端干枯，直至死亡。

发生规律：在管理粗放，长势衰弱的阳春砂地段，受害率可达 40%~60%。全年为害。

防治方法：加强水肥管理，促进植株生长，减少为害；及时割除被害幼笋，集中烧毁。于成虫产卵盛期用 40% 乐果乳剂 1 000 倍液，每隔 5~7 天喷 1 次，连喷 2~3 次。

②田鼠：于每年 4~8 月为害砂仁花及果实。为害后花残缺不全，果实补咬碎，种子被吃光，严重影响产量。可用鼠铗、鼠笼于傍晚设置于砂仁地里进行人工捕杀；或用炒香的谷、糠或杂粮、炼熟的植物油及磷化锌以 100∶3∶4 拌匀，制成毒饵进行诱杀。

【采收加工】

1. 采收

（1）采收时间

当果实由鲜红变为紫红色，果肉呈荔枝肉状，种子由白色变为褐色或黑色而坚硬，有浓烈辛辣味时采收。

（2）采收方法

自下而上进行。用小刀或剪刀将果序剪下，收果后再剪去过长的果序柄，不宜用手摘，以防伤害匍匐茎的表皮，影响次年开花结果，同时应尽量避免践踏根茎。

2. 加工

（1）新式焙炉法

烘焙时间 24 小时，初始温度控制在 90℃，待果实近六七成干时温控在70℃以下，不需翻动。果实含水量13%以下为宜。

(2) 旧法工序

杀青：焙筛盛鲜果厚约10cm，摊平，置炉上，盖上湿麻袋，炉上加湿谷壳发烟烘熏24小时。

压实：将经烟熏、果皮收缩变软的果实装入竹箩或麻袋，轻轻加压一夜。

复火：将压实的果实放置筛上摊平，重放炉上用炭火（只生烟不生明火）烘焙，经常翻动。当焙至果皮软（五六成干）时，趁热喷1次水。[6]33

【药材鉴别】

1. 性状鉴别

(1) 阳春砂、绿壳砂

呈椭圆形或卵圆形，有不明显的三棱，长1.5~2cm，直径1~1.5cm。表面棕褐色，密生刺状突起，顶端有花被残基，基部常有果梗。果皮薄而软。种子集结成团，具钝棱，中有白色薄膜，将种子团分成3瓣，每瓣有种子5~26粒。种子为不规则多面体，

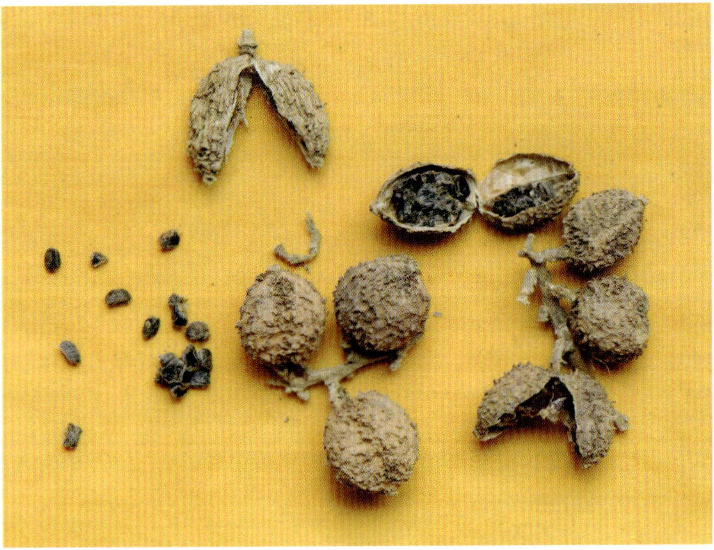

阳春砂

直径 2~3mm；表面棕红色或暗褐色，有细皱纹，外被淡棕色膜质假种皮；质硬，胚乳灰白色。气芳香而浓烈，味辛凉、微苦。

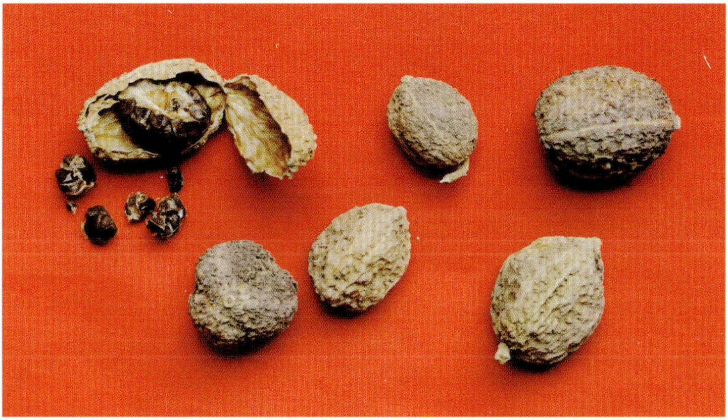

绿壳砂

(2) 海南砂

呈长椭圆形或卵圆形，有明显的三棱，长 1.5~2cm，直径 0.8~1.2cm。表面被片状、分枝的软刺，基部具果梗痕。果皮厚而硬。种子团较小，每瓣有种子 3~24 粒；种子直径 1.5~2mm。气味稍淡。

药材一般以果实均匀、果皮坚贴种子团、种子团饱满棕褐

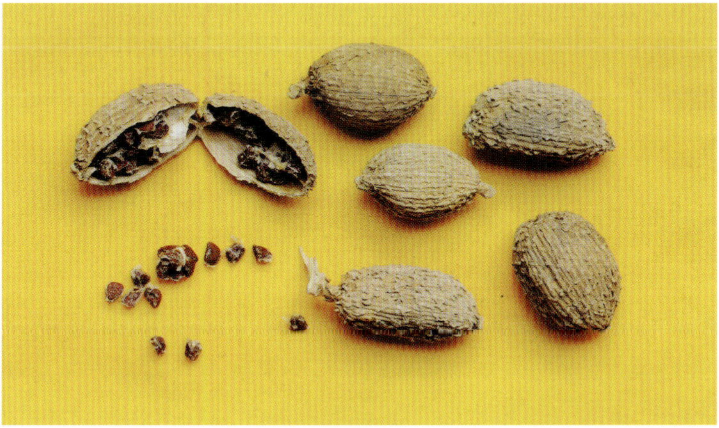

海南砂

色、具有油润光泽、气香浓、味辛凉浓厚者为佳。

2. 显微鉴别

（1）阳春砂种子横切面

假种皮有时残存。种皮表皮细胞 1 列，径向延长，壁稍厚；下皮细胞 1 列，含棕色或红棕色物。油细胞层为 1 列油细胞，长 76~106μm，宽 16~25μm，含黄色油滴。色素层为数列棕色细胞，细胞多角形，排列不规则。内种皮为 1 列栅状厚壁细胞，黄棕色，内壁及侧壁极厚，细胞小，内含硅质块。外胚乳细胞含淀粉粒，并有少数细小草酸钙方晶。内胚乳细胞含细小糊粉粒及脂肪油滴。

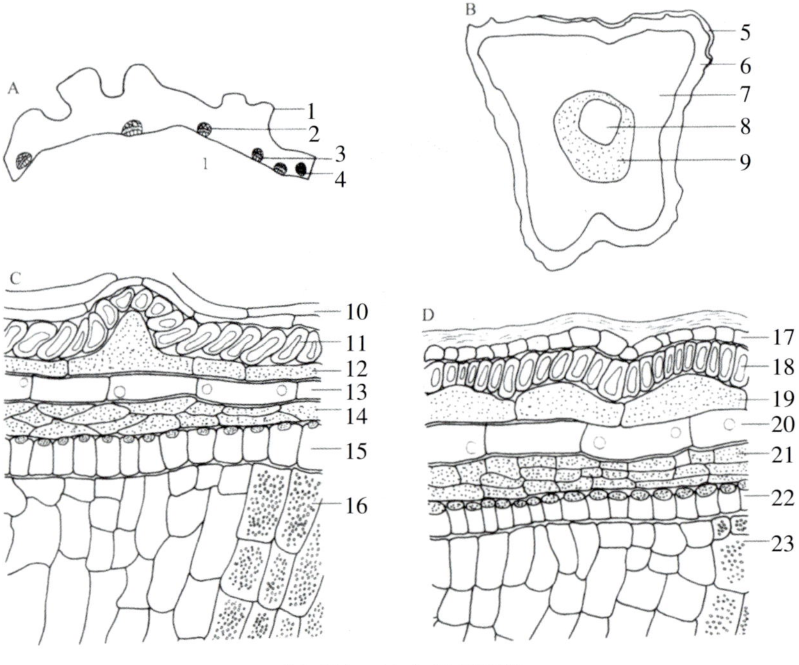

砂仁横切面组织详图[249]493

A. 阳春砂果皮（×14）　B. 种子简图（×23）

C. 阳春砂种子详图（×260）　D. 绿壳砂种子详图（×250）

1. 外果皮　2. 纤维　3. 筛管　4. 导管　5、10、17. 假种皮　6. 种皮　7. 外胚乳　8. 胚　9. 内胚乳　11、18. 表皮细胞　12、14、19、21. 色素层　13、20. 油细胞　15、22. 石细胞　16、23. 胚乳

(2) 粉末

灰棕色。内种皮厚壁细胞红棕色或黄棕色，表面观多角形，壁厚，非木化，胞腔内含硅质块；断面观为1列栅状细胞，内壁及侧壁极厚，胞腔偏外侧，内含硅质块。种皮表皮细胞淡黄色，表面观长条形，常与下皮细胞上下层垂直排列；下皮细胞含棕色或红棕色物。色素层细胞皱缩，界限不清楚，含红棕色或深棕色

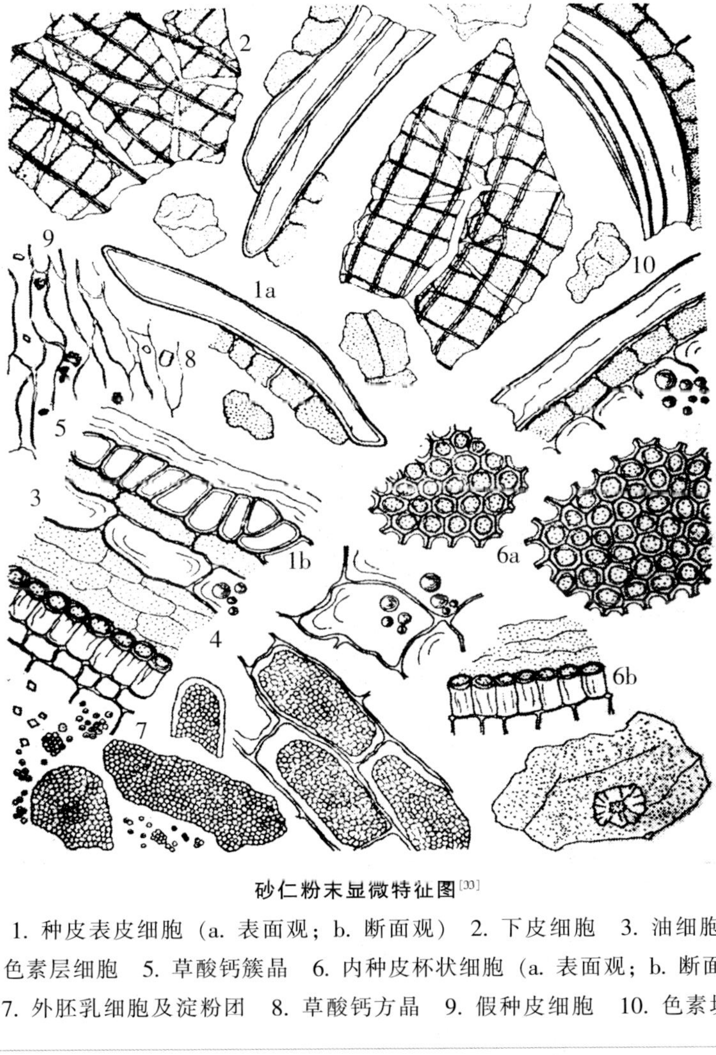

砂仁粉末显微特征图[33]

1. 种皮表皮细胞（a. 表面观；b. 断面观） 2. 下皮细胞 3. 油细胞
4. 色素层细胞 5. 草酸钙簇晶 6. 内种皮杯状细胞（a. 表面观；b. 断面观）
7. 外胚乳细胞及淀粉团 8. 草酸钙方晶 9. 假种皮细胞 10. 色素块

物。外胚乳细胞类长方形或不规则形，充满细小淀粉粒集结成的淀粉团，有的包埋有细小草酸钙方晶。内胚乳细胞含细小糊粉粒及脂肪油滴。油细胞无色，壁薄，偶见油滴散在。

3. 理化鉴别

提取挥发油，加乙醇制成1mL含20μL的溶液，作为供试品溶液。另取醋酸龙脑酯对照品，加乙醇制成1mL含10μL的溶液，作为对照品溶液。吸取上述2种溶液各1μL，分别点于同一硅胶G薄层板上，以环己烷–乙酸乙酯（22∶1）为展开剂，展开，取出，晾干，喷以5%香草醛硫酸溶液，加热至斑点显色清晰。供试品色谱中，在与对照品色谱相应的位置上，显相同的紫红色斑点。

【炮制】

1. 砂仁

取原药材，除去杂质。用时捣碎。

2. 盐砂仁

取净砂仁，加盐水拌匀，稍闷。按盐炙法，文火加热炒干，取出凉晾。每100kg砂仁用食盐2kg。

【商品规格及质量】

1. 商品规格

砂仁是常用中药材，以砂仁为药名最早见于《南越笔记》。过去商品砂仁主要从国外进口，建国后，国产砂仁生产有较大发展，近年只有少量进口。在3种砂仁中质量最好的是阳春砂，为广东著名的道地药材品种，而绿壳砂仁在我国云南亦发现有产。现按商品经营实际，分阳春砂仁、绿壳砂仁、海南砂仁3个品别予以编述。

（1）阳春砂

《七十六种药材商品规格标准》收载阳春砂为统货，不分等级，要求果柄不超过2cm。

（2）绿壳砂

《七十六种药材商品规格标准》绿壳砂仁国内产品为统货。

进口产品按《进口药材质量标准》分为原砂仁、砂头王、砂米、砂壳4种规格，各种均为统货。

(3) 海南壳砂

《七十六种药材商品规格标准》收载海南壳砂仁为统货，不分等级。将海南壳砂仁的种子团（净砂）分为二个等级。

一等：种子团完整，每50g 150粒以内。

二等：每50g 150粒以外。

2. 质量评价

砂仁以果实均匀，果皮紧贴种子团，种子团饱满棕褐色具油润性，气香浓，味辛凉浓厚者为佳。阳春砂仁其气味浓厚并具辛、咸、酸、甘、苦五味，为本品的最佳品种。此外，其品质排次是进口砂头王、绿壳砂仁、进口原砂仁、海南壳砂仁。

3. 地方习用品及混淆品

(1) 地方习用品

①红壳砂 *Amomum aurantiacum* H.T.Tsai et S.W.Zhao：主产于云南，果实较小，呈类球形或卵圆形，长1.3~1.8cm，直径0.7~1.1cm，果皮褐色或红棕色，较厚，具稀疏扁刺状突起，种子多粒，方形或多角形，红褐色，气微香，味较淡，辛凉而微苦。

②细砂仁 *Amomum microcarpum* C.F.Liang et D.Fang：产于广西东兴。果实暗紫色，呈卵状球形，长1~1.5cm，直径0.8~1.2cm。果皮具较长的疏刺。种子黑色，气味淡。

③矮砂仁 *Amomum villosum* Lour.var.*nanum* H.T.Tsai et S.W.Zhao：产于云南富宁，果实与绿壳砂仁相似。

以上地方习用品广东均不习销。

(2) 混淆品

①海南土砂 *Amomum chinense* Chen ex T.L.Wu：产于海南省崖县、儋县、陵水等地，果实瘦长，钝三棱明显。果皮上棕色或暗褐色，具疏而长的扁状刺突起，种子团瘦瘪，具明显的钝三棱，气味淡薄。

②牛牯缩砂 *Amomum muricarpum* Elm.：产于广东阳春县，果

实呈类球形，比阳春砂仁大2~3倍。果皮厚，表面的软刺状粗疏而长，呈片状。种子团呈球形，气味淡薄。

③福建土砂仁 *Alpinia japonica*（Thunb.）Miq：产于福建太宁，称建砂。商品多已除去果皮，种子团瘦小，卵圆形，长1~1.2cm，直径0.6~0.8cm，灰褐色，味微苦辛而涩。

④印度砂仁 *Amomum subulatum* Roxb.：产于尼泊尔、孟加拉及印度。果实呈长卵圆形，微弯曲，上端饱满粗圆，下端干瘪扁平。外表灰棕色，有明显断续隆起的纵线纹，顶端具宿存长形的细管状花萼，长达1.5cm，基部有果柄脱落的痕迹。

【化学成分】乙酸龙脑酯（bornyl acetate），0.69%~1.88%（阳春砂），0.77%~0.87%（缩砂）；0.06%~0.15%（海南砂）；樟脑（camphor），0.51%~0.59%（阳春砂），0.80%~2.29%（缩砂），1.11%~1.70%（海南砂）[34]281。皂苷约0.69%；香草酸(vanillicacid)；硬脂酸（stearicacid）；棕榈酸（palmitic acid）；锌、锰、钴、镍、铜、硼、磷、铁、钾、镁、银、氮、铅、钴等无机成分[345]。

1. 阳春砂

尚含胡萝卜苷（daucosterol）；原儿茶酸（protocatechuic acid）；儿茶素（catechin）；槲皮苷（quercitroside）；异槲皮苷；尚含挥发油2.03%~3.35%，油中主要成分为乙酸龙脑酯和樟脑；其他包括3-蒈烯（3-carene）0.08%，α-蒎烯（α-pinene）1.44%；莰烯（camphene）5.61%；桧烯（sebinene）0.09%；β-蒎烯（β-pinene）0.92%；β-月桂烯（β-myrcene）2.69%；α-水芹烯（α-phellandrene）0.18%；芳樟醇（linalool）0.52%；异龙脑（isoborneol）0.32%；龙脑（borneol）5.90%；4-松油醇（4-terpineol）0.34%；α-松油醇（α-terpineol）0.17%；桃金娘醇（myrtenol）0.19%；乙酸葛缕酯（carveol acetate）0.16%；古巴烯（copaene）0.09%；β-石竹烯（β-caryophyllene）0.10%；α-石竹烯（α-caryophyllene）0.08%；γ-榄香烯（γ-elemene）0.29%；檀香醇（santalol）0.11%，十六酸（hexadecanoic acid）0.26%[34]281。

2. 绿壳砂

含挥发油 2.58%~4.88%，其主要化学成分为樟脑和乙酸龙脑酯，其他成分包括橙花叔醇（iso-neralidol）7.71%~52.27%；芳樟醇（linalool）1.07%~11.44%[22]177；α-蒎烯（α-pinene）1.81%；莰烯（camphene）8.14%；β-蒎烯（β-pinene）2.37%；柠檬烯（limonene）6.18%；龙脑（borneol）1.93%[345]；β-月桂烯（β-myrcene）0.07%；对伞花烃，0.09%；异龙脑（isoborneol）0.28%；松油醇-4（terpineol）0.14%；桃金娘烯醛（myrtenal）0.06%；马鞭草烯酮（verbenone）0.13%；反式-葛缕醇（trans-carveol）0.18%；葛缕酮（carvone）0.14%；古巴烯（copaene）0.33%；α-檀香烯（α-santalene）0.18%；α-佛手烯（α-bergamotene）0.16%；β-马榄烯（β-maaliene）0.12%；β-甜没药烯（β-bisabolene）0.11%；檀香醇（santanol）0.11%[34]281。

3. 海南砂

挥发油含量为 2.67%~3.33%，其主要成分为樟脑和乙酸龙脑酯，其他成分包括樟脑烯（camphenc）；β-蒎烯（β-pinene）；柠檬烯（limonene）；1,8-桉叶油素（1,8-cineol）；芳樟醇(linalool)；β-檀香烯（β-santatene）；反式丁香烯（trans-caryophyllene）；龙脑（borneol）；β-甜没药烯（β-bisabolene）；（+）-香芹酮［(+)-carvone］；α-姜黄烯(α-curcumene)；反式-葛缕醇(trans-carveol)；二甲基（对甲苯基）甲醇［dimethyl（P-tolyl）carbinol］；α-反式-β-佛手烯（α-trans-β-bergamotene）；橙花叔醇；α-檀香醇（α-santalol）等。

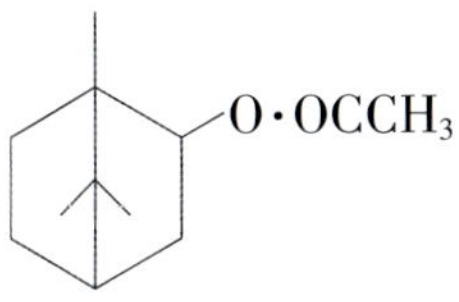

乙酸龙脑酯

(bornyl acetate)

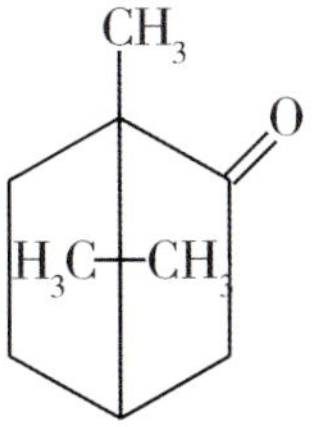

樟脑

(camphor)

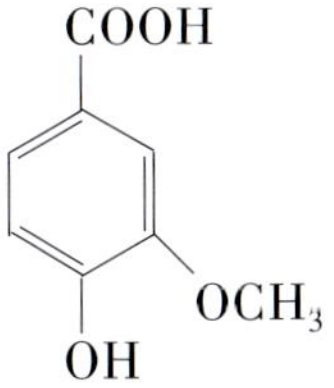

香草酸

(vanillicacid)

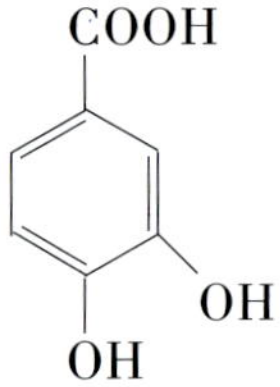

原儿茶酸

（protocatechuic acid）

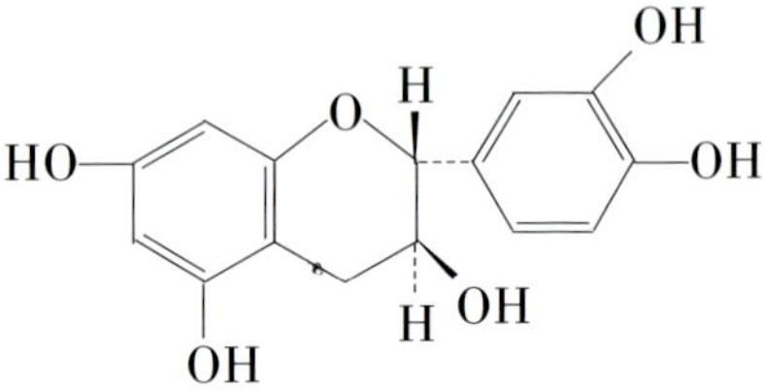

儿茶素

（catechin）

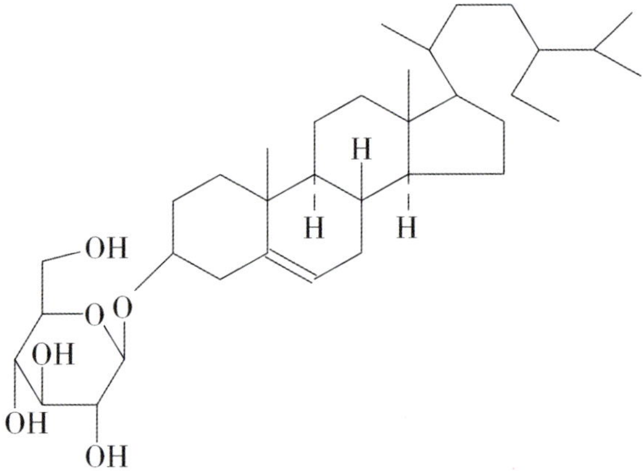

胡萝卜苷（daucosterol）

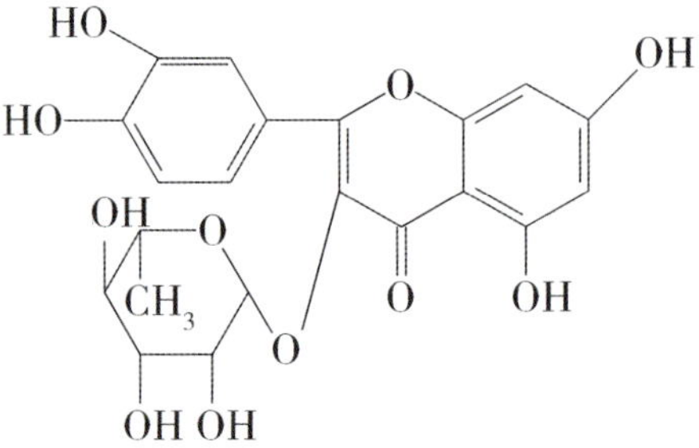

槲皮苷

（quercitroside）

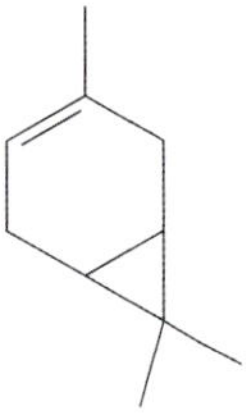

3-蒈烯

（3-carene）

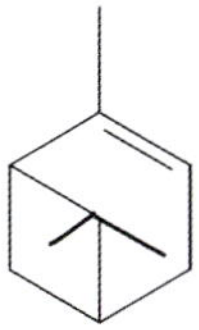

α-蒎烯
(α-pinene)

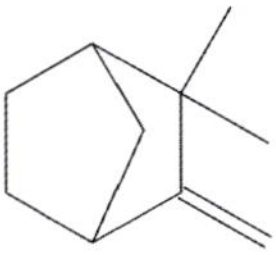

莰烯
(camphene)

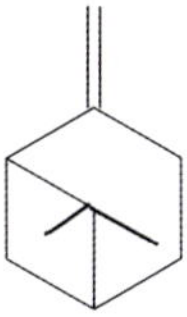

β-蒎烯
(β-pinene)

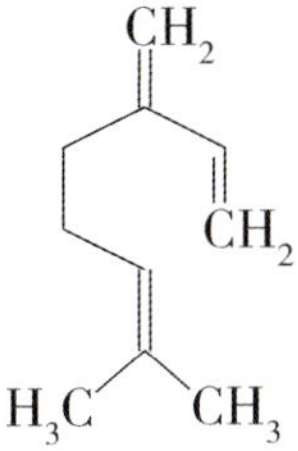

β-月桂烯
(β-myrcene)

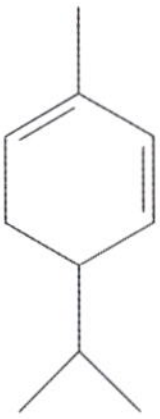

α-水芹烯
(α-phellandrene)

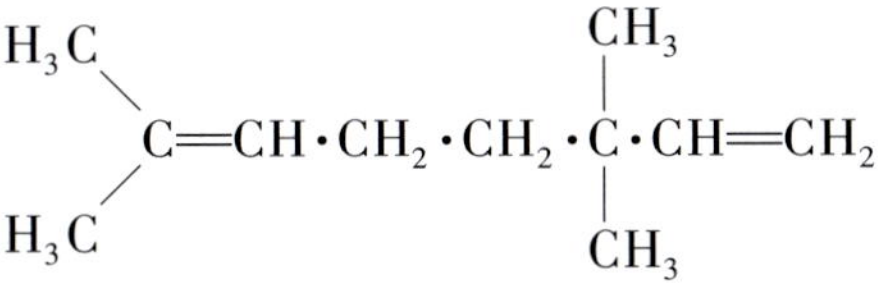

芳樟醇 (linalool)

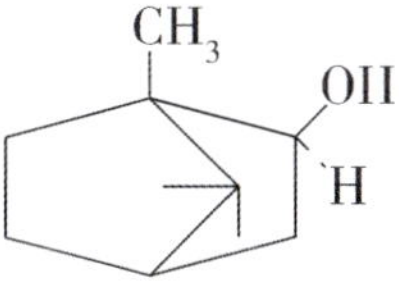

异龙脑
(isoborneol)

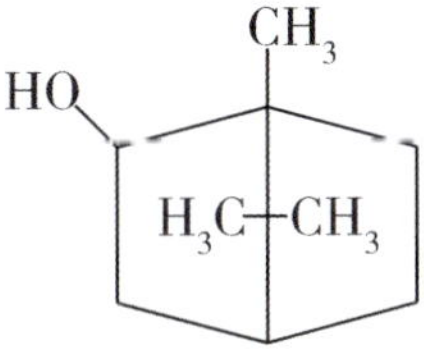

龙脑
(borneol)

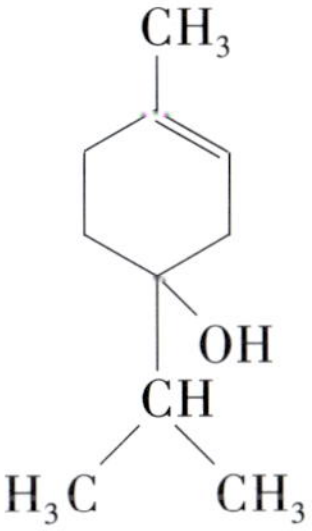

4-松油醇
(4-terpineol)

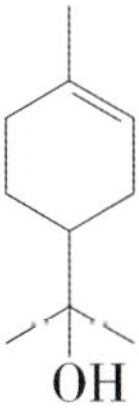

α-松油醇
(α-terpineol)

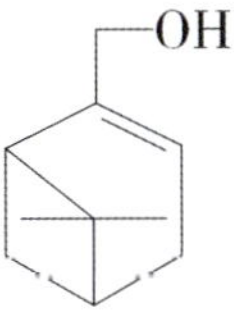

桃金娘醇
(myrtenol)

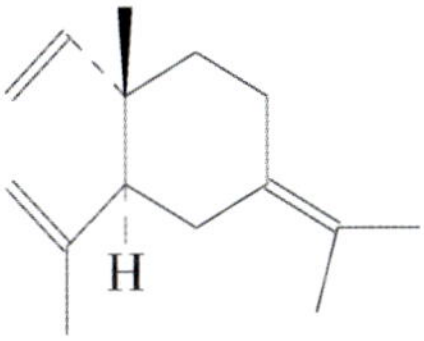

γ-榄香烯
(γ-elemene)

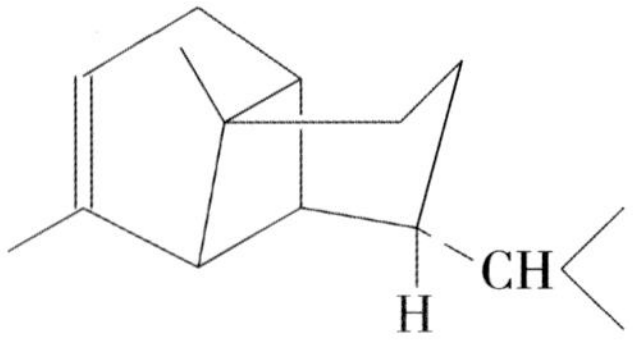

古巴烯（copaene）

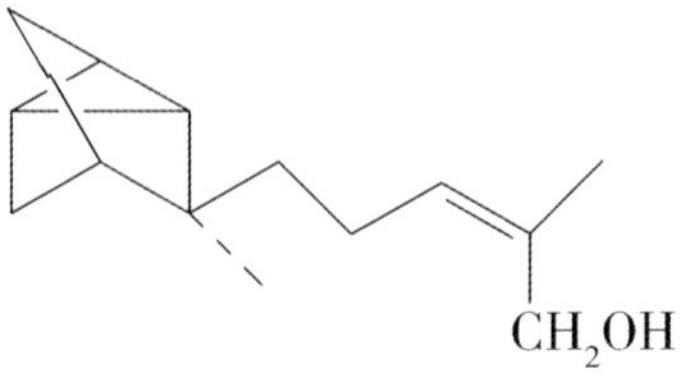

檀香醇（santalol）

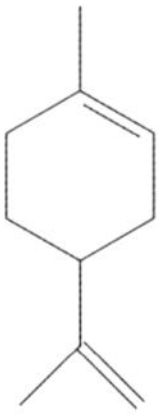

柠檬烯
（limonene）

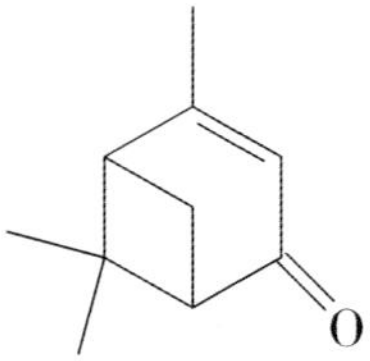

马鞭草烯酮
（verbenone）

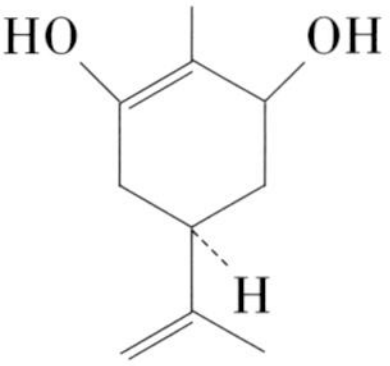

反式–葛缕醇
（trans–carveol）

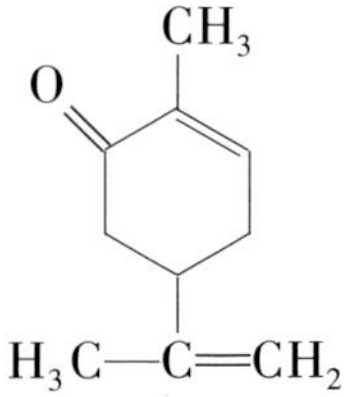

葛缕酮
（carvone）

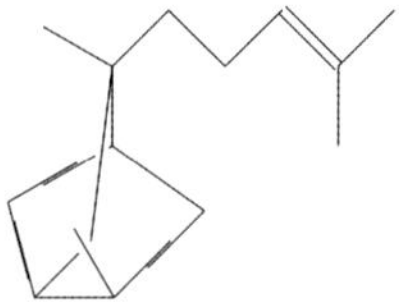

α–檀香烯
（α–santalene）

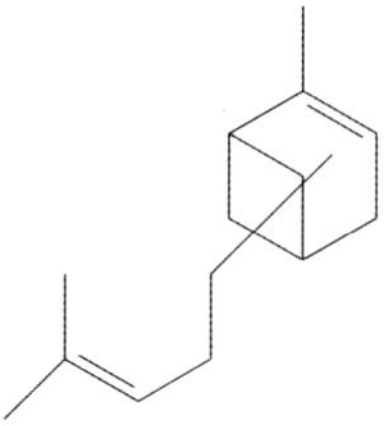

α–佛手烯
（α–bergamotene）

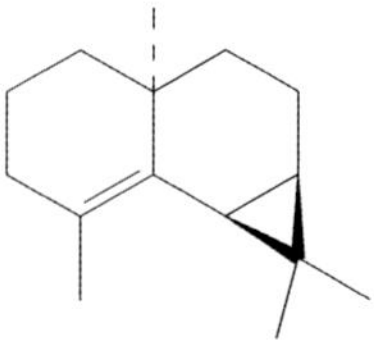

β–马榄
（β–maaliene）

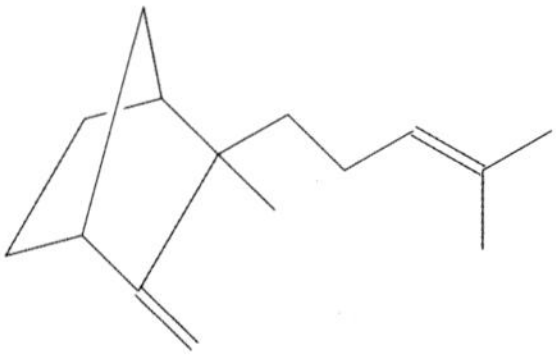

β–檀香烯
（β–santatene）

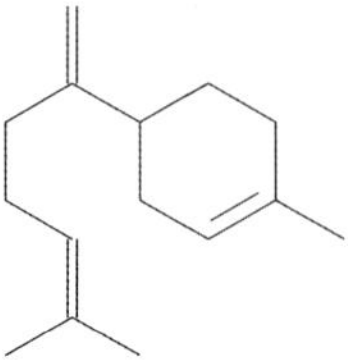

β–甜没药烯
（β–bisabolene）

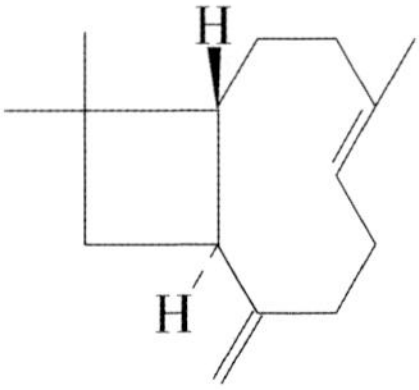

反式丁香烯
（trans–caryophyllene）

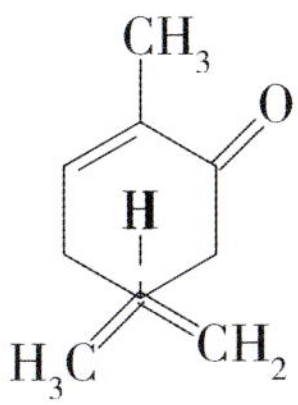

(R):

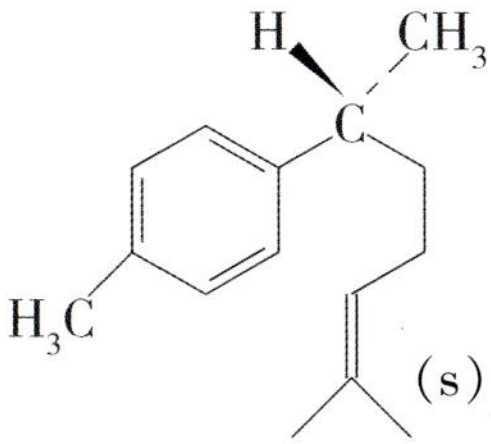

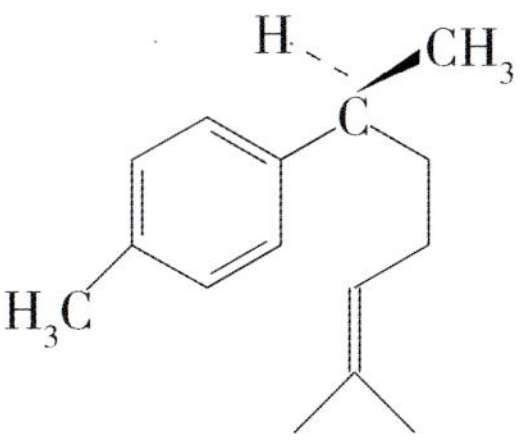

(+)-香芹酮

[(+)-carvone]

α-姜黄烯

(α-curcumene)

【含量测定】

按 2005 版《中华人民共和国药典》（附录Ⅹ D）挥发油测定法测定。阳春砂、绿壳砂种子团含挥发油不得少于 3.0%（mL/g）；海南砂种子团含挥发油不得少于 1.0%（mL/g）[22]177。

【现代药理】

1. 对消化系统的影响

砂仁促进胃排空及肠道动力的作用均非常显著。大鼠灌服砂仁水提取液后，胃肠动力显著增强，血浆、胃窦及空肠组织中胃动素（MTL）、P 物质（SP）含量明显增加，但血管活性肠肽（VIP）的含量无明显改变[346-347]。大鼠灌服砂仁挥发油，可使大鼠的胃液分泌增加，增加胃黏膜血流量（GMBF），使超氧化物歧化酶（SOD）活性升高，降低黏膜组织过氧化脂质代谢产物丙二醛（MDA）含量，对血清胃泌素的影响不大[348]。砂仁挥发油中主要成分乙酸龙脑酯有显著的抑制番泻叶所致小鼠腹泻、冰醋酸所致小鼠疼痛和离体家兔小肠平滑肌运动的作用，对小鼠胃排空无明显影响[349]。砂仁醇提物有明显持久的利胆作用，胆汁分泌量明显增加且呈剂量依赖关系[350]。砂仁的促胃肠动力作用可能与血及胃肠道 MTL、SP 含量的增加有关。VIP 可能未参与砂仁的促胃肠动力作用[347]。

2. 镇痛作用

砂仁对由醋酸引起的小鼠疼痛有明显的对抗作用[351]。砂仁水浸液的剂量为 5g/kg 和 15 g/kg 时均分别有弱和中度镇痛作用[352]。

3. 对免疫系统的影响

砂仁可明显抑制抗体形成细胞的作用[351]。砂仁复方制剂香砂六君子汤能有效抑制异常增高的体液免疫（IgG）而提高功能低下的细胞免疫（Ea-RFC、Et-RFC、LTR），纠正比例失调的 CD_4/CD_8 水平[353]。

4. 对血液系统的影响

砂仁可扩张血管，改善微循环。对由 ADP 诱发的家兔血小板聚集有明显的抑制作用[354]。

5. 抗炎作用

砂仁挥发油的主要成分乙酸龙脑酯具有较显著的镇痛抗炎作用[355]。砂仁 75% 醇提物对小鼠二甲苯性耳肿、角叉菜胶性足肿胀和醋酸性腹腔毛细血管通透性三种小鼠炎症模型的影响后发现，分别有强、中度和弱抗炎作用[356]。

6. 其他作用

给予小鼠 100 mg/kg 的樟脑，能加强槟榔所致的震颤；50mg/kg 能防止烟碱的痉挛作用[345]。砂仁 95%醇提物的氧化抑制率接近或超过维生素 C，显示出较好的抗氧化性能[357]。

【药性】 辛，温。归脾、胃、肾经。

【功能与主治】 化湿行气，温中止泻，安胎。主治湿阻中焦证，脾胃气滞证；脾胃虚寒吐泻；气滞妊娠恶阻及胎动不安等。

【用法用量】 煎服，3~6 g，入汤剂宜后下。

【使用注意】 阴虚血燥者慎用。

【临床报道】

1. 治疗呃逆

取砂仁 2g，细嚼慢咽吞服，每天 3 次。一般服用 2 次即可止呃，尤以寒湿伴痰滞脘痞者服之疗效更佳[358]。

2. 治胎动不安及腹中痛

砂仁、当归各 9g，白术 10g，白芍 12g，党参 20g。水煎服，每天 1~2 剂。若肾虚胎动不安，以砂仁配杜仲、桑寄生、续断等煎水服用，能补肾安胎[358]。

3. 糖尿病性胃肠病

用于糖尿病性胃肠病，有不错的疗效[359]。

4. 砂仁猪肚妙治犬脱肛

砂仁 20~60g 研末伴猪肚适量喂服即可。1 次/天，连用 1~4 次[360]。

【现代制剂】

1. 香砂枳术丸

处方：木香 150g，枳实（麸炒）150g，砂仁 150g，白术（麸炒）150g。

制法：以上 4 味，粉碎成细粉，过筛，混匀，用水泛丸，干燥，即得。每袋装 10g。

质量控制：本品为黄棕色的水丸；气微香，味苦略辛。检查应符合《中华人民共和国药典》丸剂项下有关规定。

显微鉴别：取本品，置显微镜下观察，内种皮厚壁细胞黄棕色或红色，表面观类多角形，壁厚，胞腔含硅质块。草酸钙针晶细小，长 10~32μm，不规则地充塞于薄壁细胞中。

临床运用：本品健脾开胃，行气消痞。用于脾虚气滞，脘腹痞闷，食欲不振，大便溏软。口服，10g/次，2 次/日。忌生冷食物[22]525。

2. 调胃丹

处方：木香 75g，砂仁 75g，甘草 75g，槟榔 75g，枳实（炒）75g，厚朴（姜制）75g，香附（醋制）75g，豆蔻 75g，五灵脂（醋制）50g，高良姜 25g，丁香 25g，肉桂 25g。

制法：以上 12 味，粉碎成细粉，过筛，混匀，用水泛丸，干燥，每 500g 干丸，用朱砂粉末 16g，桃胶 3g 化水包衣，打光，干燥，即得。每 20 粒重 3g。

质量控制：本品为朱红色光亮的水丸，除去外衣，显褐黄色；气芳香，味辛苦。检查应符合《中华人民共和国药典》丸剂项下有关规定。

临床运用：本品健胃宽中，舒肝顺气。用于胃酸胃寒，胸口胀满，倒饱嘈杂，胃疼痛。口服，3g/次，2次/日。孕妇忌服[75]225。

3. 香砂六君片

处方：木香70g，砂仁80g，党参100g，白术（炒）200g，茯苓200g，甘草（蜜炙）70g，陈皮80g，半夏（姜制）100g，生姜10g，大枣20g。

制法：以上10味，茯苓粉碎成细粉，取用140g，粗头留用。半夏照渗滤法，用70%乙醇作溶剂，进行渗滤，收集滤液，回收乙醇；白术、陈皮、木香和砂仁蒸馏挥发油；药渣、茯苓粗头与其余4味加水煎煮3次，合并煎液，滤过，滤液浓缩成清膏，与滤液合并，静置，滤过，滤液浓缩成稠膏，加茯苓细粉混匀，干燥，研细，制成颗粒，干燥，加入挥发油，混匀，压制成片，即得。每片重0.46g。

质量控制：本品为淡黄色片；气香，味微甘、微辛。检查应符合《中华人民共和国药典》片剂项下有关规定。

临床运用：本品益气健脾，和胃。用于脾虚气滞，消化不良，嗳气食少，脘腹胀满，大便溏泄。口服，4~6片/次，2~3次/日[17]105。

4. 香砂胃苓丸

处方：木香50g，砂仁50g，苍术（炒）150g，厚朴（制）150g，白术（炒）150g，陈皮150g，茯苓150g，泽泻100g，猪苓100g，肉桂50g，甘草60g。

制法：以上11味，粉碎成细粉，过筛，混匀，用水泛丸，低温干燥，即得。每15粒重1g。

质量控制：本品为黄褐色或棕褐色的水丸；气微香，味微苦、辛。检查应符合《中华人民共和国药典》丸剂项下有关规定。

临床运用：本品祛湿运脾，行气和胃。用于水湿内停之呕吐，泻泄，浮肿，眩晕，小便不利等症。口服，6g/次，2次/日[17]106。

5. 香砂六君丸（浓缩丸）

处方：同上述第3条“香砂六君片”。

制法：以上10味，取木香、砂仁、党参50g粉碎成细粉；半夏以45%乙醇为溶剂，陈皮、生姜、白术以70%乙醇为溶剂，照渗滤法，分别浸渍24小时后，进行渗滤，收集并合并滤液，回收乙醇，浓缩成相对密度为1.30~1.35（20℃）的稠膏；取剩余党参与其余3味，加水煎煮2次，第1次3小时，第2次2小时，合并煎液，滤过，滤液浓缩成相对密度为1.30~1.35（20℃）的稠膏将上述粉末与各稠膏混匀，制丸，干燥，打光，即得。每8丸相当于原生药3g。

质量控制：本品为棕色的浓缩丸；气微香、辛。检查应符合《中华人民共和国药典》丸剂项下有关规定。

显微鉴别：取本品，置显微镜下观察：木纤维长梭形，直径16~24μm，壁稍厚，纹孔口横裂缝状、十字状或人字状。内种皮石细胞棕色或棕红色，表面观类多角形，壁厚，胞腔含硅质块。联结乳管直径12~14μm，含细小颗粒状物。

临床运用：同上述第3条“香砂六君片”。口服，12丸/次，3次/日[15]122。

6. 封髓丸

处方：砂仁200g，黄檗（盐炒）600g，甘草（蜜炙）140g。

制法：以上3味，粉碎成细粉，过筛，混匀。每100g粉末加炼蜜30~50g与水适量，泛丸，低温干燥，即得。

质量控制：本品为黄褐色的水蜜丸；味苦、微辛甘。检查应符合《中华人民共和国药典》丸剂项下有关规定。

显微鉴别：取本品，置显微镜下观察：内种皮厚壁细胞黄棕色或棕红色，表面观类多角形，壁厚，胞腔含硅质块。石细胞鲜黄色，分枝状，壁厚，层纹明显。纤维束周围薄壁细胞含有草酸钙方晶，形成晶纤维。

临床运用：本品滋阴降火。用于阴虚火旺，梦泄遗精。口服，9g/次，2次/日[18]112。

7. 舒肝片

处方：砂仁 140g，豆蔻 100g，延胡索（醋制）180g，陈皮 140g，茯苓 200g，川楝子 300g，沉香 180g，木香 140g，白芍 280g，片姜黄 200g，枳壳 180g，厚朴 100g。

制法：以上 12 味，砂仁、豆蔻、延胡索分别粉碎成细粉，过筛；陈皮提取挥发油，挥发油用适量乙醇溶解，备用；药渣再加水煎煮 1 小时，滤过；茯苓、川楝子加水煎煮 2 次，第 1 次 3 小时，第 2 次 1 小时。合并煎液，滤过，滤液与上述滤液合并，浓缩成膏。照渗滤法沉香第 1 次用乙醇作溶剂进行渗滤（收集滤液 1 620mL，备用），第 2 次用 60%乙醇作溶剂，进行渗滤；木香、白芍、片姜黄、枳壳、厚朴等用 60%乙醇作溶剂，进行渗滤；将木香等渗滤液与沉香第 2 次渗滤液合并，回收乙醇，浓缩成稠膏，合并上述 2 种浓缩膏，加入延胡索粉末及辅料适量，混匀，干燥，粉碎成细粉，再与砂仁、豆蔻粉末混匀，用第 1 次沉香乙醇渗滤液全量制成颗粒，室温干燥，喷入陈皮挥发油乙醇溶液，混匀，压制成 2 880 片，即得。每片重 0.6g

质量控制：本品为棕褐色片；气香，味辛。检查应符合《中华人民共和国药典》片剂项下有关规定。

临床运用：本品助消化，舒气开胃，消积滞，止痛除烦。用于肝郁气滞，两肋刺痛，饮食无味，消化不良，呕吐酸水，倒饱嘈杂，周身串痛。口服，4 片/次，2 次/日。孕妇遵医嘱服用[76]183。

8. 香砂和胃丸

处方：木香 60g，砂仁 120g，陈皮 480g，厚朴（姜炙）240g，香附（醋炙）240g，枳壳（麸炒）240g，广藿香 240g，山楂 240g，六神曲（麸炒）240g，麦芽（炒）240g，莱菔子（炒）120g，苍术 240g，白术（麸炒）360g，茯苓 240g，半夏曲（麸炒）120g，甘草 60g，党参 120g。

制法：以上 17 味，粉碎成细粉，过筛，混匀，用水泛丸，干燥，即得。每 100 粒重 6g。

质量控制：本品为黄褐色的水丸；气香，味微苦、辛。检查应符合《中华人民共和国药典》丸剂项下有关规定。

显微鉴别：取本品，置显微镜下观察：不规则分枝状团块无色，遇水合氯醛液溶化；菌丝无色或淡棕色，直径4~6μm。表皮细胞纵列，常有1个长细胞与2个短细胞相间连接，长细胞壁厚，波状弯曲，木化。纤维束周围薄壁细胞含草酸钙方晶，形成晶纤维。内种皮厚壁细胞黄棕色或棕红色，表面观类多角形，壁厚，胞腔含硅质块。分泌细胞类圆形，含淡黄棕色或红棕色分泌物，其周围细胞呈放射状排列。

临床运用：本品健脾开胃，行气化滞。用于脾胃虚弱，消化不良引起的食欲不振、脘腹胀痛，吞酸嘈杂，大便不调。口服，6g/次，2次/日。忌食生冷油腻[79]139。

9. 香砂养胃颗粒（冲剂）

处方：木香70 g，砂仁70 g，白术100 g，陈皮100 g，茯苓100 g，半夏（制）100 g，香附（醋制）70 g，枳实（炒）70 g，豆蔻（去壳）70 g，厚朴（姜制）70 g，广藿香70 g，甘草30 g。

制法：以上12味，半夏和生姜30 g照渗滤法，用药材6倍量的70%乙醇作溶剂，浸渍24小时，以1~3mL/min的速度，缓缓渗滤，滤液备用。木香、砂仁、白术、陈皮、枳实、豆蔻、厚朴、广藿香用蒸馏法提取挥发油，蒸馏后的水溶液另器收集；药渣与其余茯苓等3味及大枣50g，加水煎煮2次，每次1.5小时，合并煎液，滤过，滤液与上述水溶液合并，浓缩至约870mL，放冷，加等量乙醇，静置，倾取上清液，滤过，滤液与上述滤液合并，回收乙醇，浓缩至相对密度为1.33~1.36（50~55℃）的浸膏，取浸膏1份、蔗糖粉1.5份、糊精2份、乙醇适量，制成颗粒，干燥，加入上述挥发油，混匀，即得。每袋装5g。

质量控制：本品为黄棕色至棕色的颗粒；气芳香，味微甜、略苦。检查应符合《中华人民共和国药典》颗粒剂项下有关规定。

临床运用：本品温中和胃。用于不思饮食，呕吐酸水，胃脘满闷，四肢倦怠。开水冲服，5g/次，2 次/日[79]141。

10. 香砂养胃丸（浓缩丸）

处方：同上述第 9 条“香砂养胃颗粒”（冲剂），但甘草改为 70g，加生姜 30g，大枣 50g。

制法：以上 14 味，木香 56g、陈皮、香附、枳实、厚朴、广藿香、生姜提取挥发油，药渣与白术、茯苓、半夏 20g、甘草，大枣加水煎煮 2 次，每次 2 小时，合并煎液，滤过，滤液浓缩成相对密度为 1.35~1.40 的稠膏，将剩余的半夏、木香与砂仁、豆蔻粉碎成细粉，与上述稠膏细粉、挥发油及适量饴糖混匀，制丸，烘干，打光，即得。每 8 丸相当于原药材 3g。

质量控制：本品为亮黑色的浓缩丸；气微，味辛、微苦。检查应符合《中华人民共和国药典》丸剂项下有关规定。

显微鉴别：取本品，置显微镜下观察；草酸钙针晶成束，长 32~144μm，存在于黏液细胞中或散在。内种皮石细胞黄棕色或棕红色，表面观类多角形，壁厚，细胞腔含硅质块。

临床运用：本品温中和胃。用于不思饮食，呕吐酸水，胃脘满闷，四肢倦怠。口服，18 丸/次，3 次/日[79]140。

荔枝核

【异名】 荔核，荔仁，枝核，大荔核。

【本草记载】 荔枝始载于宋代《开宝本草》。苏颂曰：“生岭南及巴中。……其品以闽中为第一，蜀川次之，岭南为下。其木高二三丈，自径尺至于合抱，类桂木，冬青之属。绿叶蓬蓬然，四时荣茂不雕。其花青白，状若冠之蕤绥。其子喜双实，状如初生松球。壳有皱纹如罗，初青渐红。肉色淡白如肪玉，味甘而多汁。”陈藏器谓：“顾微广州记云：荔枝冬夏常青，其实大如鸡卵，壳朱肉白，核黄黑色，似半熟莲子。”以上记载，说明荔枝核原植物古今一致[249]431。

【来源】 无患子科植物荔枝 *Litchi chinensis* Sonn.的干燥成熟种子。

【原植物形态】 常绿乔木，高 10~15m。偶数羽状复叶，互生；叶连柄长 10~25cm，或过之；小叶 2 对或 3 对，小叶柄长 7~8mm，叶片披针形或卵状披针形，长 6~15cm，宽 2~4cm，先端骤尖或尾状短渐尖，全缘，无毛，薄革质或革质。圆锥花序顶生，阔大，多分枝；花单性，雌雄同株；萼浅杯状，深 5 裂，被金黄色短绒毛；花瓣 5，基部内侧有阔而生厚毛的鳞片；雄蕊 6~7，有时 8，花丝长约 4mm；子房密被小瘤体和硬毛。果圆卵形至近球形，长 2~3.5cm，成熟时通常暗红色至鲜红色。种子全部被肉质假种皮包裹。花期春季，果期夏季。

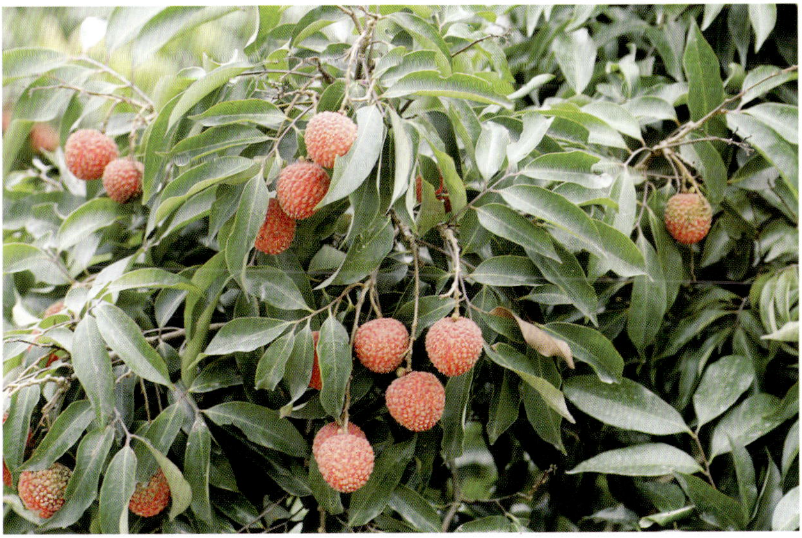

原植物图

【生境分布】 分布于华南和西南等地，尤以广东和福建南部、台湾栽培最多。主产广东、广西、福建等地。

【栽培技术】

1. 生物学特性

荔枝为亚热带作物，喜高温多湿，适宜在气温22~23℃地区栽培。生长期间所需温度为16~18.5℃，最适温为24~29.5℃。10℃以下很少开花，18~24℃开花最盛。喜充足的阳光和酸性的肥沃土壤。具有抗旱性和抗湿性。

2. 高压繁殖

选品种、品质优良的曾结果的母树，于4~5月在树的中部选2~3年生健壮的径粗约8cm、长60~80cm的枝条，在枝条基部环状剥皮4~5cm。然后用苔藓、腐熟牛粪、肥泥混合捣烂，在环剥部位包裹，外层用塑料薄膜包扎。若天气干旱，每2~3天在包扎处浇水1次。环剥后90~100天即生细根，此时可锯下，假植于苗圃，至根系生长较发达（约半年）后，再移出定植。春季选阴雨天定植。成片的荔枝可间种豆类、蔬菜或药材[27]。

3. 移栽定植

（1）整地

荔枝适应性较强，耐旱、耐湿，故山边、坡地、村旁、平地均可栽培，而以地势空旷、阳光充足、土层深厚、湿度大的环境为好。土壤以酸性的冲积土、砂质壤土为宜。坡度过大的地块需筑梯田。平地行株距15m×15m，种植穴宽1m，深0.8m，每穴分层填埋绿肥50~100kg，石灰0.5~1.0kg，中上层填腐熟禽畜粪肥10~15kg，钙镁磷肥0.5~1.0kg，花生饼0.5kg，与土壤拌匀后回穴。定植穴整成高出地面30cm左右，宽约1m的土墩。定植穴应在植前2~3个月准备好，待填土沉实、肥料腐熟后定植。

（2）定植

种植时间：春植在春梢萌发前，或在春梢老熟后；秋植在秋梢老熟后。

种植密度：一般采用株行距（4~5）m×（5~6）m，即每667m^2种植22~33株。

种植方法：定植时宜用袋装苗，确保定植时袋土不松散。定植深度与苗圃相同，或略高于根部泥团 3~5cm。植后淋足定根水，树盘覆草，及时浇水，直至成活[27,361]。

4. 田间管理

（1）土壤管理

扩穴深耕翻土：幼龄期荔枝园在定植后第二、三年，必须逐年对树盘外围的土壤进行改良，促进水平根系生长，有利于幼树速生快长早结。具体做法：秋冬季时，树冠滴水线外围开深 60cm 左右，宽 50cm 左右的条状沟，每年每株分层压入腐熟有机肥、绿肥及土杂肥等 50~100kg，过磷酸钙 1kg，土壤酸性大的果园加入生石灰 0.5kg。深翻时挖出的土分层堆放，回填时先将表土填至根系分布层，底土填在表层。3~4 年完成全园的扩穴深翻改土。

土壤覆盖：定植后 1~2 年树盘覆草，厚度 15~20cm。行间自然生草，选留良性杂草，铲除恶性杂草，使其覆盖果园地表，在杂草旺盛生长季节和旱季到来之前，每年割草 3~4 次，覆盖树盘。或间种短期绿肥、牧草或豆科作物等，间作物距荔枝树干基部 1m 以上。

中耕除草、培土：园地杂草采用人工、机械或微生物除草剂控制。同时，每年结合冬季清园进行次深约 20cm 全园中耕，树干周围进行浅耕。中耕翻土可结合施用基肥、石灰等改良土壤。山地果园可根据水土流失状况，隔年进行 1 次培土，每次培土 10~15cm 高，于冬季或高温干旱季节前进行。

（2）施肥管理

以有机肥为主，化学肥料为辅，有机肥、微生物肥、化学肥料相配合。宜采用营养诊断平衡施肥，根据园地肥力状况和荔枝生长发育需要及时施肥。土壤中微量元素缺乏的地区，还应针对缺素状况增加追肥的种类和数量。施肥部位在树冠滴水线附近。有机肥宜沟状深施，深度、宽度为 40~50cm；化学肥料宜开沟浇施后覆土，深度为 10cm 左右，宽度为 20cm 左右。

未结果幼树的施肥管理：定植后 1 月开始施稀薄肥，以后实行“一梢两肥”，即在放梢前和新梢开始转绿各施肥 1 次。施肥量：第 1 年第 1 次每株施腐熟花生饼肥 25 g、尿素 25 g 或 30%禽畜粪尿 2~3kg、三元复合肥 25~30 g，以后每次新梢肥量逐渐增多，即比上次增加 15%~20%；过冬肥每株施干花生饼粉 150 g。第 2 年起每次每株施腐熟花生饼肥 50 g、尿素 25 g 或沤熟的 30%禽畜粪尿 5kg、三元复合肥 25~30 g，以后每次新梢施肥量比上次增加 20%~25%；过冬肥比上年增加 30%~40%。施肥方法：定植当年在树盘浅松土 5~10cm 淋施，第 2 年起有机肥可在树冠滴水线挖深、宽各 20~50cm 环状沟，施肥后（液肥干后）覆土，化肥可浅施或在雨后撒施，遇久旱时水施。

新梢开始转绿，结合防治病虫害施药可加入 0.3%~0.5%尿素、磷酸二氢钾或其他叶面肥。

结果树施肥管理：一般每生产 50kg 鲜果需施纯氮 1.2~3.5kg，五氧化二磷 0.7~1.9kg，氧化钾 1.5~3.5kg，养分配比为氮：磷：钾=1：(0.3~0.6)：(1~1.5)。施肥以有机肥为主，全年施肥主要分 3 个时期进行。促梢肥：采果前 10 天左右，按每株结果 10kg 的树计，施腐熟禽畜粪肥 20kg，以利于恢复树势。采果后 15 天，每株施尿素、钙镁磷肥各 0.2kg。末次秋梢顶芽萌动时施尿素 0.15kg，转绿时施钙镁磷肥 0.5kg+氯化钾 0.2kg。促花肥：“大雪”前后株施三元复合肥 0.2kg，钙镁磷肥 0.5kg，氯化钾 0.5kg。花穗短截后，花蕾期施禽畜粪尿 20kg。壮果肥：第 1 次生理落果后，株施复合肥 0.4kg、氯化钾 0.35kg、尿素 0.2kg、钙镁磷肥 0.5kg，分 1~3 次施肥。尿素可在雨后撒施，其余在滴水线挖沟深 5~10cm 浇施，施后覆土。根外追肥。枝梢转绿期、抽穗期、花期和幼果期等物候期，可采用根外追肥法施肥，以迅速补充树体养分和预防缺素症。施用时间以早晨或傍晚为佳。施用部位以叶背为主。常用的肥料种类和浓度：尿素、磷酸二氢钾 0.2%~0.5%，硼砂（或硼酸）、钼酸铵 0.01%~0.10%，硫酸锌 0.1%~0.2%及国家批准生产的特丁基核苷酸、荔枝保果剂等。施用间隔期 7~10 天。

(3) 水分管理

新梢生长期、花芽分化后期（花器官形成期）、花穗抽发及果实生长发育期遇旱应及时淋水、灌水；雨季汛期应及时排除果园沟内积水。

(4) 树冠管理

未结果幼树树冠管理：未结果幼树树冠管理的目标是培养大量枝梢，促进树冠速生快长、早结丰产。幼年荔枝树生长快，树冠很容易成形。不进行整形修剪的荔枝树冠，常形成密集的圆头形，而通过整形修剪，可使幼树在早期形成紧凑、立体结果树冠。幼树整形一般在2~3年内完成。具体做法是：在定干30~50cm处，选留分布均匀、长势健壮的主枝3~4条，主枝与主干的夹角以40°~70°为宜。每一主枝距主干30~40cm处选留副主枝2~3条。按副主枝的培养方法依次培养各级结果枝，用拉、撑、顶等方法调整枝条生长角度和方位。用摘心、短截、疏删和抹芽等方法抑制枝梢生长和促进分枝。同时，在整形过程中还要注意因树整形，因枝修剪，灵活掌握，切忌过量修剪影响树势。幼年未结果树整形修剪时期不太严格，在生长季节一般都可进行。

结果树树冠管理：对于初结果树，仍以继续扩大树冠和提高产量为主。此期树冠管理的特点是协调营养生长和生殖生长的关系，根据树体的营养状况确定结果母枝的数量和修剪量。一般在定植后第4年至第5年结果母枝数量120~180枝为宜。对于成年结果树，一般树冠已基本形成，无需通过培养夏、秋梢扩大树冠。此期主要采取采果后修剪和抽梢期修剪。用短截、疏删、除萌和摘心等方法，合理剪除过密枝、荫蔽枝、纤弱枝、重叠枝、下垂枝、病虫枝、落花落果枝和枯枝等。尽量保留阳枝、强壮枝及生长良好的水平枝；对位置较好且有一定空间的侧枝可适当短截；对于生长过旺的枝条，可在枝条基部环割；对衰老大枝可适当回缩。

(5) 花果管理

控冬梢促花：进行科学的肥水管理，促使优良秋梢适时老熟后不再抽生冬梢。如果冬梢抽生可选用断根、环割、环扎、化学药剂控杀或人工摘除等一种或几种方法控制冬梢抽生。在海南，一般在10月中旬，末次秋梢老熟后，对生长壮旺树进行螺旋环割或环剥。环剥1~1.5圈，剥口宽度0.2~0.3cm，螺距与干粗基本相同；树势中庸，末次秋梢老熟后用化学药剂控杀1次，隔15~25天后可酌情再喷1次相同药剂。常见的控杀冬梢药剂有多效唑、烯效唑、乙烯利及其他控梢促花复合药剂如控梢促花剂（海南金丰果树科学研究所研制）、易得花（广东省农业科学院果树研究所研制）等；11月中下旬后抽发的冬梢，可用人工摘除。

调控花期和花量：12月底前抽出的花穗从基部全部抹除或保留粗壮侧穗1~2枝，长10~12cm时顶部短截；1月至2月初抽出的花穗，每结果母枝保留粗壮侧穗1~2枝，在花穗抽生10~12cm时，顶部短截，其余疏除。

创造良好授粉受精条件：盛花期采用放蜂、人工辅助授粉、雨后摇花、高温干燥天气果园灌水及树冠和花朵上喷清水等措施。

疏果：对结果过量的植株在第2次生理落果后进行人工疏果。疏去小果、畸形果和过于分散的果，并根据结果母枝粗壮程度和叶片数确定每枝条留果量，一般每枝留20~30个正常小果。

用植物生长调节剂保果：根据生理落果产生的时期和原因，应用植物生长调节剂保果，常见保果用的植物生长调节剂有赤霉素（九二〇）、2,4-D，特丁基核苷酸（华南理工大学研制）及其他复合型保果药剂如保果合剂（国家专利产品，海南金丰果树科学研究所研制）。不同调节剂使用的浓度、时期均不一样，使用时应严格按照规定的使用浓度、方法和要求进行。

果实套袋：荔枝果实采前35~40天。全园喷布1次杀虫杀菌剂后用专用果袋进行套袋。

5. 病虫害防治

（1）病害

①荔枝霜疫霉病：采果后剪除病枝，清除果园病果、烂果、

枯枝并予烧毁；春季回暖后、现花蕾前，用 30%氧氯化铜 600 倍液或 0.3%硫酸铜+0.1%洗衣粉混合液喷洒树冠及地面；花蕾期、幼果期、采果前 20 天各喷杀菌剂 1 次，常用农药有 64%杀毒矾可湿性粉剂 500~600 倍液；58%瑞毒霉锰锌可湿性粉剂 800 倍液；25%瑞毒霉 500 倍液或 90%乙磷铝 500 倍液。

②荔枝炭疽病：冬季清园，剪除病枝、叶，清扫地面落叶枯枝集中烧毁；加强管理，合理施肥，增施磷、钾肥，增强树势及树体抗病力；春、夏、秋梢叶片展开时及幼果期喷 70% 甲基托布津 1 000 倍液、50%退菌特 600 倍液或 25%使百克 1 500 倍液。

③溃疡病：为害主干，导致树皮溃裂和枯死。需及时把患部刮除，伤口涂波尔多液防治。

（2）虫害

①荔枝蒂蛀虫：根据虫情预测预报，掌握在成虫羽化始盛期适时喷药，抓好 4 月上旬幼果膨大期及 4 月下旬至 5 月初果实着色期蒂蛀虫第二代、第三代的防治，可喷 25%杀虫双 500 倍液+90%敌白虫 800 倍液、40%乐斯本 1 000 倍液或 2.5% 辉丰菊酯 3 000 倍液；清洁果园，适时放秋梢，控制冬梢，减少越冬虫源基数；不滥用农约，保护利用天敌寄生蜂。

②荔枝椿象：2 月上旬椿象成虫交尾产卵前及 3 月下旬至 4 月上旬 1~2 龄若虫大量发生时及时喷药，可用 90% 敌百虫 800 倍液喷雾；3~4 月荔枝椿象产卵期，每隔 10 天释放平腹小蜂 1 次，共放 3 次，通常每株树放蜂 600 头；捕杀越冬成虫，采摘卵块及扑灭若虫。

③荔枝尺蠖：在荔枝抽穗后未开花前和谢花后，用 90%敌百虫 800 倍液或 40%乐斯本 1 000 倍液喷杀幼虫；每 1 次新梢萌发后，如发现此虫为害，可用 40%水胺硫磷 1 000 倍液或 10%灭百可 2 000 倍液或 24%万灵水剂 800 倍液喷杀。

④荔枝卷叶蛾类：冬季清园，铲除果园杂草、枯枝落叶，减少越冬虫源；荔枝开花期和小果生长期，利用成虫的趋光性进行灯光诱杀；谢花后至幼果期（初孵至盛孵期）喷药，可用 90%敌

百虫 800 倍液或 40%乐斯本 1 000 倍液喷杀[361]。

【采收加工】 6~8 月果实成熟时采摘。果核洗净晒干或烘干供即可[27]。

【药材鉴别】

1. 性状鉴别

本品呈长圆形或卵圆形，略扁，长 1.5~2.2cm，直径 1~1.5cm。表面棕红色或紫棕色，平滑，有光泽，略有凹陷及细波纹，一端有类圆形黄棕色的种脐，直径约 7mm。质硬，子叶 2，棕黄色。气微，味微甘、苦、涩。一般以粒大、饱满、光亮者为佳。

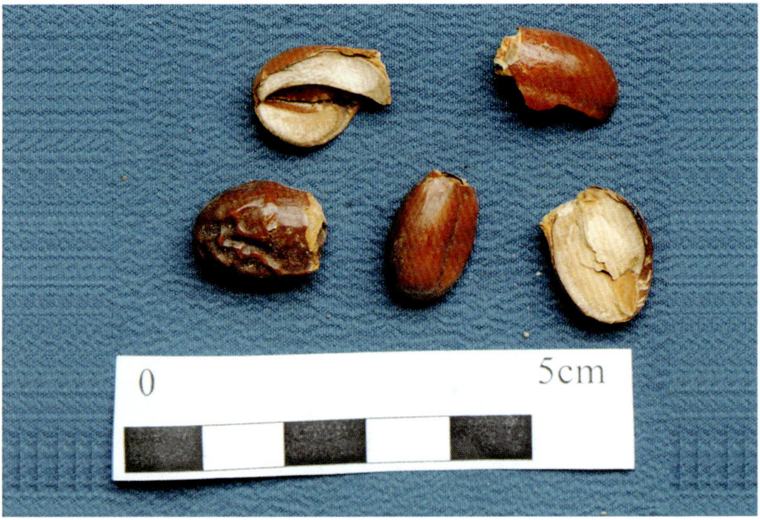

荔枝核药材图

2. 显微鉴别

（1）横切面

全部种皮细胞壁呈棕黄色。种皮外表皮细胞径向延长。其内有薄壁细胞 10~15 列，细胞切向延长，有的可见稀疏纹孔。棕色油细胞类圆形或长圆形。维管束环状排列。种皮的内表皮为一列薄壁细胞，长方形，长短不等。子叶的薄壁细胞中充满淀粉粒，并可见有棕色的油细胞散在。

（2）粉末

棕黄色。镶嵌层细胞黄棕色，呈长条形，由数个细胞为一组，作不规则方向嵌列。星状细胞淡棕色呈不规则星状分枝，分枝先端平截或稍钝圆，细胞间隙大，壁薄。石细胞成群或单个散在，呈类圆形、类方形、多角形、长方形或长圆形，多有突起或分枝。子叶细胞呈类圆形或类圆多角形，充满淀粉粒，并可见棕色油细胞。

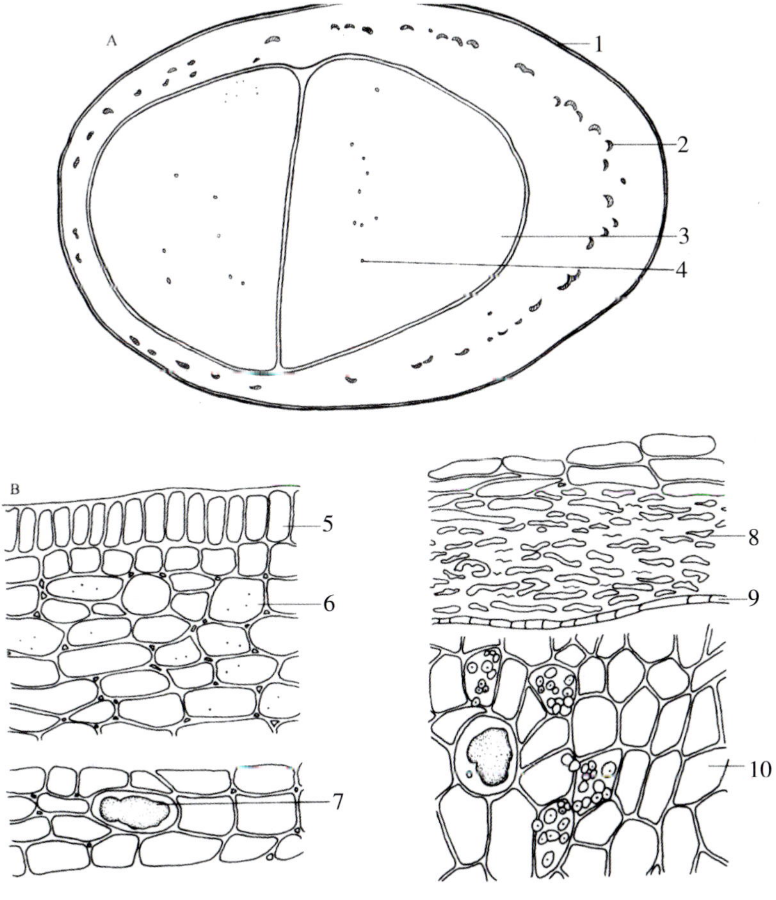

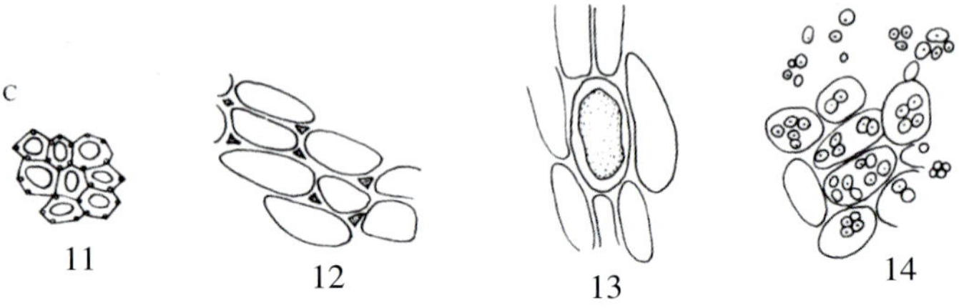

荔枝核横切面组织图[249]433

A. 横切面简图（×7） B. 横切面详图（×229） C. 粉末显微图（×183）

1. 种皮表皮细胞 2. 维管束 3、10. 子叶 4、7、13. 油细胞

5. 种皮外表皮 6. 薄壁细胞 8. 颓废层 9. 内表皮

11. 种皮细胞表面观 12. 种皮外侧薄壁细胞 14. 淀粉粒

3. 理化鉴别

取药材粉末约 0.5g，加水 4mL，微热，滤过。取滤液 1mL，加三氯化铁试液 1 滴，显蓝绿色。

【炮制】

1. 原药材

除去杂质，洗净，干燥，用时捣碎。

2. 盐制

取净荔枝核，捣碎后，用盐水拌匀或喷洒均匀、焖透，置锅内文火炒干，取出，放凉。每荔枝核 100kg，用食盐 2kg。

3. 炒制

取净荔枝核置锅中，用文火炒至微焦，取出放凉。

【商品规格及质量】

规格等级：干货，外皮红色，内肉青黄色，大粒饱满，无虫蛀，无霉变。

【化学成分】 α-亚甲基环丙基甘氨酸［α-(methylenecycyclo-propyl)glycine］[2]117；黄酮类化合物[362]；总皂苷[363]。鞣质；微量的挥发油中含 3-羟基丁酮（3-acetoin）；2,3-丁二醇（2,3-butanediol)；咕王巴烯（copaene）；顺-丁香烯（cis-caryophyllene）；别-香橙烯（allo-aromadendrene）；葎草烯（humulene）；δ-毕澄茄烯（δ-cadinene）；α-姜黄烯（α-curcumene）；菖蒲烯（calamenene）；喇叭茶醇（ledol）；愈创木薁（guaiazulene）；黄根醇（xanthorrhizol）；棕榈酸（palmitic acid）等[2]117。尚含胡萝卜苷（daueosterol）；原儿茶醛（protocatechuic aldehyde）；原儿茶酸（protocatechuic acid）；表儿茶素（L-epicatechin）；原花青素 A_2（proeyanidin A_2）；原花青素 A_1（proeyanidin A_1）；芦丁（rutin）[364]。尚含硬脂酸；β-谷甾醇；豆甾醇；（24R）-5α-豆甾烷-3,6-二酮；豆甾烷-22-烯-3,6-二酮；3-羰基甘遂烷-7,24-二烯-21-酸；胡萝卜苷；豆甾醇-β-D-葡萄糖苷；1H-imidazole-4-carboxylic acid,2,3-dihydro-2-oxo,methyl ester；乔松素-7-新橙皮糖苷；D-1-O-甲基-肌-肌醇；半乳糖醇；肌-肌醇；油脂部分中含油酸乙酯（50%）；棕榈酸乙酯（4%）；9-十六碳烯酸乙酯；二氢苹婆酸乙酯（15%）；顺式-7,8-亚甲基十六烷酸乙酯（13%）；顺式-5,6-亚甲基十四烷酸乙酯（1%）等环丙基脂肪酸（CPFA）乙酯类[365]。尚含5-氧对香豆酰基奎尼酸甲酯[366]。

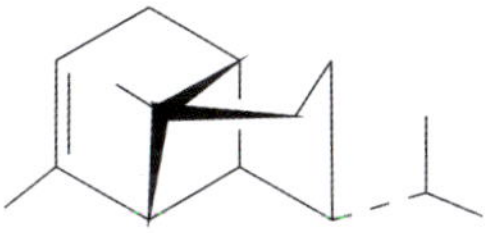

咕王巴烯（copaene）

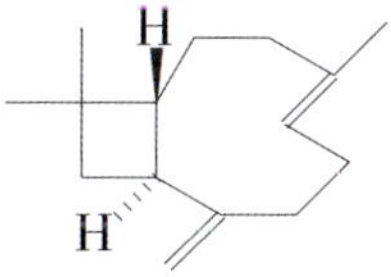

顺-丁香烯（cis-caryophyllene）

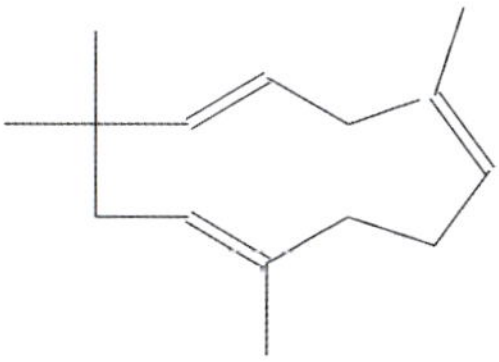

葎草烯（humulene）

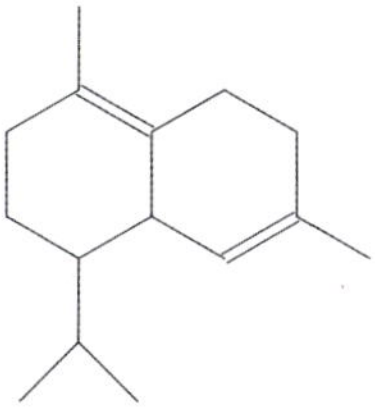

δ-毕澄茄烯（δ-cadinene）

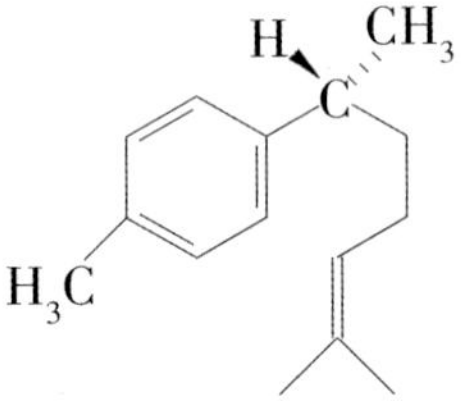

α-姜黄烯［(R)-α-curcumene］

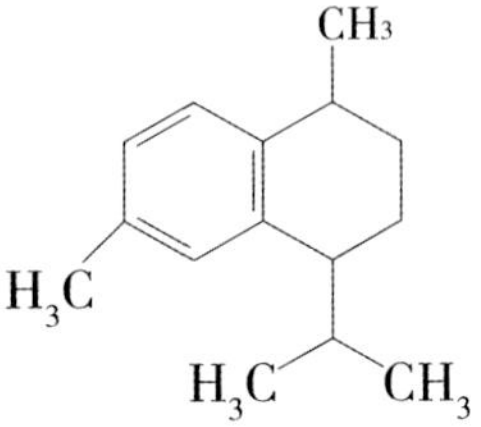

菖蒲烯［(+)-calamenene］

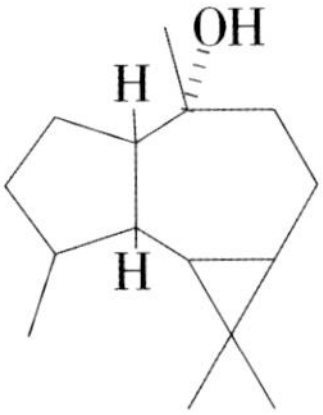

喇叭茶醇（ledol）

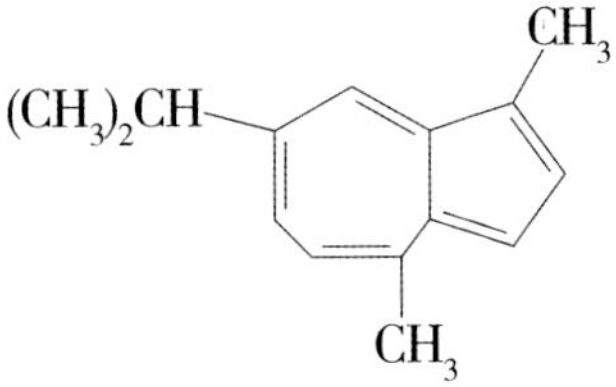

愈创木薁（guaiazulene）

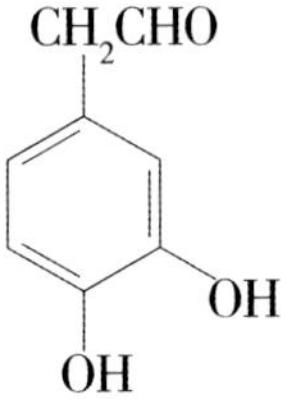

原儿茶醛

（protocatechuic aldehyde）

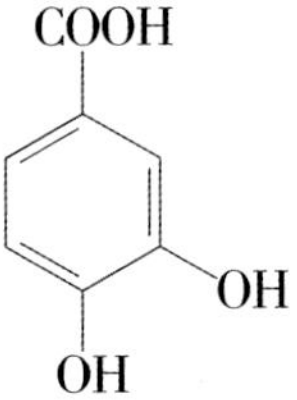

原儿茶酸

（protocatechuic acid）

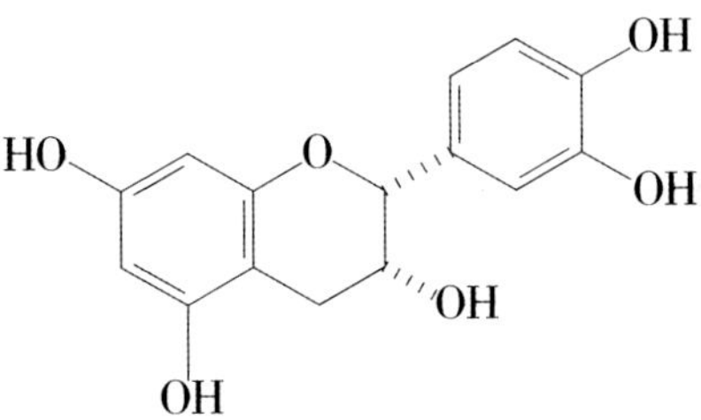

表儿茶素（L-epicatechin）

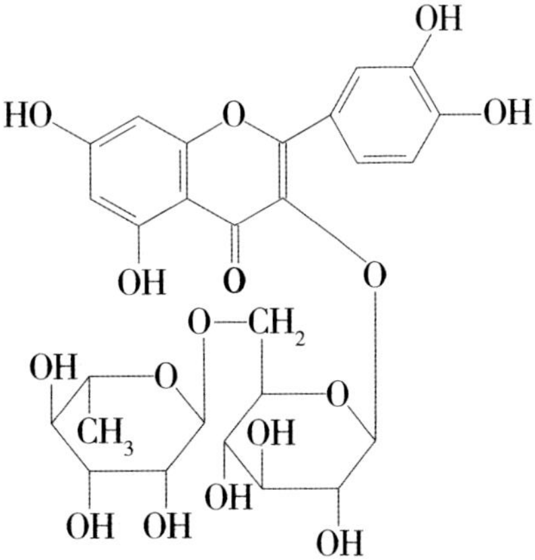

芦丁（rutin）

【含量测定】

荔枝核中原儿茶酸含量测定：按照2005年版《中华人民共和国药典》（一部）附录Ⅵ D高效液相法测定。

色谱条件与系统适用性实验：以十八烷酸甲硅烷化硅胶为填充剂，以乙-腈水（15∶85）为流动相，检测波长为260nm，柱温为27℃，对照品峰与样品溶液峰峰形和分离情况均较好。

标准溶液的配制：取原儿茶酸适量，精密称定，加无水乙醇制成每毫升含0.1mg的溶液，即得。

供试品溶液的制备：精密称取10g荔枝核，研碎，加入100mL水，加热提取2h，共2次，合并滤液浓缩成30mL，用稀盐酸调pH至2，加30mL乙醚萃取3次，萃取液回收蒸干，用无水乙醇溶解过滤，定容至50mL，即得。

测定法：分别精密吸取对照品溶液及供试品溶液各10μL，注入液相色谱仪，测定，即得。

本品以干燥品计算，含原儿茶酸为86.55μg/g[367]。

【现代药理】

1. 降血糖作用

正常饥饿小鼠皮下注射从荔枝核提取的α-甘氨酸，能明显降低其血糖和肝糖原含量[368]。荔枝核干浸膏1.3~2.6mg/kg灌胃给药持续30天，能明显降低四氧嘧啶（ALX）引起的糖尿病（DM）大鼠血糖。荔枝核水提物灌胃给药5g/kg 10天，既降低正常小鼠血糖，又能降低ALX-DM小鼠的血糖，其降糖效应分别与格列本脲50mg/kg和苯乙双胍100mg/kg几乎等效[369]。荔枝核水和醇提取物能拮抗肾上腺素、葡萄糖和ALX所致的高血糖，降低DM高脂小鼠血糖，但不降低正常大鼠和高血脂小鼠的血糖[370]。荔枝核皂苷、苦瓜皂苷和齐墩果酸组成的混合物能降低ALX-DM小鼠血糖；该混合物在体外也能增强胰岛素与正常大鼠脂肪细胞胰岛素受体的结合[371]。

2. 调血脂作用

荔枝核水和醇提取物在ALX致高血糖、DM和高脂动物模型上，均能降低动物血清甘油三酯（TG）及TC，提高HDL-C含量和HDL-C/TC比值，说明其能改善内、外源性脂质代谢紊乱；还能对抗ALX所致的自由基损伤，提高抗氧化酶SOD活性，加速自由基及其代谢产物丙二醛（MDA）清除[372]。

3. 抗病毒作用

体外反向间接血凝法（RPHI）和酶联免疫分析法（ELISA）研究发现，荔枝核水提取物是HBsAg的高效抑制剂。进一步发现荔枝核水提取物（100mg/mL）能完全抑制乙肝病毒的复制，故也是乙肝病毒复制的高效抑制剂[373-374]。

4. 抑制血小板聚集

荔枝核提取物0.5g/mL加10μL于200μL反应体系中，发现荔枝核提取物能显著降低体外血小板聚集，抑制率为55.5%[320]。

5. 抗肿瘤作用

荔枝核水提液62.5g/kg灌胃10天有明显抗肿瘤活性，对小鼠S_{180}抑瘤率为30.24%~36.28%，对肝癌抑瘤率为29.81%~38.58%[375]。

6. 毒性作用

荔枝核皂苷混合物小鼠腹腔注射后LD_{50}为1 469mg/kg，该剂量相当于降糖药效用量的近15倍。荔枝核水和醇提取物150g/kg连续灌胃给药7天，小鼠未见明显毒性反应。在DM-高脂模型小鼠，分别灌胃给药荔枝核水和醇提取物90g/kg，则明显加速动物死亡，5天死亡率均为22.2%，提示正常和糖尿病状态动物对药物的耐受量不同[370]。

【药性】 辛、微苦，温。归肝、胃经。

【功能与主治】 行气散结，散寒止痛。主治疝气痛，睾丸肿痛；胃脘久痛，痛经，产后腹痛。

【用法用量】 煎服，4.5~9g。或入丸、散剂。

【临床报道】

1. 治疗乙型肝炎

用荔枝核浓缩颗粒剂治疗慢性乙型肝炎48例，按疗程服用，每次 1 包，每天 3 次，疗效较好[376]。

2. 治疗前列腺痛

用荔枝核 8g，捣碎成细粒状，田七 3g，切片或捣碎，用 80° 水泡，代茶饮，治疗 127 例，37 例疼痛完全消失，43 例疼痛明显缓解，21 例稍缓解[377]。

3. 治疗糖尿病

将荔枝核水煎浓缩至厚浸膏，干燥，制粒，压片，片重 0.3g，3 次/日，4~6 片/次。连续 3 个月为一疗程。服药期间不再同时服用其他药物。适当控制饮食，维持原来食量（一般主食为 250~350g/日）。治疗糖尿病患者 30 例，显效 9 例，有效 10 例，进步 6 例[378]。

【现代制剂】

小儿暖脐膏

处方：橘核 200g，小茴香 600g，官桂 600g，炮姜 400g，白胡椒 200g，川楝子 200g，吴茱萸 200g，荔枝核 200g，麝香 3g。

制法：以上 9 味，麝香研成细粉；川楝子、荔枝核、橘核酌予粉碎，与食用植物油 20 L 同置锅内炸约 20 分钟后，再投入酌予碎断的其余 5 味，炸枯。去渣、滤过，炼至滴水成珠。另取红丹 9 000g，加入油内搅匀，收膏，将膏浸泡于水中。取膏用文火熔化，待温，加入麝香搅匀，摊于布或纸上。即得。每张净重 5g。

质量控制：本品为摊于布或纸上的黑褐色膏药。检查应符合《中华人民共和国药典》膏剂项下有关规定。

临床运用：本品散寒止痛。用于小胎寒，肚腹疼痛，积聚痞块，疝气偏坠，虚寒泻痢，胃寒腹胀。加温软化，贴于肚脐上，未满月小儿贴脐下[75]28。

四、全草类

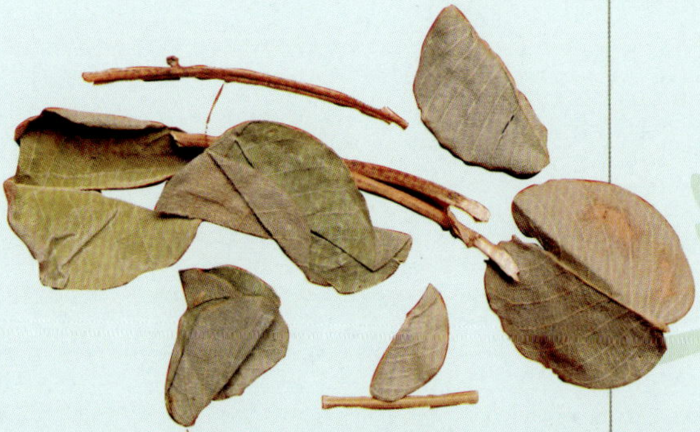

肿节风

【异名】草珊瑚、九节茶、接骨木、九节风。

【本草记载】本品以接骨草之名始见于《本草拾遗》，陈藏器曰："接骨草苗如竹节。出广西。粤语此草丛生。高二三尺。叶大如柳而厚。茎有节。色绿而圆。花白午开。自三月至九月不绝。……枝叶捣汁。可治跌打损伤。九月内剖根分种。"《汝南圃史》中以草珊瑚为名也有类似描述。《植物名实图考》中载有2种接骨木，其卷三十八接骨木条云："江西广信有之。绿茎圆节，颇似牛膝。叶生节间，长几二寸，圆齿稀纹，末有尖。以有接骨之效。故名"。参考其附图，形态特征与今用九节茶相符[172]195，[22]154，[274]456。

【来源】金粟兰科植物草珊瑚 *Sarcandra glabra*（Thunb.）Nakai的干燥地上部分。

【原植物形态】常绿半灌木，高45~150cm，全体无毛。茎数枝丛生，绿色，节部明显膨大。单叶对生，近革质，黄绿色；叶柄长0.5~1.5cm；托叶小，锐三角形；叶片卵状披针形或长椭圆形，长5~18cm，宽2~7cm，顶端渐尖，基部楔形，叶缘有粗锐锯齿，齿尖具1腺体。穗状花序常3枝，顶生，连总花梗长1.5~4.5cm，中间又复分为2~3枝，侧生者不分枝。花小，黄绿色，单性，雌雄同株，雌雄花合生，生于一极小的苞片的腋内，组成顶生短穗状花絮，无花梗；苞片2，黄绿色，钝三角形，宿存；无花被；雄蕊1，药隔肉质肥厚，膨大成卵形，棒状圆柱状，花药2室，纵裂，白色；雌蕊1，子房下位，球形或卵形，1室，柱头无柄近头状。核果球形，亮红色，直径3~4mm。花期6~7月，果期8~9月[176]42。

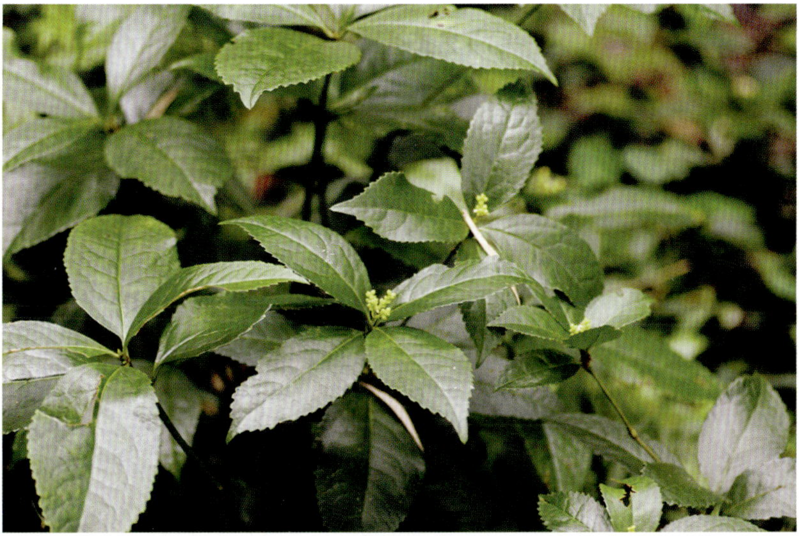

原植物图

【生境分布】 生于山沟、溪旁、林下阴湿处。分布于安徽、浙江、江西、福建、台湾、湖南、广东、广西、云南、贵州、四川等省区。

草珊瑚适应性较广，华南各地均有产。较集中分布的区域有：广州从化流溪河地区和白云区的次生林和沟谷林；粤北新丰、和平、连平 、翁源、饶平次生杂木林；粤西信宜山区的针叶林；江西靖安、定南、安远等县的针叶林和沟谷常绿阔叶林以及广西百色地区[382]。人工栽培的主产地有广东和江西 。野生肿节风通常分布于海拔 1 500m 以下的山坡林下、沟谷常绿阔叶林、竹林、杂木林、针阔叶混交林、阔叶林下或林缘的灌丛中；400~900m 海拔的林区阴湿处或溪涧边较常见，1 000m 以上或 300m 以下的林下灌木丛中也有零星分布，200m 以下则少见。

江西江中药业股份有限公司为从源头开始保证产品质量，经过调研和实地考察，于 2002 年在适宜草珊瑚栽培的江西新干黎山林场投资建立了草珊瑚规范化栽培基地[379-380]。

【栽培技术】

1. 生物学特性

草珊瑚喜温暖湿润的气候和阴凉潮湿的环境，忌强光直射和长时间的高温干燥。通常在疏松、腐殖质、林间郁闭度在 80%以上地方或在灌木丛中生长茂盛。

2. 繁殖方法

苗圃地宜选在阴湿、土层深厚、质地疏松的缓坡台地常绿阔叶林下地块为好，排灌方便、湿润肥沃的砂质壤土作育苗地。整地时每亩施入农家土杂肥 1 500kg 翻耕入土，耙细整平，做成高畦，畦面宽 1m，四周开沟，沟深 20~30cm。若为熟土，撒上石灰消毒。

（1）种子繁育

通常在每年的 10~12 月果实变红熟透时，进行采收。采收种子时，要注意种子成熟的特征。肿节风成熟的种子呈红色，种子球形。当果实成熟变红时，应及时采收免使种子洒落。采收时，将整个果穗剪下，除去花序梗和杂质，选出饱满、颗粒大的果实留种。

在整好的苗床上，按行距 20cm，开挖 2~3cm 的播种沟，将种子均匀播于沟内，用火烧土灰或细土覆盖，以不见种子为度，畦面盖草，并搭架遮阴。播种后 20~30 天出苗，及时揭去盖草。注意保持苗床湿润。或采用营养袋育苗，先配好营养土，然后装袋（杯），把选好的种子，每杯播种 2~3 粒，以粗砂土覆盖。

（2）扦插繁殖

扦插繁殖在每年春季的 3~4 月，或在秋季 9~10 月进行。从生长健壮植株上选取 1 年生枝条剪成带 2~3 节的插条，把插条捆成小把，将其基端置于 0.05mg/L 3 号 ABT 生根粉溶液中浸泡 2~3 分钟，或在 1mg/L NAA 溶液中快蘸后扦插。扦插时，先开横沟，将插条按 5cm×10cm 的株行距斜倚沟壁，上端露出土面约为插条的 1/4~1/3，覆土按紧，使插条与土壤紧密接触。插好后依次扦插第 2 行，扦插完后浇透水。

（3）分株繁殖

分株繁殖可在早春或晚秋进行。先将植株地上部分离地面10cm处割下入药或作为扦插材料，然后挖起根蔸，按茎秆分割成带根系的小株，按株行距30cm×30cm直接栽植大田。

（4）压条繁殖

将基部接近地面的1~2年生的枝条，在其基部堆土，或将母株的枝条的下部弯曲埋入土中，使连在母株上的枝条形成不定根，再切离母株成为一个新的植株。压条时将母株的枝条埋入土中，其深度10~20cm，茎枝的顶端露出地面。

3. 移栽定植

（1）整地

选择缓坡山地的常绿阔叶林或杂木林下种植。开垦前应保留树木或灌木作遮阴用，全垦或半垦，除去树根、石砾、杂质，清除林间杂草或堆沤做基肥；把地自下而上，沿等高线开垦成梯田修整成向内倾斜的水平梯带，将土地整细耙平。梯带宽50~80cm，高30cm，长度随地形地势而定，内侧挖深宽各15cm的排水沟。每隔10行梯带修一条宽30~40cm的步道，便于管理及防止水土流失。依地形、地势，开好防洪沟。

整地时，要施足基肥，每亩约施入腐熟的堆肥或农家土杂肥1 500~2 000kg，翻耕入土。在生长期要及时施肥，促进植株旺盛生长，增强植株的抗病能力。注意不要偏施氮肥，适当施用磷、钾肥或复合肥，可以培养地力，提高植株的抗病和抗逆能力。

（2）定植

种植时间：待播种幼苗长至10cm以上或扦插苗萌发的新芽有4~5对新叶和长好根系时，即可移栽到上述整好的栽植地。

种植密度：种植密度一般按30cm×20cm或30cm×40cm的行株距，采用穴栽或开沟种植。

种植方法：挖苗时切断主根，尽量不要伤及根须，尽可能带护根土移植。挖苗与种植要配合，随挖随种。栽植时根系要自然伸展，复土要细，适当压实，立即浇透定根水。如果风大或遇上干燥季节，蒸发强烈，挖起的幼苗要用塑料薄膜覆盖遮阴。

4. 田间管理

(1) 间作遮阴

草珊瑚耐阴性强，喜散射光。如无荫蔽条件的山坡、梯田种植，可在田间间作玉米等高秆作物，利用高秆作物遮阴。

(2) 查苗补苗

定植后要及时查苗，如发现死苗缺株，要采用同龄植株带土补栽，确保苗齐、苗全、苗壮。

(3) 中耕除草

一般每年中耕 3~4 次，保持土壤疏松，田间无杂草，减少水肥消耗。一般在封行前，选择晴天或阴天土壤湿度不太大时进行。草珊瑚的根系较浅，通常分布于土壤表层的 0~15cm，所以中耕宜浅。封行后，植株分枝较多，枝叶生长茂盛，中耕、除草次数要减少，以免损伤植株。通过中耕除草，摘除植株上的老叶、病叶，以减少病虫害的传播。

(4) 灌溉排水

定植初期要注意浇水保苗，防止干旱；植株封行后，耗水量增大，要经常保持土壤湿润。如遇干旱，要及时灌溉浇水。多雨季节，尤其是连续多天的大雨后，田间常有积水，要及时排除，以免引起烂根和减少病害的发生。

(5) 追肥

一般每年春、夏两季各追肥 1 次，每亩施用尿素 6~7kg 和氯化钾 2~3kg，或复合肥 10kg 兑水浇施。冬季结合培土，施 1 次农家肥或复合肥，将栏肥或沤肥施于植株根际，提沟边泥土覆盖肥料，既可保温防寒，又可促进翌春植株早生快长。

5. 病虫害防治

(1) 病害

褐斑病（未知种）：

症状：叶片上形成不规则的圆形或多角形的病斑，病斑边缘红褐色，中部深褐色。病害严重时叶片干枯破裂、脱落。

发病规律：春季和高温多雨季节，林间湿度较大，加上苗床排水不良，易发生褐斑病。

防治办法：加强农业综合防治，保持田间清洁，植株健壮。用70%甲基托布津可湿性粉剂800倍液、25%多菌灵可湿性粉剂600倍液；或15%粉锈灵粉剂800倍液喷洒植株防治，每隔7天喷施1次，连续喷3次。喷药时注意使叶背和叶面都着药。

（2）虫害及红蜘蛛害

①蚜虫：

学名：*Macrosiphoniella sanhorni* Gillette.

为害状：成虫和幼虫主要危害新芽、新叶，造成皱缩、花叶、变黄、脱落，植株明显发育不良，矮小、顶芽萎蔫。

发生规律：以成蚜在药地周围灌木或遮阴乔木上的叶片上越冬。翌年春夏季多雨时卵孵化成蚜后感染至药田。温暖多雨季节，温度高于25 ℃，相对湿度60%~80% 时发生严重。

防治方法：剪除被害枝梢。加强修剪药田周围过密的遮阴树枝，改变药田生长的小气候，增强通风透光性，减少传播途径。用40% 乐果乳剂1 000~1 500倍液喷洒防治。

②红蜘蛛：

学名：*Tetranychus nrticae* Koch.

为害状：以幼螨、成螨先后在叶片及绿色嫩枝上为害，吸食汁液，受害后叶片、嫩梢呈现黄褐色的斑点，使顶芽和叶片枯萎死亡。

发生规律：主要以卵或受精雌成螨在药田附近的植物枝干裂缝、落叶以及根际周围浅土层土缝等处越冬。春季随气温上升，越冬雌成螨活动危害叶片，先在叶片背面主脉两侧为害，从若干个小群逐渐遍布整个叶片。

防治方法：加强修剪药田周围过密的遮阴树枝，改变药田生长的小气候，增强通风透光性，减少传播途径。40%乐果乳油1 500倍，喷洒，可大大降低虫口密度。为了避免产生抗药性，应交替用药或混合施药。

③硬壳虫（地方俗称）：

学名：为鞘翅目 Coleoptera 象甲科 *Curculionidae* sp.。

为害状：以幼虫取食嫩叶片和嫩芽，咬成孔洞和缺刻。

发生规律：每年的春季温暖潮湿季节发生。

防治方法：40%乐果乳油 1 000~2 000 倍液或 90%敌百虫 1 000 倍液轮换交替使用，不要单一使用的化学药剂喷雾防治。喷杀时，注意叶片两面都要着药。

【采收加工】 种植一年，植株高达 80~100cm 时即可采收。一般夏、秋季采收。采割时注意割大留小，刚萌发较嫩的枝条留下继续生长，而较老、较长、成熟的茎枝，在距茎基部 5~10cm 处割下，以便再萌发出新枝。收割时选择晴天，割后可以马上晒干，以防叶片脱落。

收割后，应拣除杂草，污物，剔除腐烂变质部分，洗干净后才晒干。晒干后待叶片回软时再捆压成件，即成商品。亦可直接加工成浸膏，作生产中成药的原料[6]313。

【药材鉴定】

1. 性状鉴别

全株长 40~150cm。主根粗短，直径 1~2cm，支根甚多，长而坚韧。茎圆柱形，较硬挺，多分枝，节部膨大；表面深绿色或棕褐色，具细纵皱纹，粗茎上可见稀疏分布的纵向长圆形小皮孔。质脆，易折断，断面淡棕色，边缘纤维状，中央具棕色疏松的髓或中空。叶对生，叶柄长 0.5~1cm，较硬，基部合生抱茎。叶片深绿色或棕红色，薄革质，卵状披针形或长椭圆形，表面光滑，边缘具粗锯齿，并向叶背微反卷，齿尖有黑褐色腺体，叶脉在两面均隆起。顶部常有棕色的穗状花序，多分枝。气微香，味微辛。一般以茎、叶色绿者为佳。

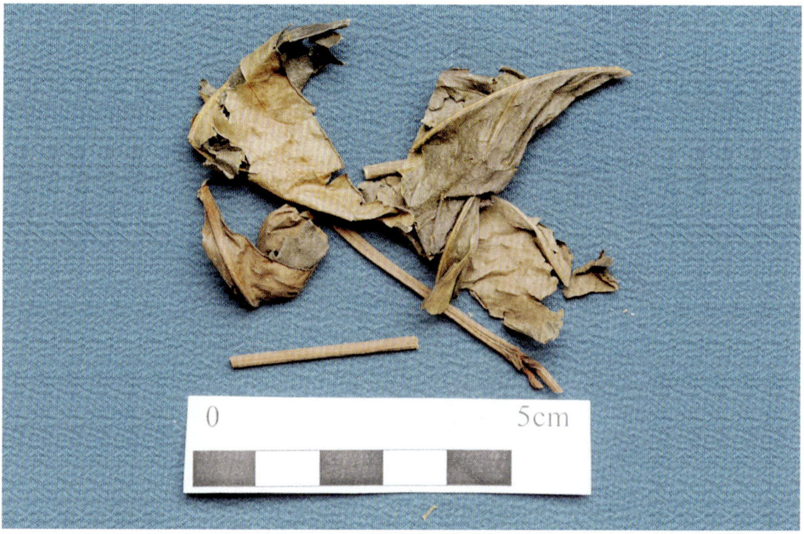

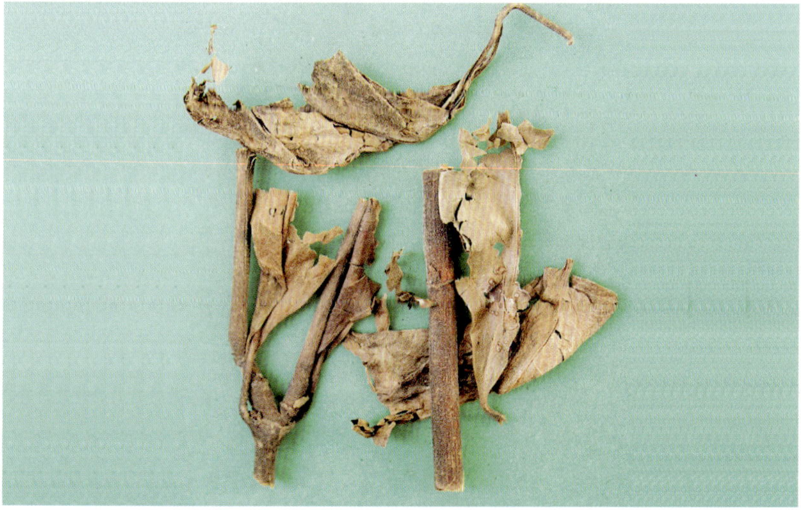

肿节风药材

2. 显微鉴别

(1) 叶的横切面

表皮细胞方形或长方形，外被厚角质层，下表皮可见气孔，主脉向上方略隆起，向下方突出。表皮内侧有 1~2 层厚角细胞，向内为数列排列疏松，类圆形的薄壁细胞。叶肉部分栅栏细胞 1 列，不通过主脉，细胞短小；海绵组织排列疏松，少数油细胞分布其中。主脉维管束 1~2 个，外韧型，上下两侧均有发达的纤维群，纤维壁厚，木化；石细胞呈不规则多角形，单个或 3~8 个分布在薄壁组织中。

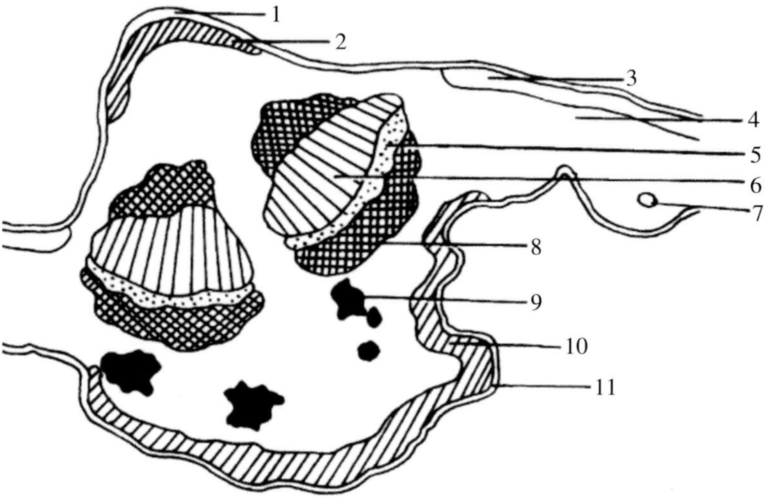

叶横切面组织简图（×50）[172]197

1. 上表皮　2、10. 厚角组织　3. 栅栏组织　4. 海绵组织　5. 韧皮部　6. 木质部　7. 油细胞　8. 纤维束　9. 石细胞群　11. 下表皮

（2）叶的表面观

表面细胞垂周壁波状弯曲或稍平直，气孔稍下陷，不定式。

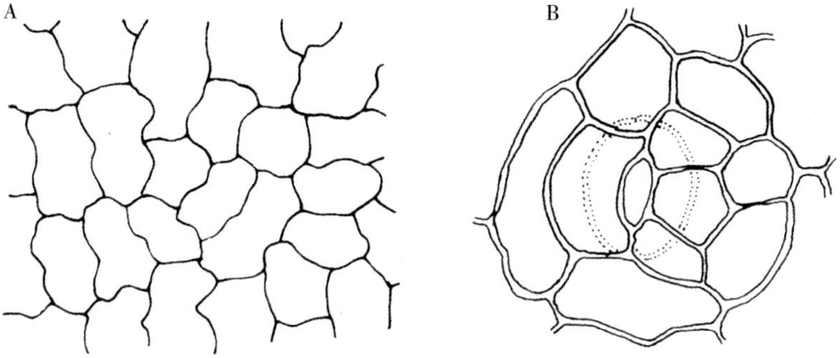

叶表面观组织图（×300）[172]197

A. 上表面　B. 下表面

（3）茎横切面

表皮细胞类长方形或长圆形，外被角质层，外缘呈钝齿状。皮层细胞10余列，外侧为2~3列厚角细胞，内侧薄壁细胞内含棕黄色色素，石细胞单个或成群散在。中柱鞘纤维束呈新月形，断续环列，木化。韧皮部狭窄。木质部管胞多数，射线宽2~8列细胞。髓部薄壁细胞圈较大，有时可见石细胞单个或成群散在。

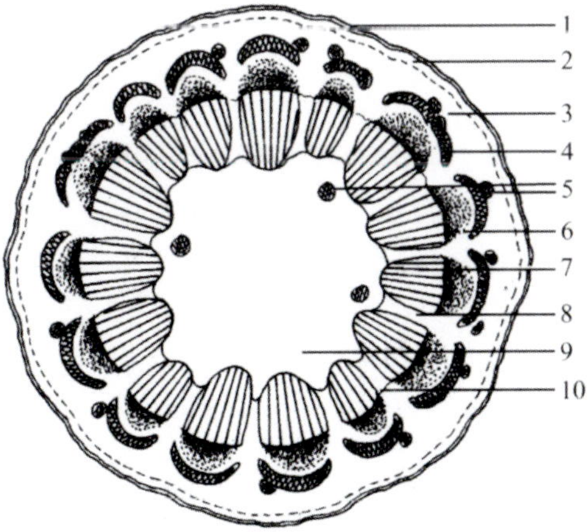

茎横切面组织简图（×25）[172]198

1. 表皮　2. 厚角组织　3. 皮层　4. 中柱鞘纤维　5. 石细胞
6. 韧皮部　7. 木质部　8. 射线　9. 髓部　10. 形成层

3. 理化鉴别

（1）检查琥珀酸及延胡索酸

取本品粉末0.5g，置试管中，加锌粉少量与0.5%氯化铵溶液2滴，微火加热至干，在试管口上盖一小片用含5%对二甲氨基苯甲醛与20%三氯醋酸的苯溶液浸润过的滤纸，继续微火加热约1分钟，滤纸显粉红色至紫色圆斑。

（2）检查黄酮类

取本品粉末少许，加乙醇0.5mL，置水浴中微热，取滤液点于滤纸上，干燥后在紫外光灯（365nm）下观察，显亮蓝色荧光；氨熏后，显黄色荧光。

（3）薄层色谱分析

取本品粉末2g，加水50mL，超声处理30分钟，滤过，滤液加乙酸乙酯振摇提取2次，每次25mL，合并乙酸乙酯液，蒸干，残渣加甲醇1mL使溶解，作为供试品溶液。另取肿节风对照药材2g，同法制成对照药材溶液。再取异秦皮啶对照品，加甲醇制成每毫升含0.5mg的溶液，作为对照品溶液。吸取上述三种溶液各4μL，分别点于同一以羟甲基纤维素钠为黏合剂的硅胶G薄层板上，以甲苯-乙酸乙酯-甲酸（9∶4∶1）为展开剂，展开，取出，晾干，置紫外光灯（365nm）下检视。供试品色谱中，在与对照药材和对照品色谱相应的位置上，显相同颜色的荧光斑点；置氨蒸气中熏10分钟，与对照品色谱相应的斑点变为黄绿色[22]154,[274]456。

【炮制】 取原药材，除去杂质，洗净，润透，切段，干燥。

【商品规格及质量】

1. 商品规格

规格等级：统庄。

2. 质量评价

以茎色棕褐，叶多者为佳。

【化学成分】 异秦皮啶（isofraxidin）[274]458。全株含左旋类没药素甲（istanbulin A）；延胡索酸（fumaric acid）；琥珀酸（succinic acid）；黄酮苷及香豆精衍生物等。此外，还含有0.15%~0.20%挥

发油，没药素乙（istanbulin B）、硬脂酸（stearic acid）[381]。

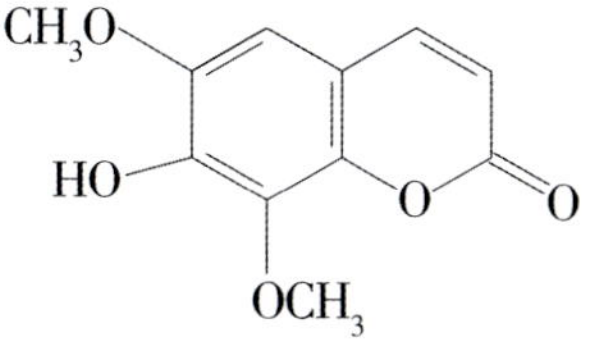

异秦皮啶（isofraxidin）

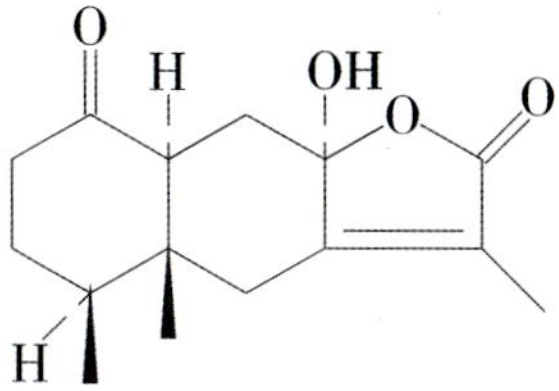

没药素甲（istanbulin A）

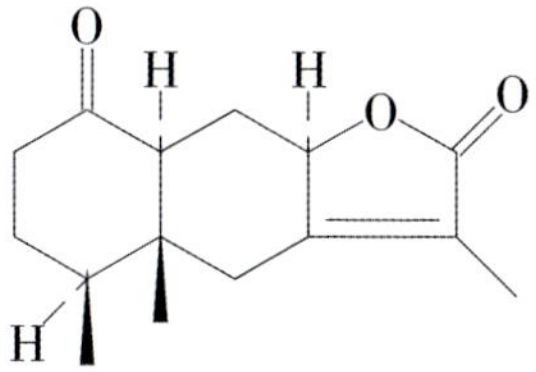

没药素乙（istanbulin B）

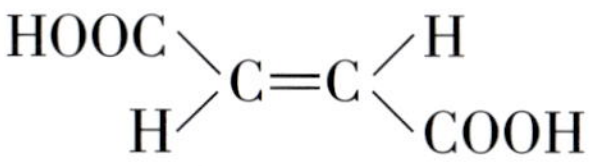

延胡索酸（fumaric acid）

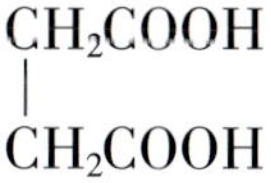

琥珀酸（succinic acid）

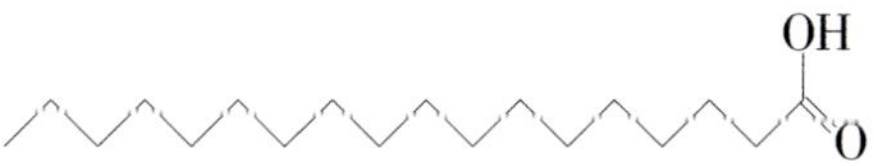

硬脂酸（stearic acid）

【现代药理】

1. 抗菌、防龋作用

实验证明，肿节风水煎剂对耐药金葡菌有抑制作用，最小抑菌浓度为 62.5 mg/mL[382]。肿节风乙醇提取物可在变形链球菌的肉汤琼脂平板培养中出现明显的抑菌圈，并随着中药浓度的增加而增大，其机理与抑制葡萄糖基转移酶活性有关。提示肿节风可通过抑制变形链球菌（GTF）酶活性起到防龋作用[383]。

2. 抗炎作用

肿节风口服剂对巴豆油所致的小鼠耳郭肿胀及醋酸所致小鼠腹腔毛细血管通透性增加都有明显抑制作用，作用强度与消炎痛相似[384]。

3. 抗溃疡作用

肿节风口胶剂对冰醋酸引起的皮肤溃疡有治疗作用[384]。

【药性】 辛、苦，平；有小毒。归肝、肺、大肠经。

【功能与主治】 清热解毒，祛风除湿，活血止痛。主治感冒发热，咽喉肿痛，口疮，肺热咳嗽，肠痈，胆胀胁痛，泻痢腹痛，痈疮肿毒；风湿痹痛；妇女痛经，产后瘀滞腹痛，跌打损伤，骨折。

【用法用量】 内服：煎汤，9~15g；或浸酒。外用：适量，捣敷；研末调缚；或煎水熏洗。

【使用注意】 阴虚火旺及孕妇禁服。宜先煎或久煎。

【临床报道】

1. 治疗老年慢性支气管炎急性发作期

在解痉、止咳、祛痰等西医常规治疗基础上，以肿节风注射液 10mL 加入 5% 葡萄糖生理盐水 250mL 静滴，每日 1 次，9 日 1 疗程。治疗 48 例，有效率 85. 4%；对照组用氨苄青霉素静滴，有效率 79.2%[385]。

2. 治疗复发性口疮

肿节风酒精提取物，加等量生石膏研末撒布于创面，再以小棉球覆盖，每日 1~2 次。治疗 120 例，有效率在 98% 以上，其中显效率 65%[386]。

3. 治疗疱疹性咽峡炎

肿节风注射液 2 岁以下 2mL/次，2 岁以上 3~6mL/次，加入 5%葡萄糖液 100~150mL 静滴，每日 1 次，3~5 日 1 疗程。治疗 60 例，治愈率 100%[387]。

【现代制剂】

1. 肿节风片

处方：本品为肿节风浸膏片

制法：取肿节风 3 125g，切碎，加水煎煮 3 次，每次 1 小时，滤过，滤液合并浓缩成稠膏状，干燥成干浸膏，加辅料适量，制成颗粒，干燥，压制成 1 000 片，包糖衣，即得。

质量控制：本品为糖衣片，除去糖衣后，显棕色至棕褐色；气香，味苦，微涩。检查应符合《中华人民共和国药典》片剂项下有关规定。

薄层鉴别：

鉴别对象	供试品溶液	对照品溶液	层析条件	检视与结果
肿节风	本品用氯仿超声提取，滤过，滤液蒸干，残渣加甲醇溶解	肿节风对照药材水提滤液用乙酸乙酯振摇提取，提取液蒸干，残渣加甲醇溶解；再取异秦皮啶对照品的甲醇溶液	以羧甲基纤维素钠为黏合剂的硅胶G薄层板上，以甲苯–乙酸乙酯–甲酸（9:4:1）为展开剂	置365nm紫外光灯下检视。供试品与对照品色谱相应位置上显相同颜色的荧光斑点。置氨蒸气中熏10分钟后，与对照品色谱对应的斑点变成黄绿色

高效液相色谱法含量测定：

测定成分	供试品溶液	对照品溶液	测定条件	含量要求
异秦皮啶	本品加水超声提取，用乙酸乙酯振摇提取5次，合并乙酸乙酯提取液，蒸干，残渣的甲醇溶液	异秦皮啶对照品的甲醇溶液	十八烷基硅烷键合硅胶为填充剂；乙腈–0.1%磷酸溶液（20:80）为流动相；检测波长为344nm	本品含肿节风以异秦皮啶（$C_{11}H_{10}O_5$）计，不得少于0.50mg/片

临床运用：本品清热解毒，消肿散结。用于肺炎、阑尾炎、蜂窝组织炎属热毒壅盛证候者，并可用于癌症辅助治疗。口服，3片/次，3次/日[22]502。

2. 肿节风浸膏

处方：本品为肿节风制成的浸膏。

制法：取肿节风，加水煎煮3次，每次1小时，合并煎液，滤过，滤液浓缩至稠膏状，85℃以下减压干燥，即得。每克干浸膏约相当于原药材 10g。

质量控制：本品为深棕色的疏松不规则的块；味苦、微涩。检查应符合《中华人民共和国药典》膏剂项下有关规定。

临床运用：本品消肿散结，清热解毒。主治肺炎、阑尾炎、蜂窝组织炎，大剂量用于肿瘤[154]112。

3. 肿节风注射液

处方：本品为肿节风经提取制成的灭菌水溶液。

制法：取肿节风 1 000g，加水煎煮 2 次，每次 2 小时，合并煎液，滤过，滤液浓缩至相对密度为 1.33（70℃），加乙醇沉淀 2 次，第 1 次含醇量为 70%，第 2 次含醇量为 80%，每次冷藏 48 小时，滤过，滤液回收乙醇并浓缩至每毫升含生药 10g，加入适量新配制的卵蛋白溶液，搅拌，使沉淀，冷藏 48 小时，滤过，滤液煮沸，使过量的卵蛋白凝固，滤过，滤液加乙醇，使含乙醇量为 75%，放置沉淀，滤过，滤液回收乙醇，加注射用水适量，冷藏 24 小时，滤过，滤液用氢氧化钠溶液调节 pH 至 9.0，加活性炭使为 0.05%的浓度，煮沸 30 分钟，滤过，滤液加注射用水稀释至 1 000mL，滤过，加 6mL 聚山梨酯 80，搅匀，滤过，灌封，灭菌，即得（为抗菌消炎用）；或取肿节风 5 000g 或 10 000g，同上法制成注射液 1 000mL（为抗肿瘤用）。每支装 2mL。

质量控制：本品为深棕色的澄明液体。pH 应为 5.0~6.0。检查应符合《中华人民共和国药典》注射剂项下有关规定。

高效液相色谱法含量测定：

测定成分	供试品溶液	对照品溶液	测定条件	含量要求
反丁烯二酸	本品溶液加水稀释 5 倍的溶液	经 105℃干燥至恒重的反丁烯二酸对照品的水溶液	十八烷基硅烷键合硅胶为填料；0.16mol/L 磷酸二氢钾溶液（用磷酸调节 pH 为 2.80）为流动相；检测波长为 210nm	本品含反丁烯二酸（$C_4H_4O_4$）不得少于 30μg/mL（抗菌消炎用）；或不得少于 60μg/mL 或 120μg/mL（抗肿瘤用）

临床运用：本品清热解毒，消肿散结。主治热毒壅盛所致肺炎、阑尾炎、蜂窝组织炎、菌痢、脓肿，与肿节风片联合用于消化道癌、胰腺癌、肝癌等肿瘤。肌肉注射。抗菌消炎：2~4mL/次，1~2 次/日。抗肿瘤：3~4mL/次，2 次/日[19]90。

4. 清热消炎宁（胶囊）

处方：本品为九节茶经加工制成的胶囊。

制法：取肿节风 1 000g，加水煎煮 2 次，滤过，合并滤液，浓缩成稠膏，低温干燥，粉碎成细粉，装入胶囊，即得。每粒含肿节风干浸膏 0.5g。

质量控制：本品为胶囊剂，内容物为黑褐色的粉末；味微苦、涩。检查应符合《中华人民共和国药典》胶囊剂项下有关规定。

薄层鉴别：

鉴别对象	供试品溶液	对照品溶液	层析条件	检视与结果
肿节风	本品内容物，加乙醇冷浸，滤过，滤液蒸至约 5mL 溶液	肿节风对照药材 5g，加水加热提取，滤过，滤液浓缩至稠膏状，加乙醇溶解	硅胶 G 薄层板上，以苯－丙酮（17:3）为展开剂	置 365nm 紫外光灯下检视，供试品与对照品色谱相应位置上显相同颜色的荧光斑点

临床运用：本品清热解毒，消炎止痛，舒筋活络。主治流行性感冒，咽喉炎，肺炎，菌痢，急性胃肠炎，阑尾炎，烧伤，疮疡脓肿，蜂窝织炎。口服，2~4 粒/次，3 次/日。外用，将内容物加温开水溶化后，按患处大小搽敷，2~3 次/日[18]191。

广金钱草

【异名】 落地金钱、铜钱草、马蹄香、假花生、假地豆、马蹄草、银蹄草。

【释名】本品因其叶近圆形而似铜钱，广东、广西两地民众即将其称之为金钱草。销至外地，为与四川大金钱草（过路黄）区别起见，特称之为广金钱草[172]12,[222]454。

【本草记载】据《岭南草药志》载："现代缪永祺谓金钱草治膀胱结石，甚为奇效，原文载《医林一谔》第 6 期。"该文叙述的金钱草实为广金钱草。《中华人民共和国药典》2000 年版开始载入本品。

【来源】豆科植物广金钱草 *Desmodium styracifolium*（Osb.）Merr.的干燥地上部分。

【原植物形态】灌木状草本。高 30~90cm，茎直立，枝圆柱形，密被伸展的黄色长柔毛。通常有小叶 1 片，有时 3 小叶，顶端小叶圆形或椭圆形，革质，先端微凹，基部心形，长 1.8~3.4cm，宽 2.1~3.6cm，上面无毛，下面密被贴伏的茸毛，脉上最密。侧生小叶如存在时，则较远顶生小叶为小，圆形或椭圆形，托叶小披针状钻形，具条纹。总状花序顶生或腋生，极稠密，花

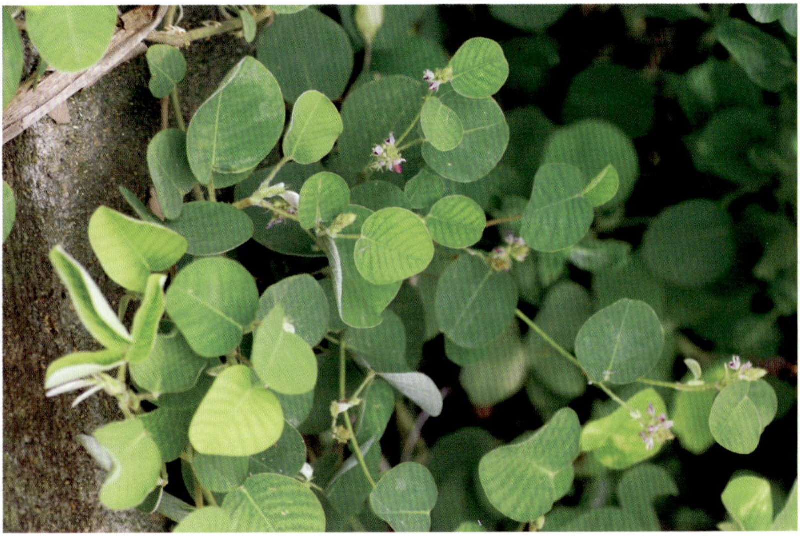

原植物图

小，紫色，有香气；花萼被粗毛，萼齿披针形，长为萼筒的2倍；花冠蝶形，长约4mm，旗瓣圆形或长圆形，基部渐狭成爪，翼瓣贴生于龙骨瓣上；雄蕊10，2体。荚果线状长圆形，被短毛，腹缝线直，背缝线浅波状，4~5个节，每节近方形。花果期6~9月[176]236。

【生境分布】生于旷野、荒草坡地上。分布于福建、广东、广西、湖南等地[176]236。广东为药材主产区。

【栽培技术】

1. 生物学特性

广金钱草适宜在气候暖和、雨量充足的环境中生长。喜高温，不耐严寒，怕霜冻，最适生长温度为20~25℃，夏天可忍受35℃的高温，冬季温度不能低于–4℃。分布区的气候温暖或较炎热、多湿、日照时间长，气候特点是夏长冬短，春夏多雨，冬季干旱。对土壤要求不严，黄壤土、红壤土、黑沙质壤土均能生长，较贫瘠的土壤也能生长，但以透水性良好的沙质黑壤土为好。生长期要求日照时间有10小时左右，在荫蔽环境下生长不良。生长期要求水量较多，能耐旱，在较干旱的土壤上也能生长，如在山坡上野生的广金钱草，全年靠天下雨也能生长，但植株短小，侧蔓少，生长不良，土壤水分充足时生长良好，产量高。

2. 繁殖方法

（1）种子繁殖

种子性状与采收：荚果线状长圆形，长1~2cm，宽2~3 mm，黄褐色，表面有不规则网纹，被短柔毛，荚节3~5个，近方形，扁平，每节有肾形种子1粒。种子黄色或紫褐色，较扁。种脐圆形，位于一侧中部凹陷处，黑色。采收以中熟种子为宜，当总果梗上的果荚大部分显暗褐色并干缩时采摘，并晒干。

苗圃选择和苗床准备：育苗地宜选择排灌方便、疏松、肥沃，不易板结的沙质壤土。秋冬深翻25cm，让土壤风化，春季翻犁、耙细，畦面要平整，畦沟要深。结合整地每667 m^2施入1 500kg腐熟农家肥作基肥。将育苗地整成宽1 m、高25cm、沟宽 30cm 的播种畦。

种子处理：广金钱草种子有蜡质包被，不经处理发芽率较低。为了促进种子早发芽，可将种子置于 80℃水浸泡 10 分钟，捞出后用草木灰拌种；或用 50 度白酒伴至湿润，15 分钟后，清洗干净，用清水浸种 8 小时后，用布袋装好，每天冲洗 1 次，保湿催芽，直至种子露白；或用沙子与种子（3∶1）揉搓 3~5 分钟，使其种皮稍微磨伤，变得粗糙失去光泽为度，然后用 45℃水浸种 10 小时以上，再用盆装好，盖上湿毛巾保湿催芽（没有膨胀的可继续浸种、继续催芽），分批将膨胀露白的种子播于苗床，淋足水保湿，并盖塑料薄膜保温、保湿。

播种：广金钱草可在春、夏、秋季播种。适宜的播种密度为 0.5~1 g/m^2。种子露白后，将种子均匀播于苗场，然后盖上一层细土，厚度不宜超过 1cm，淋足水直至苗出场，苗床土壤应保持湿润。播种后应及时除草。春播应气温稳定在 25℃左右，秋播入霜前应加盖薄膜。

沙床播种：沟距 5cm，深约 1cm。在宽 1 m，长 3 m 的沙床可播 1.5~3 g 种子。播种后浇水并保持苗床湿润，1 周左右便可出苗，等苗高 6cm 左右时，选择阴雨天气便可出圃定植于大田。

大田播种：把种子均匀撒播于苗床上，覆土 0.5cm，盖上一层疏而薄的稻草。播种后要淋足水。播种量与沙床同。把经催芽的种子播于沟中，覆土厚 1cm。

当种苗高达 6~7cm 时即可出场，在起苗的头天傍晚应淋足水，起苗时应尽量保持主根完整。

育苗地管理：根据天气情况，播种后保持土壤湿润，出苗后，每周淋水 1 次，并结合追肥，及时拔除杂草。幼苗出土后，适时追施草木灰、稀人粪尿水。当苗长出 3~6cm 时，进行间苗，去弱留强，去密留疏。

（2）扦插繁殖

扦插苗圃的建立：选择背风，挡西晒，易淋水的平地作育苗地。苗期要搭建育苗棚，苗棚大小根据育苗数量而定，一般每

667 m^2 可育 100 万株苗。苗棚建成长方形，棚顶及四周用 75%的遮光网围好固定。

选用黄泥黏性土与沙混成三比一的基土，将混好的基土堆成宽 100cm，高 25cm 的畦，畦面应整平。

扦插苗截取：将大田长势良好的广金钱草割回，剪成 5~7cm 长的插段，剪去扦插基部的叶片，扦插枝末端切口应与腋芽相平，末端的叶片应保留。

扦插方法：将削切好的扦插枝插于苗场，扦插前苗场应淋透水，扦插深度 3cm 为宜，扦插株距 2cm，行距 3cm 为宜，扦插时不可倒置扦插。扦插后 7 天应上、下午各淋 1 次水，7 天后应保持苗场土壤湿润，直至苗木出圃为止。

3. 移栽定植

（1）整地

选择向阳、日照时间长的缓坡或者灌水方便的无污染农田或旱地种植。秋冬翻耕，春季整地起畦，畦宽 1.2 m，每 667m^2 施

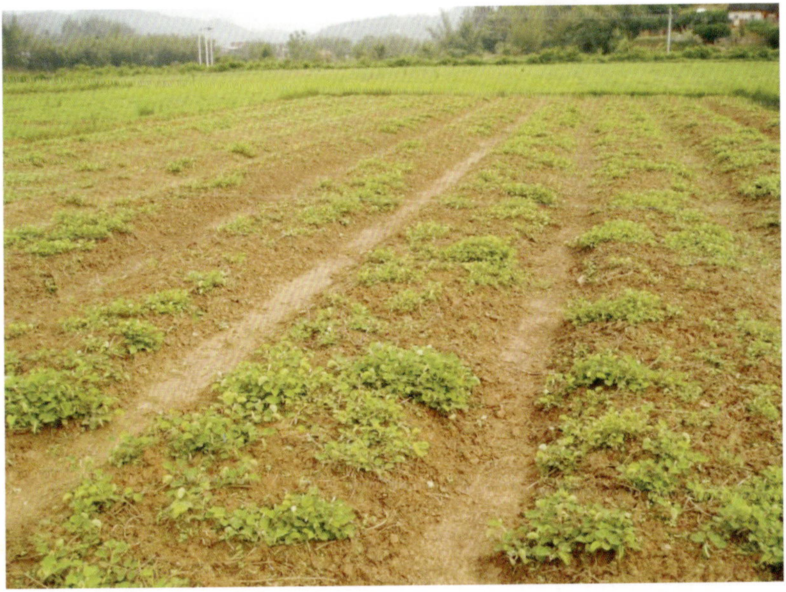

广东省平远县广金钱草规范化种植（GAP）基地定植后生长的情况

入 5 000kg 的腐熟农家肥作基肥，施肥后浅耕耙匀，使表土与肥料拌匀。

(2) 定植

种植时间：宜在苗高 6~7cm，有 6~8 片真叶时，选晴天早晨或阴雨天进行。定植的最好时间是下午 16:00 后，如果遇上阴雨天，全天均可进行。

种植密度：行株距 25cm×15cm。

种植方法：在整好的畦上，开穴种植，每穴种 1~2 株幼苗。栽种后淋足定根水。

4. 田间管理

(1) 苗期管理

温度、湿度、光照控制：温度应控制在 25℃左右，日照时数 10 小时左右，做好防寒保湿工作，若温度太低，可用尼龙薄膜覆盖保温。

淋水排水：播种后保持土壤湿润，出苗后，淋水，雨季要注意排水，尽量避免积水。

间苗：当苗长出 3~6cm 时，去弱留强，间去过密的幼苗。

除草松土：勤除杂草，一般苗期除草 2 次，结合松土。

追肥：播种 10 天后，施用稀粪水。然后每隔 20 天左右追施 1 次稀粪水。移栽前追施 2 次 0.2%过磷酸钙。扦插育苗应在扦插后 7 天应上、下午各淋 1 次水。7 天后应保持苗场土壤湿润，直至苗木出圃为止。

出圃移栽：宜在苗高 6~7cm，有 6~8 片真叶时，选晴天早晨或阴雨天进行，随出圃随移栽，起苗时不伤皮、不伤根。

(2) 定植后管理

灌溉排水：定植后 3 天内每天淋水 1 次，以后遇旱灌水。广金钱草蔓多，叶茂，在 7~9 月的旺盛生长期，其藤蔓铺满地面，消耗水分很多。为了保证其生长需要，要经常淋水，使表土保持湿润。从开始迅速生长的 6 月起，要淋足水，有条件的可灌水，每 10 日灌水 1 次。在雨季田间有积水时，应及时排水，不能积水，否则植株可能会死亡。

补苗：缺株应及时补上同龄苗。

中耕除草：广金钱草幼苗生长迟缓，各种杂草生长较快，要经常除草，一般10~15天除草1次，直至封行，并同时进行浅中耕。定植后到藤蔓封垄前要进行中耕除草2~3次。

追肥：定植后10天左右，每667m^{2}追施稀人畜粪水，结合中耕除草进行施肥。当苗高25~30cm时，施1次人畜粪水肥，之后每隔30~40天追施1次。苗期追肥以低浓度的人畜粪水或稀氮肥水为主。定植后的追肥可用人畜粪、尿素等，封垄前再追肥1次。前两次肥料的浓度要稍低些，封垄前的最后1次追肥要用较高浓度的人畜粪或颗粒复合肥、尿素等。

培土压蔓：种苗定植于大田后，在第2次追肥时，适当培土压住离地面长10cm以内的基部蔓条，促使其不定根扎入土里形成根系，以增加植株的吸水、吸肥能力。

5. 病虫害防治

（1）病害

广金钱草的病害以疫病为主，另外还有立枯病。

①疫病（霉病）：

病原：由真菌中的一种半知菌引起。

症状：发生在夏季高温高湿季节，先侵染叶片，后至茎部，主要为害生长期的茎叶。被害时为水渍状的斑点，扩大后腐烂，死亡。

发病规律：病菌主要以菌核随病株残叶遗落在土中越冬。翌年4月以后从下部叶片开始发病，6~7月严重，并一直为害到地上部分枯死为止。阴雨季节，田间湿度大的情况下容易发病。

防治方法：加强农业综合防治，病部应及时除去和烧毁，注意雨后及时排水，改善田间通风透光条件。发病期可喷用1次可杀得800倍液；发病初期，喷1∶1∶100波尔多液，每隔7~10天1次。用50%的甲基托布津1 000~1 500倍液喷雾，每15天1次，连续 3~4 次。

②立枯病：

病原：由真菌中的一种半知菌引起。症状：主要为害幼苗。发病后近地面茎基部呈浅褐色、腐烂，逐渐向主茎蔓延，枝叶呈萎蔫状，造成幼苗倒伏，后期全株死亡。

发病规律：病菌在土壤和留床苗上越冬。翌年 3~4 月开始发病，5~6 月进入盛期，在天气时晴时雨，植株生长不良的条件下发病严重。

防治方法：加强农业综合防治，选育抗病品种，拔除病株，集中烧毁；发现病株立即拔除。喷用 50%退菌特可湿性粉剂 600 倍液喷雾防治。在发病处用 0.3%的石灰水浇灌防止蔓延。用 50%托布津 1 000 倍液喷雾防治，每 2~10 天 1 次，连续 3~4 次。

（2）虫害

①粘虫：

学名：*Leucania separate* Walker.。

为害状：主要为害叶片，造成不规则缺刻，也为害嫩茎，严重时叶片被吃光。

发生规律：幼虫和蛹在土内越冬。幼虫有假死性，3 龄以后分散为害，晚间、日出前和阴天活动取食叶片，其食量随龄期增长而增加，5~6 龄为暴食期，成群迁移为害。

防治方法：幼虫入土化蛹期，挖土灭蛹；幼虫低龄期，用 90%敌百虫 1 000 倍液喷杀。利用幼虫有假死习性，可在清晨人工捕杀。在成虫始盛期，用糖醋毒液诱杀。

②毛虫：

学名：*Malacosoma ncustria* Testacea Mots.。

为害状：幼虫取食叶片和嫩芽，当虫口密度大时，可把全株叶片吃尽，影响正常生长发育。

发生规律：以卵越冬，翌年 4 月，幼虫开始孵化为害嫩叶，群居生活，稍大后，在干枝交叉处结网群栖。白天潜伏，夜晚外出取食。老熟幼虫开始分散，为害严重。幼虫有坠地假死性，成虫有趋光性。

防治方法：冬季在被害植株周围翻土杀蛹。在幼虫孵化期，用90%敌百虫2 000倍液喷杀幼虫，效果更好。在成虫期用黑光灯诱杀成蛾。

③蚂蚁：

为害状：荚果成熟前咬食荚果。

防治方法：使用磷化铝每穴10~15g熏蚁穴。

④凤蝶：

为害状：幼虫咬食叶片。

防治方法：使用金云（Bt）杀虫剂稀释1 000倍液喷杀或喷用80%敌敌畏800倍液喷杀。

⑤蝼蛄：

为害状：幼虫咬食叶片。

防治方法：使用敌百虫杀虫剂1 000倍液喷杀。

【采收加工】 广金钱草商品药材于夏秋季节采收为宜，当地上茎蔓长至50~80cm长时，或在刚刚见到基部侧蔓现蕾时采收。采收时应遵循割大留小的原则，即短小的分枝留待下次收割。

将割下的茎叶除去杂质，切段，晒干（不宜曝晒，否则叶易脱落）或鲜用。需放置时间较长的，要注意翻晒以免受潮发霉[6]275。

【药材鉴定】

1. 性状鉴别

茎枝呈圆柱形，长通常可达100cm，直径2~5mm；表面淡棕黄色，密被黄色伸展的短柔毛；质稍脆，断面中部有髓。叶互生，小叶1~3片，圆形或长圆形，直径2~4cm，先端微凹，基部心形或钝圆，全缘，上表面黄绿色或灰绿色，无毛，下表面具灰白色紧贴的绒毛，侧脉羽状；叶柄长1~2cm，托叶1对，披针形，长约0.8cm。偶见花果。气微香，味微甘。一般以叶多、色绿者为佳。

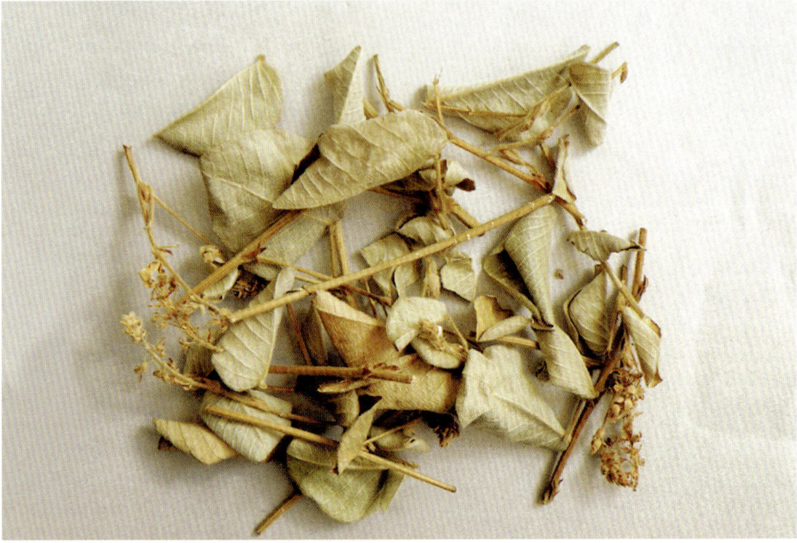

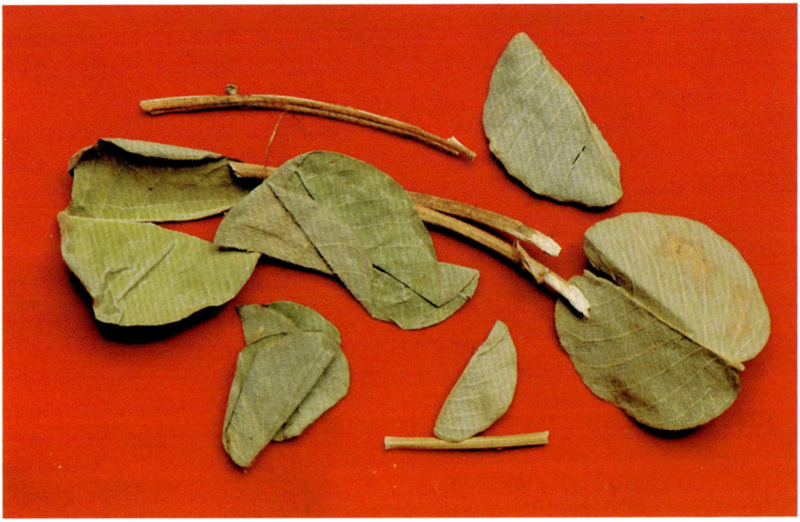

广金钱草药材

2. 显微鉴别

（1）茎横切面

表皮细胞 1 列，其外具钩状毛。表皮下方为木栓层。皮层组织中含色素块的细胞连接成环，并有草酸钙方晶与棱晶，直径 6~16μm。中柱鞘纤维束发达，韧皮薄壁组织中亦含方晶及棱晶。木质部由导管、木纤维及木薄壁细胞组成。髓部宽阔，细胞中含色素块、结晶及较大的圆形淀粉粒。

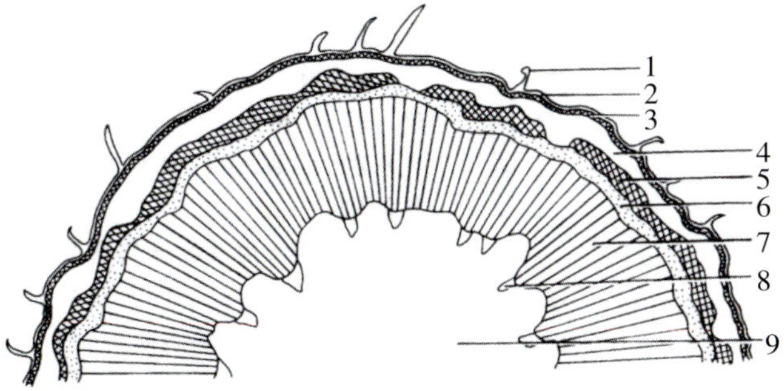

广金钱草茎横切面组织简图（×32）[172]13

1. 钩状毛　2. 表皮　3. 木栓层　4. 皮层　5. 中柱鞘纤维群　6. 韧皮部　7. 木质部　8. 初生木质部　9. 髓部

（2）叶横切面

主脉具大型的槽状维管束，其下侧具厚角组织，侧脉下方及栅栏、海绵组织中均含少量方晶。下表皮具钩状毛及大型的线状保护毛。上、下表皮均密布极细小的气孔。

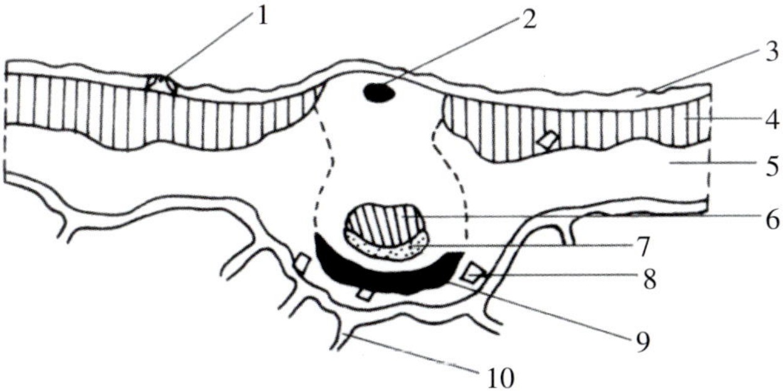

广金钱草叶侧脉中部横切面组织简图（×80）[172]14

1. 气孔　2. 纤维层　3. 上表皮　4. 栅栏组织　5. 海绵组织　6. 木质部　7. 韧皮部　8. 方晶　9. 纤维层　10. 保护毛

(3) 粉末特征

下表皮具1~3个细胞的钩状毛及长达1 000多μm的线状保护毛，顶端渐尖；上下表皮均有不定式气孔，方晶在薄壁组织中成行排列或散在，形成晶鞘；具有长200~500μm的中柱鞘纤维及两端尖的木纤维和色素块等。

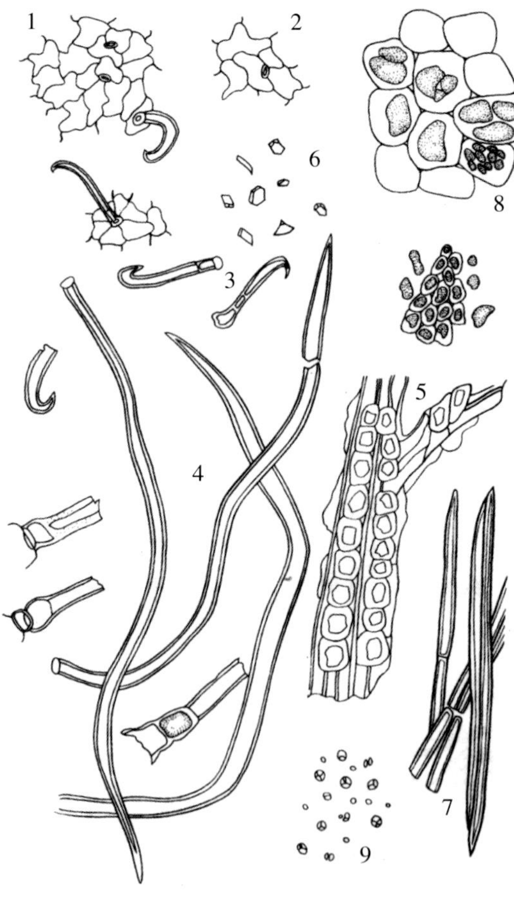

广金钱草粉末显微特征图（×80）[172]13

1. 下表皮 2. 上表皮 3. 钩状毛 4. 叶片的线状保护毛
5. 晶鞘纤维 6. 分散的方晶 7. 茎的中柱鞘纤维
8. 茎髓薄壁组织及栅栏组织中的色素块 9. 淀粉粒

3. 理化鉴别

(1) 检查黄酮

取本品粗粉2g，加水30mL，煮沸10分钟，滤过，滤液蒸干后，加乙醇2mL，使溶解，再加镁粉少量与盐酸0.5mL，即显红棕色。

(2) 检查生物碱

取本品粗粉2g，加含1%盐酸的70%乙醇溶液20mL，置水浴上回流10分钟，滤过，滤液浓缩至乙醇挥尽，加水适量使溶解，滤过。取滤液分置二支试管中，每支各1mL，分别加碘化铋钾试液2滴或三硝基苯酚试液2滴，均发生黄色沉淀。

(3) 薄层色谱

取本品粉末5g，加乙醇100mL，加热回流30分钟，滤过，滤液蒸干，残渣加热水30mL使溶解，放冷，滤过，滤液加乙酸乙酯振摇提取2次，每次30mL，合并乙酸乙酯液，蒸干，残渣加无水乙醇1mL使其溶解，作为供试品溶液。另取广金钱草对照药材，同法制成对照药材溶液。吸取上述两种溶液各5μL，分别点于同一聚酰胺薄膜上，以甲苯–乙酸乙酯–甲酸（75:24:10）为展开剂，展开，取出，晾干，喷以三氯化铝试液，热风吹干，置紫外光灯（365nm）下检视。供试品色谱中，在与对照药材色谱相应的位置上，显相同的三个绿黄色荧光主斑点[22]30,[222]454。

【炮制】

取原药材，除去杂质及泥沙，头部切长段，筛尽灰屑，切段，干燥。

【商品规格及质量】

1. 商品规格

规格等级：统货，不分等级。

2. 质量评价

《广东省地产药材商品规格质量标准》要求为除去头，青黄色，无杂质，无虫蛀霉变。

【化学成分】 三萜醇配糖体（desmodium styracifolium–triterpenoid, D.-t);黄酮苷配糖体(desmodium styracifolium-aromatic compound, D.-a)[388];木犀草素(luteolin)[389]。全草含大豆皂苷Ⅰ(soyasaponin Ⅰ);3-O-〔α-L-吡喃鼠李糖基(1→2)-β-D-吡喃半乳糖基(1→2)-β-D-吡喃葡萄糖醛酸基〕大豆皂醇E{3-O-〔α-L-rhamnopyranosyl(1→2)-β-D-galactopyranosyl(1→2)-β-D-glucuronopyranosyl〕soyasapogenol E};新西兰牡荆苷-1(vicenin1);新西兰牡荆苷-3(vicenin3);夏弗塔雪轮苷(schaftoside);多糖[222]454;水杨酸(salicylic acid);香草酸(vanillic acid);阿魏酸(ferulic acid);3,4-二甲氧基苯酚(3,4-dimethoxyphenol);乙二酸(oxalic acid);(3α,4β,5α)-4,5-二氢-3-(1-吡咯基)-4,5-二甲基-2(3H)-呋喃酮[390];广金钱草碱(desmodimine);广金钱草内酯(desmodilactone)[391];羽扇豆酮[lup-20(29)-en-3-one];羽扇豆醇(lupeol)[392]。

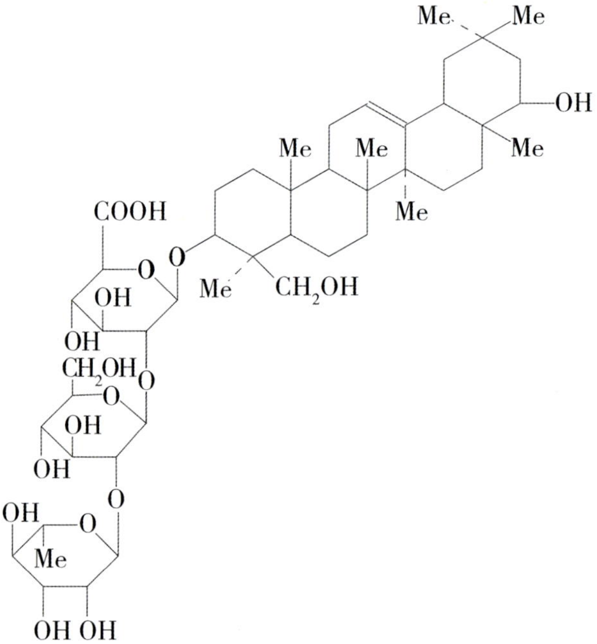

大豆皂苷Ⅰ(soyasaponin Ⅰ)

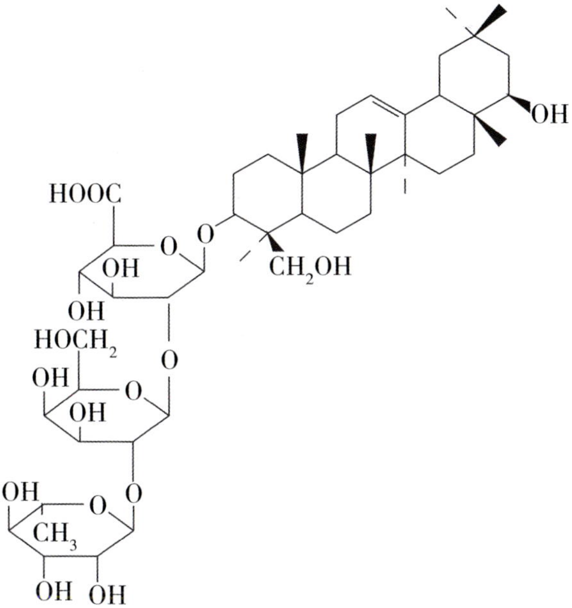

3-O-〔α-L-吡喃鼠李糖基(1→2)-β-D-吡喃半乳糖基(1→2)-β-D-吡喃葡萄糖醛酸基〕大豆皂醇 E

{3-O-[α-L-rhamnopyranosyl(1→2)-β-D-galactopyranosyl(1→2)-β-D-glucuronopyranosyl]soyasapogenol E}

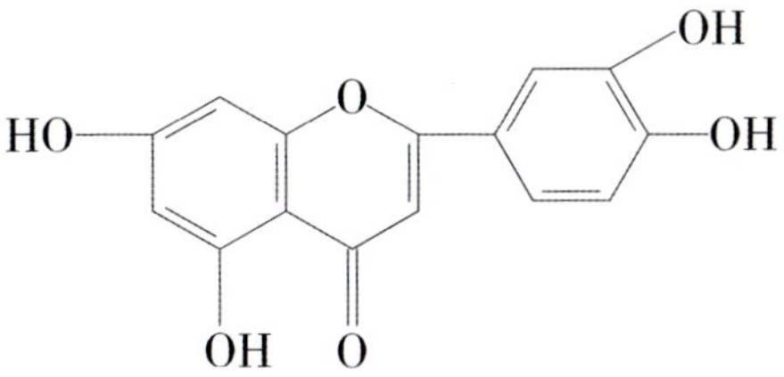

木犀草素（luteolin）

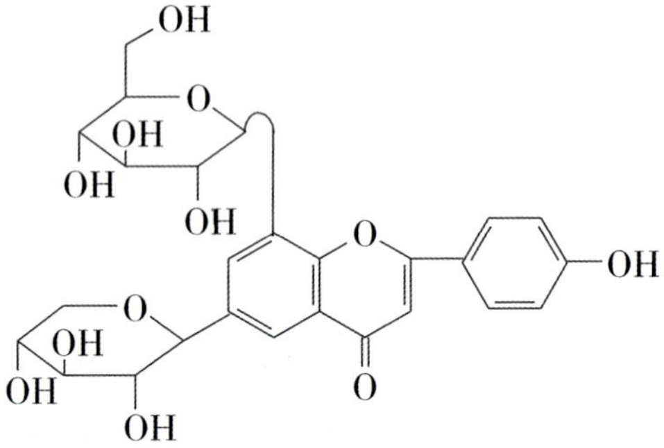

新西兰牡荆苷-1（vicenin1）

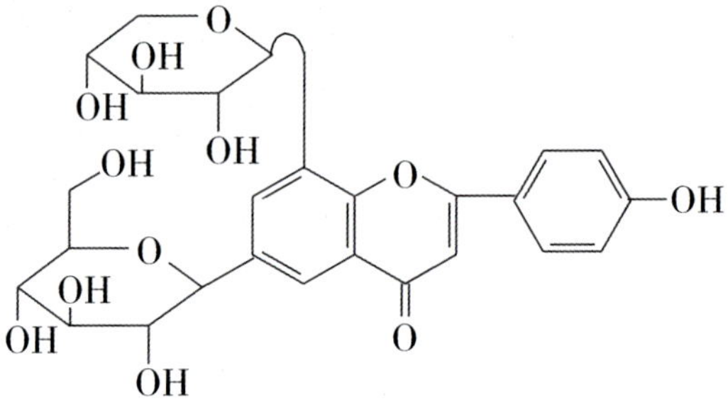

新西兰牡荆苷-3（vicenin 3）

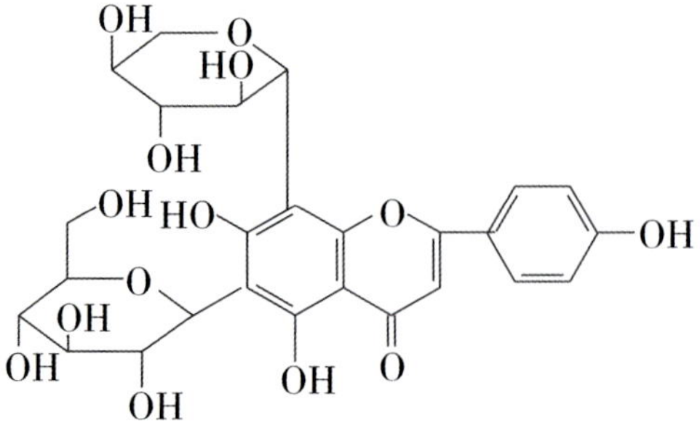

夏弗塔雪轮苷（schaftoside）

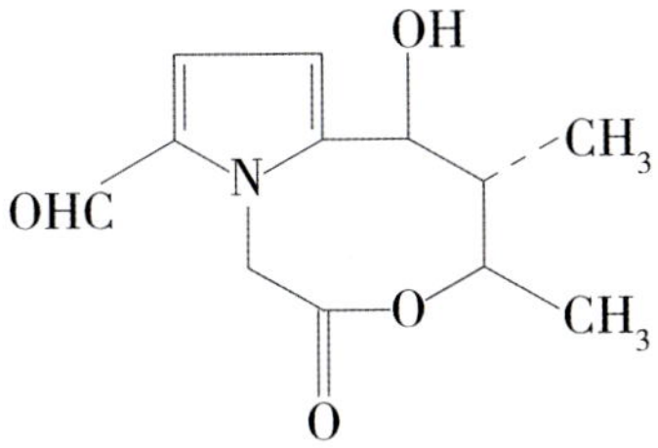

广金钱草碱（desmodimine）

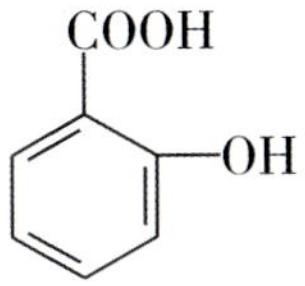

水杨酸（salicylic acid）

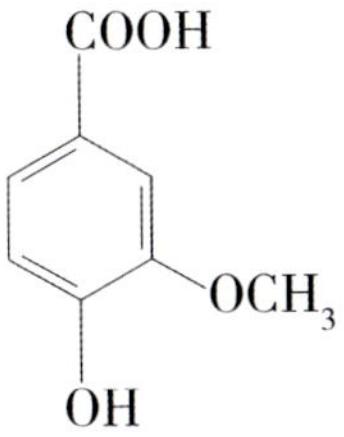

香草酸（vanillic acid）

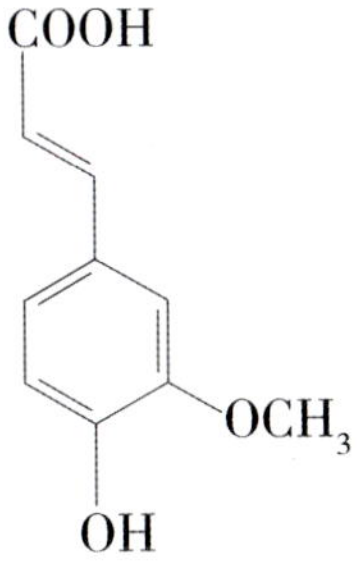

阿魏酸（ferulic acid）

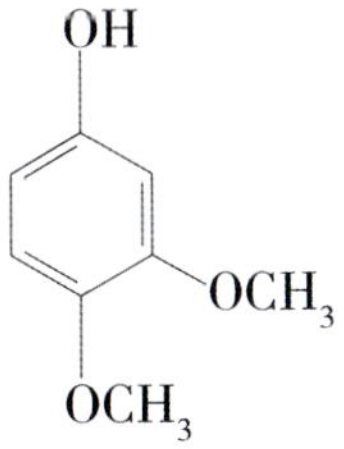

3,4-二甲氧基苯酚
(3,4-dimethoxyphenol)

HOOC—COOH

乙二酸
（oxalic acid）

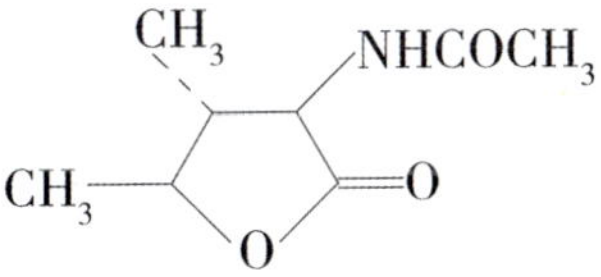

广金钱草内酯
（desmodilactone）

【含量测定】

用3,5-二硝基水杨酸法（简称DNS法）测定广金钱草中多糖的含量。

回归方程的建立：精密称定于105℃干燥至恒重的葡萄糖适

量，置 100mL 容量瓶中，加水使成 1mg/mL 的标准溶液。依次精密量取 0.2mL，0.4 mL，0.6 mL，0.8 mL，1.0 mL，1.2 mL，1.4mL 标准溶液，分别置 25mL 容量瓶中，加水使各量瓶的总体积为 2mL，各精密加入 1. 5mL DNS 试剂，混匀，于沸水浴中煮沸 5 分钟。取出立即冷却，加水稀释至刻度，摇匀，另以 0.2 mL 蒸馏水同样操作，作空白对照，按分光光度法在 520nm 处测定吸收度，绘制标准曲线，求出回归方程。

供试品溶液的制备：精密称定金钱草粗多糖适量，置小烧杯中加水溶解（可稍加热），使完全转移至 100 mL 量瓶中，并加水稀释至刻度，混匀，经脱脂棉滤过，弃初滤液，取续滤液为供试品溶液。

测试液的制备：精密量取供试品溶液 5mL 于 25mL 量瓶中，加 5mL 6mol/L 的盐酸，置沸水浴中煮沸水解 30 分钟，取出，放冷，加酚酞指示剂 1 滴，用氢氧化钠溶液调至红色放至室温，加水稀释至刻度，摇匀，滤过，弃初滤液，续滤液即为测试液。

校正液的制备：精密吸取供试品溶液 5mL 于 25mL 量瓶中，加酚酞指示剂 1 滴，用氢氧化钠溶液调至红色，放至室温，加水稀释至刻度，即得。

测定法：精密量取测试液、校正液各 2mL，分别置 25mL 量瓶中，各加 DNS 试剂 1.5mL 混匀，置沸水浴中煮沸 5 分钟，取出迅速冷却至室温，加水稀释至刻度，摇匀，照 2005 年版《中华人民共和国药典》（一部）附录Ⅴ A 紫外–可见分光光度法，在 520nm 处分别测定吸收度，以测试液的吸收度减去校正液的吸收度代入回归方程进行计算。

本品以干燥品计算，含多糖不得少于 27.24%[393]。

【现代药理】

1. 利尿

水煎剂对大鼠有明显利尿利钠作用，其作用是由于生药中所含钾盐引起，以广金钱草灰分作对照实验，结果证实广金钱草的利水、利钠作用均较灰分为大[394]。

2. 尿石的溶防作用

广金钱草的多糖部分可以延缓一水草酸钙的成核，表明金钱草在体内能保护肾组织细胞，对尿石中最常见的一水草酸钙的结晶生长有抑制作用[395]。

3. 利胆

通过放免法测血浆中灌服中药前后胆囊收缩素（CCK）含量，结果犬胆囊在灌服广金钱草后胆囊明显收缩，CCK 明显升高并与胆囊体积之间呈显著负相关[396]。

4. 对心血管系统的影响

广金钱草总黄酮能明显增加小鼠心肌营养性血流量，广金钱草水提物（生药 3g/kg）、极性较大的黄酮（60mg/kg）、乙酸乙酯提取物（60mg/kg）都能使脑血流量明显增加，同时脑血管阻力下降，血压降低，心率稍减，其中以极性较大的黄酮作用最佳，而且它对由脑垂体后叶素（2U/kg）引起的家兔心电图 T 波高耸有良好的对抗作用，克服心律不齐和结性早搏现象[397]。

5. 抗炎

以广金钱草注射剂（生药 50g/kg）、广金钱草黄酮及酚酸物（3.75g/kg）对组胺引起的血管通透性增加有明显的抑制作用；另外对由巴豆油引起的小鼠耳部炎症、由蛋清引起的大鼠关节肿胀，及对棉球肉芽肿均呈明显的抑制作用[398]。

6. 毒性

广金钱草黄酮小鼠腹腔注射，LD_{50} 为 1 583±215mg/kg[399]。

【药性】 甘、淡，微寒。归肝、胆、肾、膀胱经。

【功能与主治】 除湿退黄，利尿通淋，解毒消肿。主治湿热黄疸；石淋，热淋；恶疮肿毒，毒蛇咬伤，烧伤，烫伤等。

【用法用量】 煎服，15~60g，鲜品加倍。外用适量。

【现代制剂】

1. 石淋通冲剂

处方：本品为广金钱草经提取加工制成的冲剂。

制法：广金钱草 1 500g，加水煎煮 2 次，每次 1 小时，合并煎液，滤过，滤液浓缩至相对密度为 1.20（热测），待冷至室温，加乙醇使含醇量达 65%，搅拌，静置 24 小时，滤过，滤液浓缩成稠膏，加蔗糖粉适量，制成颗粒，干燥，即得。每袋装 15g（相当于总药材 15g）。

质量控制：本品为黄棕色的颗粒；味甜、微咸。检查应符合《中华人民共和国药典》冲剂项下有关规定。

临床运用：本品清温热，利尿，排石。用于尿路结石，肾盂肾炎，胆囊炎。开水冲服，15g/次，3 次/日[78]51。

2. 复方石淋通片

处方：广金钱草 1 500g，石韦 500g，海金沙 500g，滑石粉 25g，忍冬藤 500g。

制法：以上 5 味，除滑石粉外，其余 4 味分别加水煎煮 2 次，每次 2 小时，滤过，合并滤液，浓缩至适量。广金钱草浓缩液加 5 倍量 85%乙醇，海金沙、忍冬藤、石韦浓缩液加 5 倍量 70%乙醇，搅匀，静置，滤过，回收乙醇，浓缩成稠膏。合并上述稠膏，加入滑石粉及适量辅料，混匀，制成颗粒，干燥，压制成 1 000 片，包糖衣，即得。

质量控制：本品为糖衣片，除去糖衣后，显红褐色；味苦。检查应符合《中华人民共和国药典》片剂项下有关规定。

临床运用：本品清热利湿，通淋排石。用于膀胱湿热，石淋涩痛，尿路结石，泌尿系感染属肝胆膀胱湿热者。口服，6 片/次，3 次/日[80]117。

3. 复方金钱草颗粒

处方：广金钱草，车前草，石韦，玉米须。

质量控制：本品为黄棕色至深棕色的颗粒；气香，味甜或微甜。检查应符合《中华人民共和国药典》颗粒剂项下有关规定。

临床运用：本品清热祛湿，利尿排石，消炎止痛。用于泌尿系结石、尿路感染属湿热下注证者。用开水冲服，1~2 袋/次，3 次/日[263]207。

4. 五淋化石丸

处方：广金钱草，鸡内金，泽泻，沙牛，琥珀，黄芪，石韦，海金沙，车前子，甘草，延胡索（醋制）。

制法：以上 11 味，取广金钱草加水煎煮 2 次，第 1 次 2 小时，第 2 次 1.5 小时，合并煎液，滤过，滤液浓缩至膏状；其余 10 味粉碎成细粉，混匀，用上述浓缩膏加 20%蜜糖水适量，泛丸，用甘草炭粉包衣，低温干燥，打光，即得。每 10 丸重 2.5g（相当于总药材 3g）。

质量控制：本品为棕褐色至黑色的浓缩水蜜丸；味微苦、甘。检查应符合《中华人民共和国药典》丸剂项下有关规定。

显微鉴别：取本品，置显微镜下观察：石细胞淡黄色，类圆形或长方形，直径 60~100μm。孢子类圆形或类三角形，直径 60~85μm，外壁具颗粒状雕纹。星状毛由披针形或梭形细胞组成，细胞长 120~390μm。

临床运用：本品通淋利湿，化石止痛。用于淋证，癃闭，尿路感染，尿路结石，前列腺炎，膀胱炎，肾盂肾炎，乳糜尿。口服，5 丸/次，3 次/日[400]35。

5. 净石灵胶囊

处方：广金钱草 250g，黄芪 76.6g，茯苓 76.6g，扁蓄 76.6g，海金砂 76.6g，淫羊藿 76.6g，夏枯草 76.6g，滑石 76.6g，延胡索（醋制）50g，当归 50g，巴戟天 50g，赤芍 40g，冬葵子 40g，车前子 40g，桃仁 40g，鸡内金 40g，甘草 25g。

制法：以上 17 味，滑石、海金砂粉碎成细粉，当归、赤芍提取挥发油后，药渣与其余 13 味加水煎煮 2 次，第 1 次 7 倍量 3 小时，第 2 次 5 倍量 2 小时，合并煎液，滤过，滤液浓缩成稠膏，减压干燥，粉碎成细粉，与上述细粉混匀，喷入挥发油，过筛，分装，制成 1 000 粒，即得。每粒装 0.3g。

质量控制：本品为胶囊剂，内容物为棕色粉末，气微，味微苦。检查应符合《中华人民共和国药典》胶囊剂项下有关规定。

显微鉴别：取本品，置显微镜下观察：孢子呈钝圆锥形。侧面观略呈三角形，底面观略呈类圆形，孢子边缘呈波状弯曲，外壁呈类圆形或多角形瘤纹理。

临床运用：本品补肾、利尿、排石。用于治疗肾结石、输尿管结石、膀胱结石以及由结石引起的肾盂积水、尿路感染等。口服 5 粒/次，3 次/日，饭后 1 小时饮水 300~500mL，并做跳跃运动 10~15 次，体弱者酌减。每次排尿注意结石排出情况。双肾结石，直径超过 1.5cm 或结石嵌顿时间很长病例忌服[221]152。

6. 结石通茶（玉石茶）

处方：广金钱草 180g，玉米须 120g，鸡骨草 90g，茯苓 90g，石韦 90g，白茅根 90g，车前草 65g，金沙藤 65g。

制法：以上 8 味，取广金钱草 70g、鸡骨草 35g、石韦 35g，分别切碎，剩余部分与其余 5 味加水煎煮 2 次，每次 3 小时，合并煎液，滤过，滤液浓缩成相对密度为 1.02（95℃）的清膏，加入上述碎料，搅匀，待药液吸干后，干燥，即得。每袋装 10g（相当于总药材 50g）。

质量控制：本品为棕褐色的片状茶剂；味甘、微苦。检查水分不得过 5.0%；其他应符合《中华人民共和国药典》茶剂项下有关规定。

临床运用：本品利尿消火，通淋镇痛，止血化石。用于泌尿系感染，膀胱炎，肾炎水肿，尿路结石，血尿，淋漓浑浊，尿管灼痛。煎服或开水冲服，1 袋/次，1 次/日；重症者 2 次/日。孕妇禁用[76]136。

广藿香

【异名】藿香、海藿香。

【释名】《本草纲目》云：“豆叶曰藿，其叶似之，而草味芳香，故曰藿香。”枝香者，亦以香气得名。名广藿香者，参见下文。

【本草记载】 广藿香以藿香为名始载于东汉《异物志》，曰："藿香交趾有之。"其后东晋《交州记》和西晋《南方草木状》云："出交趾九真诸国。"《太平御览》引《南方草木状》云："藿香榛生，民自种之，五六月采曝之，乃芬芳耳。出交趾、武平、兴古、九真。"梁《广志》"藿香出日南诸国。"隋《南州异物志》云："藿香生曲（疑为'典'之误）逊国。"唐《通典》云："顿逊国出藿香，插枝便生。"藿香在本草类书籍的记载始见于宋《嘉祐本草》及《本草图经》[401]，也是以藿香为名。前者只收录了《广志》的记载，后者谓"岭南多有之"。以后的本草文献均沿用此说法，直至《本草纲目》曰："藿香方茎有节中虚，叶微似茄叶等。"唐史云："顿逊国（指马来半岛）出藿香，插枝便生。"《本草图经》云："藿香旧附五香条，指《新修本草》不著所出州土，今岭南郡多有之，人家亦多种植，二月生苗，茎梗甚密作丛，叶似桑而小薄。六月、七月采之，暴干乃芳香，须黄色后可收。"后经学者考证发现，史料及本草记载中所描述的藿香产地、性状特征及栽培方法均与现在商品广藿香相符，而非遍布我国南北靠种子繁殖的藿香（土藿香 *Agustache rugosa*）[20]16。为了有别于土藿香，加之广东栽培供药用历史长，药界逐渐习惯于将广东主产的唇形科刺蕊草属的藿香称之为广藿香。查有关资料文献可知，日南、交趾、九真均为越南古代地名；顿逊位于今马来半岛之中。由此可见，我国应用的广藿香最早是从越南、马来西亚等国传入，宋代以后，岭南一带已引种成功，且普遍种植，用途广泛，逐渐形成了疗效确切的著名岭南道地药材之一。

历代本草文献除了对藿香品种、产地及准确识别方法做了细致地描述外，还对藿香的性味功能以及药效特性做了详尽的记述。自《嘉祐本草》记载藿香具有"和中止呕，芳香化湿，解暑辟浊"功效后，《本草图经》将藿香推为"助胃吐逆之要药"。在《本草衍义》中，对藿香的药用和不宜做了精辟的论述："藿香芳香而嫌其猛烈，温煦而不偏于燥烈，能祛除阴霾湿邪，而助脾胃正气，为湿困脾阳、倦怠无力、饮食不甘、舌苔浊垢者最捷之药。”《本草纲目》对藿香的性味功效也进行详细的介绍，“藿香药用枝叶，气味辛，微温，无毒。主治风水毒肿，去恶气，止霍乱心腹痛。脾胃吐逆为要药。助胃气，开胃口，进饮食。温中快气，肺虚有寒，上焦壅热，饮酒口臭”等症。清黄宫绣撰《本草求真》也对藿香的作用特点做了简要总结：“藿香专入脾、胃、肺。辛香微温，香甜不峻。但馨香气正能助脾醒胃以辟诸恶。故凡外来恶风内侵，而见霍乱呕吐不止者，须用此投服。”[402] 由此可见，早在宋代广藿香就在治疗暑湿、湿温病中发挥着重要作用，是临床上治疗脾胃湿困的常用药物。

【来源】 唇形科植物广藿香 *Pogostemon cablin*（Blanco）Benth.的干燥地上部分。

【原植物形态】 为多年生草本，高 30~90cm，全体被毛，有清香气。茎直立，多分枝，老茎近圆形，外表木栓化，幼枝方形，密被短小灰黄色毛茸。单叶对生，厚纸质或草质，揉之有清淡的特异香气；叶片卵形或长椭圆形，长 5~10cm，宽 4~8cm，

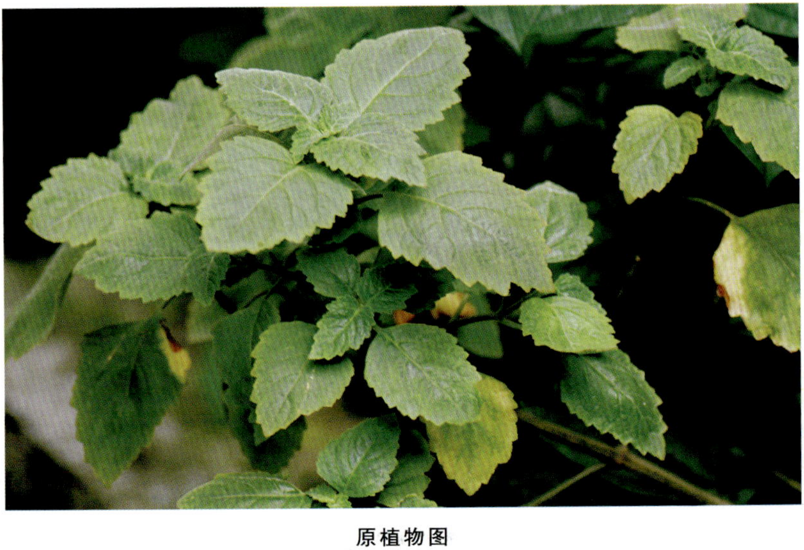

原植物图

叶缘具不整齐的粗钝齿，叶端短尖或钝圆，基部阔而钝或楔形而稍不对称，两面皆被茸毛，背面较密；叶脉于叶背面凸起，腹面稍凹下，故叶面凸凹不平；叶柄长2cm，亦被柔毛。轮伞花序密集，组成顶生或腋生的穗状花序，长2~6cm，直径1~1.5cm，具总花梗；苞片狭，椭圆形，长5~6mm；萼长7~8mm，外面被茸毛，萼齿急尖；花冠淡红紫色，长约13mm，花冠筒长于花萼，近二唇形，上唇3裂。小坚果4，近球形或椭圆形，稍扁。花期4月[403]。我国栽培者较少开花。

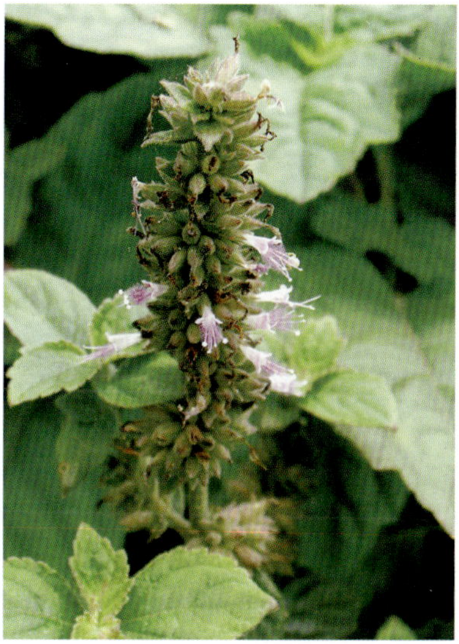

原植物花序图

【生境分布】 广藿香原产于菲律宾、马来西亚、印度等国家，后由华侨传入我国，主要以栽培为主。我国主产区以广东为主，在广东省的广州郊区、肇庆地区、湛江地区有栽培。海南、广西、福建、台湾、四川、云南、贵州等省区也有栽培。广藿香喜温暖，忌严寒。对土壤要求较高，喜排水良好，土质肥沃、疏松，土层深厚的沙质壤土。

【栽培技术】

1. 生物学特性

广藿香喜温暖、忌严寒。不耐烈日，对水分十分敏感，既怕干旱，又怕积水。年平均日照时数为1 875.1~1 959.9小时，年太阳总辐射量105.3~109.8kcal/mm^2，年平均气温20~28℃，年平均降水量1 600~2 000mm，无霜期在320天以上，相对湿度在80%以上。广藿香对土壤要求较高，喜排水良好、土质肥沃、疏松、土层深厚的沙质壤土。广藿香植株很脆弱，风力较大时容易风折、风倒。由于各地的气候条件、海拔高度以及植被等生态环境有一定的差异，广藿香的生长期和产量也有所不同。

广州产区：位于广东省珠江三角洲北部。广藿香主要分布于白云山地区和流溪河地区。白云山位于广州市东北部，海拔最高点为534m。属南亚热带海洋性季风气候，日照长，气温较高。流溪河地区地处北回归线附近，属南亚热带季风性气候，且地势平坦，年平均温度20.3℃，具有雨量充沛、湿度较大等优越的自然条件，较适宜广藿香的生长。

肇庆产区：在广东省中部偏西、西江北岸。地势北高南低，西江河岸平原宽阔，有众多水道和湖泊交织珠串，水域占全市面积1/7以上。广藿香常种植于菜地里，与蔬菜交互轮作。在肇庆地区广藿香一般生长10个月，通常2月种植，当年12月采收。

湛江产区：位于广东省西南部。境内地势多以台地、平原为主，属北热带温暖湿润气候地区。年平均气温在23℃以上，降雨多集中在4~9月，夏秋两季常有台风袭击。广藿香常与甘蔗轮生，其产量较大。销国内多数地区，并供香料厂用。

海南产区：属热带季风气候，长夏无冬，高温多雨，月平均气温20℃以上的时间长达9个月，年降雨量1 700多mm。目前广藿香多集中在万宁地区种植。常与水稻轮作。在海南产区广藿香生长期约5~7个月，一年可生产二季，通常7月和11月各收1次。多作为原料供香料厂提取香料用。

2. 繁殖方法

广藿香繁殖可用扦插繁殖和组织培养繁殖两种方法。扦插繁殖是传统的繁殖方法，一直沿用至今，而组织培养繁殖则是近年来采用的育苗新方法。

(1) 扦插繁殖

宜选避风的林间缓坡地，苗床基质最好选用细河沙或富含腐殖质的砂质壤土。将细河沙或砂质壤土做成宽1m，高20~30cm的畦，畦沟宽30cm，畦长视地形而定。

一般选择当年生 4~6 个月的广藿香植株中的茎秆粗壮、节密、无病虫害的枝条作插穗较好，成活率可达到 95%以上。选取时应选取茎中组织充实、髓部呈白色、折之有响声、断面有汁液流出的枝条作为插条，这种插条生长势旺盛，成活率高。取嫩枝的顶梢，截成长 8~15cm 的小段，每段 2~3 个节，剪去下部叶片，仅留顶端一节的两片叶和心芽。枝条下端斜剪成马蹄形切口，以增大吸收面积。剪好的插条通常用生长素（生根粉）浸泡处理，以保证有较高的成活率。已剪去顶梢的枝条待抽出新芽后或新枝条长至 15~20cm 长时，又可再剪下作插穗用。

春秋两季是扦插繁殖的最好时节，插条成活率较高。扦插繁殖在 2~6 月进行，气温回升、雨季开始、植物体内液体流动旺盛时进行。也可在秋季 8~10 月气温不太高时进行。同类枝条，因取苗时间不同，发根能力也不同，春季剪取的枝条发根力一般要比夏秋季剪的枝条发根力强。

扦插时，在准备好的苗床上，先在畦上按行距 10cm 开横沟，将插条按 6~10cm 的株距斜倚沟壁，上端露 1/2~1/3 出土面，仅让顶梢叶片露出土面为度，覆土按紧，使插条与土壤紧密接触。插好后依次扦插第 2 行。扦插完后浇透水。一般在 10 天后开始发根，25~30 天后即可移栽。最好在扦插前夜，将土壤淋湿，待第 2 天扦插时，既容易扦插，又有利于苗成活。

扦插苗的管理。做好淋水保湿、防旱、防涝。插条在定植前，忌阳光直射，要盖以稻草并保持土壤湿润，如天气干旱，每天要淋水多次。保持土壤湿润。一般情况，每天早晚淋水 1 次，淋水量不宜过多，以浇湿畦为度。同时要防止积水，如遇连续阴雨，则要疏通沟渠，排除积水。要适当追肥。插后 10 天生根长出新叶后便可施肥。肥料可选择腐熟的有机肥，如稀薄的人畜粪尿水等。施肥时通常选在晴天淋施，效果才好。适当遮阴。苗期要有适当荫蔽。幼苗长大后，在酷暑天也要适当荫蔽，荫蔽度以 40%~50%为宜。

（2）组织培养繁殖

外植体的选择和准备。取广藿香幼嫩茎，去掉叶片，以及从顶芽向下的第2~3节叶片，置自来水下流水冲洗15分钟，然后用75%乙醇浸泡30秒，取出，用无菌水冲洗5~6次；再用0.1%的升汞浸泡8分钟，取出，用无菌水冲洗6~8次，再用0.1%的升汞浸泡7分钟，取出，用无菌水冲洗8次。把消毒好的茎切成1~1.5cm长的小段，叶切成2cm×2cm小块，接种到愈伤组织诱导培养基或芽分化诱导培养基上培养。以叶片和带节茎段作外植体的愈伤组织诱导率为最高，可达到87.0%以上，而根尖和茎段的愈伤组织诱导率仅为27.0%~46.5%。故在广藿香组培繁殖中选择叶片、带节茎段作外植体最合适。

培养基的设计以及植株再生。愈伤组织诱导培养基和芽分化诱导培养基以MS为基本培养基或改良后的MS为基本培养基，添加一定浓度的6-BA（6-苄基腺嘌呤）促进分化，6-BA的浓度在0.3~0.5m克/升为宜。接种30天后，可形成大量淡绿色的胚性愈伤组织，并很快分化出许多丛芽和长出真叶的小苗。在改良后的MS培养基的基础上，添加6-BA 0.5mg/L，可不通过愈伤组织阶段，直接分化出再生植株。选取高1~2cm，有1~3对真叶的小苗，转接到生根壮苗培养基（MS培养基为基础，添加15%~20%的香蕉汁）中培养，25天后，植株长到6~8cm高，并长出根时，即可出瓶炼苗。

再生植株的移栽。在瓶里已经长好根的植株，可直接移到室外沙质苗床上进行炼苗。炼苗时，提前一天把瓶盖拧开，轻轻地放在瓶口上，呈半掩状态。1天后取出试管苗，轻轻地在水盆中荡洗干净根部琼脂，然后移栽到室外准备好的沙质苗床上，浇透水，并用竹片条插在苗床两侧弯成拱形，盖上塑料薄膜保湿，同时苗床上空要用遮光网遮掉40%~50%的阳光。每天打开薄膜喷水2~3次，约3天就开始发根，5天左右就可定根，成活率可达95%以上。1个月后即可移栽到大田。这种方法即简便又经济，适于广藿香试管苗的大批量产业化生产。

3. 移栽定植

(1) 整地

选择阳光充足、排灌方便的带黑砂泥的沙质壤土，地势选择15°以内的缓坡地，或平地也可。在头年秋冬深翻，经风化、熟化，并开好四周排水沟，做成高30~40cm，宽1.3~1.4m的畦（畦沟30~40cm），再在畦上挖深、宽各50~60cm见方的大穴，把心土、表土分开堆放，施入腐熟有机肥30~40kg作基肥，拌匀待植。

(2) 定植

种植时间：于春秋两季均可定植，但以2~3月气温回升，新芽即将萌发时移植较好，过早有春寒，过迟苗已萌芽，成活率低。

种植密度：株行距为2~2.5m×2.5~3.0m，即每667m^2 140~100株适宜。

种植方法：扦插或嫁接苗培育1年后，选高50cm以上、粗壮无病虫害的苗木，将分枝剪去，只留一主干，根长不要超过20cm。栽种时，将穴中挖出的表土先放入穴下，再加入栏肥、堆肥等作基肥，拌和后再入少量泥土。每穴栽苗1株，扶正，使须根向四周扩展，用细土培根踩实，最后覆土稍高于地面，栽种后浇水，再培些土。

4. 田间管理

(1) 遮阴

广藿香在苗期和定植初期均应在床面上盖遮阳网，可选用荫蔽度为50%的遮光网搭棚。荫棚高度以方便人工管理为度。为了充分利用地力、空间、光能，可利用套种高秆作物以达到遮阴的目的。最好在广藿香植株的行间套种蔬菜，如瓜类、生姜、白菜等，通过套种，一方面可以增施肥料，另一方面还可以抑制杂草生长。此外还可以通过在广藿香植株的行间先种上丝瓜、冬瓜、苦瓜等藤本植物，利用瓜棚为广藿香的幼苗遮阴，这样对广藿香的生长十分有利。

(2) 补苗

广藿香种植后可能会缺株，要及时补栽同龄苗，以保证全苗生产。

(3) 灌排水

土壤水分不足时广藿香容易发生萎蔫，轻则减产，重则死亡；水分过多，引起茎叶徒长，甚至发生病虫害；若形成水涝，由于氧气不足使根系窒息，造成中毒死亡。若遇天旱，畦面发白，便要引水灌溉，每 5~8 天 1 次，将水引入畦沟，深达畦高的 1/2~2/3 为度，让水分慢慢渗透湿润畦面为止。如果无引水灌溉条件，每天除早晚淋水外，上、下午各增加淋水 1 次，淋水要透。在雨季或遇大雨，要注意排水。

(4) 松土和培土

在生长过程中，对广藿香还要经常松土和培土，可使植株高大，提高产量。春夏期间，雨量丰富，土壤也易板结，此时应结合锄草而经常松土。同时为了加速有机肥的腐烂，保护植株生长，还要经常把沟内的烂泥挖起，培在植株的基部周围，这样可以促进植株多分枝。立秋后是广藿香生长盛期，此时大风经常侵袭，植株易倒伏，为了防止植株被风刮倒，此时，应进行大培土 1 次，使新根深扎于泥土中，植株茁壮而又稳固。

(5) 施肥

广藿香药用部位为全草的地上部分，在整个生长期应以施氮肥和复合肥为主。整个生长周期一般施 3~5 次肥和 1 次麸水。一般每隔 60 天左右施肥 1 次。第 1 次施肥是在扦插或种植生根成活后进行。此次施肥浓度宜淡，以 1∶10~1∶20 浓度的人畜粪尿水即可。干旱季节应多施水肥，也可施猪牛栏粪肥。其后施肥可按每 667m^2 3 000kg 生物有机肥料进行。但施肥时应考虑到生物有机肥中的有机质含量较高，有效养分含量较低，肥效释放较缓慢，因此有时需增施部分尿素或含氮量较高的复合肥料（如挪威复合肥，氮∶磷∶钾=15∶15∶15），尤其是在定植后的返青期和壮苗期。定植后要薄施氮肥，可每 667m^2 3.5kg 尿素 1 000 倍液喷施，或每 667m² 用腐熟豆麸 25kg，开水 6~7 倍浸泡后喷施。以后隔 1 个月 667m² 施复合肥 10kg，连施 3~4 次。施肥应掌握先淡后浓、薄施勤施的原则，施肥水平对广藿香生长、挥发油含量、鲜重以及干物质积累有很大的影响。

（6）防霜冻

需要过冬的广藿香，特别是在夏秋季节定植的幼小植株，抗寒力差，故在有霜冻地区，到了冬初应盖草或搭棚防霜，或者在当北风的面，加盖稻草或塑料薄膜，保暖防冻害。最好在秋末施入猪牛栏粪肥，加入火土灰，火烧泥壅蔸保暖，使广藿香安全越冬。

5. 病虫害防治

（1）病害

①根腐病：

病原：为原核生物界薄壁菌门韧皮部杆菌属中的一种细菌，学名为 *Fusarium oxysporum* Schl. var. *emend* Sngderet Hansen.，病菌以菌丝和分生孢子在土壤中越冬，并可在土壤中存活 5 年以上。

症状：此病发生在根部，茎与根的交界处较容易产生腐烂，然后逐渐蔓延至植株的地上部分。致使皮层变成褐色并腐烂有酒精味，常流出褐色胶质，枝叶萎蔫而枯死。

发病规律：根腐病主要是在 4~5 月开始发病，7~8 月为盛期，8 月以后逐渐减少。一般多在温度为 28℃以上、多雨、土壤黏重、排水不良、施用未腐熟厩肥、栽植过深、根部受伤以及植株衰弱等情况下易发此病。

防治方法：加强农业综合防治措施，不能连作，连作后导致广藿香植株易发病害。栽种前对土壤进行消毒；栽时用 65%代森锌可湿性粉剂 100 倍液，或 50%多菌灵 1 000 倍液，或 1∶1∶100 波尔多液浸根 10 分钟。发病前每平方米浇灌 10kg 50%多菌灵200 倍液。局部发病时，应及时挖除病株烧毁，在病株处土壤中撒施石灰消毒，或波尔多液消毒。附近的其他植株可以用 50%多菌灵 800~1 000 倍液浇灌根部，以防止病菌扩散、蔓延，并将健壮枝条压埋入土，让它萌生新的根系。发病期用50%甲基托布津1 000~2 000倍液，或50%多菌灵500~1 000倍液浇灌病株。如果发生的面积较大，可用百菌清浇灌病株进行防治。

②斑枯病：

病原：是一种真菌，学名为*Ascochyta plantaginis* Sacc et Speg.。

症状：主要危害叶片，开始时呈水渍状病斑，以后逐渐扩大成为多角形褐色病斑，严重时影响光合作用，造成叶片干枯脱落，使植株体质衰弱，产量降低。

发病规律：此病多在6月中旬开始发生，7~8月发病盛期。一般多因高温高湿，或者在没有荫蔽或荫蔽过多的条件下发生。如果植株生长不良，更容易发病，并且发病后，后果会更严重。

防治方法：加强农业综合防治措施，防止雨水浸渍，及时排除积水，调节光照或种植荫蔽作物，改善通风透光条件。间种作物要选择合理，不宜种植红豆、粉葛、黄瓜，否则容易感染病害。药剂防治：在广藿香展叶后，特别是进入雨季，第1次或发病初期可用1∶1∶100~140倍波尔多液喷洒，以后改用1∶1∶100~120波尔多液。每7~10天喷1次，连续2~3次，在干旱天气停用；或喷50%多菌灵，展叶前用500倍液，展叶后用1 000倍液；或喷65%代森锌可湿性粉剂500倍液。上述农药交叉使用，效果较显著。

（2）虫害及红蜘蛛害

①蚜虫*Delphiniobium yezoense* Miyazaki.：

为害状：主要为害叶片和嫩枝梢，用针状口器刺入其内吸取汁液，造成叶片卷缩、变黄、枯焦脱落，影响广藿香的正常生长，严重时把植株叶片，甚至连同茎秆一起吃光，造成减产。

发生规律：3月下旬至4月上旬开始发生，5~6月大量危害，以后下降，9月上旬又大量发生，至11月底出现飞迁现象。

防治方法：用40%乐果，或80%敌敌畏乳油1 000~1 200倍液喷洒，每7~10天喷1次，连喷2~3次；也可用2.5%鱼藤精乳油800~1 000倍液喷杀；或用烟筋水喷杀，效果较好。

②红蜘蛛 *Brevipalpus* sp.：

为害状：其成虫群集于叶背面吸取其汁液，导致叶片皱缩卷曲、发黄，影响植株的生长发育。

发生规律：5月中下旬至9、10月为害，7~8月高温干旱时为害严重。常随寄主残株翻入土中越冬。

防治方法：清园，事前将病残体地上部分处理干净。红蜘蛛可用40%乐果乳油1 200~1 500倍液，或80%敌敌畏乳油1 000~1 200倍液喷杀[6]26。

【采收加工】 水田栽培6~8月、坡地栽培8~11月收割。选晴天连根拔起，去掉须根及泥沙，亦可留宿根分期收割，或定植后3~6月收割侧生分枝，以后每隔5~6个月割1次，2年后更新；也可在收获期将离地2~4个节上的枝条和主秆割下，让其基部再长枝叶，第2年收获期又依此法进行，2年或3年后更新。

广藿香收获后在阳光下摊晒数小时，待叶成皱缩状时即分层重叠堆积，盖上稻草，用木板压紧，让其发汗一夜，使枝叶变黄，次日再摊开日晒，然后再堆闷一夜，再摊开曝晒至全干。

广藿香存放时应防止香气散失，置阴凉干燥处，注意防潮、防虫、防霉变[404]。

【药材鉴定】

1. 性状鉴别

广藿香药材茎略呈方柱形，多分枝，枝条稍曲折，长30~60cm，直径0.2~0.7cm；表面被柔毛；质脆，易折断，断面中部有髓；老茎类圆柱形，直径1~1.2cm，被灰褐色栓皮。叶对生，皱缩成团，展平后叶片呈卵形或椭圆形，长4~9cm，宽3~7cm；

两面均被灰白色茸毛；先端短尖或钝圆，基部楔形或钝圆，边缘具大小不规则的钝齿；叶柄细，长2~5cm，被柔毛。气香特异，味微苦。不同产地的广藿香药材商品的形态特征有一定的差别[401]。

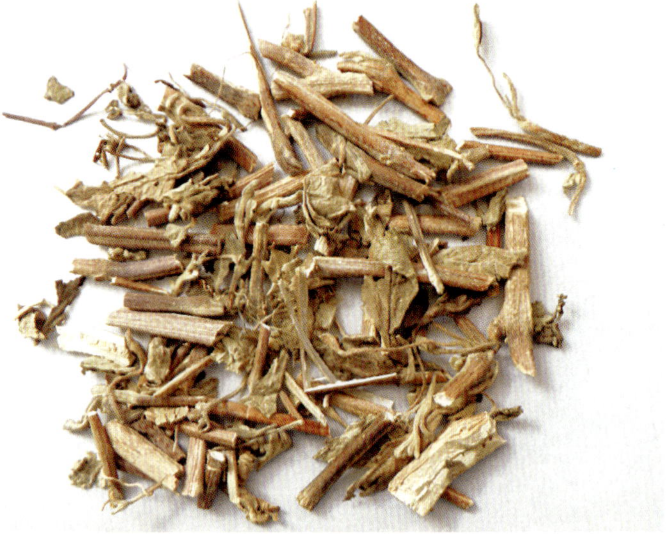

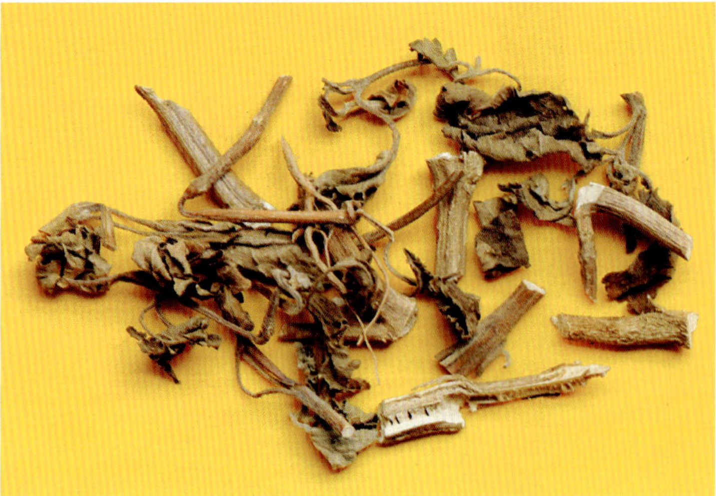

广藿香药材

2. 显微鉴别

（1）茎纵切面

表皮为 1 列细胞，排列不整齐，有非腺毛，1~5 个细胞；表皮下有木栓化细胞 3~5 列。表皮外缘为 4~10 列厚角细胞，内缘为薄壁细胞，有大型细胞间隙，内有间隙腺毛；腺头单细胞，长圆形或类圆形，长 75~195μm，内含黄色至黄绿色挥发油，柄短，1~2 个细胞，多与皮层细胞相连接，薄壁细胞尚含草酸钙针晶，长约 15μm。中柱鞘纤维成束。韧皮部狭窄。木质部四角处较发

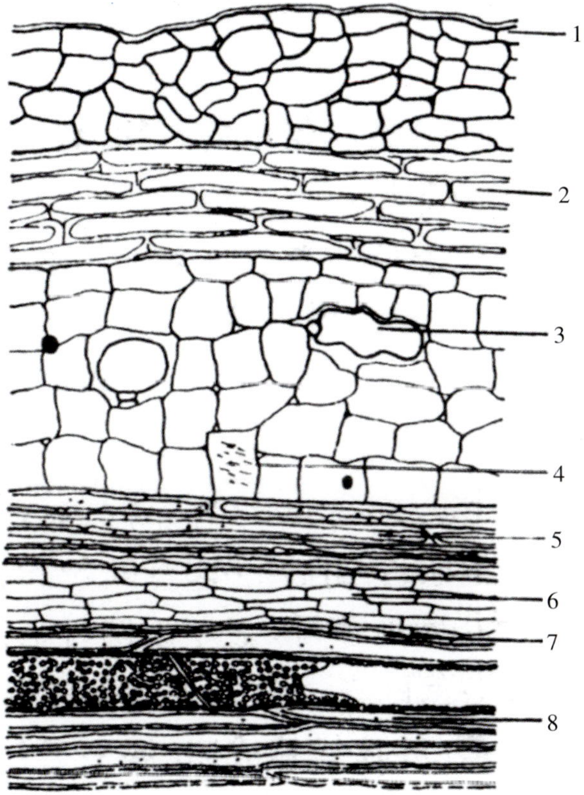

广藿香茎纵切面组织详图[405]492

1. 表皮　2. 厚角组织　3. 间隙腺毛　4. 针晶　5. 中柱鞘纤维
6. 韧皮部　7. 形成层　8. 木质部

达，由导管、木薄壁细胞及木纤维组成，均木化。髓部细胞微木化，含草酸钙针晶及片状结晶，稀有淀粉粒。

(2) 叶片粉末

粉末特征：淡棕色。非腺毛 1~8 个细胞，平直或先端弯曲，长 97~590μm，壁具刺状突起，有的胞腔含黄棕色物，有的基部含小针晶。腺鳞头部 8 个细胞，直径 37~70μm；柄单细胞，极短。间隙腺毛存在于叶肉或茎薄壁组织的细胞间隙，头部单细胞呈不规则囊状，直径 13~50μm，长 23~35μm，含有金黄色油状物；柄短，1~2 细胞。腺毛头部 2 细胞或偶单细胞；柄 1~3 细胞，甚短。草酸钙针晶细小，散于叶肉、茎薄壁细胞或纤维中，长 3~27μm。叶表皮细胞不规则形，气孔直轴式。柱鞘纤维单个散在或数个成束，淡黄色或黄绿色，呈长梭形，直径 11~37μm，木化，纹孔较稀，有的可见分隔，胞腔大多含黄棕色物，偶有细粒状结晶。木纤维成束，直径 13~35μm，壁木化，纹孔斜裂缝状或人字状，常有分隔，其旁连有木射线细胞。导管为具缘纹孔、网纹、螺纹及环纹。髓部薄壁细胞形大，有纹孔，有的含细小针晶。

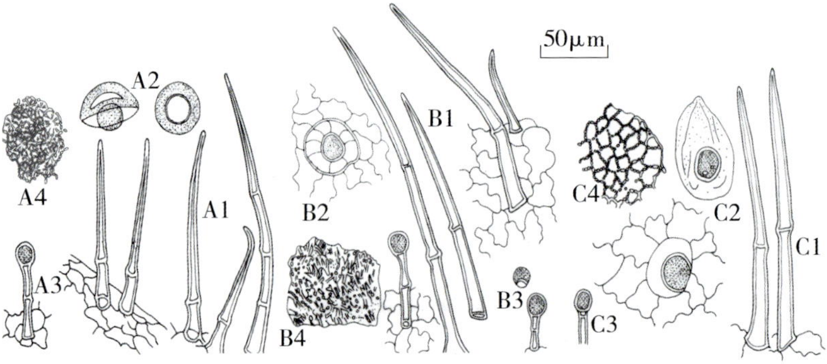

不同栽培品种广藿香粉末显微特征图[406]28

1. 非腺毛　2. 腺鳞　3. 腺毛　4. 花粉囊内壁细胞

A. 牌香　B. 肇香　C. 湛香

3. 理化鉴别

取本品粗粉适量，照 2005 年版《中华人民共和国药典》挥发油测定法（附录X D）分取所得挥发油。取挥发油1滴，加氯仿0.5mL，再加5%溴的氯仿溶液数滴。石牌广藿香先褪色，继显绿色；海南广藿香先褪色，继显紫色。

取挥发油1滴，加苯0.5mL，再加5%醋酸铜溶液少量，充分混合，放置分层，吸取上层苯液，点于载玻片上，待苯挥发后，于残渣上加乙醇1~2滴，放置后，置显微镜下观察。石牌广藿香可见众多灰蓝色针状结晶；海南广藿香可见少量灰蓝色结晶及绿色无定形物。

薄层色谱：取挥发油0.5mL，加醋酸乙酯稀释至5mL，作为供试品试液。另取百秋李醇对照品，加醋酸乙酯制成每毫升含2mg的溶液，作为对照溶液。吸取上述两种溶液各1~2μL，分别点于同一硅胶G薄层板上，以石油醚（30~60℃）-醋酸乙酯-冰醋酸（95∶5∶0.2）为展开剂，展开，取出，晾干，喷以5%三氯化铁乙醇溶液。供试品色谱中显一黄色斑点；加热至斑点显色清晰，供试品色谱中，在与对照品色谱相应的位置上，显相同的紫蓝色斑点。

【炮制】

广藿香：拣去杂质，除去残根及老茎，先将叶摘下另放，茎用水润透，切段，晒干，然后与叶和匀。

藿梗：取老草，水浸润透，切片晒干。

【商品规格及质量】

1. 商品规格

规格等级：广藿香新中国成立前由广州几家药行专业户经营，有“泰昌行”、“昌利成”、“合记祥”等，以泰昌行商誉好，它以经营石牌藿香为主，故上海药市场有泰昌藿香之誉，其他字号称杂牌藿香。

（1）《广东省地产药材商品规格质量标准》

①石牌藿香：统庄，干货，全株带叶。除净根，枝叶相连，叶面灰黄色，叶背灰绿色，抓头扎小把，气纯香。散叶不超过10%，无死香，无冻坏香，无杂质，无霉变。

②高要藿香：统庄，干货，全株带叶。除净根，枝叶相连，叶片灰绿色或灰褐色，气清香。散叶不得超过15%，无死香，无杂质，无霉变。

③湛江藿香：统庄，干货，全株带叶。除净根，枝叶相连，叶片灰绿色，香气浓。散叶不超过20%，无死香，无杂质，无霉变。

④海南藿香：统庄，干货，全株带叶。除净根，叶片灰绿色，气香浓。散叶不超过20%，无死香，无杂质，无霉变。

（2）《七十六种药材商品规格标准》

广藿香分石牌藿香、高要藿香、海南藿香三种，均为统庄。其标准：

①石牌藿香：统货，干货，全草除净根。枝叶相连，老茎多呈圆形，茎节较密；嫩茎略呈方形，密被毛茸。断面白色，髓心较小，叶面灰黄色，叶背灰绿色。气纯香、味微苦而凉。散叶不得超过10%。无死香、杂质、虫蛀、霉变。

②高要藿香：统货，干货，全草除净根。枝叶较细，茎节较密；嫩茎方形，密被毛茸。断面白色，髓面较大。叶片灰绿色。气清香，味微苦而凉。散叶不得超过15%。无死香、杂质、虫蛀、霉变。

③海南藿香：统货，干货，全草除净根。枝叶相连。枝干粗大，近方形，茎节密；嫩茎方形，具有稀疏毛茸。断面白色髓心大，叶片灰绿色，较厚。气香浓，味微苦而凉。散叶不超过20%。无死香、杂质、虫蛀、霉变。

2. 质量评价

广藿香的4种藿香均同出一种植物，由于生态环境、栽培及采收加工方法不同的原因，产品的形、色、气、味有差别。历史上以石牌藿香质量好，因其枝叶全，叶质厚，叶片黄绿色或金黄色，枝叶密被毛茸，气清香醇，味甘淡而无苦涩。高要、湛江的藿香质稍逊，主要是其叶片稍薄多脱落，表面黄色或灰色，气香而不醇，味甘淡而略涩。海南藿香质稍差，主要是叶片脱落多，叶质薄，表面灰黄色，枝弯曲，气香而浓浊，味微苦，但海南藿香含挥发油较高，多为工业提油用。

【化学成分】本品挥发油含量为 1.19%~1.99%，油中含有效成分广藿香酮（pogostone）和百秋李醇（patchoulic alcohol），其油中相对含量广藿香酮为 0.34%~10.86%，百秋李醇为 40.06%~46.90%[406]。挥发油中含苯甲醛（benzaldehyde）；丁香油酚（eugenol）；桂皮醛（cinnamic aldehyde）；广藿香奥醇（pogostol）；广藿香吡啶（patchoulipyridine）；表愈创吡啶（epiguaipyridine）；石竹烯（caryophyllene）；β-榄香烯（β-elemene）；别香橙烯（alloaromadendrene）；γ-广藿香烯（γ-patchoulene）；β-古芸烯（β-gurjunene）；α-愈创木烯（α-guaiene）；瓦伦烯（valencene）；α-古芸烯（α-gurjunene）；γ-荜澄茄烯（γ-cadinene）；δ-愈创木烯（δ-guaiene）；α-广藿香烯（α-patchoulene）；二氢白菖考烯（calamenene）；反式-石竹烯（*trans*-caryophyllene）；法尼醇（farnesol）；十六烷酸（palmitic acid）等成分。茎叶含黄酮类化合物：槲皮素 3,3′,7-三甲醚（pochypoolol）；商陆素（ombuine）；芹菜素（apigenin）；芹菜素-7-葡萄糖苷（apigetrin）；芹菜素-7-O-β-D-（6″-P-香豆基）葡萄糖苷［apigenin-7-O-β-D-(6″-P-coumaroyl-glucoside)］；3,3′,4′,7-四甲氧基-5-羟黄酮（retusine）等[34]46。

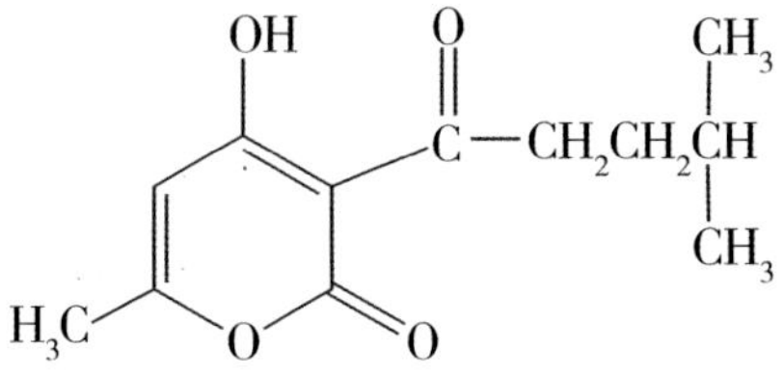

广藿香酮
（pogostone）

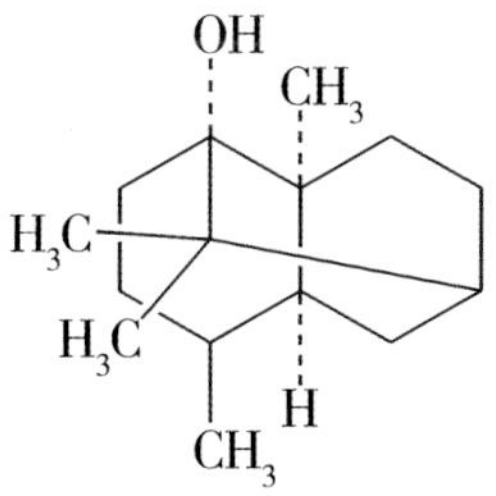

百秋李醇
（patchoulic alcohol）

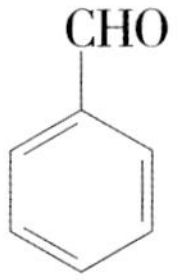

苯甲醛（benzaldehyde）

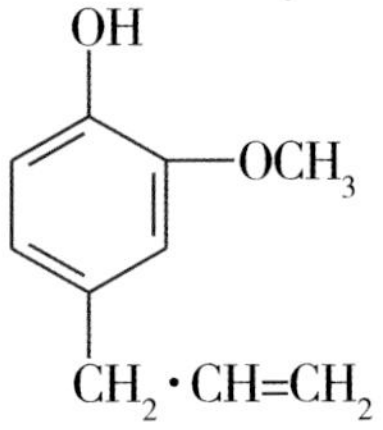

丁香油酚（eugenol）

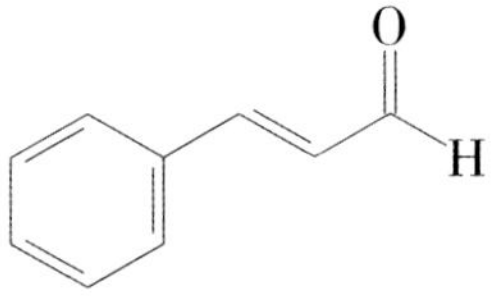

桂皮醛（cinnamic aldehyde）

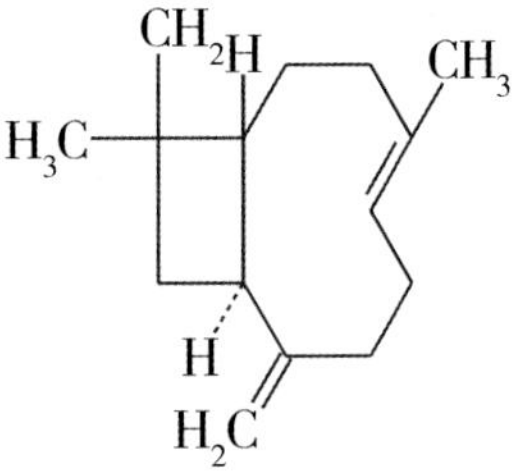

石竹烯（caryophyllene）

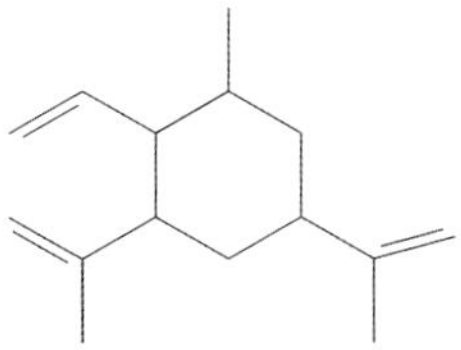

β-榄香烯（β-elemene）

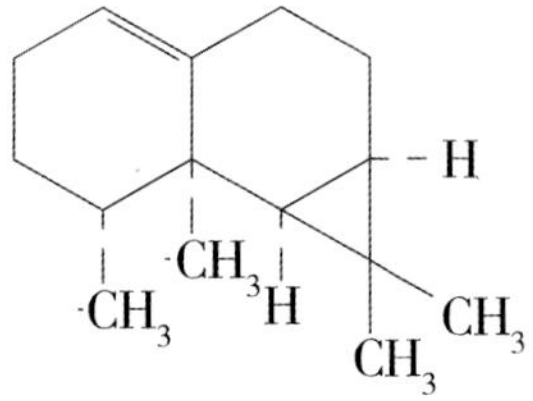

β-古芸烯（β-gurjunene）

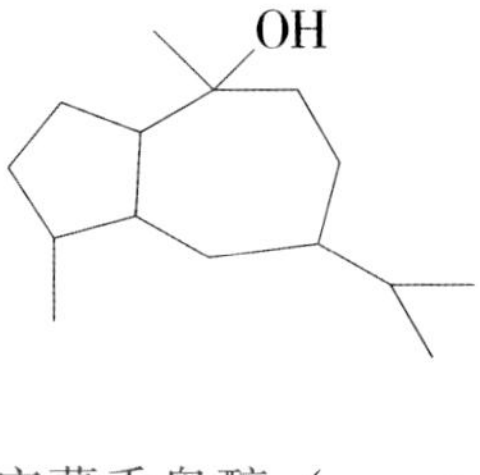

广藿香奥醇（pogostol）

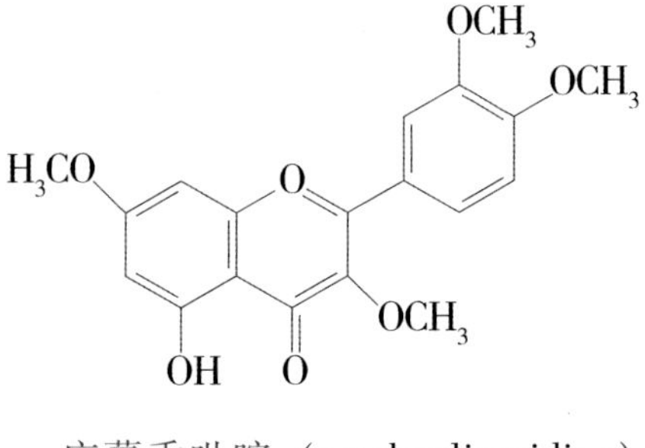

广藿香吡啶（patchoulipyridine）

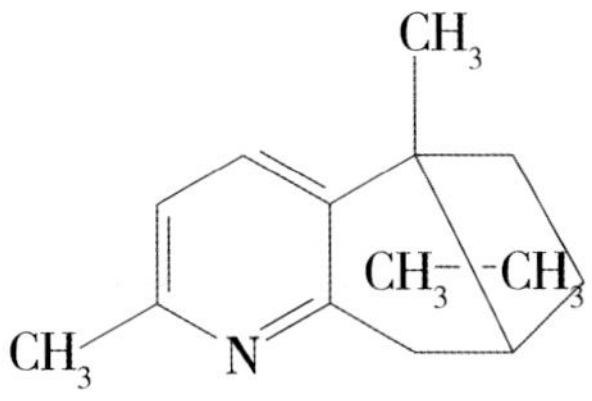

3,3′,4′,7-四甲氧基-5-羟黄酮
(retusine)

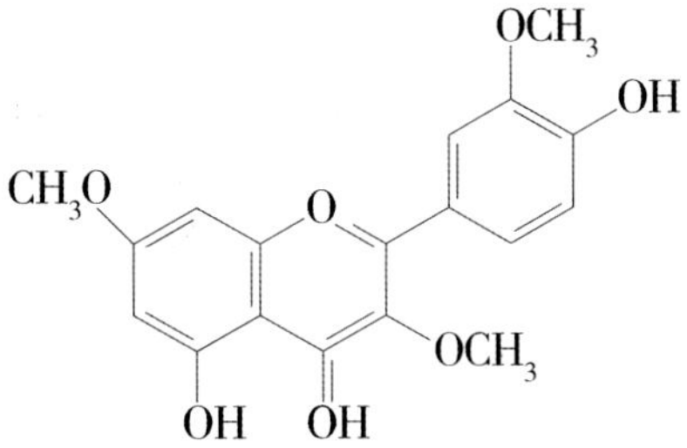

槲皮素 3,3′,7-三甲醚
(pochypoolol)

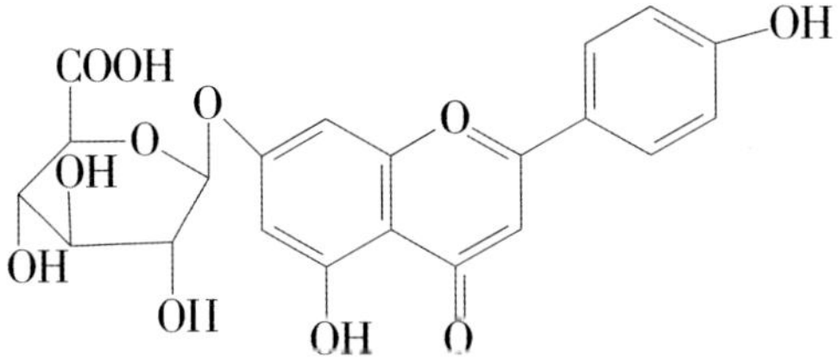

芹菜素-7-葡萄糖苷（apigetrin）

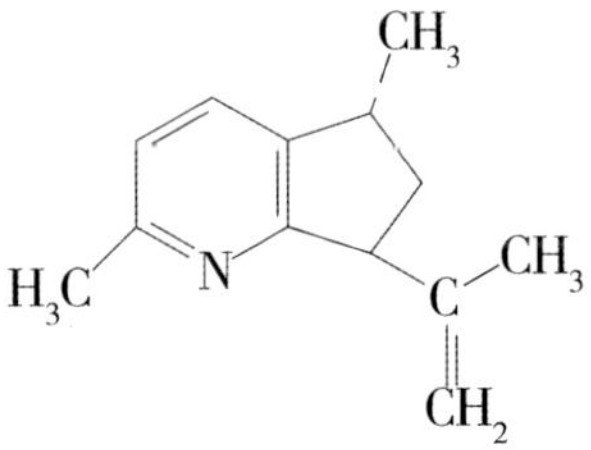

表愈创吡啶（epiguaipyridine）

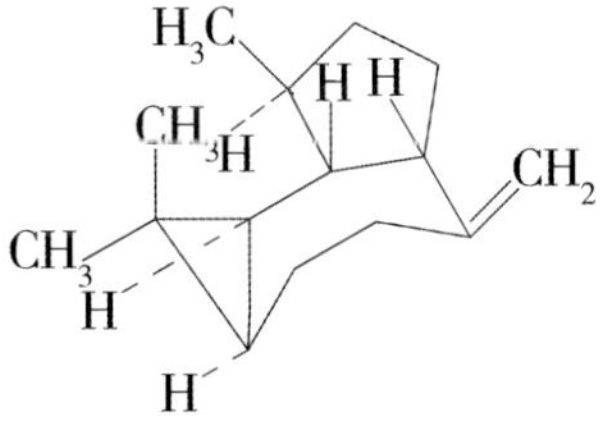

别香橙烯（alloaromadendrene）

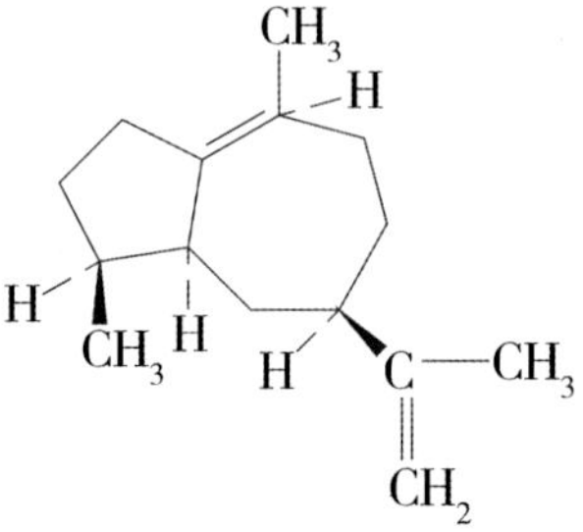

α–愈创木烯（α–guaiene）

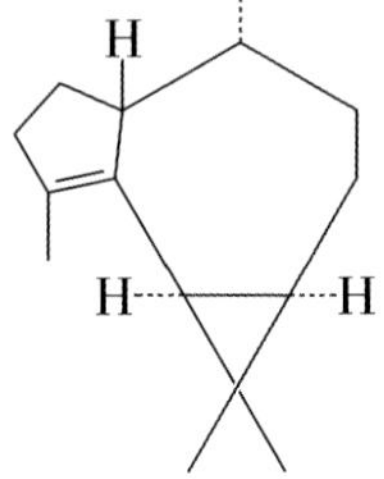

α–古芸烯（α–gurjunene）

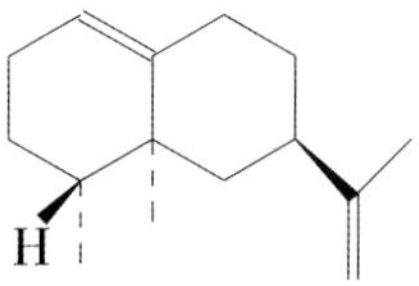

瓦伦烯（valencene）

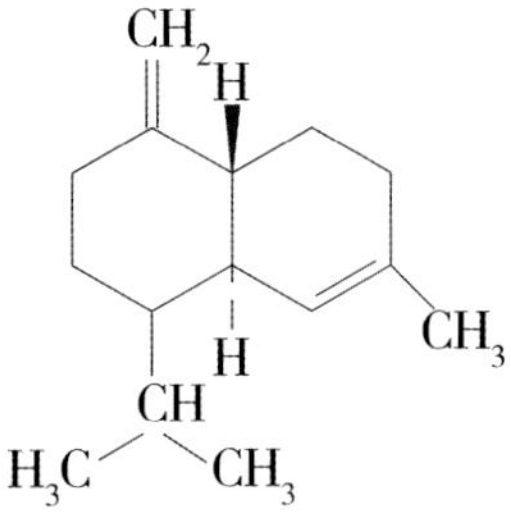

γ–荜澄茄烯（γ–cadinene）

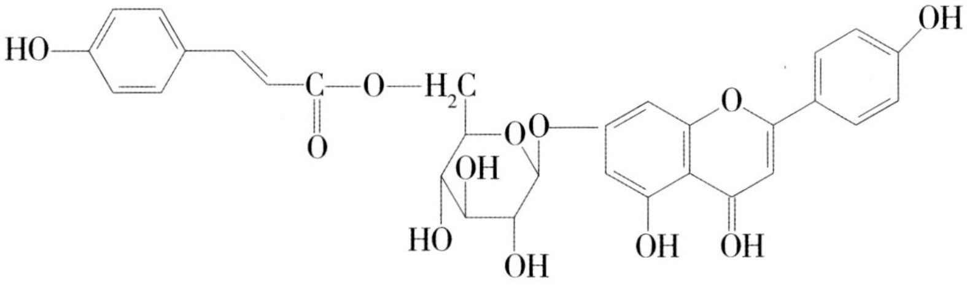

芹菜素–7–O–β–D–(6″–P–香豆基)葡萄糖苷
[apigenin–7–O–β–D–(6″–P–coumaroyl–glucoside)]

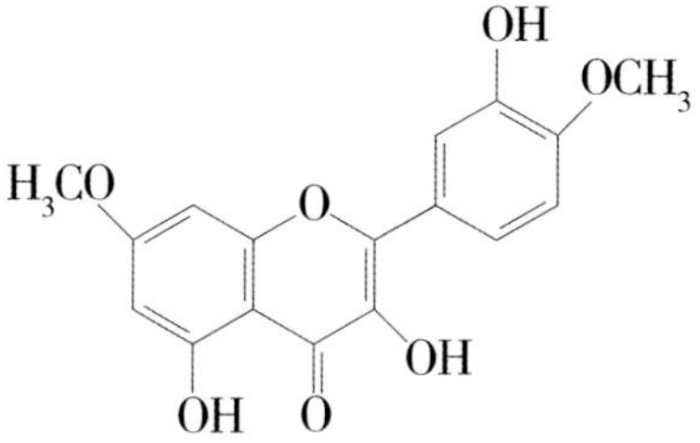

商陆素（ombuine）

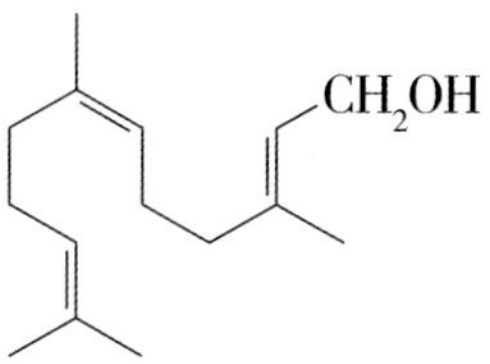

法尼醇（farnesol）

$CH_3 \cdot [CH_2]_{14} \cdot COOH$

十六烷酸（palmitic acid）

【含量测定】

百秋李醇和广藿香酮的含量测定照 2005 年版《中华人民共和国药典》（一部）附录Ⅵ E 气相色谱法（内标法）测定。

色谱条件与系统适用性试验：色谱柱为 HP 5 柱，以交联 5%苯基甲基聚硅氧烷为固定相；柱温起始 150℃，保持 23 分钟，8℃/min 升至 230℃，保持 2 分钟；进样口温度为 280℃，检测器温度为 280℃；汽化温度为 280℃；分流比为 20∶1；流速为每分钟 0.9mL；理论塔板数按百秋李醇峰计算，应不低于 50 000，按广藿香酮计算，应不低于 50 000。

校正因子测定：取正十八烷适量，精密称定，加正己烷制成 1mL 含 15mg 的溶液。另取百秋李醇对照品约 30mg，广藿香酮约 10mg，精密称定，置 10mL 量瓶中，精密加入内标溶液 1mL，用正己烷稀释至刻度，摇匀，取 1mL 注入气相色谱仪，计算校正因子。

测定法：取本品粗粉约 3g，精密称定，置于锥形瓶中，用氯仿超声提取 3 次，每次 50mL，每次 20 分钟，滤过，合并滤液，蒸干，残渣用正己烷溶解，置 5mL 量瓶中，精密加入内标液 0.5mL，定容至刻度，通过孔径为 0.45μm 的微孔滤膜，滤液为供试品溶液。取 1μL 注入气相色谱仪，测定，即得。

本品以干燥品计算，含百秋李醇不得少于 0.10%，含广藿香酮不得少于 0.19%[22]30,[407]。

【现代药理】

1. 对胃肠的作用

(1) 调节胃肠运动功能

广藿香的水提物、去油水提物和挥发油均可抑制离体兔肠的自发收缩性和乙酰胆碱、氯化钡引起的痉挛性收缩[406-407]。藿香调节胃肠运动功能的机制是在不改变胃肠平滑肌基本频率的前提下增强其峰电活动或增加促胃动素释放以提高血浆胃动素水平。

(2) 促进消化液分泌

广藿香水提物、挥发油以及去油其他部分均能不同程度地增加胃酸分泌，提高胃蛋白酶活性，增强胰腺分泌淀粉酶的功能，提高血清淀粉酶活力；以水提物作用较强[410]。

(3) 对肠屏障功能具有保护作用

广藿香可显著降低血清一氧化氮（NO）的浓度，减少肢体缺血—再灌注模型大鼠的肠壁各层内肥大细胞数量，抑制 TNF-α 等细胞因子的释放。广藿香对肠屏障功能的保护是多方位、多靶点发挥作用，其作用既有对肠组织形态、结构等机械屏障的保护作用，又有抑制细胞因子释放，加强免疫屏障的作用，同时可直接对肠上皮细胞起稳定作用[411]。

2. 抗病原微生物作用

(1) 抗菌作用

广藿香水提物和挥发油 10 g/mL 对沙门氏菌、大肠杆菌、志贺菌、金黄色葡萄球菌等均有一定抑制作用，对金黄色葡萄球菌作用明显强于肠道杆菌[412]。广藿香酮对白色念珠菌、新型隐球菌、申克氏孢子丝菌、羊毛状小孢子菌、石膏样小孢子菌、黑根霉菌等多种真菌有明显的抑制作用。

广藿香煎药剂（8%~15%）对许兰毛癣菌等多种致病性真菌有抑制作用。藿香乙醚浸出液（3%）及醇浸出液（1%）亦能抑制多种致病性真菌，水浸出液的抗真菌效力与煎剂相似；趾间毛癣菌在煎剂15%时方出现抑制，而乙醚浸出液（3%）及醇浸出液（5%）及水浸出液（10%）等浓度时均呈抑制作用，因此藿香的浸出液比煎剂抗菌力强。藿香煎剂对钩端螺旋体有低浓度抑制，高浓度杀灭作用[413]。

实验研究发现，广藿香中新的倍半萜氢过氧化物对美国锥虫病病原体克氏锥虫上鞭毛体显示潜在的抗锥虫活性[414]。

（2）抗病毒作用

藿香中的黄酮类物质具有抗病毒活性，可抑制消化道、上呼吸道鼻病毒生长繁殖[415]。含有广藿香的香菊感冒冲剂对鸡胚接种病毒 Nl Nl 株及 poliv、VSV 病毒接种于 Hep-2、Wish 细胞致 CPE 有抑制作用，对小鼠静脉滴注致死量内毒素有保护作用[416]。

3. 抗疟原虫作用

广藿香挥发油具有较强的抗疟作用，且对伯氏疟原虫抗青蒿酯钠株有明显的选择性抑制作用和较强的逆转抗性作用，能逆转伯氏疟原虫抗青蒿酯钠株对青蒿酯的抗药性及延缓伯氏疟原虫正常株对青蒿酯钠抗药性的产生。广藿香挥发油对疟原虫正常株和耐药株均有增效作用[417]。

4. 抗炎、镇痛及解热作用

藿香挥发油对角叉菜胶、蛋清致大鼠足肿胀、二甲苯致小鼠耳郭肿胀等急性炎症都有明显的抑制作用，对由物理、化学刺激引起的疼痛有较强的镇痛作用，对由 2,4-二硝基苯酚引起的大鼠发热有一定的解热作用[418]。

5. 其他药理作用

在对细胞毒活性的最新研究中发现，从藿香中分离得到了新的二萜类成分，此类成分具有细胞毒活性。将提取得到的二萜类成分进行衍生化后的产物也具有类似活性。这些化合物在体外能非特异性地作用于多种人癌细胞链[419]18。

广藿香具有镇吐、抑制子宫收缩以及抗毒蛇与蚊虫咬伤等药理作用。β-丁香烯具有平喘、祛痰作用，广藿香酮和丁香酚还有消炎防腐作用，藿香酸性醇提取物对实验用常见食品污染菌有较强的抑制作用，0.02%的广藿香酮对内服液体药剂具有良好的防腐效果[419]39。

【药性】 辛，微温。归脾、胃、肺经。

【功能与主治】 化湿，止呕，解暑。主治湿阻中焦证；各种呕吐；暑湿，湿温初起等。

【用法用量】 煎服，5~10g。也可入丸、散剂。鲜品加倍。

【使用注意】 阴虚血燥者不宜用。

【临床报道】

1. 治疗急性胃肠炎

配伍滑石等治疗急性胃肠炎可获良效[420]。

2. 治疗急性肾炎

广藿香配伍连翘治疗小儿急性肾炎 136 例有较好疗效[421]。

3. 治感冒

广藿香配伍柴胡、桔梗、麻黄、肉桂治疗感冒风寒证 200 例，风寒挟湿证 105 例，结果总有效率分别为 95. 00%及 92. 38%[422]。

此外，尚有用藿香配伍他药治疗儿童过敏性湿疹、足癣、痱子、冻疮、带状疱疹及寒哮、消渴、动物蛋白过敏、晕车等的临床报道。

【现代制剂】

1. 藿香正气水

处方：苍术 160g，陈皮 160g，厚朴（姜制）160g，白芷 240g，茯苓 240g，大腹皮 240g，生半夏 160g，甘草浸膏 20g，广藿香油 1.6mL，紫苏叶油 0.8mL。

制法：以上 10 味，苍术、陈皮、厚朴、白芷分别用 60%乙醇作溶剂，浸渍 24 小时后进行渗滤，前 3 种各收集初滤液 400mL，后 1 种收集初滤液 500mL，备用，继续渗滤，收集续滤液，浓缩后并入初滤液中。茯苓加水煮沸后，80℃温浸 2 次，第 1 次 3 小时，第 2 次 2 小时，取汁；生半夏用冷水浸泡，每 8 小时换水 1 次，泡至透心后，另加干姜 13.5g，加水煎煮 2 次，第 1

次3小时，第2次2小时；大腹皮加水煎煮3小时，甘草浸膏打碎后水煮化开；合并上述水煎液，滤过，滤液浓缩至适量。广藿香油、紫苏叶油用乙醇适量溶解。合并以上溶液，混匀，用乙醇与水适量调整乙醇含量，并使全量成2 050mL，静置，滤过，灌装，即得。每支装10mL。

质量控制：本品为深棕色的澄清液体（久贮略有浑浊）；味辛、苦。检查乙醇量为40%~50%。其他应符合《中华人民共和国药典》酊剂项下有关规定。

薄层鉴别：

鉴别对象	供试品溶液	对照品溶液	层析条件	检视与结果
广藿香	上法中石油醚（30–60℃）提取液，低温蒸干，残渣加乙酸乙酯溶解	百秋李醇对照品的乙酸乙酯溶液	CMC–Na为黏合剂的硅胶G薄层板，石油醚（60~90℃）–乙酸乙酯–甲酸（85:15:2）为展开剂	喷5%香草醛硫酸溶液，在100℃加热至斑点显色清晰。供试品与对照品色谱在相应位置显相同的紫红色斑点

高效液相色谱法含量测定：

测定成分	供试品溶液	对照品溶液	测定条件	含量要求
厚朴酚与和厚朴酚	本品用三氯甲烷提取，提取液蒸干，残渣用甲醇溶解	厚朴酚与和厚朴酚对照品的甲醇溶液	十八烷基硅烷键合硅胶为填料；甲醇–乙腈–水（50:20:40）为流动相；检测波长为294nm	含厚朴提取物以厚朴酚（$C_{18}H_{18}O_2$）与和厚朴酚（$C_{18}H_{18}O_2$）总量计算，不得少于0.58mg/mL

临床运用：本品解表化湿，理气和中。用于外感风寒、内伤湿滞或夏伤暑湿所致的感冒，症见头痛昏重、胸膈痞闷、脘腹胀

痛、呕吐泄泻；胃肠型感冒见上述证候者。口服，5~10mL/次，2次/日，用时摇匀[22]661。

2. 藿香正气口服液

处方：同前述“藿香正气水”，剂量减半。

制法：以上10味，厚朴加60%乙醇加热回流1小时，取乙醇液备用；苍术、陈皮、白芷加水蒸馏，收集蒸馏液，蒸馏后的水溶液滤过，备用；大腹皮加水煎煮2次，滤过；茯苓加水煮沸后于80℃温浸2次，滤过；生半夏用水泡至透心后，另加干姜6.8g，加水煎煮2次，滤过。合并上述各滤液，浓缩至相对密度为1.10~1.20（50℃），加入甘草浸膏，混匀，加入2倍量乙醇使沉淀，滤过，滤液与厚朴乙醇提取液合并。回收乙醇，加入广藿香油、紫苏叶油及上述蒸馏液，混匀，加水使全量成1 025mL，用氢氧化钠溶液调节pH至5.8~6.2，静置，滤过。灌装，灭菌，即得。每支装10mL。

质量控制：本品为棕色的澄清液体；味辛、微甜。检查相对密度应不低于1.01。pH应为4.5~6.5。其他应符合《中华人民共和国药典》合剂项下有关规定。建立了广藿香、厚朴、前胡和苍术的薄层色谱鉴别法，方法同前述“藿香正气水”。

含量测定：建立了测定厚朴酚与和厚朴酚的高效液相色谱法，流动相改为甲醇-异丙醇-水（36∶21∶36），其他同“藿香正气水”。规定含厚朴提取物以厚朴酚（$C_{18}H_{18}O_2$）与和厚朴酚（$C_{18}H_{18}O_2$）总量计算，不得少于0.30mg/mL。

临床运用：本品解表化湿，理气和中。用于外感风寒、内伤湿滞或夏伤暑湿所致的感冒，症见头痛昏重、胸膈痞闷、脘腹胀痛、呕吐泄泻；胃肠型感冒见上述证候者。口服，5~10mL/次，2次/日，用时摇匀[22]660。

3. 藿香正气软胶囊

处方：同前述“藿香正气水”，剂量略增加。

制法：以上10味，苍术、陈皮、厚朴、白芷用乙醇提取2次，合并醇提取液，浓缩成清膏；茯苓、大腹皮加水煎煮2次，合并煎液，滤过；生半夏用冷水浸泡，每 8 小时换水 1 次，泡至透心后，另加干姜 16.5g，加水煎煮 2 次，滤过；与上述滤液合并，浓缩后醇沉，取上清液浓缩成清膏；甘草浸膏打碎后水煮化开，醇沉，取上清液浓缩制成清膏；将上述各清膏合并，加入广藿香油、紫苏叶油与适量辅料，混匀，制成软胶囊 1 000 粒，即得。每粒装 0.45g。

质量控制：本品为软胶囊，内容物为棕褐色的膏状物；气芳香，味辛、苦。检查崩解时限应在 1.5 小时内全部崩解并通过筛网（囊壳碎片除外）。其他应符合《中华人民共和国药典》胶囊剂项下有关规定。

建立了广藿香、陈皮和苍术的薄层色谱鉴别法，方法同前述“藿香正气水”。

含量测定：建立了测定厚朴酚与和厚朴酚的高效液相色谱法，流动相改为甲醇–水（75∶25），其他同前述“藿香正气水”。规定含厚朴以厚朴酚（$C_{18}H_{18}O_2$）与和厚朴酚（$C_{18}H_{18}O_2$）总量计算，不得少于 2.25mg/粒。

临床运用：本品解表化湿，理气和中。用于外感风寒、内伤湿滞或夏伤暑湿所致的感冒，症见头痛昏重、胸膈痞闷。脘腹胀痛、呕吐泄泻；胃肠型感冒见上述证候者。口服，2~4 粒/次，2 次/日。

注：同类制剂还有藿香正气滴丸[22]662。

4. 加味藿香正气丸（藿香正气丸）

处方：广藿香 150g，紫苏叶 50g，白芷 50g，白术（炒）100g，陈皮 100g，半夏（制）100g，厚朴（姜制）100g，茯苓 50g，桔梗 100g，甘草 100g，大腹皮 50g。

制法：以上 11 味，除大腹皮外，其余 10 味粉碎成细粉，过筛，混匀。另取大枣 25g、生姜 15g 与大腹皮加水煎煮 2 次，滤过，用煎出液泛丸，低温干燥，即得。

质量控制：本品为青黄色至棕黄色的浓缩丸；气芳香，味甘、微苦。检查应符合《中华人民共和国药典》丸剂项下有关规定。

临床运用：功能解表化湿，理气和中。用于外感风寒，内伤湿滞，头痛昏重，胸膈痞闷，脘腹胀痛，呕吐泄泻。口服，6g/次，2次/日。

注：同类制剂还有藿香正气散[19]36。

5. 加味藿香正气丸

处方：广藿香150g，紫苏叶50g，白芷50g，白术（炒）100g，陈皮100g 半夏（制）100g，厚朴（姜制）100g，茯苓50g，桔梗100g，甘草100g，大腹皮50g，大枣25g，生姜15g。

制法：以上13味，粉碎成细粉，过筛，混匀。每100g粉末加炼蜜50~60g与适量的水，泛丸，干燥，制成水蜜丸；或加炼蜜150~170g制成大蜜丸，即得。大蜜丸重量9g/丸。

质量控制：本品为棕褐色的水蜜丸或大蜜丸；气微香，味微甘、苦。检查应符合《中华人民共和国药典》丸剂项下有关规定。

显微鉴别：取本品，置显微镜下观察，不规则分枝状团块无色，遇水合氯醛液溶化；菌丝无色或淡棕色，直径4~6μm。非腺毛细胞，壁有疣状突起。草酸钙针晶细小，长10~32μm，不规则地充塞于薄壁细胞中。草酸钙方晶成片存在于薄壁组织中，石细胞分枝状，壁厚，层纹明显。草酸钙针晶成束，长32~144μm，存在于黏液细胞中或散在。纤维束周围的长圆形或类长方形细胞中常含圆簇状硅质块，排列成行。纤维束周围薄壁细胞中含草酸钙方晶，形成晶纤维。

薄层鉴别：

鉴别对象	供试品溶液	对照品溶液	层析条件	检视与结果
广藿香	本品加乙醚超声提取，乙醚液挥发至1mL	百秋李醇对照品的乙酸乙酯溶液	同“藿胆丸”	同“藿胆丸”

临床运用：本品解表化湿，理气和中。用于外感风寒，内伤

湿滞，头痛昏重，胸膈痞闷，脘腹胀痛，呕吐泄泻。口服，水蜜丸 5~10g/次，大蜜丸 1~2 丸/次，2~3 次/日。

注：同类制剂还有藿香正气冲剂、合剂等剂型[221]66。

6. 复方藿香片

处方：广藿香 400g，紫苏叶 250g，石菖蒲 250g，陈皮 200g，佩兰 250g，鸡儿肠 400g，生姜 250g。

制法：以上 7 味，广藿香、紫苏叶、石菖蒲分别用蒸馏法提取挥发油，药渣与佩兰、鸡儿肠加水煎煮 2 次，合并煎液，滤过，滤液浓缩至相对密度为 1.20~1.25（25~30℃）的清膏，加乙醇使含醇量为 60%，搅匀，静置，滤过。陈皮用 60%乙醇、生姜用 90%乙醇作溶剂，进行渗滤。以上药液回收乙醇，浓缩成相对密度为 1.30~1.35（25~30℃）的清膏。取上述清膏，辅料适量，混匀，制成颗粒，干燥，喷加上述广藿香等 3 味的挥发油，混匀，压制成 1 000 片，即得。每片重 0.33g。

质量控制：本品为黄褐色的片；气芳香，味苦、辛。检查应符合《中华人民共和国药典》片剂项下有关规定。

临床运用：本品解表和中，燥湿化浊。用于感冒畏风寒，头痛胀重，体倦肢酸，脘腹不舒。口服，4~6 片/次，2~3 次/日[221]225。

7. 四正丸

处方：广藿香 90g，香薷 90g，紫苏叶 90g，白芷 90g，檀香 30g，木瓜 90g，法半夏 90g，厚朴（姜炙）90g，大腹皮 90g，陈皮 90g，白术（麸炒）90g，桔梗 90g，茯苓 90g，槟榔 30g，枳壳（麸炒）90g，山楂（炒）30g，六神曲（麸炒）90g，麦芽（炒）30g，白扁豆（去皮）90g，甘草 90g。

制法：以上 20 味粉碎成细粉，过筛，混匀。每 100g 粉末加炼蜜 170~180g 制成大蜜丸，即得。每丸重 6g。

质量控制：本品为棕褐色的大蜜丸；气香，味甜、微苦。检查应符合《中华人民共和国药典》丸剂项下有关规定。

显微鉴别：取本品，置显微镜下观察：叶肉组织中有细小草酸钙簇晶，直径 4~8μm。不规则分枝状团块无色，遇水合氯醛试液溶化；菌丝无色或淡棕色，直径 4~6μm。纤维成束，周围薄壁细胞含草酸钙方晶，形成晶纤维。内胚乳细胞碎片白色，壁厚，有较多大的类圆形纹孔。

临床运用：本品祛暑解表，化湿止泻。用于内伤湿滞，外感风寒，头晕身重，恶寒发热，恶心呕吐，饮食无味，腹胀泄泻。姜汤或温开水送服。2 丸/次，2 次/日[22]419。

8. 藿香清胃片

处方：广藿香 600g，枸杞子 600g，防风 600g，南山楂 600g，六神曲 600g，甘草 240g。

制法：以上 6 味，广藿香、防风提取挥发油，药渣与其余 4 味加水煎煮 2 次，每次 1 小时，合并煎液，静置，滤过，滤液浓缩成稠膏，干燥，粉碎成细粉，喷入挥发油，制粒，压制成 1 000 片，包糖衣，即得。

质量控制：本品为糖衣片，除去糖衣后，显棕褐色；味微苦。检查应符合《中华人民共和国药典》片剂项下有关规定。

薄层鉴别：

鉴别对象	供试品溶液	对照品溶液	层析条件	检视与结果
广藿香	本品用乙醚回流提取，蒸干，残渣加乙酸乙酯溶解	广藿香油对照品的乙酸乙酯溶液	硅胶 G 薄层板，石油醚（60~90℃）–醋酸乙酯–冰醋酸（19∶1∶0.1）为展开剂	喷 10% 香草醛硫酸溶液，在 105℃烘 5~10 分钟。供试品与对照品色谱在相应位置显相同的颜色斑点

临床运用：本品清热化湿，醒脾消滞。用于脾胃伏火引起的消化不良，脘腹胀满，不思饮食、口苦口臭等症。口服，3 片/次，3 次/日[79]213。

9. 藿香祛暑软胶囊

处方：广藿香 80g，香薷 30g，白芷 20g，紫苏叶 20g，苍术 40g，丁香 15g，陈皮 40g，大腹皮 40g，法半夏 40g，茯苓 40g，生姜 20g，甘草 20g。

制法：以上 12 味，取丁香、陈皮提取挥发油，蒸馏后的水溶液滤过。其余 10 味用 80%乙醇加热回流 2 次，第 1 次 3 小时，第 2 次 2 小时，滤过。滤液合并，回收乙醇至无醇味，与上述滤液合并，并减压浓缩至相对密度为 1.30（50℃）的稠膏，干燥、粉碎成细粉。加入植物油及上述挥发油，混匀，制成软胶囊，即得。每粒装 0.45g。

质量控制：本品为软胶囊，内容物为棕黑色的稠膏；气香，味微苦。检查应符合《中华人民共和国药典》胶囊剂项下有关规定。

薄层鉴别：

鉴别对象	供试品溶液	对照品溶液	层析条件	检视与结果
广藿香	本品内容物石油醚（30~60℃）提取液	广藿香对照药材石油醚（30~60℃）超声提取液	硅胶 G 薄层板，正己烷–醋酸乙酯（17:3）为展开剂	5%香草醛硫酸溶液，在 105℃烘约 5 分钟。供试品与对照品色谱在相应位置显相同的颜色斑点

临床运用：本品祛暑化湿，解表和中。用于内蕴湿滞、受暑感寒引起的恶寒发热、头痛无汗、四肢酸懒、恶心呕吐、腹痛腹泻。口服，2~4 粒/次，2 次/日[221]380。

10. 藿胆鼻炎胶囊

处方：苍耳子提取物 76g，广藿香油 26.7mL，精制猪胆干膏 65g。

制法：以上 3 味，取藿香油，制成微囊，与苍耳子提取物、精制猪胆干膏和适量淀粉混合均匀，分装成 1 000 粒，即得。每粒装 0.4g。

注：苍耳子提取物：称取净选的苍耳子 880g，加入 6 倍量的乙醇回流提取 3 次，第 1 次 2 小时，第 2 次、第 3 次各 1 小时，滤过，合并滤液，滤液回收乙醇；加入浸膏 10 倍量的水洗涤 2

次，分出水层后，置蒸发锅中挥去残余的水分，即得苍耳子提取物 76g。

精制猪胆干膏：取猪胆去皮取汁，滤过，滤液浓缩成干膏，用乙醇加热提取，滤过，回收乙醇，干燥，即得。

质量控制：本品为胶囊剂，内容物为绿色的粉末或颗粒；具广藿香特殊香气，味苦。检查应符合《中华人民共和国药典》胶囊剂项下有关规定。

含量测定：取本品 20 粒，倾出内容物，精密称定，照挥发油测定法测定。挥发油含量不得少于 6.0%。

临床运用：本品清风热，通鼻窍。用于慢性鼻炎，慢性副鼻窦炎及过敏性鼻炎。口服，2 粒/次，3 次/日[19]202。

11. 藿香祛暑水

处方：广藿香 80g，香薷 30g，白芷 20g，紫苏叶 20g，苍术 40g，丁香 15g，陈皮 40g，大腹皮 40g，法半夏 40g，茯苓 40g，生姜 20g，甘草 20g。

制法：以上 12 味，取丁香、陈皮提取挥发油，蒸馏后的水溶液浓缩至相对密度为 1.15（50℃）的清膏，其余 10 味用 80% 乙醇加热回流提取 2 次，第 1 次 3 小时，第 2 次 2 小时，滤过。取初提液 430mL 另放，其余滤液回收乙醇并减压浓缩至相对密度为 1.15（50℃）的清膏，与上述清膏合并，静置 2~3 天，滤过。滤液与上述初提液合并，调整含乙醇量，并使全量成 600mL，静置 2~3 天，滤过，加入上述丁香等挥发油，混匀，灌封，即得。每瓶装 15mL。

质量控制：本品为深棕色澄清的液体；气香，味辛。检查本品乙醇含量应为 40%~45%。其他应符合《中华人民共和国药典》酊剂项下有关规定。

建立了广藿香、苍术的薄层色谱鉴别法，方法同“藿香祛暑软胶囊”两药的鉴别。

临床运用：本品祛暑化湿，解表和中。用于内蕴湿滞，受暑感寒引起的恶寒发热，头痛无汗，四肢酸懒，恶心呕吐，腹痛腹泻。口服，7.5mL/次，2次/日[19]201。

12. 时疫救急丸

处方：广藿香叶240g，香薷120g，檀香60g，木香45g，沉香30g，丁香30g，白芷30g，厚朴（姜炙）60g，木瓜90g，茯苓120g，红大戟（醋制）30g，薄荷30g，山慈姑30g，甘草120g，六神曲（麸炒）180g，冰片9g，薄荷脑4.5g，雄黄15g，千金子霜30g。

制法：以上19味，除冰片、薄荷脑、千金子霜外，雄黄水飞或粉碎成极细粉，广藿香叶等15味粉碎成细粉；将冰片、薄荷脑、千金子霜分别研细与上述粉末配研过筛，混匀，用水泛丸，干燥。每1 000g用朱砂31.25g。滑石粉218.75g粉碎成极细粉包衣，打光，即得。每100粒重3g。

质量控制：本品为粉红色光亮的水丸，除去外衣后显棕褐色；气香，味辛。检查应符合《中华人民共和国药典》丸剂项下有关规定。

临床运用：本品祛暑散寒，定痛止泻。用于暑湿霍乱，头晕发热，脘腹胀痛，恶心呕吐，肠鸣泄泻。口服，1.5~3g/次，2次/日，小儿酌减。本品按量服用，不宜多服。孕妇忌服[107]87。

13. 祛暑片

处方：广藿香500g，紫苏叶500g，香薷200g，檀香76g，木瓜176g，茯苓760g，丁香76g，甘草360g。

制法：以上8味，茯苓粉碎成细粉。甘草、木瓜加水煎煮3次，合并煎液，滤过；香薷、紫苏叶加水热浸3次，合并浸液，滤过；广藿香、丁香、檀香提取挥发油，并滤取药液、挥发油另器保存。合并上述3种滤液，浓缩至相对密度为1.15~1.20（50℃）的稠膏，加入茯苓细粉，用乙醇制粒，干燥，加入广藿香等挥发油，混匀，压制成2 500片，即得。每片重0.55g。

质量控制：本品为黄赭色的片；气香，味微甘、苦。检查应符合《中华人民共和国药典》片剂项下有关规定。

临床运用：本品祛暑散寒，止吐止泻。用于中暑感引起；恶寒发热，头痛身倦，胸腹胀满，呕吐泄泻。口服，4 片/次，2 次/日。

注：同类制剂还有露剂、丸剂等剂型[16]29。

14. 小儿吐泻宁散

处方：广藿香 150g，姜半夏 150g，陈皮 150g，白术（炒）150g，茯苓 150g，厚朴（姜制）100g，甘草 50g。

制法：以上 7 味，粉碎成细粉，过筛，混匀，即得。每包装 3g。

质量控制：本品为棕黄色的粉末；味微苦。检查应符合《中华人民共和国药典》散剂项下有关规定。

显微鉴别：取本品，置显微镜下观察：木纤维束淡绿黄色，细长，末端长尖或斜尖，直径 10~22μm，壁厚 2~8μm，纹孔极细小而稀少。非腺毛 1~4 细胞，先端长尖，稍向一侧偏弯，直径 12~28μm，长 17~303μm，壁厚 3~5μm，表面疣状突起细密，有的不明显。草酸钙针晶成束，长 20~144μm，存在于黏液细胞中或散在。木栓石细胞单个散在或 2~3 个成群，淡黄色，呈类多角形或类长方形，直径 37~64μm。不规则分枝团块无色，遇水合氯醛液溶化。

临床运用：本品理气和中，健脾化湿。用于小儿脾胃不和引起的吐泻，腹胀、不思饮食等。温开水调服。周岁以内 1/5~1/3 包/次；1~3 岁 1/3~1/2 包/次；3~6 岁 1/2~1 包/次，3 次/日[248]16。

15. 定中丸

处方：广藿香 300g，厚朴（姜制）200g，苦杏仁（炒）100g，砂仁 100g，半夏（姜制）150g，木瓜 150g，茯苓 150g，白术（炒）150g，白糖参 100g，白扁豆（炒）200g，甘草 75g，紫苏叶 150g，香薷 150g。

制法：以上 13 味，粉碎成细粉，过筛，混匀。每 100g 粉末加炼蜜 140~160g 制成大蜜丸，即得。重量 10g/丸。

质量控制：本品为黑棕黄色的大蜜丸；味微甘。检查应符合《中华人民共和国药典》丸剂项下有关规定。

显微鉴别：取本品，置显微镜下观察：不规则分枝状团块，遇水合氯醛液溶化，菌丝无色或淡棕色，直径 4~6μm。种皮栅状细胞成片，无色。草酸钙针晶成束，长 32~144μm，存在于黏液细胞或散在。内种皮石细胞黄棕色或棕红色，表面观类多角形壁厚，胞腔含硅质块。油细胞椭圆形、卵圆形或尖圆形，直径 64~86μm，长 83~100μm，壁稍厚，木化胞腔内含有黄棕色油滴状物。

临床运用：本品健胃补脾，止呕。用于暑湿呕泻，停食伤胃，膨闷胀饱，吐泻腹痛。口服，1 丸/次，2 次/日，5~10 岁 0.5 丸/次[15]102。

16. 六合定中丸

处方：广藿香 16g，紫苏叶 16g，香薷 16g，木香 36g，檀香 36g，厚朴（姜制）48g，枳壳（炒）48g，陈皮 48g，桔梗 48g，甘草 48g，茯苓 48g，木瓜 48g，白扁豆（炒）16g，山楂（炒）48g，六神曲（炒）192g，麦芽（炒）192g，稻芽（炒）192g。

制法：以上 17 味，粉碎成细粉，过筛。混匀。用水泛丸，干燥，即得。

质量控制：本品为黄褐色的水丸；气微香，味微酸、苦。检查应符合《中华人民共和国药典》丸剂项下有关规定。

显微鉴别：取本品，置显微镜下观察：淀粉粒复粒卵圆形或类圆形，由多数多角形分粒组成。不规则分枝状团块无色，遇水合氯醛试液溶化；菌丝无色或淡棕色，直径 4~6μm。叶肉组织中散有细小草酸钙针晶。叶肉组织含细小草酸钙簇晶，直径 4~8μm。含晶细胞方形或长方形，壁厚，水化，层纹明显，胞腔含草酸钙方晶。草酸钙方晶成片存在于薄壁组织中。叶肉组织碎片中散有草酸钙方晶。纤维束周围薄壁细胞含草酸钙方晶，形成晶纤维。木纤维长梭形，直径 16~24μm。壁稍厚，纹孔横裂缝状、十字状或人字状。表皮细胞纵列，由 1 个长细胞与 2 个短细胞相连接，长细胞壁厚，波状弯曲，木化。果皮石细胞淡紫红色、红色或黄棕色，类圆形或多角形，直径约至 125μm。石细胞分枝状，壁厚，层纹明显。种皮栅状细胞成片，无色，长 26~213μm，宽 5~26μm。

临床运用：本品祛暑除湿，和中消食。用于夏伤身湿，宿食停滞，寒热头痛，胸闷恶心，吐泻腹痛。口服。3~6g/次，2~3 次/日[22]399。

参考文献

[1] 广东省食品药品监督管理局. 广东省中药材标准：第一册 [M]. 广州：广东科技出版社，2004.

[2] 国家中医药管理局《中华本草》编委会. 中华本草：第五册 [M]. 上海：上海科学技术出版社，1999.

[3] 温玲，徐刚，杨文豪，等. 岭南草药五指毛桃研究概况 [J]. 中医药信息，2007，24（1）：18–20.

[4] 钟小清，徐鸿华. 五指毛桃的品种考证 [J]. 中药材，2000，23（6）：361–362.

[5] 中国科学院华南植物研究所，广东植物志：第一卷 [M]. 广州：广东科技出版社，1987：194.

[6] 陈蔚文，徐鸿华. 岭南道地药材研究 [M]. 广州：广东科技出版社，2007.

[7] 刘春玲，魏刚，何建雄，等. 五指毛桃不同采收部位挥发油及醇提物成分的分析 [J]. 广州中医药大学学报，2004，21（3）：204.

[8] 秦雪莲. 高效液相色谱法测定不同产地五指毛桃中补骨脂素的含量 [J]. 中国医师杂志，2006，18（2）：270.

[9] 刘春玲，徐鸿华，吴清和，等. 五指毛桃对小鼠免疫功能影响的实验研究 [J]，中药材，2004，27（5）：367–368.

[10] 江滨，刘占强，曾元儿，等. 五指毛桃化学成分研究 [J]. 中草药，2005，36（8）：1141.

[11] 林励，钟小清，魏刚. 五指毛桃挥发性成分的 GC–MS 分析 [J]. 中药材，2000，23（4）：206.

[12] 国家中医药管理局《中华本草》编委会. 中华本草：第四册 [M]. 上海：上海科学技术出版社，1995：504–505.

[13] 广西医药研究所. 医药科技资料 [C]. 1973，（3）：29.

[14] 胡琳. 宫炎平片治疗急慢性盆腔炎 100 例 [J]. 陕西中医，2001，22（6）：334.

[15] 国家药典委员会. 中华人民共和国卫生部药品标准——中药成方制剂：

第七册［S］. 中华人民共和国卫生部，1993.
［16］国家药典委员会. 中华人民共和国卫生部药品标准——中药成方制剂：第三册［S］. 中华人民共和国卫生部，1991.
［17］国家药典委员会. 中华人民共和国卫生部药品标准——中药成方制剂：第五册［S］. 中华人民共和国卫生部，1991.
［18］国家药典委员会. 中华人民共和国卫生部药品标准——中药成方制剂：第九册［S］. 中华人民共和国卫生部，1994.
［19］国家药典委员会. 中华人民共和国卫生部药品标准——中药成方制剂：第十四册［S］. 中华人民共和国卫生部，1997.
［20］肖培根. 新编中药志：1卷［M］. 北京：化学工业出版社，2002.
［21］国家中医药管理局《中华本草》编委会. 中华本草：第六册［M］. 上海：上海科学技术出版社，1999：448.
［22］国家药典委员会. 中华人民共和国药典：一部［M］. 北京：化学工业出版社，2005.
［23］侯昭宽. 一种国药巴戟天的描述［J］. 植物分类学报，1958，7（4）：325.
［24］吴永忠，房淑敏，张海道. 巴戟天属4种药用植物的染色体数目［J］. 武汉植物学研究，1992，10（4）：383–384.
［25］《全国中草药汇编》编写组. 全国中草药汇编：上册［M］. 北京：人民卫生出版社，1986.
［26］中国药材公司. 中国常用中药材［M］. 北京：科学出版社，1995.
［27］谢凤勋，胡延松. 中药原色图谱及栽培技术［M］. 北京：金盾出版社，1994.
［28］陈舜让. 巴戟天规范栽培技术［J］. 广东药学，2003，13（3）：11–12.
［29］李世平，唐斌. 巴戟天高产栽培技术［J］. 药源植物，2000，3: 22–23.
［30］贺红，肖省娥，冼建春，等. 巴戟天离体培养及植株再生的研究［J］. 广州中医药大学学报，2000，17（4）：353–354.
［31］姚必根. 和溪巴戟天优质高产栽培技术［J］. 广西热带农业，2003，4（89）：33–34.
［32］徐鸿华，林励，邓沛峰，等. 提高巴戟天产量的技术措施［J］. 中药材，1996，19（6）：273–274.
［33］赵达文. 常用中药材组织粉末图解［M］. 北京：人民卫生出版社，1991.
［34］欧明，林励，李衍文，等. 简明中药成分手册［M］. 北京：中国医药科技出版社，2003.

[35] 刘文炜，高玉琼，刘建华，等.巴戟天挥发性成分研究［J］.生物技术，2005，15（9）：59.
[36] 陈红红，黄丽玫.德庆等地巴戟天中蒽醌及多糖的含量测定［J］.广东药学院学报，2002，18（2）：103-104.
[37] 李炳如.补肾药对下丘脑-垂体-性腺轴功能影响［J］.中医杂志，1984，（7）：543.
[38] 松本司.巴戟天的皮质酮分泌促进作用［J］.国外医学中医中药分册，1990，12（2）：368.
[39] 冯昭明.巴戟天近年研究进展［J］.中药材，1996，19（2）：104.
[40] 乔智胜，吴焕，苏中武，等.巴戟天、鄂西巴戟天和川巴戟药理活性的比较［J］.中西医结合杂志，1991，11（7）：415-417.
[41] 徐敏，邓响潮，张晓晖，等.巴戟滋补膏对甲状腺切除后致阳虚兔血清甲状腺激素等水平的影响［J］.华西医科大学学报，1994，25（4）：431.
[42] 于成军，邓志华，余书勤，等.巴戟天醇提取物对大鼠精子的影响及其抗自由基作用［J］.山东医药工业，1994，13（4）：11-13.
[43] 林励，徐鸿华，邓沛峰.巴戟天多糖对果蝇性活力及羽化率的影响//广州中医药大学课题组—中药资源开发利用研究论文集［M］.广州：广东科技出版社，1996：65-67.
[44] 吕世静，黄槐莲.巴戟天对淋巴细胞增殖及产生细胞因子的调节作用［J］.中药医研究，1997，13（5）：46-48.
[45] 冯昭明，肖柳英，张丹，等.巴戟天水提液对小鼠肝癌模型的作用［J］.广州医药，1999，30（5）：65-66.
[46] 陈忠，方代南，纪明慧.南药巴戟天水提液对小鼠免疫功能的影响［J］.科技通报，2003，19（3）：244-246.
[47] 陈小娟，李爱华，陈再智.巴戟多糖免疫药理研究［J］.实用医学杂志，1995，11（5）：348-349.
[48] 徐超斗，张永祥，杨明，等.巴戟天寡糖的促免疫活性作用［J］.解放军药学学报，2003，19（6）：466-468.
[49] 王卫平.巴戟天化学成分和药理作用研究概况［J］.时珍国医国药，2000，11（7）：665.
[50] 王和鸣，王力，李楠.巴戟天对骨髓基质细胞向成骨细胞分化影响的实验研究［J］.福建中医学院学报，2004，14（3）：16-20.

[51] 程彤，阮金秀，袁淑兰，等. 绞股蓝皂苷对正常及利血平小鼠脑单胺递质量和体征的影响 [J]. 中国药理学与毒理学杂志，1994，8 (1)：34-36.
[52] 崔承彬，杨明，姚志伟，等. 中药巴戟天中抗抑郁活性成分的研究 [J]. 中国中药杂志，1995，20 (1)：36-39.
[53] 张中启，袁莉，罗质璞，等. 巴戟天水提物对大鼠低速率差式强化程序和小鼠强迫性游泳的影响 [J]. 军事医学科学院院刊，2000，24 (2)：114-117.
[54] 梁建辉，舒良，罗质璞，等. 巴戟天水提物治疗抑郁症临床疗效初探 [J]. 中国中药杂志，2002，27 (1)：75-78.
[55] 张中启，袁莉，赵楠，等. 巴戟天醇提物的抗抑郁作用 [J] . 中国药学杂志，2000，35 (11)：739-741.
[56] 蔡兵，崔承彬，陈玉华，等. 巴戟天中菊淀粉型低聚糖类单体成分对小鼠的抗抑郁作用 [J]. 中国药理学与毒理学杂志，1996，10 (2)：109-112.
[57] 张中启，袁莉，赵楠，等. 菊淀粉型六聚糖对鼠强迫性游泳和低速率差式强化程序的影响 [J]. 中国药理学通报，2001，17 (2)：164-167.
[58] 刘艳芹，王永安，王伊文，等. 巴戟天六聚寡糖对 N-甲基-D-天冬氨酸损伤的大鼠大脑皮层细胞的保护作用 [J]. 中国新医药，2004，3 (5)：19-21.
[59] 李云峰，杨明，赵毅民，等. 巴戟天寡糖对皮质酮损伤的 Pc12 细胞的保护作用 [J]. 中国中药杂，2000，25 (9)：551-554.
[60] 陈洁文，王勇，谭宝璇，等. 巴戟素对大鼠海马脑片 LTP 和缺氧状态下诱发 PS 变化的影响及其 NO 的关系 [J]. 生理通讯，1998，18 增刊 (1)：25-29.
[61] 谭宝璇，苏文，陈洁文，等. 巴戟素对衰老大鼠空间学习记忆力改善作用 [J]. 中药新药与临床药理，2000，11 (2)：95-97.
[62] 谭宝璇，陈朝凤，陈洁文，等. 巴戟素补肾抗衰老的作用机制研究 [J]. 新中医，2000，32 (11)：36-38.
[63] 陈洁文，王勇，谭宝璇，等. 巴戟素补肾健脑作用的神经活动基础 [J]. 广州中医药大学学报，1999，16 (4)：314-317.
[64] 陈朝凤，谭宝璇，陈洁文，等. 巴戟素对急性缺血性脑损伤保护作用的机制研究 [J]. 广州中医药大学学报，2000，17 (3)：215-217.

[65] 梁宏宇，吴伟，陈宏琏. 巴戟素治疗血管性痴呆改善语言功能的初步探索 [J]. 现代康复，2001，5 (11)：29-30.

[66] 麻柔. 成对和单味中药对造血细胞的作用 [J]. 中西医结合杂志，1984，4 (9)：533.

[67] 王燕芳，吴照华，周新月. 等. 巴戟天植物的化学成分 [J]. 植物学报，1986，28 (5)：566.

[68] 陈忠，涂涛，方代南. 南药巴戟天水提液对小鼠造血功能的影响研究初报 [J]. 热带农业科学，2002，22 (5)：21-25.

[69] 夏桂兰，赵宝东，赵春玉. 巴戟天对小鼠抗疲劳的实验研究 [J]. 中国病理生理杂志，1998，14 (2).

[70] 国家中医药管理局《中华本草》编委会. 中华本草：第六册 [M]. 上海：上海科学技术出版社，1995.

[71] 张善玉，金在久，朴虎日，等. 长白山地区产 18 种根类药材对四氯化碳肝损伤的影响 [J]. 中国野生植物资源，2001，20 (6)：69-70.

[72] 张善玉，金在久，申英爱，等. 东当归对四氯化碳及乙醇性肝损伤的保护作用 [J]. 中国野生植物资源，2003，22 (1)：42-43.

[73] 沈道修，等. 中药巴戟大的研究 (摘要) [J]. 中西医结合杂志，1985，5 (3)：192.

[74] 梁建辉，舒良，罗质璞，等. 巴戟天水提物治疗抑郁症临床疗效观察初探 [J]. 中国中药杂志，2002，27 (1)：75-78.

[75] 国家药典委员会. 中华人民共和国卫生部药品标准——中药成方制剂：第二册 [S]. 中华人民共和国卫生部，1990.

[76] 国家药典委员会. 中华人民共和国卫生部药品标准——中药成方制剂：第十册 [S]. 中华人民共和国卫生部，1995.

[77] 国家药典委员会. 中华人民共和国卫生部药品标准——中药成方制剂：第十七册 [S]. 中华人民共和国卫生部，1998：28.

[78] 国家药典委员会. 中华人民共和国卫生部药品标准——中药成方制剂：第八册 [S]. 中华人民共和国卫生部，1993.

[79] 国家药典委员会. 中华人民共和国卫生部药品标准——中药成方制剂：第十一册 [S]. 中华人民共和国卫生部，1996.

[80] 国家药典委员会. 中华人民共和国卫生部药品标准——中药成方制剂：第十二册 [S]. 中华人民共和国卫生部，1997.

[81] 国家中医药管理局《中华本草》编委会. 中华本草：第八册 [M]. 上

海：上海科学技术出版社，1999.
[82] 施大文，王志伟，李自力，等.玉竹的药源调查及商品鉴定 [J].中药材，1992，15（7）：18-20.
[83] 刘塔斯，郑雪花，杨先国，等.栽培和野生玉竹的形态学比较鉴别 [J].中药材，2005，28（1）：14-16.17
[84] 贺士元.北京植物志 [M].北京：北京出版社，1992.
[85] 顾昌华，梁玉勇.玉竹高产栽培技术 [J].特种经济动植物，2005，(5)：30.
[86] 林厚文，韩公羽，廖时萱.中药玉竹有效成分研究 [J].药学学报，1994，29（3）：215.
[87] 肖锦松，崔风军，宁延选，等.玉竹、菟丝子醇提物对烧伤小鼠免疫功能的影响 [J].中国中药杂志，1990，15（9）：45-47.
[88] 杨立平.玉竹总苷对大鼠血流动力学的影响 [J].湖南中医药导报，2004，（4）：68-69.
[89] 张志言.玉竹的药理研究 [J].青岛医学院学报，1959，（2）：11.
[90] 锦州医学院药理教研组.玉竹药理作用的实验性研究 [J].锦医科技，1979，（9）：5.
[91] 哈尔滨医科大学药理教研组.哈尔滨医科大学1959年科研论文选集：第一辑 [C].哈尔滨：哈尔滨医科大学，1959：14.
[92] 李尘远，刘玲，潘兴瑜.玉竹提取物B对HeLa细胞的抑制作用 [J].锦州医学院学报，2003，（5）：1-3.
[93] 李尘远，刘玲，潘兴瑜.玉竹提取物B对HeLa细胞凋亡的影响 [J].锦州医学院学报，2003，（6）：14-16.
[94] 李尘远，刘艳华，李淑华，等.玉竹提取物B诱导人结肠癌CL-187细胞凋亡的实验研究 [J].锦州医学院学报，2003，（2）：26-29.
[95] 吕雪荣，潘兴瑜，陈莹，等.玉竹提取物B对CEM的抑制作用 [J].锦州医学院学报，2004，25（5）：35-38.
[96] 卢颖，李会，金艳书，等.玉竹提取物A对内毒素血症小鼠血清中肿瘤坏死因子α及一氧化氮水平影响的量效依赖性 [J].中国临床康复，2006，10（3）：104-106.
[97] 刘玉萍，付桂芳，曹晖.黄精及其制剂在抗糖尿病方面的药理学研究及临床应用 [J].中国中药杂志，1998，23（7）：438.
[98] Choi SB，Park S. A steroidal glycoside from Polygonatum odoratum（Mil1.)

Draee. Improves insulin resistance but does not alter in-sulin secretion in90% panereatectomized rats [J]. Biosei Bioteehol Biochem, 2002, 66 (10): 203.

[99] 丁登峰，向大雄，刘韶，等. 玉竹多糖的提取及其对链脲佐菌素诱导糖尿病大鼠血糖的影响 [J]. 中南药学，2005，3 (4)：222-224.

[100] 单颖，姜东，潘兴瑜，等. 玉竹多糖对衰老模型鼠细胞及体液免疫功能的影响 [J]. 中国临床康复，2006，10 (19)：146-148.

[101] 单颖，潘兴瑜，姜东. 玉竹多糖干预后衰老模型鼠抗氧化系统及免疫功能的变化 [J]. 中国临床康复，2006，10 (11)：135-137.

[102] 锦州医学院药理教研组. 降血脂中草药筛选的实验性研究 [J]. 锦医科技，1977，(6)：19.

[103] 锦州医学院药理教研组. 玉竹、木贼、党参消除家兔动脉粥样硬化斑块的实验性研究 [J]. 锦医科技，1979，(9)：1.

[104] 王建华，雷帆，崔景荣，等. 20 种中药对酪氨酸酶抑制作用的研究 [J]. 中国药学杂志，2000，35 (4)：232-234.

[105] 冯遇清. 44 种中草药对小白鼠实验性结核病的疗效 [J]. 上海第一医学院学报，1964，2 (2)：241.

[106] 贾淑芳. 玉竹黄精饮治疗绦虫病 54 例 [J]. 中级医刊，1995，30 (7)：56.

[107] 国家药典委员会. 中华人民共和国卫生部药品标准——中药成方制剂：第一册 [S]. 中华人民共和国卫生部，1989.

[108] 国家中医药管理局《中华本草》编委会. 中华本草：第二册 [M]. 上海：上海科学技术出版社，1999.

[109] 南京中医药大学. 中药大辞典：上册 2 版 [M]. 上海：上海科学技术出版社，2006.

[110] 中国科学院《中国植物志》编委会. 中国植物志：25 卷 1 分册 [M]. 北京：科学出版社，1998：102-103.

[111] 汪仁美. 何首乌的栽培管理 [J]. 安徽林业，2005：5.

[112] 苏玮，郭群. 何首乌的现代药理研究概况 [J]. 中草药，1997，28 (2)：119-121.

[113] 姚谦明，蒋宇刚，何启. 何首乌对脑细胞 bcl-2 基因表达的影响实验性研究 [J]. 现代临床医学生物工程学杂志，2002，8 (2)：83-86.

[114] 齐聪儒，颜勇，陈志宏，等. 何首乌颗粒对亚急性衰老大鼠睾丸 PCNA

表达的影响 [J]. 承德医学院学报，2004，21（2）：102-103.

[115] 陈万生，徐江平，李力，等. 大黄素-8-O-D-吡喃葡萄糖苷的促智活性及其机制 [J]. 中草药，2001，32（1）：39-40.

[116] 侯德仁，杨期东，周琳，等. 何首乌对 Alzheimer 病模型大鼠学习记忆的影响及其机制的研究 [J]. 中国医师杂志，2004，6（3）：47-49.

[117] 叶翠飞. 何首乌提取物二苯乙烯苷对东莨菪碱致学习记忆障碍模型小鼠的影响 [J]. 中国药房，2004，15（11）：658-660.

[118] 区炳雄. 何首乌提取物改善小鼠记忆及对海马 c-Jun 表达的干预 [J]. 中国临床康复，2006，10（23）：144-145.

[119] 黄丽亚. 延龄草、何首乌对氟哌啶醇致痴呆大鼠抗氧化酶表达作用的研究 [J]. 浙江中医杂志，2006，41（7）：430-431.

[120] Chan-Y-C，Wang-M-F，Cherl-Y-C，et al. Long-term administration of Polygonum multiflorum Thunb. reduces cerebral ischemia-induced infarct volume in gerbils [J]. Am-J-Chin-Med，2003，31（1）：71-77.

[121] 刘治军，李林，叶翠飞，等. 二苯乙烯苷对脑缺血啮齿动物脑 NMDA 受体及细胞内钙离子的影响 [J]. 中国药理学通报，2003，19（10）：1112-1115.

[122] 张媛英. 何首乌提取物对大鼠脑缺血再灌注损伤的保护作用 [J]. 中国临床康复，2005，9（33）：86-87.

[123] 陈万生，刘文庸，杨根金，等. 首乌中 1 个新的四羟基二苯乙烯苷的结构鉴定及其心血管活性研究 [J]. 中国药学学报，2000，35（12）：906-908.

[124] Huang-H-C，Chu-S-H，Chao-P-DL. Vasorelaxants from Chinese herbs，emodin and scoparone，possess immunosuppressive properties [J]. EUR-J-PHARMACOL，1991，198（2-3）：211-213.

[125] Yim-TK，Wu-WK，Mak-DHF，et a1. Myocardial protective effect of an anthraquinone-containing extract of polygonum multiflorum exvivo [J]. PLANTA-MED，1998，64（7）：607-611.

[126] 戴友平，唐国华，郭衍坤. 何首乌提取液对犬心肌缺血再灌注损伤的预防作用实验研究 [J]. 中国生物药物杂志，1998，19（2）：7941.

[127] 金雄哲，金政. 何首乌对缺氧培养心肌细胞保护作用的实验研究 [J]. 时珍国医国药，2006，17（8）：1454-1456.

[128] 姚鸣春，兰开蔚，杨安华，等. 何首乌、柴胡对小鼠胸腺、肾上腺以

及超氧化物歧化酶和血清蛋白的影响［J］. 成都中医学院学报，1983，2（4）：49–51.

［129］孙桂波，郭宝江. 何首乌蒽醌苷对小鼠细胞免疫功能的影响［J］. 中国药理与临床，2006，22（6）：30–32.

［130］崔映宇，李焰焰. 何首乌研究进展［J］. 阜阳师范学院学报，2004，21（4）：24–27.

［131］徐承水. 何首乌醇提物对家兔红细胞膜磷脂成分及电泳率的影响［J］. 上海中医药大学学报，2000，14（3）：57–58.

［132］白秀珍，王文忠，赵东. 首乌、黄芪、天麻对血清羟脯氨酸含量影响的实验研究［J］. 锦州医学院学报，1994，15（1）：27–28.

［133］Wijaya–E，Wu–Z–M，Ng–F. Effect of "Slimax"，a Chinese herbal mixture，on obesity［J］. INT–J–PHARMACOGN，1995，33（1）：41–46.

［134］李丽春，吴晓东，田维熙. 何首乌提取物对脂肪酸合酶的抑制作用［J］. 中国生物化学与分子生物学报，2003，19（3）：297–304.

［135］宋士军，李芳芳. 何首乌对实验性高脂血作用的研究［J］. 河北中医药学报，2003，18（4）：27–28.

［136］徐承水，王文房. 何首乌提取物对大鼠血脂水平的影响［J］. 曲阜师范大学学报，2004，30（3）：85–86.

［137］黄连芳，吴铁. 何首乌煎剂对去卵巢大鼠骨质丢失的防治作用［J］. 中国老年学杂志，2005，25（6）：709–710.

［138］张海啸. 何首乌水提液对去卵巢大鼠骨组织的动态影响［J］. 中日友好医院学报，2006，20（4）：217–221.

［139］Liu C，Zhang Q，Lin J. Effect of the root of Polygonum mudtiflorum Thunb and its rocessed products on accumulation in the liver of mice［J］. Chung Kuo Chung Yao Tsa Chih，1992，17（10）：595–596.

［140］Yang X. Effect of ethanolic extract from root tubber of polygonum multiforum Thunb on liver and brain monoamine oxidase in senescence accelerated mice in vivo［J］. Chung Kuo Chung Yao Tsa Chih，1996，21（1）：48–49.

［141］何明汉，郑新杰. 何首乌致急性肝损害二例［J］. 陕西中医，1996，17（5）：23.

［142］Grech J N，Li Q，Roufogalis B D，et a1. Novel Ca^{2+}–ATPase inhibitors from the dried root tubers of Polygonum multiflorum［J］. J Nat Prod，1994，57（12）：1682–1687.

[143] Jayasuriya H, Knounchanok N M, Geahlen R L, et a1. Emodin, a protein tyrosine kinase inhibitor from Polygonum cuspiolatum [J]. J Nat Prod, 1992, 55 (5): 696–698.

[144] 徐正哲，陈正爱. 不同蒸制时间何首乌对小鼠急性炎症的影响 [J]. 时珍国医国药，2006，17（7）：1170–1171.

[145] 张兴洪，范卫新. 何首乌、女贞子等中药煎剂对体外培养的猪毛囊毛发生长的影响 [J]. 中华皮肤科杂志，2005，38（2）：102–104.

[146] 郑文龙，童普德，路萍. 何首乌对遗传损伤和抗遗传损伤作用的研究 [J]. 浙江中西医结合杂志，1997，7（5）：257–259.

[147] 魏锡云，张锦，罗映辉，等. 黄芪和何首乌抗环磷酰胺诱导胸腺细胞凋亡 [J]. 中国药科大学学报，2000，31（1）：35–38

[148] 海玉，刘翠娥，张杰，等. 何首乌的致突变研究 [J]. 河南预防医学杂志，1997，8（6）：318–319.

[149] 王惠群，詹国瑛. 何首乌的诱变性研究 [J]. 贵阳医学院学报，2002，27（1）：22–24.

[150] 韩学俭. 何首乌药用验方 [J]. 家庭医学，2007，(13)：58.

[151] 王文. 脱发的食疗方法 [J]. 农家科技，2007，(9)：52.

[152] 张三平. 何首乌临床应用的不良反应 [J]. 中国药房，2007，18（27）：2147–2149.

[153] 国家药典委员会. 中华人民共和国卫生部药品标准——中药成方制剂：第六册 [S]. 中华人民共和国卫生部，1992.

[154] 国家药典委员会. 中华人民共和国卫生部药品标准——中药成方制剂：第十三册 [S]. 中华人民共和国卫生部，1997.

[155] 吴开芬，陈河清. 南药高良姜的驯化栽培 [J]，资源开发，2005，4: 12.

[156] 周汝昌，孙仁，刘鹰. 高良姜与易混品大良姜的鉴别 [J]. 时珍国药研究，1997，8（1）：38.

[157] 詹若挺，徐鸿华. 高良姜、益智规范化栽培技术 [M] 广州：广东科技出版社，2003：51.

[158] 吕韦，蒋伶活. 高良姜的化学成分及药理作用考察 [J]. 药学专论，2006，15（3）：19–21.

[159] 王钢力，高天兵，边巴次仁，等. 气相色谱法测定高良姜中桉油精含量 [J]. 中国药品标准，2003，4（2）：37–39.

[160] 江苏新医学院. 中药大辞典：下册 [M]. 上海：上海科学技术出版社，1977，1908.

[161] 许青媛，于利森，张小莉，等. 高良姜及其主要成分对实验性血栓形成及凝血系统的影响 [J]. 陕西中医，1991，12（5）：232.

[162] 朱自平，陈光娟，张明发，等，高良姜的温中止痛的药理学研究 [J]. 中药材，1991，14（10）：37.

[163] 陈湖海，王鹏. 高良姜的化学成分及药理活性研究进展 [J]. 药学实践杂志，2002，22（6）.

[164] Min Zhu，Katherine T Lew，Polau Leung. Protective effect of a plant for-Mula on ethanol -induced gastric lesions in rats [J]. Phytother Res，2002，16：276-280.

[165] MS Akhtar，MA Khan，MT Malik. Hypoglycaemic activity of Alpinia galan-garhizome and its extracts in rabbits [J]. Fitoterapia，2002，73：623-628.

[166] 刘小红，张尊听，段玉峰，等. 市售天然植物香料的抗氧化作用研究 [J]. 食品科学，2002，23（1）：143-145.

[167] Lee Si Eun，Hwang Hyun Jin，Ha Jung Sun，et al. Screening of medici-nalplant extracts for antioxidant activity [J]. Life Science，2003，73：167-179.

[168] Moon Y Heo，Su J Sohn，William W Au. Anti-genotoxicity of galangina8 a cancer chemopreventive agent candidate [J]，Mutation Res，2001，488：135-150.

[169] 安川宪. 高良姜的抗促癌作用 [J]. 国外医学：中医中药分册，2003，25（1）：53.

[170] D Bendjeddou，K Lalaoui D Satta. Lmmunostimulating activity of the hot-water-soluble polysaccharide extracts of Anacyclus pyrethr，Alpinigalangal and Citrullus eoloynthis [J]. J Ethnophammeology，2003，88：155-160.

[171] 张华. 中药外治法验方 [J]. 中医药学刊，1984，(2)：81.

[172] 肖培根. 新编中药志：3 卷 [M]. 北京：化学工业出版社，2002.

[173] 国家中医药管理局《中华本草》编委会. 中华本草：第四册 [M]. 上海：上海科学技术出版社，1999：458.

[174] 邹联新，郑汉臣，杨崇仁，等. 九里香属植物研究进展 [J]. 药学实践杂志，1997，15（4）：214-219.

[175] 中国科学院华南植物研究所. 广东植物志：第二卷 [M]. 广州：广东科技出版社，1991：259–260.
[176] 江苏新医学院. 中药大辞典：上册 2版 [M]. 上海：上海科学技术出版社，1986.
[177] 《全国中草药汇编》编写组. 全国中草药汇编：上册 [M]. 北京：人民卫生出版社，1976：64.
[178] 杨峻山，苏亚伦. 九里香化学成分的研究 [M]. 药学学报，1983，18 (10)：760–762.
[179] 李钳. 广西九里香根部的化学成分 [M]. 广西植物，1990，(10)：241–244.
[180] 王淑如，吴梧桐，陈琼华. 九里香皮抗生育物质的分离、效价与毒性 [J]. 中国药科大学学报，1987，18 (3)：183–185.
[181] 江苏新医学院. 中药大辞典：上册 [M]. 上海：上海科学技术出版社，1977：44.
[182] 李钳，张宏达，朱亮峰. 广西九里香精油的化学成分 [M]. 云南植物研究，1988，(10)：359–360.
[183] 陈琼华. 九里香的抗生育作用 [J]. 中国药科大学学报，1987，18 (3)：213.
[184] 张宗禹. 九里香糖蛋白成分终止孕兔妊娠及其机理 [J]. 中国药科大学学报，1989，20 (5)：283.
[185] 主遭功. 月橘烯碱抗着床作用及其激活性的研究 [J]. 药学学报，1990，25 (2)：85–89.
[186] 睢大筼，吕忠智，李淑惠. 九里香化学及抗生育作用研究概况 [J]. 中草药，1994，25 (8)：435.
[187] 刘京丽. 九里香蛋白多糖的抗生育及其他生物活性 [J]. 生物化学杂志，1989，5：119.
[188] 杨俊山. 云南九里香化学成分的研究 [J]. 植物学报，1984，26 (2)：184.
[189] JI HI Liu. Inhibitory Effects of Angelica pubescens1 fbiserrata on 5–Lipoxygenase and Cyclogenase [J]. Planta Medica，1998，(5)：25.
[190] 广东梅县地区卫生院. 新医通讯，1971，(3)：46.
[191] 李伟华，杨群荣. 九黄膏治疗痔术后肿痛500例疗效观察 [J]. 中华现代临床医学杂志，2005，(17)：1812.

[192] 广州医学院慢支炎研究小组. 曲马兰、九里香治疗老年慢性气管炎 100 例 [J]. 广州医药, 1972, (6): 20.
[193] 黄伯纲, 唐铿. 中西医结合治疗乙型脑炎 34 例临床分析 [J]. 实用医学杂志, 1996, 12 (2): 123.
[194] 黄昌全, 王秉钧. 顺导冲剂的制备及临床观察 [J]. 中药材, 1994, (11): 49.
[195] 国家药典委员会. 中华人民共和国卫生部药品标准——中药成方制剂: 第十五册 [S]. 中华人民共和国卫生部, 1998.
[196] 国家药典委员会. 中华人民共和国卫生部药品标准——中药成方制剂: 第十六册 [S]. 中华人民共和国卫生部, 1998.
[197] 黄金松. 枇杷栽培新技术 [M]. 福州: 福建科技出版社, 2002.
[198] 川原信头. 枇杷叶成分的研究 (1). 国外医学中医中药分册. 2003, 25 (5): 316.
[199] 鞠建华, 周亮, 林耕, 等. 枇杷叶中三萜酸类成分及其抗炎、镇咳活性研究 [J]. 中国药学杂志, 2003, 38 (10): 752-757.
[200] 陈龙胜, 蔡群兴, 忻呖, 等. 正交试验法优选枇杷叶中科罗索酸提取工艺的研究 [J]. 林产化学与工业, 2006, 26 (3): 110-112.
[201] 杜丰玉, 陈钧, 宣寒, 等. RP-HPLC 测定枇杷叶中熊果酸和齐墩果酸的含量 [J]. 中成药, 2006, 28 (12): 1790-1793.
[202] 葛金芳. 枇杷叶三萜酸的抗炎免疫作用及对慢性支气管炎的治疗作用与机制研究 [C]. 合肥: 安徽医科大学, 2004.
[203] 钱萍萍, 田菊雯. 枇杷叶对小鼠的止咳、祛痰作用 [J]. 现代中西医结合杂志, 2004, 13 (5): 580.
[204] 谢强敏, 沈文会, 吴希美, 等. 良园枇杷膏对咳嗽反射和纤毛运动的作用 [J]. 浙江大学学报 (医学版), 2002, 31 (2): 131-134.
[205] Mineo Shimizu, Hideki Fukumura, Hideki Tsuji, et al. A nti-inflammatory Constituents of Top ically Applied Crude Drugs. I. Constituents and A nti-inflammatory effect of Eriobotrya japonica Lindl [J]. Chem. Pharm. Bull, 1986, 34 (6): 2614.
[206] 葛金芳, 李俊姚, 宏伟, 等. 枇杷叶提取物对佐剂性关节炎的作用及部分机制研究 [J]. 中国药理通讯, 2003, 20 (3): 48.
[207] 王立为, 刘新明, 余世春, 等. 枇杷叶抗炎和止咳作用研究 [J]. 中草药, 2004, 35 (2): 174.

[208] Noreen W, Wadood A, Hidavat H K, et al. Effect of Eriobotrya japonica on blood glucose levels of normal and alloxan2diabetic rabbits [J]. Planta Medica, 1988, 54 (2): 196.

[209] 樱又康秀［日］. 枇杷叶提取物与番薯并用的降糖作用 [J]. 国外医学：中医中药分册，2005，27（5）：304.

[210] 曹摘孜. 枇杷叶中熊果酸的抗肿瘤作用 [J]. 生药学杂志，1995，49（2）：191.

[211] 黄镜，孙燕. 熊果酸的抗肿瘤活性 [J]. 中国新药杂志，1997，6（2）：101.

[212] 国家药典委员会. 中华人民共和国药典：一部 [M]. 北京：化学工业出版社，2000，163.

[213] Shoko Taniguchi, Yoko Imayoshi, Eri Kobayashi, et al. Production of bioactivetriterpenes by Eriobotrya japonica [J]. Phytochemistry, 2002, 59 (3): 315.

[214] Bonte Frederic, Dumas Marc, Petit Veronique, et al. Stimulation of Fibroblasts glycosaminoglycan synthesis by Eriobotrya japonica extact [J]. Revista Boliviana de Quimica, 2001, 18 (1): 73–751.

[215] G. A. El–Hossary, M. M. Fathy, H. A. Kassem, et al. Cytotoxic triterpenes from the leaves of Eriobotrya japonica L. growing in Egypt and the effect of the leaves on renal failure [J]. Bull. Fac. Pharm. (Cairo U niv), 2000, 38 (1): 87.

[216] 王柏康. 枇杷叶煎剂治疗小儿急性肾小球肾炎 80 例 [J]. 河北中医，1998，20（5）：32.

[217] 姚凌峰. 枇杷叶治急性全身性荨麻疹 2 例 [J]. 天津中医药，2003，20（2）：6.

[218] 黄金丁. 枇杷叶治疗过敏性紫癜 38 例. 中国民间疗法，2005，13（1）：49.

[219] 张林林. 用枇杷叶、鱼腥草和虎耳草乙醇提取液治疗湿疹 [J]. 国外医药 植物药分册，2002，17（6）：275.

[220] 沈尔安. 功效不凡的枇杷叶 [J]. 药膳食疗，2004，（9）：16–17.

[221] 国家药典委员会. 中华人民共和国卫生部药品标准——中药成方制剂：第二十册 [S]. 中华人民共和国卫生部，1998.

[222] 国家中医药管理局《中华本草》编委会. 中华本草：第四册 [M]. 上

海：上海科学技术出版社，1999.
[223] 陈琼英，郭新年. 乌梅的栽培技术 [J]. 海峡药学，2005，17（13）：96–97.
[224] 沈红梅，乔传卓，苏中武. 乌梅的化学、药理及临床进展 [J]. 中成药，1993，15（7）：35–36
[225] 苗明三，李振国. 现代实用中药质量控制技术 [M]. 北京：人民卫生出版社，2000：244.
[226] 陈星灿，刘定安. 中药抗菌作用研究 [J]. 中医药学报，1998,（1）：36.
[227] 李仲兴，王秀华，张立志，等. 应用 M–H 琼脂进行五倍子等 5 种中药对 28 株肠球菌的体外抗菌活性观察 [J]. 中草药，2001，32（12）：1101.
[228] 张友菊，周邦靖，熊素华. 120 种中药对脑膜炎球菌抑菌作用的实验观察 [J]. 中医药研究，2001，17（2）：40–41.
[229] 周旭. 乌梅对豚鼠离体胆囊平滑肌运动的影响 [J]. 山西中医，1999，15（1）：34–35.
[230] 张英福，丘小青. 乌梅对豚鼠膀胱泌尿肌运动影响的实验研究 [J]. 山西中医，2000，16（2）：43.
[231] 杨东焱，丁永辉，马永明. 乌梅对未孕和早孕大鼠子宫平滑肌电活动的影响及其机理探讨 [J]. 中成药，2000，22（12）：850.
[232] 龚勇. 乌梅干的药用 [J]. 国外医药（植物药分册），1991，6（1）：41.
[233] 季宇彬. 抗癌中药药理与应用 [M]. 哈尔滨：黑龙江科学技术出版社，1999：335.
[234] 沈红梅，程涛. 乌梅的体外抗肿瘤活性及免疫调节作用初探 [J]. 中国中药杂志，1995，20（6）：365.
[235] 黄庆玉，林粤. 乌梅一枸橼酸对人精子穿透宫颈黏液阻抑作用的研究 [J]. 实用妇科杂志，1996，（12）：205.
[236] 蔡永敏，任玉让，王黎. 中药药理与临床应用 [M]. 北京：华夏出版社，1999.
[237] 尹兴波，牛光晶，黄建安. 自拟减敏二方的临床应用 [J]. 中医药学报，1990，（4）：32.
[238] 龚勇. 广霍香和乌梅中含有钙拮抗活性的成分 [J]. 国外医药（植物药分册），1990，5（1）：32.
[239] 张尔贤，陈杰. 顾伟文，等. 乌梅果超氧化物歧化酶纯化及部分性质研

究 [J]. 中国药学杂志，1991，26 (7)：404.

[240] 张尔贤，俞丽君，肖湘. 青竹梅对健康 NIH 鼠 LOP 和 SOD 水平的调节作用 [J]. 自然杂志，1991，14 (4)：313.

[241] 方文贤，宋崇顺，周立孝. 医用中药药理学 [M]. 北京：人民卫生出版社，1998：757.

[242] 章铨荣. 乌梅甘草饮治颠茄碱类中毒 [J]. 浙江中医杂志，1986，21 (6)：279.

[243] 徐泉，哈中英. 乌梅治疗病毒性肝炎疗效观察：附 74 例临床分析 [J]. 中西医结合杂志，1986，6 (11)：694.

[244] 马清钧. 常用中药现代研究与临床 [M]. 北京：中国中医药出版社，1995：669.

[245] 赵秀荣，许春华，郝丽. 乌梅酊与氮芥酯、补骨脂酊治疗白癜风疗效对比观察 [J]. 临床皮肤科杂志，1998，27 (2)：98.

[246] 陆德炎. 乌梅枯痔注射液治疗内痔 [J]. 江苏中医杂志，1980，(5)：29.

[247] 马业耕. 乌梅苏打治婴幼儿腹泻 [J]. 中西医结合杂志，1988，(6)：566.

[248] 国家药典委员会. 中华人民共和国卫生部药品标准——中药成方制剂：第四册 [S]. 中华人民共和国卫生部，1991.

[249] 肖培根. 新编中药志：2 卷 [M]. 北京：化学工业出版社，2002.

[250] 广西医药公司. 中药药工必读 [M]. 南宁：广西人民出版社，1982：224-225.

[251] 胡毓寰. 关于化州桔红 [J]. 中医杂志，1956，(6)：60-61.

[252] 陈晓颖，高晓霞，罗源生，等. 化橘红 rDNA　ITS 序列特征的初步分析 [J]. 中药材，2007，30 (3)：268-270.

[253] 林海丹，苏薇薇. 化橘红的研究进展 [J]. 中药材，2001，34 (8)：608-610.

[254] 严振，丘金裕，蔡岳文. 化橘红的栽培 [J]. 中药材，2002，25 (6)：391.

[255] 蔡岳文，严振，丘金裕. 化橘红病虫害的发生与防治 [J]. 中药科技，2004，6 (4)：27.

[256] 林励，陈志霞，涂瑶生. 不同品种化橘红挥发油化学成分分析 [J]. 中药材，2001，24 (5)：345.

[257] 陈连剑，李婷，李成. 化橘红超临界 CO_2 萃取物的 GC-MS 分析 [J].

中药材，2003，26（8）：559.

[258] 马应丹，张润梅. 化橘红香精油化学成分的研究［J］. 仲恺农业技术学院学报，1993，6（1）：27.

[259] 袁旭江，林励，李向明. 反相高效液相色谱法测定化橘红中野漆树苷的含量［J］. 中国新药与临床药理，2003，14（6）：396.

[260] 周博文，胡文雅. 化州橘红多糖的药用研究［J］. 中国药学杂志，1993，28（3）：135–136.

[261] 吴宋夏. 化州橘红黄酮苷抗炎、镇痛、解热作用研究［J］. 湛江医学院学报，1998，(2)：54.

[262] 柯铭清. 中草药有效成分理化与药理特性：2 版［M］. 长沙：湖南科学技术出版社，1982：91.

[263] 国家药典委员会. 中华人民共和国卫生部药品标准——中药成方制剂：第十八册［S］. 中华人民共和国卫生部，1998.

[264] 中国科学院《中国植物志》编委会. 中国植物志：47 卷　1 分册［M］. 北京：科学出版社，1985：28–30.

[265] 谭宏超，杨志城. 龙眼扦插育苗及丰产栽培技术研究［J］. 林业科技通讯，1998：10.

[266] 罗国平，孟会宁. 龙眼肉中葡萄糖的含量测定［J］. 药品评价，2006，3（6）：440–441.

[267] 许兰芝，王洪岗，耿秀芳，等. 龙眼肉乙醇提取物对雌性大鼠垂体–性腺轴的作用［J］. 中医药信息，2002，19（5）：57–58.

[268] Okuyama E，et a1. Adenosine，the antiolytic–like principle of the Arillus of Euphoria Longana［J］–Planta Medica，1999，65（2）：115–119.

[269] Huang CJ，Wu MC. Diferential efects of foods traditionally regarded as "heating" and "cooling" on prostaglantin E（2）production by macrophage cell line［J］. Journal of Biochemical Science，2002，9（6pt2）：596–606.

[270] 王惠琴，白洁尘，蒋保季，等. 龙眼肉提取液抗自由基及免疫增强作用的实验研究［J］. 中国老年学杂志，1994，14（4）：227–229.

[271] 农兴旭，李茂. 桂圆肉和蛤蚧提取液的药理作用［J］. 中国中药杂志，1989，14（6）：45.

[272] 赵泽贞，魏丽珍. 22 种可食性中药材的抗突变和致突变同步快速试验报告［J］. 癌变，畸变，突变，2000，12（2）：87–90.

[273] 陈协平. 龙眼肉山茱萸粥治疗乳糜尿 16 例 [J]. 河北中医，2001，23 (2)：87.
[274] 国家中医药管理局《中华本草》编委会. 中华本草：第三册 [M]. 上海：上海科学技术出版社，1999.
[275] 中国科学院《中国植物志》编委会. 中国植物志：27 卷 [M]. 北京：科学出版社，1979：6–7.
[276] 林光荣，庄荣福. 芡实引种试验及高产栽培技术 [J]. 福建热作科技，2003，28 (1)：11.
[277] 余南生，赵中阳，胡楚林，等. 芡实无公害栽培技术 [J]. 江西园艺，2005，2：25.
[278] 张宝隶，陈革新，梁耀坤，等. 广东芡实病虫螺鼠害初步调查 [J]. 广东农业科学，1997，1：32.
[279] 丁利君，任乃林，张木生，等. 火焰原子吸收法测定潮州芡实中的矿质元素 [J]. 微量元素与健康研究，2004，21 (6)：28–29.
[280] 中国医学科学院药物研究所.中药志：第三册 2 版 [M].北京：人民卫生出版社，1984，3：385.
[281] 张名位，池建伟，孙玲，等. 潮州芡实的营养学评价 [J]. 广东农业科学，1999，2：27–29.
[282] 李美红，杨雪琼，万直剑，等. 芡实的化学成分 [J]. 中国天然药物，2007，5 (1)：24–26.
[283] 李美红，方云山，陈景超，等. 芡实和冬葵子挥发性成分的 GC–MS 分析 [J].云南化工，2007，34 (1)：47–49.
[284] 程锦国，董飞侠，黄蔚霞，等.芡实合剂治疗慢性肾功能不全胱抑素–C 改变的临床观察 [J]. 浙江中医杂志，2003，38 (1)：24–25.
[285] Zhao HR，et al. New cerebrosides from Euryale ferox [J]. J Nat Prod，1994，57 (1)：138.
[286] 杨楚徐. 茯菟丸加味治疗乳糜尿 41 例疗效观察 [J]. 新中医，2006，37 (7)：45.
[287] 吴品琮，吴毓骓，吴爱芬，等. 金锁固精丸新用 [J].新中医，2006，38 (3)：70–71.
[288] 韦公远. 大肠癌的药粥食疗 [J]. 药膳食疗，2005，(11)：17.
[289] 中国科学院《中国植物志》编委会. 中国植物志：16 卷 1 分册 [M]. 北京：科学出版社，1985：200–201.

[290] 杨晓霞，富冀枫，宋术亮，等. 氟硒对豚鼠心肌细胞动作电位的影响 [J]. 中国地方病学杂志，1995，14（5）：257–260.

[291] 沈明勤，叶其正，常复蓉，等. 陈皮注射剂对猫心脏血流动力学的影响 [J]. 中药材，1996，19（10）：517–519.

[292] 王伟，赵明镜，吕希莹，等. 5 种中药黄酮叶血管平滑肚细胞凋亡的交互作用 [J]. 北京中医药大学学报，2000，23（4）：18–21.

[293] 吉中强，宋鲁卿，高晓听，等. 11 种中药对大鼠血小板聚集和红细胞变性的影响 [J]. 山东中医杂志，2000，19（2）：107–108.

[294] 欧仕益. 橘皮等的药理作用 [J]. 中药材，2002，25（7）：531–533.

[295] 张文芝. 陈皮水煎液对离体唾液淀粉酶活性的影响 [J]. 辽宁中医杂志，1989，（4）：30.

[296] 苗彬，崔乃强，赵二鹏，等. 中药对犬肝细胞脂质分泌的影响 [J]. 中国中西医结合外科杂志，2004，10（3）：203–205.

[297] Bok SH，Lee SH，Park YB，et al. Plasma and hepatic cholesterol and hepatic activities of 3–hydroxy–3–methyl–glutaryl–CoA reductase and acyl CoA：cholesterol transferase are lower in rats fed citrus peel extract or a mixture of citrus bioflavonoids [J]. J Nutr,1999，129（6）：1182–1185.

[298] 李红芳，李丹明，瞿颂义，等. 枳实和陈皮对兔离体主动脉平滑肌条作用机理探讨 [J]. 中成药，2001，23（9）：658–660.

[299] 徐彭. 陈皮水提物和陈皮挥发油的药理作用比较 [J]. 江西中医学院学报，1998，10（4）：172–173.

[300] 杨颖丽，郑天珍，瞿颂义，等. 青皮和陈皮对大鼠小肠纵行肌条运动的影响 [J]. 兰州大学学报，2001，37（5）：94–97.

[301] 官福兰，王如俊，王建华，等. 陈皮及橙皮苷对离体肠管运动的影响 [J]. 时珍国医国药，2002，13（2）：65–67.

[302] 李伟，郑天珍，瞿颂义，等. 陈皮对小鼠胃排空及肠推进的影响 [J]. 中药药理与临床，2002，18（2）：22–23.

[303] 张英福，郑天珍，李伟，等. 香砂六君子汤及其成分对大鼠离体胃平滑肌条运动的影响 [J]. 兰州医学院学报，1999，25（2）：1–3.

[304] 况玲，姜萍，王正华，等. 陈皮对绵羊小肠电活动的影响 [J]. 中医药研究，1996，15（1）：41.

[305] 黄敏，陈有根，叶小勇，等. 陈皮贮存期及其功效关系的研究（I）不同贮存期陈皮祛痰作用的药理研究 [J]. 中国野生植物资源，

1999，18（1）：36.

[306] 黄敏，陈有根，叶小勇，等. 陈皮贮存期及其功效关系的研究（II）不同贮存期陈皮理气作用的药理研究［J］. 中国野生植物资源，1999，18（1）：38.

[307] 张理平. 陈皮研究新进展［J］. 光明中医，2005，20（1）：40-42.

[308] 丁光，陈振昆，李文贵，等. 陈皮对草鱼细胞免疫影响的研究［J］. 云南农业大学学报，2004，19（6）：727.

[309] 张志海，王彩云，杨天鸣，等. 陈皮的化学成分及药理作用研究进展［J］. 西北药学杂志，2005，20（1）：47.

[310] 丁晓雯，敬璞，苏晔. 柑橘皮渣提取液对 H_2O_2 的清除作用研究［J］. 西南农业大学学报，2003，25（2）：161.

[311] 李蜀眉，宋刚，田维平，等. 橘皮中黄酮化合物清除自由基的研究［J］. 内蒙古农业大学学报，2004，25（3）：891.

[312] 敬璞，丁晓雯，苏晔. 柑橘皮渣提取小鼠体内的抗氧化作用研究［J］. 西南农业大学学报，2003，25（3）：265.

[313] 王姝梅，何春美. 陈皮提取物清除氧自物对羟自由基的清除作用［J］. 西南农业大学学报，2000，22（5）：416.

[314] Francisco Orallo, et al. Comparative study of the vasorelaxant activity, superoxide-scavenging ability and cyclic nucleotide phosphodiesterase-inhibitory effects of hesperetin and hesperidin [J]. Naunyn-Schmiedeberg's Arch pharmacol, 2004, 370: 452.

[315] 钱士辉，王侑先，元寿海，等. 陈皮提取物体外抗肿瘤作用的研究［J］. 中药材，2003，26（10）：744.

[316] Qiao Zheng, Yoshinobu Hirose, Naoki Yoshimi, et al. Further investigation of the modifying effect of various chemopreventive agents on apoptosis and cell proliferation in human colon cancer cells [J]. J Cancer Res Clin Oncol, 2002, 128: 539.

[317] 于辉，李春香，甘庆贤. 陈皮的药理作用［J］. 生物磁学，2005，5（1）：44-45.

[318] 孙红祥. 一些中药及其挥发性成分抗霉菌活性研究［J］. 中国中药杂志，2001，26（2）：99-102.

[319] 樊瑛，丁自勉，杨凌君，等. 陈皮等几种柑橘皮提取物对蚜、螨类害虫杀虫活性的初步研究［J］. 中国中药杂志，1995，20（7）：397-398.

[320] 吉中强，宋鲁卿，牛其昌. 15 种理气中药体外对人血小板聚集的影响 [J]. 中草药，2001，32（5）：428-430.
[321] 林仲二. 橘皮提取物抑制黑色素生成 [J]. 国外医学　中医中药分册，2002，24（6）：368
[322] 李波，吴美兰，赵春红，等. 人参、陈皮及其配伍抗疲劳实验研究 [J]. 辽宁中医杂志，2003，30（2）：156-158.
[323] 苏保华. 半夏陈皮米醋汤治疗急慢性咽炎 [J]. 新中医，2005，37（8）：96.
[324] 申保红. 复方陈皮合剂治疗顽固性呃逆 [J]. 中华医学全科杂志，2003，2（9）：38.
[325] 中国科学院《中国植物志》编委会. 中国植物志：43 卷　2 分册 [M]. 北京：科学出版社，1997：186.
[326] 王玉生，严振，汪小根，等. HPLC 法测定广佛手中橙皮苷的含量 [J]. 中药材，2003，26（8）：564-565.
[327] 中国人民解放军后字 236 部队气管炎临床组. 防治慢性气管炎研究资料汇编 [C]. 中国人民解放军后字 236 部队，1973：63.
[328] 施长春，陈培继，王建英，等. 复方金佛手口服液的药效研究 [J]. 浙江中西医结合杂志，2000，10（8）：472.
[329] 张海根. 中药佛手的药理研究//全国第一届中枢神经系统药理学专业学术会议资料 [C]. [出版者不详]. 1980.
[330] 王筠默，张根水，张爱国. 佛手甾醇苷对 β 肾上腺素受体的阻滞作用 [J]. 中草药，1982，13（12）：24.
[331] 黄玲，邝枣园，张敏. 佛手多糖对免疫低下小鼠细胞因子的影响 [J]. 现代中西医结合杂志，2000，9（10）：871.
[332] 叶加，钱伯文，干尔章. 理气药对荷瘤小鼠 TNF 和 NK 细胞活性的影响 [J]. 中草药，1995，26（5）：272.
[333] 叶加，蒋益民，钱伯文，等. 理气药对荷瘤小鼠免疫功能的影响 [J]. 中草药，1996，27（2）95.
[334] 叶加，蒋益民，钱伯文，等. 理气药对荷瘤小鼠凝血机制的影响 [J]. 中草药，1996，27（4）：218.
[335] 黄玲，邝枣园. 佛手多糖对小鼠移植性肝肿瘤 HAC_{22} 的抑制作用 [J]. 江西中医学院学报，2002，12（1）：41.
[336] 阴健. 中药现代研究与临床应用 [M]. 北京：中国古籍出版社，1995：

198–199.
[337] 王宜祥，何忠平. 金佛手醇提取液对小肠平滑肌的影响 [J]. 中国药业，2003，12（4）：43–44.
[338] 徐丽珊，金晓玲. 金华佛手醇提取液对小鼠学习记忆的影响 [J]. 特产研究，2002，（4）：16–18.
[339] 邵邻相. 佛手和枸杞提取物对小鼠皮肤胶原蛋白、SOD 含量及毛发生长的影响 [J]. 中国中药杂志，2003，28（8）：766–768.
[340] 王彩玲，和春兰. 佛手活络酒预防和治疗褥疮 50 例临床观察 [J]. 卫生职业教育，2004，22（21）：95.
[341] 毕德忠，张博. 加味佛手散治疗 104 例早期肝硬化的临床观察 [J]. 吉林中医药，2001，21（6）：24.
[342] 张丹雁，刘军民，徐鸿华. 阳春砂不同栽培品种的比较鉴别 [J]. 广州中医药大学学报，2005，1，22（1）：1–3.
[343] 陈军，丁平，徐新春，等. 砂仁药源调查和商品鉴定 [J]. 中药材，2001，1，24（1）18–19.
[344] 刘进平. 阳春砂仁微繁殖技术研究 [J]. 亚热带植物科学，2004，33（3）：37–38.
[345] 胡玉兰，张忠义，林敬明. 中药砂仁的化学成分和药理活性研究进展 [J]. 中药材，2005，28（1）：72–74.
[346] 朱金照，冷恩仁，陈东风，等. 15 味中药促胃肠动力作用的筛选研究 [J]. 第三军医大学学报，2000，22（5）：436–438.
[347] 朱金照，冷恩仁，陈东风，等. 砂仁对大鼠胃肠运动及神经递质的影响 [J]. 中国中西医结合消化杂志，2001，9（4）：205–207.
[348] 邱赛红，首第武. 芳香化湿药挥发油部分与水溶液部分药理作用的比较 [J]. 中国中药杂志，1999，24（5）：297–299.
[349] 李晓光，叶富强，徐鸿华. 砂仁挥发油中乙酸龙脑酯的药理作用研究 [J]. 华西药学杂志，2001，16（5）：356–358.
[350] 王红武，张明发，沈雅琴，等. 砂仁对消化系统药理作用的实验研究 [J]. 中国中医药科技，1997，4（5）：284–285.
[351] 吴师竹. 正品砂仁的药理作用 [J]. 中国药理通讯，1985，2（3）：3.
[352] 张明发，沈雅琴，朱自平，等. 辛温（热）合归脾胃经中药药性研究 Ⅳ. 镇痛作用 [J]. 中药药理与临床，1996，12（4）：1–4.
[353] 郭颂铭，杨巍. 中药组方灌肠对实验性溃疡性结肠炎的免疫影响 [J].

上海铁道医学院学报，1995，9（4）：219–222.
[354] 吴师竹，等. 砂仁对血小板聚集功能的影响 [J]. 中药药理与临床，1990，6（5）：32.
[355] 吴晓松，李晓光，肖飞，等. 砂仁挥发油中乙酸龙脑酯镇痛抗炎作用的研究 [J]. 中药材，2004，27（6）：438–439.
[356] 张明发，沈雅琴，王红武，等. 辛温（热）合归脾胃经中药药性研究Ⅲ抗炎作用 [J]. 中药药理与临床，1998，14（6）：12–16.
[357] 彭伟文，洪晖菁. 几味姜科和豆科类中药抗氧化性能的研究 [J]. 时珍国药研究，1998，9（2）：146.
[358] 周贻谋. 开胃安胎话砂仁 [J]. 家庭医学，2007，6：57.
[359] 刘佩明. 糖尿病性胃肠病的妙药——砂仁 [J]. 糖尿病之友，2006，8：53.
[360] 胡仓云，张履忠，李万芳. 砂仁猪肚妙治犬脱肛 [J]. 青海畜牧兽医杂志，2006，4（36）：58.
[361] 华敏，何凡，王祥和，等. 海南妃子笑荔枝标准化生产技术 [J]. 中国南方果树，2004，33（6）：58–60.
[362] 徐庆，宋芸娟，陈全斌，等. 荔枝核黄酮类化合物对 HepG2.2.15 细胞系 HBsAg 与 HBeAg 表达及 HBV-DNA 含量的影响 [J]. 第四军医大学学报，2004，25（20）：1862–1866.
[363] 郭洁文，潘竞锵. 荔枝和荔枝核的化学成分、生物活性及药理作用研究 [J]. 中国新药杂志，2006，15（8）：585–588.
[364] 丁丽，王敏，赵俊，等. 荔枝核化学成分的研究 [J]. 天然产物研究与开发，2006，18：45–47.
[365] 屠鹏飞，罗青. 荔枝核的化学成分研究 [J]. 中草药，2000，33（4）：300–303.
[366] 刘兴前，刘博. 中药荔枝核中两种化学成分的分离与鉴定 [J]. 成都中医药大学学报，2001，24（1）：55–55.
[367] 郭洁文，叶碧波，潘竞锵. 高效液相色谱法测定荔枝核及其制剂中原儿茶酸的含量 [J]. 中国药房，2002，13（10）：617–618.
[368] 沈文耀，顾彩芳，杨薇，等. 荔枝核对大鼠四氧嘧啶糖尿病的影响. 浙江药学，1986，3（4）：8.
[369] 邝丽霞，罗谋伦，刘源焕，等. 荔枝核对正常小鼠和四氧嘧啶高血糖小鼠的降糖作用. 中国医院药学杂志，1997，17（6）：256.

[370] 潘竞锵，刘惠纯，刘广南，等. 荔枝核降血糖、调血脂和抗氧化的实验研究. 广东药学，1999，9（1）：47.

[371] 孙宝莹，孙宝全，张朝，等. 苦瓜皂苷的药效学实验研究. 河南中医药学刊，1994，9（6）：19.

[372] 宁永祥，彭凯文，秦燕，等. 荔枝种仁油对大鼠血脂水平的影响. 营养学报，1996，18（2）：159.

[373] Zheng MS，Zheng YF. Experimental studies on the inhibition effects of 1000 Chinese medicinal herbs on the surface antigen of hepatitis B virus. J Traditional Chin Med，1992，12（3）：193.

[374] 李文. 中草药抑制 HBV-DNA 的实验研究. 中医杂志，1997，38（1）：46.

[375] 肖柳英，张丹，冯昭明，等. 荔枝核对小鼠抗肿瘤作用研究. 中药材，2004，27（7）：517.

[376] 肖柳英，曾文铤，马佩球. 荔枝核治疗慢性乙型肝炎 48 例 [J]. 中医研究，2005，18 （7）：21-23.

[377] 邱云桥，丘勇超，崔志斌. 荔枝核田七泡服治疗前列腺痛 [J]. 中国民间疗法，2003，11（9）：60-61.

[378] 沈味芳. 荔枝核片治疗糖尿病的临床研究 [J]. 中成药，1991，13（11）：24.

[379] 潘超美，徐鸿华，彭红英，等. 肿节风资源调查与开发前景 [J]. 中药材，2004，27（8）：556-557.

[380] 李伟，郭青，张寿文，等. 草珊瑚 GAP 基地生态环境质量评价 [J]. 现代中药研究与实践，2005，19（4）：13-17.

[381] 曾爱华，罗永明. 草珊瑚化学成分研究. 中药材，2005，28（4），292-293.

[382] 陈文伟，肖丽. 8 种中草药对耐药金葡菌的最小抑菌浓度检测 [J]. 广东药学，2005，15（3）：72.

[383] 黄芳，何宏文. 肿节风对变形链球菌体外致龋力的实验研究 [J]. 中国民政医学杂志，2001，13（4）：201.

[384] 兰燕宇，王永林. 肿节风口胶剂的研制与质量控制 [J]. 中国药房，1986，6（3）：12.

[385] 欧阳卫东，范翎翎，赵泽红，等. 肿节风注射液治疗老年慢性支气管炎急性发作期 48 例疗效观察 [J]. 新中医，2003，（11 ）：653.

[386] 金传星，等. 肿节风治疗 120 例复发性口疮的初步观察 [J]. 口腔医学，1984，(2)：63.
[387] 汤正国，荣莉莉. 肿节风注射液治疗疮疹性咽峡炎的疗效观察 [J]. 湖北省卫生职工医学院学报，2003，(2)：36.
[388] 王植柔，白先忠，覃光熙，等. 广金钱草主要成分防治尿石症的实验研究 [J]. 中华泌尿外科杂志，1991，12 (1)：13.
[389] 中国医学科学院药物研究所，中国科学院南京中山植物园，北京医学院药学系，等. 中药志：第四册 [M]. 北京：人民卫生出版社，1959：102.
[390] 刘茁，董焱，王宁，等. 广金钱草的化学成分 [J]. 沈阳药科大学学报，2005，22 (6)：422–423.
[391] 杨峻山，苏亚伦，王玉兰. 广金钱草化学成分的研究 [J]. 药学学报，1993，28 (3)：197–201.
[392] 陈丰连，王术玲，徐鸿华. 广金钱草挥发油的气相色谱–质谱分析 [J]. 广州中医药大学学报，2005，22 (4)：302.
[393] 李惠芝，姚崇舜，陈济民. 等. 广金钱草粗提物中多糖的含量测定 [J]. 沈阳药科大学学报，1995，12 (1)：23.
[394] 王俐文. 金钱草、马蹄金、鸭跖草、海金沙、满天星利尿作用的实验观察 [J]. 遵义医学院学报，1981，4 (1)：9.
[395] 李惠芝. 广金钱草与川金钱草抑制一水草酸钙结晶的有效部分研究 [J]. 沈阳药学院学报，1988，5 (3)：208.
[396] 林霄. 常用利胆中药的研究动态 [J]. 吉林中医药，1999，(5)：62.
[397] 简洁莹. 广金钱草提取物对实验性心肌缺血的保护作用 [J]. 广东医学，1983，4 (6)：33.
[398] 顾丽贞. 四川大金钱草与广金钱草抗炎作用的研究 [J]. 中药通报，1988，13 (7)：40.
[399] 许实波. 广金钱草总黄酮对心脑血管的效应 [J]. 中草药，1980，11 (6)：265
[400] 国家药典委员会. 中华人民共和国卫生部药品标准——中药成方制剂：第十九册 [S]. 中华人民共和国卫生部，1998：35.
[401] 中国药品生物制品检定所，中国科学院植物研究所. 中药鉴别手册：第一册 [M]. 北京：科学出版社，1997：547–550.
[402] 席与民，朱肇和点校. 本草求真（清·黄宫绣撰）[M]. 北京：人民卫生

出版社，1987：110.
[403] 中国科学院华南植物研究所. 广东植物志：第三卷 [M]. 广州，广东科技出版社，1995：453-454.
[404] 应小雄，虞厚安. 中华本草 [M]. 上海：上海科学技术出版社，2006.
[405] 李家实. 中药鉴定学 [M]. 上海：上海科学技术出版社，1996.
[406] 李薇，魏刚，潘超美，等. 广藿香药材挥发油及主要成分含量影响因素的考察 [J]. 中国中药杂志，2004，29 (1)：28-31.
[407] 刘乡乡，黄晓玲，宋力飞，等. GC法测定广藿香提取物中百秋李醇和广藿香酮的含量 [J]. 中药材，2005，28 (1)：30-31.
[408] 陈小夏，何冰，李显奇，等. 广藿香三种提取物对肠道功能作用的比较 [J]. 中药药理与临床，1998，14 (2)：31-33.
[409] 杜一民，陈汝筑，胡本荣. 广藿香的化学成分及其药理作用研究进展 [J]. 中药新药与临床药理，1998，9 (4)：238-241.
[410] 陈小夏，何冰，李显奇，等. 广蕾香胃肠道药理作用 [J]. 中药材，1998，21 (9)：465-467
[411] 谢肆聪，唐方. 藿香对肢体缺血一再灌注模型大鼠肠屏障功能保护作用的机理研究 [J]. 中国中药杂志，2004，29 (5)：61-63.
[412] 刘琥琥，罗集鹏，赖沛炼. 广东高要与吴川产广藿香提取物对肠道致病菌抗菌作用的比较研究 [J]. 中药材，1999，22 (8)：408-410.
[413] 苏镜娱，张广文，李核，等. 广藿香精油化学成分分析与抗菌活性研究 [J]. 中草药，2001，32 (3)：204-205.
[414] 王洋. 广藿香中新的具抗锥虫活性的倍半萜氢过氧化物 [J]. 国外医学·中医中药分册，2005，27 (6)：1495-1496.
[415] 侯家玉. 中药药理学 [M]. 北京：中国中医药出版社，2004.
[416] 刘世增，杨吉成，顾振纶，等. 香菊感冒冲剂的药理作用研究 [J]. 中成药，1997，19 (3)：25.
[417] 刘爱如，于宗渊，吕丽莉，等. 广藿香挥发油对青蒿酯钠抗伯氏疟原虫的增效作用和对抗青蒿酯钠伯氏疟原虫的逆转抗性作用 [J]. 中国寄生虫学与寄生虫病杂志，2000，18 (2)：76-78.
[418] 解宇环，沈映君，纪广亮，等. 香附、藿香挥发油抗炎、镇痛、解热作用的实验研究 [J]. 四川生理科学杂志，2005，27 (3)：37-39.
[419] 吴周和，刘建成，吴小刚，等. 藿香中天然防腐剂的提取方法及其抑菌作用研究 [J]. 中国调味品，2004，(8).

［420］周泽溥，王扣珍. 滑石藿香汤治疗急性胃肠炎 60 例 [J]. 江苏中医，1998，19（8）：27.
［421］夏承义. 芳化清利法治疗小儿急性肾炎 136 例 [J]. 浙江中医杂志，1984，（9）：389–390.
［422］杜宝俊，崔天红，寇秋爱. 柴连口服液治疗感冒（风寒证、风寒挟湿证）的临床试验 [J]. 中药新药与临床药理，1997，8（3）：139–141.

药材名称索引

二 画

三 画

四 画

五 画

七 画

八 画

九 画

十 画

原植物名称索引

十一画

十一画以上

原植物拉丁学名索引